LE PARFUM

Annick Le Guérer

LE PARFUM

Des origines à nos jours

Odile Jacob

15, RUE SOUFFLOT, 75005 PARIS

ISBN : 2-7381-1670-1

www.odilejacob.fr

À la mémoire de Pierre.

À Bernard.

Introduction

Le roi Éson va mourir. À son chevet, Médée, la magicienne, a rassemblé une grande quantité de plantes dont elle tire une composition à l'odeur si puissante qu'elle est capable de dépouiller les dragons de leur vieille peau. Puis, Médée se saisit d'une épée, ouvre la gorge du vieillard et remplace son sang anémié par le philtre aromatique qu'elle a préparé. Aussitôt la barbe et les cheveux blancs du mourant redeviennent noirs, le corps retrouve sa vigueur, la pâleur et les rides du visage disparaissent. Éson, stupéfait, est à nouveau un jeune homme.

Cette légende rapportée par le poète latin Ovide [1], au Ier siècle de notre ère, est typique d'une conception antique qui assimile le parfum à un véritable principe vital. Comment est-il passé de ce statut mythique prestigieux à celui de produit de consommation courante, prosaïquement exposé sur les rayons des grandes surfaces ?

La parfumerie moderne s'est constituée à travers de lentes et progressives ruptures. Avec le sacré tout d'abord, puis avec la thérapeutique et la pharmacie, enfin avec la nature qui avait pourtant nourri ses premiers balbutiements et permis son développement. Le prêtre parfumeur a laissé la place au parfumeur apothicaire, médecin, gantier, couturier, artiste, chimiste, industriel. Avec l'avènement de la chimie et la révolution des molécules de synthèse, le parfum a achevé de se dégager des liens étroits qui l'unissaient aux corps animaux et végétaux. Il a pris ainsi une autonomie qui, en contrepartie, l'a vidé d'une part importante de son contenu. Son histoire est celle d'une désincarnation qui a conduit à en faire un produit abstrait et un objet marketing.

Cette désincarnation, au sens le plus propre du terme, touche le parfum lui-même lorsqu'il abandonne les produits animaux utilisés tant pour son extraction par enfleurage [2] que pour sa composition : les graisses, le musc, l'ambre, la civette ou le castoréum. Mais c'est aussi une désincarnation fonctionnelle dans la mesure où s'efface son rôle primordial dans la préservation du corps humain, celle du corps mort avec l'embaumement, celle du corps vivant avec la médecine aromathérapique. Quand ce parfumage des profondeurs disparaît, ne laissant subsister qu'un parfumage de surface, et que le parfum cesse d'assurer son rôle de fluide de vie éternelle ou terrestre pour n'être plus qu'une liqueur légère vouée exclusivement à l'élégance, il est fatalement affecté d'une perte de sens. Et même dans cette fonction ultime, son divorce croissant avec la nature vivante, la matière végétale, va induire un déficit de sa sensualité.

Que lui reste-t-il alors des prestiges sacrés, magiques, alchimiques, médicaux, dont il fut auréolé pendant des siècles ? Peut-être le secret que, par tradition, les parfumeurs entretiennent jalousement autour de leurs formules. Mais ce dernier voile de mystère est aujourd'hui largement déchiré avec des méthodes d'analyse comme la chromatographie et la spectométrie qui permettent de les déchiffrer presque totalement.

Pourtant les métamorphoses du parfum ne sont certainement pas achevées. Comme si l'impérieuse nécessité d'une régénération se faisait sentir, il cherche à réinvestir des places longtemps abandonnées, à restaurer des méthodes qui firent sa gloire, à retrouver le contact avec les énergies dont il fut jadis crédité. Si ces tentatives ne se limitent pas à l'expression d'une nostalgie passéiste ou à de simples stratégies publicitaires, elles peuvent, en empruntant des voies inédites et parfois surprenantes, être l'instrument d'un renouveau et même d'une réinvention.

À bord d'une navette de la NASA, une petite fleur en bouton s'est envolée dans l'espace. Éclose en dehors des lois de sa terre natale, elle a exhalé une fragrance différente dont l'analyse a permis une création aromatique nouvelle, preuve que le parfum peut encore assumer l'une de ses fonctions essentielles : le rêve.

Première partie

LE PARFUM INCARNÉ

De l'Antiquité jusqu'à l'orée du XIXᵉ siècle, la parfumerie reste profondément marquée par son interpénétration avec les fonctions vitales. J'ai montré dans un précédent livre [1] comment mythes et légendes (celle du roi Éson n'en est qu'une parmi bien d'autres) révélaient que les parfums primitifs avaient été pensés comme un principe équivalent au sang.

Cette symbolique forte ne se traduit pas uniquement dans les rites religieux où offrandes et onctions de parfum se substituent progressivement à celles de sang animal ou humain. Elle a sur nombre de théories et de pratiques, en particulier médicales, des conséquences importantes et repérables jusqu'à une époque très tardive. Les senteurs ne sont pas faites uniquement pour l'agrément du corps. Leur rôle ne se borne pas à une action de surface. Elles sont censées agir en profondeur, capables de pénétrer jusqu'au tréfonds de l'être en lui communiquant les vertus dont elles sont porteuses. Entre le parfum et la chair existe davantage qu'une proximité, presque une consubstantialité qui va dominer la plus grande partie de son histoire.

CHAPITRE PREMIER

La sueur des dieux du Nil

La parfumerie occidentale a ses racines dans celle du monde gréco-romain qui est fille de la parfumerie égyptienne. Considérés dans tout le bassin méditerranéen comme les maîtres incontestés de cet art, les Égyptiens ont marqué de leur empreinte le développement des compositions odorantes et de la cosmétique. Si l'Égypte a été le berceau de la parfumerie, c'est d'abord parce que sa religion et ses pratiques rituelles lui font une place considérable. L'ânti, parfum primordial, est la « sueur des dieux », et c'est la science des embaumeurs qui assure le passage du défunt dans une autre vie en faisant de lui un « parfumé ». Mais cette civilisation a engendré une culture du parfum qui déborde largement le domaine du sacré pour s'étendre à la vie quotidienne.

Les conditions techniques de cet épanouissement étaient pourtant peu favorables dans la mesure où, avec des ressources locales restreintes, il fallait faire venir les matières nécessaires de régions parfois lointaines et difficiles d'accès.

Les végétaux à parfum qui font partie de la flore égyptienne sont en nombre limité et certains d'entre eux comme le narcisse, le lys ou l'iris n'ont été utilisés qu'à une époque tardive. En revanche, les fleurs de lotus bleu sont, très vite, largement employées et fournissent un élément décoratif récurrent des célèbres cuillères à fard et des précieux vases à onguent où elles s'incrustent en motifs de pâte colorée sur l'albâtre translucide. C'est le cas également de rhizomes, comme le souchet odorant, ou encore du jonc odorant dont la totalité, fleurs, chaume et rhizome, intéresse la parfumerie.

Les Égyptiens chercheront d'ailleurs à diversifier les productions locales en acclimatant certaines plantes étrangères. C'est ainsi que le lotus rose, à la fleur très parfumée, sera introduit au moment de l'occupation perse et que la rose, originaire d'Asie centrale, sera cultivée dans la région du Fayoum, à l'époque ptolémaïque, pour fabriquer l'essence ou huile de rose et composer couronnes et guirlandes.

Mais c'est le recours massif à l'importation qui va permettre d'étoffer la palette des parfumeurs égyptiens et de construire une suprématie avérée dans le monde antique. Par les routes maritimes et caravanières du nord-est arrivent le styrax (résine odorante de l'aliboufier, un arbre comparable au cognassier), le nard (herbe à parfum), le safran (stigmate de diverses variétés de *Crocus sativus*), les résines et huiles de conifères, la résine de térébinthe (une résine balsamique semi-liquide produite par une variété de pistachier, le *Pistacia terebinthus*), le mastic, résine jaunâtre du lentisque (*Pistacia lentiscus*). À l'est, les ports de la mer Rouge s'ouvrent aux produits véhiculés par le trafic arabo-africain. De l'ouest, par les pistes et les oasis du désert libyen, parviennent le galbanum, la gomme ammoniaque, l'opopanax (des gommes-résines issues d'ombellifères), les résines et les huiles de divers cyprès et genévriers d'Afrique du Nord. Du sud, enfin, remontent à travers la Nubie, les produits odorants de l'Afrique tropicale.

Une région entre toutes occupe une place particulière dans ce vaste ensemble de réseaux d'approvisionnement : le pays de Pount ou « Pays du dieu ». C'est de là, en effet, que provient, parmi bien d'autres merveilles, une matière odorante capitale pour l'Égypte : l'ânti. Aucune autre n'a tenu un rang comparable, tant par le rôle qui lui a été dévolu que par la place qu'elle occupe dans l'imaginaire égyptien. C'est très justement que l'on a pu écrire : « L'ânti est le maître mot de la course aux aromates dans laquelle les Égyptiens se lancent dès le début de leur histoire [1]. »

Le mystérieux pays de Pount

La légende du « Naufragé », transmise par le « papyrus de Saint-Pétersbourg », nous donne une idée de la façon dont les Égyptiens du Moyen Empire imaginaient la terre des parfums. Un puissant navire, équipé de cent cinquante matelots, vogue vers les mines du roi. Une tempête survient. L'équipage périt, à l'exception d'un marin qui réussit à s'accrocher à une pièce de bois. Échoué sur une île luxuriante, riche en légumes et en fruits magnifiques, le rescapé allume un bûcher et remercie les dieux par un sacrifice. Soudain surgit, dans un bruit de tonnerre, un serpent gigantesque et barbu, couvert d'or et de pierreries, qui le saisit dans sa gueule, le transporte dans son gîte et lui demande :

« Qui t'a amené ici, petit, en cette île qui est dans la mer et dont les rives sont au milieu des flots[2] ? » Le rescapé tremblant raconte son aventure. Le serpent le rassure avec bienveillance : « Ne crains pas, ne crains pas, petit, et n'attriste pas ton visage ! Si tu es parvenu jusqu'à moi, c'est que Dieu t'a laissé vivre. »

Éperdu de reconnaissance, le naufragé promet au serpent de lui faire envoyer, dès son retour en Égypte, des navires chargés de tous les parfums au moyen desquels on honore les dieux, en particulier l'huile hekenou, le « parfum d'acclamation ». Alors le serpent éclate de rire : « Tu n'as pas beaucoup d'ânti, même si tu as du sentjer. Mais je suis le souverain de Pount et c'est à moi qu'appartient l'ânti. Cet hekenou, que tu veux me faire apporter est le produit le plus abondant de cette île. » Et, lorsqu'un navire accoste, le généreux serpent renvoie son hôte avec une somptueuse cargaison de parfums, de défenses d'éléphants et d'animaux rares.

Le halo de mystère qui entourait Pount pour les Égyptiens du Moyen Empire n'est pas totalement dissipé pour les égyptologues modernes. Des incertitudes demeurent qui touchent à des questions essentielles : où se trouvait donc Pount, par quelles routes pouvait-on s'y rendre, qu'allait-on, au juste, y chercher ?

VOUS AVEZ DIT « ÂNTI » ?

Pount recèle de multiples richesses, mais l'ânti ou ântiou en est le produit phare. Jouant un rôle essentiel dans le rituel divin, il justifie à lui seul les entreprises les plus périlleuses. C'est l'oracle du dieu Amon ordonnant d'en rapporter pour le culte qui légitimera la grande expédition de la reine Hatshepsout vers le « pays du dieu ».

Si l'ânti est, sans aucun doute, une gomme-résine odorante, sa nature exacte reste aujourd'hui indécise. Égyptologues et spécialistes de la botanique antique hésitent entre deux identifications différentes. Pour les uns, ce serait la myrrhe produite par des arbres et arbustes du genre Commiphora dont il n'existe pas moins 190 espèces[3]. Pour les autres, il s'agirait de l'encens, issu des arbres et arbustes du genre Boswellia, qui comprend une vingtaine d'espèces, et plus spécialement de l'oliban, l'encens par excellence[4].

À vrai dire, il est souvent malaisé de relier les termes égyptiens anciens à leurs équivalents modernes. Le sentjer, par exemple, dont il est question dans le *Conte du Naufragé* est assimilé parfois à l'oliban, parfois à la résine de térébinthe. La discrimination est d'autant plus difficile à réaliser que les Égyptiens ne voyaient pas d'inconvénient à englober sous une même appellation diverses matières ayant des caractères et des propriétés analogues [5]. Cette approche peu rigoureuse n'épargne pas l'ânti. Les hiéroglyphes du temple d'Edfou, construit à l'époque ptolémaïque (323 à 30 av. J.-C.), offrent une nomenclature descriptive qui ne compte pas moins de seize ântis. Selon Nathalie Baum, le mot devient dès lors un terme régissant un cortège de substances comparables ; « leur origine botanique étant souvent incertaine, voire inconnue, ce sont leurs qualités (aspect extérieur, couleur, consistance, propriétés) qui déterminent leur rapport avec l'ânti [6] ».

Ces difficultés d'identification auraient pu être contournées en recourant aux représentations des arbres à ânti relevées dans les temples. Mais qu'il s'agisse de l'exemplaire figurant sur un pilier du temple funéraire de Snéfrou, premier roi de la IVe dynastie ou des nombreux exemplaires du temple funéraire d'Hatshepsout, la reine-pharaon de la XVIIIe dynastie, ils sont beaucoup trop stylisés pour éclairer le débat. Ce n'est que très tardivement, vers la fin de l'époque ptolémaïque, qu'on trouve dans le temple de Wennina, consacré à la déesse lionne Repyt, des représentations dont les caractères botaniques évoquent plus précisément les arbres à myrrhe [7].

La question de la nature précise de l'ânti reste donc ouverte tout comme l'est d'ailleurs celle du lieu où il était récolté.

À LA RECHERCHE DE POUNT

Peu de renseignements dans les textes sur l'aspect général du pays où les arbres « pleuraient des senteurs ». Aller à Pount, c'est aller à la recherche des « échelles » ou des « terrasses » de l'ânti, ce qui peut tout au plus suggérer un paysage vallonné comme on en rencontre en bien des contrées. Aussi la controverse sur la situation géographique de Pount n'est-elle pas nouvelle. Dès le milieu du XIXe siècle, s'affrontent une localisation dans la péninsule Arabique et une localisation africaine.

Selon les tenants de la première, c'est sur les terres de l'Arabie heureuse, en particulier au Yémen, qu'il faut aller chercher le pays du dieu [8]. Pour les partisans de la seconde, Pount correspondrait à une partie de la côte occidentale de la mer Rouge : l'Érythrée et la Somalie, de la baie de Zeilas au cap Guardafui [9]. Une variante de la localisation africaine qui semble actuellement emporter l'adhésion de la majorité des égyptologues situe Pount plus à l'intérieur des terres, dans la région du Haut-Nil et aux confins de l'Érythrée et du Soudan [10].

L'extraordinaire représentation de la grande expédition organisée par la reine Hatshepsout, au XVe siècle avant notre ère, et que celle-ci fit

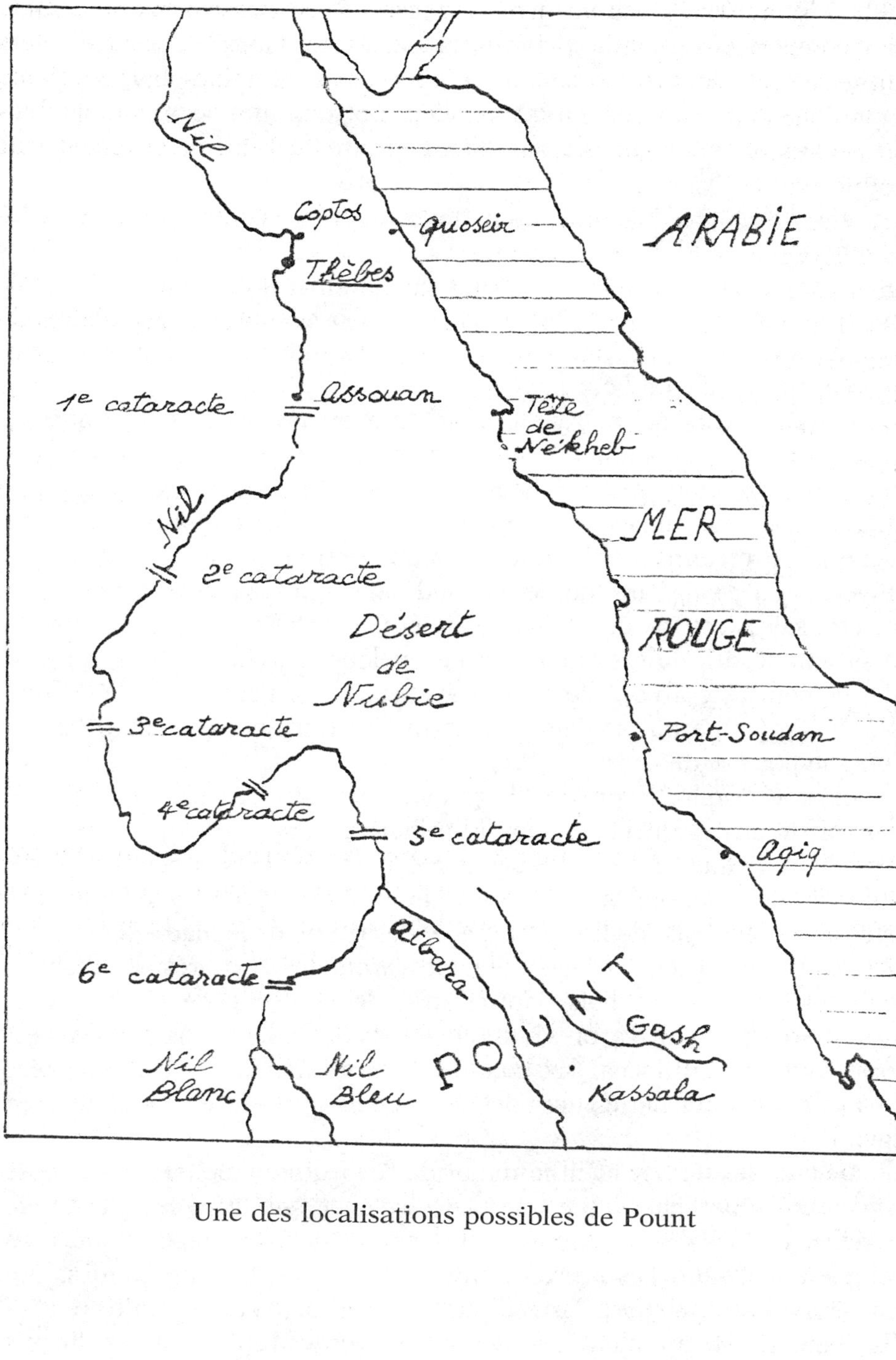

Une des localisations possibles de Pount

graver sur les murs de son temple de Deir el-Bahari a fourni beaucoup d'arguments au débat [11].

Adossé à un cirque rocheux, au bout d'une longue avenue bordée de sphinx, le temple s'étage sur trois terrasses. De vastes jardins ombragés de sycomores et de tamaris entourent plusieurs étangs où poussent des papyrus. C'est le cadre prestigieux choisi par la reine-pharaon pour immortaliser par de magnifiques reliefs polychromes le grand voyage qui a marqué son règne. Ce véritable récit en images accompagnées de commentaires, retrace avec force détails l'arrivée à Pount, les tractations avec les dirigeants du pays, le chargement des produits échangés et le retour triomphal à Thèbes.

Cinq navires, mus chacun par trente rameurs et une voile gigantesque ont quitté Thèbes, la capitale, en emportant une statue de granit rose représentant Hatshepsout avec le dieu Amon et destinée à être dressée sur la terre de Pount.

Les Égyptiens découvrent une contrée où croissent arbres à ânti, palmiers-dattiers et palmiers-doum. De petites huttes en forme de ruche, construites sur pilotis, se cachent entre les arbres où se balancent des singes. Plusieurs ethnies sont représentées, mais les Pountites, vêtus de pagnes, sont reconnaissables à leurs longues et fines barbes en pointe. Le souverain du pays, Parohou, le « Grand de Pount », vient à la rencontre des émissaires royaux égyptiens conduits par Néhésy. Il est accompagné de sa femme, Iti, de ses enfants et de quelques serviteurs. Sa silhouette élancée contraste avec celle de son épouse. La princesse, habillée d'une robe transparente qui souligne ses formes, est si obèse qu'elle a besoin d'un âne pour se déplacer.

Le troc s'organise près de la grande tente dressée par les visiteurs pour offrir un banquet à la famille princière et aux principaux personnages du royaume. Haches de guerre, poignards, colliers et perles de verre multicolores, sont échangés contre des babouins, des guépards, des défenses d'éléphants, de l'or, de l'ébène, des peaux de léopards. Les Égyptiens embarquent aussi un chargement d'aromates et de résines destinés aux rites divins : des bois odoriférants, de la résine de térébinthe et surtout une trentaine d'arbres à ânti couverts de feuilles. Chacun d'eux est porté dans un couffin par six hommes et leurs racines sont enveloppées avec soin dans des nattes humides pour qu'ils puissent être replantés en Égypte.

De grandes fêtes saluent le retour de l'expédition auquel assiste toute la population de Thèbes. Sur une vaste esplanade où trône le dieu Amon, la reine, coiffée de deux longues plumes d'autruche, reçoit toutes les richesses de Pount. Les arbres à ânti sont exposés dans les couffins qui ont servi à leur transport. Trois d'entre eux ont déjà été mis en terre et, à leur ombre, s'accumulent les ivoires, les bois d'ébène et les lingots d'électrum (un alliage naturel d'or, d'argent et de cuivre). Tandis que défilent la girafe, les guépards et autres animaux rares, plusieurs hommes s'affairent à mesurer à l'aide de boisseaux de grands tas de gommes aromatiques. La reine, comme saisie de vertige devant l'amoncellement de l'ânti tant désiré qui se ramollit et exhale ses effluves, y plonge ses bras. « Sa Majesté elle-même avec ses propres mains répand de l'huile sur tous ses membres, son parfum est comme un souffle divin, son odeur s'est répandue aussi loin que Pount, sa peau s'est transformée en électrum. Elle brille comme les étoiles dans la salle des fêtes, en présence de la terre entière [12]. »

Les portiques du temple de Deir el-Bahari constituent donc un réservoir d'informations, parfois difficiles à interpréter, où ont largement puisé les protagonistes qui s'affrontent. D'abord, toutes les « merveilles de Pount » ne sont pas obligatoirement des productions locales. S'y mêlent sans doute nombre de produits en provenance de contrées voisines. De plus, un même élément est susceptible d'interprétations bien différentes. Les partisans d'une localisation en Afrique font-ils remarquer la présence d'une girafe, animal typiquement africain, et de huttes sur pilotis, comme on en trouve encore au Soudan, leurs adversaires ripostent aussitôt que la girafe, cadeau diplomatique très apprécié dans l'Antiquité, pouvait aisément être transportée par mer, que les huttes sur pilotis ne sont pas l'apanage exclusif de l'Afrique et que d'ailleurs les huttes soudanaises sont couvertes de façon différente [13]. Observe-t-on que les Pountites sont représentés sans caractères négroïdes prononcés et avec une peau plutôt claire, les uns y verront des Africains « de type chamitique » (groupe linguistique auquel appartiennent les Égyptiens, les Berbères et les Éthiopiens), les autres des Proche-Orientaux [14].

La querelle n'est pas près de s'éteindre. Pour Christine Desroches-Noblecourt, « il semble évident de localiser le pays de Pount dans le quadrilatère placé à la limite de l'Érythrée et du Soudan, sur la partie orientale du territoire située entre l'Atbara et le Nil bleu ». Dimitri Meeks, au contraire, estime que « l'hypothèse d'une situation africaine de Pount demeure extrêmement fragile… Beaucoup d'éléments qui, pour la plupart, n'ont pas été versés aux débats, militent en faveur d'un Pount situé sur la péninsule Arabique et dont le cœur se trouverait dans la Tihama yéménite [15] ».

Entre ces vues antagonistes, un pont a parfois été jeté. Ainsi Suzanne Ratié considère qu'après avoir désigné la seule côte africaine Pount prend, sous Aménophis III, un sens élargi « comprenant en particulier la rive opposée de l'Arabie heureuse, l'Hadramaout, le pays des Sabéens ou pays d'Ophir, actuellement le Yémen [16] ». Pour accroître, s'il en était besoin, l'incertitude, Pount aurait donc été, au fil du temps, une notion à géographie variable.

LES CHEMINS INCERTAINS DU PAYS DU DIEU

Les relations de l'Égypte avec le « pays du dieu » sont très anciennes. Au XXVe siècle av. J.-C., par exemple, sous le règne de Sahouré, roi de la IVe dynastie, on sait que 80 000 mesures d'ânti furent apportées de Pount. La façon dont s'établissaient ces relations reste, en revanche, beaucoup plus floue.

Sans doute de nombreux échanges eurent-ils lieu grâce à des intermédiaires. Il y eut cependant des expéditions visant à établir un contact direct avec les Pountites. Sous le règne de Monthouhotep III (XIe dynastie), le Grand Intendant Henou, parti de Coptos sur le Nil, traverse le désert sur 200 km avec 3 000 hommes et des ânes chargés de matériel. Arrivé à la mer, il construit un bateau à destination de la terre du dieu. À l'époque de la XIIe dynastie, deux autres expéditions ont laissé des traces. Une inscription trouvée près de la mer Rouge indique qu'en l'an 24 du règne de Sésostris Ier, Imeny reçut l'ordre de construire une flotte dans les chantiers de Coptos pour aller à Pount avec 500 marins et 3 200 soldats. Quelques années plus tard, Khentykhéty-our, chancelier royal d'Amenemhat II, dédie une stèle au dieu Min pour rendre grâce de son heureux retour de Pount avec son armée et ses navires.

Le déroulement de ces entreprises à la fois terrestres et navales soulève bien des interrogations. Transporter des bateaux à travers le désert depuis le Nil pour les remettre à l'eau, une fois la mer atteinte, ne paraît guère envisageable. Les construire sur place se heurte à la difficulté de trouver des bois appropriés et en quantité suffisante. Aussi a-t-il été suggéré que les navires, préparés dans les docks de Coptos, avaient pu être acheminés en pièces détachées, puis assemblés sur les rives de la mer Rouge [17].

La grande expédition d'Hatshepsout pose des questions plus ardues encore. Elle est, en effet, décrite comme entièrement navale. Les bateaux partis de Thèbes en naviguant sur le Nil reviennent à leur point de départ par la même voie et, apparemment, sans aucune rupture de charge.

Une première explication propose un long périple, d'abord fluvial et ensuite maritime. Les bateaux auraient descendu le Nil jusqu'au delta, puis, en utilisant un canal d'eau douce jadis creusé par les Sésostris, seraient passés dans les lacs Amers qui, à l'époque, communiquaient avec le golf de Suez [18]. De là, il suffisait, pour gagner Pount, de caboter le long des côtes de la mer Rouge. Cet itinéraire se heurte néanmoins à un obstacle majeur : le fameux canal n'a probablement été opérationnel que bien des siècles plus tard [19].

Mais une autre explication est apparue possible à partir de l'interprétation contestée d'un terme égyptien. Diverses inscriptions mentionnent qu'on peut se rendre à Pount en naviguant sur « Ouadj-our », c'est-à-dire « Le Grand Vert » ou « La Très Verte », et que le pays du dieu se trouve « des deux côtés de Ouadj-our ».

Plusieurs égyptologues se sont avisés que ce mot, habituellement traduit par « mer » pouvait désigner également le Nil en débordement [20] et « évoquait principalement une zone et une étendue du Nil, vers le grand sud de l'Égypte, qui au moment de l'inondation prenait une teinte vert blanchâtre ainsi colorée par les têtes de papyrus et les jacinthes sauvages arrachées dans la région du Sud, traversée par le Nil blanc [21] ». À partir de là, et si l'on admet la localisation de Pount aux confins du Soudan et de l'Érythrée, un parcours purement fluvial devient envisageable.

Partie de Thèbes, l'expédition remonte le Nil et, à la faveur de la période d'inondation, passe les cataractes dont « aucune n'était infranchissable même pour de gros bateaux [22] », la flottille pouvant, en cas de difficultés graves, contourner l'obstacle sur des glissières de boue. Au-delà de la cinquième cataracte, elle s'engage sur l'Atbara, un affluent du Nil venant de l'Abyssinie. Elle parvient ainsi au pays de Pount, à hauteur du « delta du Gash », une large rivière qui se perd en multiples ramifications.

De toutes les expéditions qui partirent à la conquête de l'ânti, celle d'Hatshepsout, grâce aux reliefs de Deir-el-Bahri, reste de loin la plus mémorable. Ce ne fut pas la dernière et plusieurs sont mentionnées à l'actif de ses successeurs immédiats ainsi qu'au siècle suivant sous la XIXe et la XXe dynastie. Ramsès III, en particulier, renouvela la tentative d'acclimatation des arbres à ânti en Égypte [23].

Par la suite avec le développement de la puissance commerciale de l'Égypte et de son réseau de communications, le voyage à Pount cesse d'être un objectif majeur. Sur les murs du laboratoire du temple d'Edfou où sont gravées les formules des onguents divins, le pharaon Ptolémée VI s'adresse à Horus en ces termes : « Vois, Pount est ici, dans ta chapelle, le pays du dieu est dans ton sanctuaire. » La lointaine contrée sud-orientale d'où s'exhalent les effluves de l'ânti n'est plus alors qu'une référence quasi mythique [24].

Honorer les dieux

L'aube s'est levée et déjà les rayons du soleil caressent la façade des temples et font scintiller les eaux du Nil. Comme chaque matin, Pharaon s'apprête à accomplir les rites dont il a la charge. Fils des dieux, intercesseur nécessaire entre eux et les hommes, c'est d'eux qu'il tire la force indispensable pour faire respecter Maât, c'est-à-dire l'équilibre et l'harmonie, la justice et la vérité, l'ordre et la paix sociale.

Après avoir traversé une salle à colonnes, il pénètre dans la chambre obscure où repose la barque sacrée servant aux processions, puis dans la partie la plus secrète du sanctuaire. Au fond, se trouve le Naos, le tabernacle, taillé dans un seul bloc de granite. Pharaon brise le cachet d'argile qui en scelle la porte, tire les verrous et, ouvrant les battants de bois doré, fait apparaître la statuette sacrée. Mains étendues, il prononce alors les formules rituelles : « Éveille-toi, grand dieu, éveille-toi, tu es en paix... C'est toi qui répands sur terre ton poudroiement d'or, qui nais à l'Orient, qui te couches à l'Occident pour dormir dans ton temple chaque jour [25]. »

Au même moment, dans toute l'Égypte, les grands prêtres des sanctuaires importants, tout comme le clergé des plus modestes temples voués à des dieux locaux, officient au nom de Pharaon, après s'être purifiés selon des règles strictes. Ces « serviteurs du dieu » vont le nourrir, le vêtir, procéder à sa toilette. Des plats de viandes et de légumes, du pain, des fruits, de la bière et du vin lui sont présentés. La statue, dépouillée de ses habits, est vêtue de neuf, parée d'une coiffe et de bijoux nouveaux.

Dans ce cérémonial, les parfums tiennent un rôle essentiel. L'image du dieu est ointe d'un onguent odorant qui le revivifie après le cycle de la nuit et lui permet de dominer les forces du cosmos [26]. On procède également à des aspersions et surtout à des fumigations à l'aide de cassolettes et d'un instrument particulier : le « bras à encens ». Celui-ci est composé d'un manche de bronze ou de bois doré, de 30 à 50 cm, terminé à une extrémité par une tête de faucon et, à l'autre, par une main largement ouverte sur laquelle est fixée une coupelle où brûle le parfum sacré. De nombreux bas-reliefs montrent les prêtres ou Pharaon lui-même honorant les dieux avec cet encensoir. Ces rites seront renouvelés lors des services de midi et du soir.

L'encens, les onguents, tout ce qui est odoriférant, est désigné comme la « transpiration du dieu », si bien que l'onction de sa statue se fait « avec son odeur, la sueur qui est sortie de sa chair ». La myrrhe et les parfums qu'on offre à Hathor ou à Horus sont censés provenir de leurs membres. Cette même sueur des dieux s'écoulant sur la terre fit croître le lin dont on confectionne les vêtements immaculés des prêtres [27]. Et c'est également voilé de lin que le dieu sort de son sanctuaire à l'occasion de certaines grandes fêtes.

Qu'il s'agisse de la « belle fête d'Opet » durant laquelle Amon quitte son temple de Karnak pour séjourner à Louxor auprès de son épouse ou de la « belle fête de la Vallée », elles donnent lieu à une grande liesse populaire. Pour la seconde qui est celle des morts, le Naos est placé sur une barque processionnelle en cèdre du Liban entièrement plaqué d'or et d'argent. Par un chemin jonché de fleurs, quarante prêtres la portent jusqu'au bord du fleuve où l'attend un grand navire qui va la transporter sur l'autre rive. Il est escorté de toute une flottille de petites embarcations où les Thébains s'entassent joyeusement. Tandis que le cortège visite les temples funéraires de la rive gauche, le peuple se répand dans les cimetières. Chants, danses et banquets se succèdent dans les nécropoles illuminées pendant onze jours. Puis, la barque du dieu, ayant reçu offrandes et libations tout au long de son périple, regagne son point de départ.

Dans toutes les festivités religieuses, une large place est faite aux senteurs, comme en témoigne une inscription du temple d'Horus à Edfou : « Le vin coulait à flots dans les rues comme le Nil en crue [...] l'oliban brûlait sur le feu mélangé à de l'encens et l'on sentait leur parfum de loin, toute la ville était parsemée de fleurs et de bouquets [28]... », ou encore l'invocation de Ramsès à Amon : « Ne t'ai-je pas célébré par des fêtes éclatantes et nombreuses ? J'ai immolé 30 000 bœufs avec toutes les herbes odoriférantes et les meilleurs parfums [29]. » Pour Râ et Isis, un bœuf rempli de camphre et autres aromates est livré aux flammes. En Égypte, précise Hérodote, ce sont les carcasses de bovidés mâles et de veaux reconnus purs qui sont farcies d'encens, de myrrhe et de parfums divers. Dès le Moyen Empire, on utilise également des simulacres d'animaux faits de gomme-résine odorante moulée, par exemple, des taureaux d'ânti [30].

Mais les rituels font appel à des parfums autrement plus sophistiqués, élaborés dans l'enceinte des temples par les prêtres eux-mêmes ou sous leur contrôle direct. Sans doute leurs recettes étaient-elles consignées sur les papyrus des bibliothèques sacrées qui ont malheureusement disparu. Mais nous en avons néanmoins une idée assez exacte grâce aux inscriptions en caractères hiéroglyphiques portées sur les murs des « laboratoires ». Les parfums sacrés n'y étaient pas fabriqués, mais plus vraisemblablement entreposés. Il s'agissait surtout de pièces rituelles où étaient évoquées leur confection et leur offrande aux dieux.

Des laboratoires ont subsisté à Edfou, Dendérah, Kom Ombo, Athribis et Philae. Ceux des temples d'Edfou et de Dendérah fournissent de précieux renseignements sur les ingrédients de base utilisés (71 sont énumérés à Edfou) et sur certaines compositions liturgiques : onguents et huiles parfumées, graisses aromatiques, boulettes à fumiger. Les opérations de broyage, de tamisage, de filtrage, de cuisson et de réduction sont soigneusement décrites ainsi que les quantités des produits à employer [31]. Celles-ci sont même récapitulées aux divers stades de la fabrication et tiennent compte de la perte de masse résultant de l'évaporation lors de la cuisson.

En conclure que les parfums liturgiques n'ont plus de secrets pour nous serait néanmoins inexact. L'identification des matières premières est parfois malaisée. Les Égyptiens ne connaissaient pas de classifications botaniques au sens où nous les concevons aujourd'hui et une même espèce peut recevoir plusieurs noms différents [32]. Établir une correspondance rigoureuse avec notre terminologie est difficile et certains composants ne sont donc identifiés que de façon approximative, voire même conjecturale. Ainsi, pour le fruit de l'arbre « nedjem », qu'on trouve dans plusieurs recettes, l'hésitation est permise entre celui du cassier, du caroubier et du tamarinier et l'on demeure dans l'ignorance de la nature réelle de produits comme le « djebâ » et le « cheben ». À cette incertitude quant aux composants, il faut ajouter que si les textes égyptiens donnent des indications quantitatives, ils ne disent rien des tours de main qui se transmettaient oralement [33].

Sous ces réserves, nous disposons d'un échantillonnage important de compositions comme *les neuf onguents de l'Ennéade* ou *l'extrait surfin de styrax*. Leur description est accompagnée de précisions quant à leur usage rituel. Ainsi *l'onguent Hekenou* sert-il à oindre les membres du dieu. C'est un mélange très complexe de sucs, d'aromates pilés et mouillés de vin, chauffés ensuite à plusieurs reprises avec des ântis de diverses qualités et du styrax. La préparation de ce parfum qui va « mettre en fête le corps du dieu » inclut de longues périodes de macération et demande plus d'un an.

L'onguent de Minéral divin, destiné quant à lui à régénérer le dieu se prépare en vingt et un jours seulement. Il incorpore de la résine de térébinthe, de l'ânti, diverses plantes aromatiques mais aussi du bitume et des parcelles d'or, d'argent, de lapis-lazuli, de jaspe rouge, de cornaline et de turquoise.

Les fragrances balsamiques de *l'onguent Medjet* qui fait appel à divers aromates, aux fruits de genévrier et à la résine de pin d'Alep, s'exhalent d'un matériau charnel : la graisse de taureau. Celle-ci est prélevée sur les pattes avant de l'animal qui est élevé dans le temple, lavé chaque matin dans le lac sacré et dont les sabots sont enveloppés de fibres de palmier identiques à celles des sandales des prêtres. C'est dans cette graisse, conservée durant un an en vase hermétiquement clos, puis mouillée de vin, que les aromates sont incorporés à chaud. L'ensemble est ensuite teinté en rouge à l'aide de racines d'orcanette, ce qui l'identifie au sang de Seth, le dieu « rouge », meurtrier d'Osiris. L'onguent obtenu a une double fonction : pratiquer des onctions sur les statues avec l'auriculaire et l'index, préalablement recouverts de doigtiers d'or et, par ailleurs, confectionner des chandelles ou des huiles pour les lampes illuminant le sanctuaire.

D'autres compositions servent aux purifications rituelles des dieux et des prêtres. Ainsi les « boulettes de natron pur » qui amalgament du natron pulvérisé (carbonate naturel de sodium) avec des résines, des aromates et du bitume. Elles permettent la purification de l'eau ou sont fumigées dans l'atmosphère.

C'est également en fumigation qu'est utilisé le plus célèbre des parfums égyptiens, le « parfum deux fois bon », le *Kyphi*. Il a connu des usages non seulement religieux mais aussi médicaux et hygiéniques. C'est d'ailleurs un papyrus médical datant de la XVIIIe dynastie, le *Papyrus Ebers*, qui en fournit la formule la plus ancienne. Deux recettes en caractères hiéroglyphiques sont gravées sur les murs du temple d'Horus à Edfou et une au temple de la déesse Hathor, à Dendérah. Trois auteurs grecs du Ier et IIe siècle ap. J.-C., Dioscoride, Plutarque et Galien en donnent chacun une version[34]. On peut y ajouter celle, très tardive, de Nicolas Myrepsos d'Alexandrie, un Grec vivant en Égypte, au XIIIe siècle ap. J.-C.

Ces diverses recettes ne sont d'accord ni sur les conditions de préparation, ni sur le nombre des composants employés qui varie de 10 à 16 (pour aller jusqu'à 50 chez Nicolas Myrepsos !). Une dizaine d'entre eux se retrouve cependant dans la plupart des recettes. Ce sont :

— le souchet (*Cyperus longus L.*), une plante herbacée, vivace, buissonneuse de 40 à 120 cm de haut, ressemblant au papyrus et qui pousse spontanément dans tout le bassin de la mer Égée. Ce ne sont pas ses fleurs brunes, ni ses feuilles étroites et coupantes qui intéressaient les Égyptiens mais son gros rhizome odorant qui émet une odeur de violette[35] ou de gingembre[36] ;

— les baies de genièvre ;

— les raisins secs, charnus et débarrassés de leurs pépins ;

— la résine de térébinthe ;

— le roseau odorant (*Acorus calamus* ou *Calamus odoratus*) ;

— le jonc odorant (*Andropogon schoenanthus L.*), une graminée à odeur de rose ;

— les fleurs de genêt ;

— le vin ;

— le miel ;

— la myrrhe qui se présente en masses de larmes agglomérées d'un rouge brunâtre dont l'intérieur est souvent strié de blanc. Les Égyptiens et les Grecs en distinguent plusieurs variétés que les parfumeurs, selon Pline, « n'ont pas de peine à classer, suivant l'odeur et l'onctuosité[37] ». La « stacté », exsudée spontanément par l'arbre est, dit-il, supérieure à celles qui proviennent d'incisions et il cite de nombreuses espèces : la « troglodytique », d'aspect grossier mais très pénétrante, la « sambracène », plaisante à l'œil mais de petite force, la « minéenne », la « dianite », la « dusarite »...

À ces composants de base s'ajoutent parfois dans les recettes égyptiennes :

— le lentisque (*Pistacia lentiscus L.*), espèce de pistachier dont le fruit donne une huile astringente et le tronc un suc résineux, appelé mastic ;

— la menthe ;

— le henné (*Cyprus*), un arbuste du genre Lawsonia. Ses fleurs ont un parfum puissant, ses baies donnent une huile et ses feuilles séchées une poudre qui sert à teindre les cheveux et la peau.

Les recettes des auteurs grecs font place aux aromates les plus en vogue de leur temps [38] :

— la cardamome (*Elettaria Cardamomum*), plante de la famille des zingibéracées dont les graines contiennent une huile au goût poivré ;

— le nard ou « herbe à parfum », une plante de la famille des valérianes qui pousse en Inde ;

— le safran (*Crocus sativus*) ;

— le séséli (*Tordylium officinale L.*), un condiment provenant des Alpes de Ligurie ;

— la cannelle ;

— le cinnamome, écorce très aromatique du cannelier de Ceylan et des côtes de l'Inde [39].

Ces variations qui peuvent refléter des particularismes régionaux et une certaine évolution des formules dans le temps, incitent à conclure qu'il a existé, non pas un, mais des kyphis. On sait d'ailleurs que Manéthon, savant historien et prêtre d'Héliopolis sous le règne des premiers Ptolémées, avait rédigé un ouvrage, aujourd'hui perdu, intitulé *À propos de la fabrication des kyphis*. Quoi qu'il en soit, pour les auteurs grecs et latins, cette composition apparaissait comme l'archétype de la science égyptienne en matière de parfums.

Diviniser les morts

Les savantes préparations élaborées dans les temples vont trouver d'autres applications dans les rituels funéraires liés à la momification. Pour les anciens Égyptiens, la mort est la séparation des éléments constituant l'être vivant : l'élément matériel, le corps et les éléments immatériels, notamment le « Ka », l'énergie vitale, et le « Ba », qui correspond approximativement à l'âme. Accéder à la deuxième vie suppose qu'ils soient à nouveau réunis. Le corps doit donc être impérativement préservé. Cette conviction explique que les Égyptiens redoutent tant de mourir en pays étranger où la momification n'est pas pratiquée.

Très tôt, ils ont recherché les meilleurs moyens de protéger les cadavres des atteintes de la putréfaction. De la conservation naturelle par dessiccation dans le sable du désert, on passe aux bandelettes enduites de résine, puis, dès la IIIe dynastie (vers 2600 av. J.-C.) à des techniques plus raffinées qui ne cesseront de s'améliorer pour atteindre leur perfection sous la XXIe dynastie (vers 1000 av. J.-C.). La pratique se généralise et perdure après l'arrivée des Grecs et des Romains. On continuera même à momifier alors que s'étend le christianisme aux IIIe et IVe siècles ap. J.-C.

Aromates et parfums jouent un rôle essentiel dans la momification elle-même et dans les rites d'onctions et de fumigations funéraires qui l'entourent. Il s'agit de conférer au mort la bonne odeur qui fera de lui un « Parfumé », un dieu. Osiris, tué et dépecé par son frère Seth, puis ramené à la vie par son épouse Isis est le modèle auquel est identifié tout défunt. Son corps préservé est assimilé à celui du dieu, il devient un Osiris.

Les opérations de momification ont lieu sous des structures légères, parfois itinérantes ou dans une construction permanente : l'« Ouabet », c'est-à-dire « la Place pure ». De nombreux techniciens et artisans y participent, sous la responsabilité du « contrôleur des mystères » et du « prêtre lecteur », chargé de lire les formules liturgiques.

Les représentations picturales du processus de momification lui-même sont rares [40] et le récit donné par Hérodote, à l'issue de son voyage en Égypte, vers le milieu du IVe siècle av. J.-C., est pratiquement la seule source écrite [41]. Mais l'examen des momies par les techniques les plus modernes (radiologie, histologie, endoscopie, scanner, microanalyses chimiques [42]) confirme globalement ses affirmations.

La famille du défunt se voit présenter des modèles de momies en bois peints avec une exactitude minutieuse pour l'aider à choisir le procédé d'embaumement. Pour le plus coûteux, les embaumeurs extraient le cerveau par les narines à l'aide d'un crochet et injectent des drogues dans le crâne. Le flanc du défunt est incisé avec une lame de pierre tranchante par les « paraschistes » et les viscères retirés avant d'être nettoyés, traités à la gomme-résine chaude et placés dans quatre vases de pierre (les vases canopes). La cavité abdominale, purifiée avec du vin de palmier puis avec un mélange d'aromates, est ensuite remplie de myrrhe, de cannelle et d'autres substances aromatiques et recousue. Après quoi, le corps est recouvert de cristaux de natron par les « taricheutes », les saleurs. Au bout de soixante-dix jours [43], il est lavé, enveloppé de bandelettes de lin très fin, enduites de gomme, qui peuvent mesurer plus de cent mètres et placé dans un cercueil de bois peint épousant la forme humaine.

Aucune intervention chirurgicale dans l'embaumement de deuxième classe, moins soigné. Les embaumeurs procèdent à des injections, par voie rectale, d'huile de cade, une sorte de genévrier, pour dissoudre les intestins et les viscères, en prenant soin d'empêcher « le lavement de revenir par où il est entré [44] ». Puis le défunt est déposé dans le sel de natron pendant soixante-dix jours. Le produit injecté est ensuite expulsé, « et il ne reste du mort que la peau et les os[45] ».

La troisième méthode d'embaumement, appliquée aux plus pauvres, se résume à un nettoyage des intestins avec une drogue appelée « syrmaia » (probablement l'huile de raifort) et à un salage du mort.

Tout au long des opérations d'embaumement se succèdent les onctions faites avec des huiles et des onguents parfumés. Leur rôle est certes de masquer l'odeur de mort, mais surtout de conférer au défunt les forces divines qui lui permettront de pénétrer dans le monde des dieux. Si l'identification des aromates trouvés à l'intérieur des momies ne soulève pas de gros problèmes, la nature chimique des baumes et onguents utilisés est très difficile à établir. En particulier, l'analyse des restes subsistant au fond des pots recueillis dans les tombes est souvent décevante en raison des profondes modifications subies par les molécules avec le temps[46].

Les prêtres disposent d'un « Rituel de l'embaumement » qui précise minutieusement les onctions à pratiquer sur la tête et le corps ainsi que les formules qui doivent être récitées : « Reçois le parfum de fête qui embellira ton corps ! Reçois l'onguent-nekhenem. [...] Pour toi vient l'onguent au ladanum afin de créer ton corps et de stimuler ton cœur grâce à ce qui est issu de Rê. Il te permettra d'aller en paix jusqu'à la grande Douat. [...] Que la sueur des dieux pénètre jusqu'à toi, que les protections de Rê s'étendent à tout ton corps. [...] Que l'onguent étant venu jusqu'à toi, tu sois heureux éternellement[47] ! »

À chaque stade de la pose des bandelettes, entre lesquelles on glisse des scarabées et autres amulettes, en particulier à hauteur du cœur et du ventre, les officiants réalisent de nombreuses onctions et évoquent avec insistance les rapports organiques, charnels, humoraux, que les parfums entretiennent avec les dieux. Déifié par les substances aromatiques qui sont, selon les termes du « Rituel de l'embaumement », « le mucus de la vie », le défunt va devenir à son tour un « Parfumé » immortel : « Pour toi sont venus l'encens issu d'Horus, l'oliban issu de Rê [...] tu es un phénix, manifestation de Rê [...] tu ne cesses d'être vivant pour toujours et à jamais, tu ne cesses de rajeunir pour toujours et à jamais[48]. »

Puis, intervient le rituel capital de « L'Ouverture de la bouche » qui, avant la mise au tombeau, va restituer au corps momifié le « souffle de vie », lui redonner la faculté de manger et boire, d'aller et venir. Il requiert des fumigations, la présentation de boulettes de natron et d'encens à la bouche, aux yeux et aux bras ainsi que des onctions avec sept huiles ou pommades spécifiques dont la composition exacte reste incertaine : « Je complète ton visage avec l'onguent provenant de l'Œil d'Horus. [...] Il rattache tes os, il rassemble tes membres, il réunit tes chairs et dissipe tes maux ! Quand il t'enveloppe, son agréable odeur est sur toi. [...] Tu enchantes par ton odeur le cœur des dieux [49]. »

Le mort est alors prêt pour sa deuxième vie. Il lui reste cependant à franchir un dernier obstacle, celui du jugement en présence d'Osiris. Après une confession dans laquelle il faut pouvoir se déclarer innocent de toute une série de fautes, a lieu la pesée du cœur. Celui-ci doit s'avérer aussi léger qu'une plume. Dans cette épreuve, il reçoit le secours des gros scarabées de cœur placés entre les bandelettes qui ont eux-mêmes subi le rite de l'Ouverture de la bouche et une onction parfumée leur conférant la vie et l'usage de la parole. Si le cœur s'avère trop lourd, si ses mauvaises actions l'emportent sur les bonnes, ce sera une seconde mort, définitive celle-là. Dans le cas contraire, le défunt devenu un « justifié » peut entamer son voyage dans le monde souterrain, muni d'un rouleau de papyrus déposé dans le cercueil : le *Livre des Morts* ou *Livre de la Sortie au Jour*. Ce livre lui permettra de déjouer toutes les embûches pour parvenir à la Douat, au séjour des bienheureux.

Soigner les malades

L'Égypte, écrivait Homère, est « une terre féconde qui produit en abondance des drogues [...] et où les médecins l'emportent en habileté sur tous les autres hommes [50] ». Les trois grandes écoles médicales grecques, Cos, Cnide et Crotone, eurent d'étroites relations avec les médecins égyptiens et, selon la tradition, le grand Hippocrate lui-même aurait séjourné plusieurs années à Memphis pour se pénétrer de leur savoir. Preuve tangible de cette renommée, des praticiens égyptiens exerçaient dans de nombreuses cours étrangères, en particulier auprès des souverains perses.

Dès les temps les plus anciens, la médecine égyptienne apparaît comme une activité très organisée et hiérarchisée. Les parois des mastabas, les tombeaux de l'Ancien Empire, révèlent déjà une division en multiples spécialités dont Hérodote se fera l'écho : « Le pays est plein de médecins, spécialistes des yeux, de la tête, des dents, du ventre ou encore des maladies d'origine incertaine [51]. » Beaucoup sont rattachés à un organisme institutionnel : ministère, armée, palais royal. Naturellement, les médecins du palais sont recrutés parmi les meilleurs avec, à leur tête, le médecin personnel du roi qui portera, suivant les époques, le titre de « grand des médecins du Nord et du Sud » ou « grand des médecins du maître des deux terres ». Sans doute trouvaient-ils dans les « maisons de vie » où travaillaient scribes, lettrés et savants, les moyens de compléter leur formation [52].

Mais le corps médical n'est pas homogène. À côté des médecins laïcs, les « Sounou », on trouve les prêtres « Ouâb » de Sekhmet, la redoutable déesse lionne, responsable des épidémies. Ces prêtres savent « apaiser Sekhmet » et forment un corps particulier de médecins et de vétérinaires. S'y ajoutent les « conjurateurs de Selket », liés à la déesse scorpion Selket-Hétyt, qui grâce à leurs remèdes et à leurs formules magiques préviennent et guérissent les piqûres et morsures d'animaux venimeux.

Ces diverses fonctions ne sont pas cependant exclusives les unes des autres et on connaît de fréquents exemples de cumul par un même personnage. Ainsi, un certain Nedjenou-Seneb est-il mentionné par une stèle du Moyen Empire comme « directeur des prêtres-ouâb de Sekhmet et chef des médecins [53] ».

L'interférence entre médecine, magie et religion se révèle également au niveau des sources qui sont essentiellement constituées par des papyrus médicaux ou médico-magiques. Nous disposons d'une vingtaine de documents importants qui apportent de précieux renseignements, tant sur la pharmacopée que sur le diagnostic, les conceptions médicales ou la pathologie chirurgicale. Le plus ancien, le *Papyrus de Kahoun*, a été écrit vers 2000 av. J.-C. et traite de gynécologie, d'obstétrique et de médecine vétérinaire. Le plus célèbre, le *Papyrus Ebers*, qui date de la fin du XVIe siècle av. J.-C., énumère, sur plus de 20 mètres de long et 30 centimètres de large, plusieurs centaines de remèdes [54].

La pharmacopée égyptienne fait appel à des substances d'origine minérale, animale et végétale sous des formes très variées : potions, gargarismes, infusions, cataplasmes, collyres, inhalations, lavements, pilules, onguents et fumigations. Le plus gros de la matière de ces compositions est fourni par le règne végétal et spécialement par les résines et les herbes odoriférantes [55].

L'otite, par exemple, fait l'objet d'un traitement par extraits de térébenthine et de céleri, puis, en cas de douleurs lancinantes, on administre au malade une potion à base de bière douce contenant du cumin, des graines de pyrèthre (une sorte de camomille), des feuilles d'acacia et du mélilot (une plante herbacée aux fleurs très odorantes) [56]. Une diarrhée sanglante est combattue avec une pâte composée de miel, d'huile et de souchet râpé. Pour rafraîchir l'utérus, en cas de sensation de brûlure, on injecte un mélange d'épeautre (blé sauvage) et de souchet odorant, broyés dans l'huile [57].

Une place particulière doit être faite aux fumigations utilisées dans toutes sortes de maux, allant des affections broncho-pulmonaires aux troubles gynécologiques. Contre la toux chronique, un mélange associant résine aromatique, plantes et réalgar (sulfure naturel d'arsenic) est placé sur une pierre chauffée au feu. Le tout est coiffé d'un pot neuf percé d'un trou où plonge une tige de roseau permettant au malade d'aspirer les fumées[58]. Plus proche du symbole et de la magie semble, en revanche, le procédé qui consiste à placer sur des charbons ardents un oiseau de cire, un ibis, afin de pratiquer une fumigation vaginale « pour faire que l'utérus descende à sa place[59] ».

En l'absence de frontière absolue entre le domaine médical et le domaine magico-religieux, il n'est pas étonnant que les compositions sacrées aient également des applications thérapeutiques. Les « boulettes de natron pur » utilisées pour purifier les dieux servent aussi à des soins buccaux, mâchées ou en solution pour bains de bouche. De même le kyphi, mélangé à des boissons, est prescrit dans les affections pulmonaires et hépatiques. Cuit avec du miel, il est conditionné en pastilles pour garder l'haleine fraîche[60].

À en croire Plutarque, le kyphi a, en outre, des vertus décontractantes et déstressantes. « Il en émane, dit-il, une odeur agréable et des effluves bénéfiques, sous l'action desquels l'air se transforme, tandis que le corps, insensiblement et doucement ému par ces émanations, acquiert une complexion somnifère et relâche et dénoue sans le secours de l'ivresse la pénible tension des soucis de la journée... L'effet obtenu n'est pas moins merveilleux que celui des sons de la lyre dont les Pythagoriciens se servaient avant de goûter le sommeil[61]. » Agissant sur l'humeur et le comportement, le kyphi, parfum sacré et produit aromathérapique, peut aussi être présenté comme le premier parfum aromachologique[62].

Embellir la vie

La propreté est, pour les Égyptiens, le symbole de la pureté morale. S'ils ne sont pas soumis aux rigoureuses exigences pesant sur les prêtres qui doivent porter leurs vêtements de lin immaculé sur un corps entièrement rasé, ils n'en pratiquent pas moins des ablutions le matin et au moment des repas. À cette fin, ils disposent de savons liquides ou en poudre à base de cendres végétales et se lavent les dents avec de l'eau additionnée de natron qui contient du carbonate et du bicarbonate de sodium[63] encore à l'honneur aujourd'hui dans les dentifrices modernes.

Mais, au brûlant soleil d'Égypte, ce corps propre a besoin d'être protégé de la lumière, du vent, du dessèchement et des insectes. La peau, les yeux, les cheveux sont constamment exposés à ces agressions. Pour les contrer existe une gamme importante de produits cosmétiques et d'hygiène : onguents contre les irritations cutanées, antirides, lotions capillaires, rouge à lèvres antigerçures, kohols et parfums. Certains sont de simples préparations domestiques. D'autres sont élaborés par des spécialistes. Une fois leur efficacité vérifiée, les procédés de fabrication sont consignés et archivés dans les maisons de vie, puis « ces recettes passent immédiatement dans le domaine public, y sont transmises et reproduites à l'identique, curieusement sans recherche d'innovations connues, au fil des millénaires [64] ».

Particulièrement exposés, les yeux font l'objet de précautions et de soins attentifs. Sur toutes les représentations, ils sont soulignés et prolongés sur les tempes par un trait de fard de couleur verte ou noire. La fonction de ces kohols est à la fois de protéger contre les ophtalmies en assombrissant les bords des paupières et contre les piqûres des mouches porteuses du trachome, mais aussi de produire un effet esthétique en agrandissant l'œil.

La palette à fard apparaît comme l'objet cosmétique le plus ancien. En schiste dur, d'abord simple losange, elle affecte ensuite des formes artistiques : poissons, oiseaux, animaux terrestres. Elle a une telle importance qu'elle accompagne le défunt dans sa dernière demeure. C'est en écrasant sur cette palette, à l'aide d'un silex, de la malachite, un minéral contenant du cuivre, qu'on prépare le fard vert appelé « oudjou ». Mais, dès le début de l'Ancien Empire, il est supplanté par la « medesmet », produit à base de galène, un sulfure naturel de plomb, à la fois plus opaque et plus gras. Les analyses chimiques pratiquées sur les résidus trouvés dans les pots à fard ont montré que ce kohol noir contenait également des produits de synthèse, laurionite et phosgénite, qui témoignent des connaissances chimiques remarquables des cosméticiens égyptiens [65].

La peau, quant à elle, est frottée d'onguents constitués par une base grasse, huile ou graisse animale, notamment d'hippopotame ou de crocodile, dans laquelle sont inclus des produits colorants, curatifs et odorants. Les résines ou gommes-résines, solubles dans les corps gras, ont le double avantage de conférer une odeur agréable et d'éviter le rancissement de l'onguent grâce aux antioxydants qu'elles contiennent [66]. Ainsi protégée, maquillée d'une fine poudre de gypse parfumée et teintée de rose, la belle Égyptienne pourra être « celle dont brille la grâce et dont la peau rayonne », célébrée par les chants d'amour [67].

Lorsque les premières atteintes de l'âge se font sentir, les crèmes antirides viennent à la rescousse. Le *Papyrus Ebers* offre de nombreuses recettes « pour transformer la peau » ou « pour faire en sorte que le visage soit étiré ». Un mélange de miel, de poudre d'albâtre, de poudre de natron et de sel marin est recommandé « pour rendre parfaite la chair superficielle ». Gomme de térébinthe, cire, huile de moringa fraîche, souchet comestible, broyés dans du mucilage, une substance visqueuse contenue dans de nombreux végétaux, permettront de « chasser les rides du visage [68] ».

Antique témoignage du rêve permanent de l'éternelle jeunesse, le papyrus Edwin Smith, datant du début de la XVIIIe dynastie, donne une composition « pour transformer un vieillard en jeune homme. Il s'agit d'une huile aromatique, à base de graines de fenugrec, une légumineuse de la Méditerranée orientale, à odeur forte et riche en vitamines. Elle est censée rendre le teint parfait et faire disparaître les taches de rousseur et les rougeurs de l'épiderme...

La mise en œuvre de tous ces soins esthétiques se fait avec le concours de nombreux accessoires qui témoignent d'un grand raffinement dans le domaine des arts appliqués. Pour les miroirs, on passe très vite des simples plaques de mica de l'époque prédynastique, aux disques de cuivre ou de bronze poli, attestés dès la IIe dynastie. Ils s'emboîtent, le plus souvent, dans une poignée de bois ou de bronze, reproduisant une tige de papyrus surmontée de la face de la déesse Hathor. Au Moyen Empire, leur efficacité est améliorée par l'application d'une couche d'argent sur le réflecteur. Certains miroirs princiers sont en argent massif, tel celui de la princesse Sat-Hathor-Iounet dont la monture d'or et d'électrum est incrustée d'obsidienne, de pierres semi-précieuses et de faïence.

Tout aussi indispensables, les multiples récipients destinés à recevoir fards, baumes, huiles et onguents : tablettes creusées d'alvéoles, pots de terre cuite, de diorite (une roche éruptive verte et blanche), d'albâtre, d'ivoire, godets de bois représentant des fleurs, des antilopes, de petits singes, des oiseaux... Les délicates cuillères « à fard » en forme de fleurs de lotus ou à l'image d'une jeune nageuse poussant devant elle un canard à bec d'ivoire dont les ailes pivotantes forment couvercle, semblent avoir été des objets de luxe et de décoration plutôt que d'usage.

Les flacons en pâte de verre apparaissent plus tardivement. Au Nouvel Empire, ils sont souvent de couleur bleue, agrémentée de filets rouges, verts, jaunes ou blancs. Ils resteront l'apanage d'une élite fortunée jusqu'au milieu du Ier siècle ap. J.-C. où l'apparition de la technique du verre soufflé, qui se substitue à celles du verre tourné ou coulé, va permettre une production plus importante. Leurs qualités en font le réceptacle privilégié des huiles parfumées dont la renommée est telle que Pline n'hésitera pas à affirmer que « de tous les pays, l'Égypte est le plus apte à produire des parfums[69] ».

Ces parfums si célèbres dans le monde antique font appel aux huiles de souchet comestible, de lin, de graines de laitue, de sésame, mais aussi à l'huile de balan, obtenue à partir du myrobalan, le fruit du *Balanite aegyptiaca* ou encore à l'huile de ben, tirée des graines de l'*Oleifera moringa*, arbuste commun en Asie et en Afrique septentrionale. Ces excipients sont aromatisés avec des herbes, des épices, des fleurs : marjolaine, violette blanche, lotus bleu et, plus tardivement, narcisse, iris et rose. De nombreuses formules mentionnent le tekh, une plante dont l'identification très controversée oscille entre la vigne et le rosier en passant par la violette[70]. Parmi tous ces composants, une place particulière doit être réservée au lotus bleu. Sa fleur à l'arôme suave est, en effet, considérée comme une véritable émanation divine. C'est à travers elle que s'incarne le jeune dieu Néfertoum, seigneur des parfums, « lotus à la narine de Rê », symbolisant le souffle vital qui jaillit de la corolle pour animer toute existence[71]. On notera que les produits animaux tels que le musc, l'ambre gris et la civette sont absents de ces recettes.

Sur le plan technique, les Égyptiens ne disposent pas de la distillation, mais de trois procédés : l'enfleurage, consistant à mettre la fleur en contact avec un corps gras qui s'imprègne de son arôme, la macération dans une huile qui peut éventuellement être chauffée et, enfin, le pressage. Plusieurs représentations de cette dernière opération montrent, après la cueillette des fleurs, deux hommes tordant un linge au-dessus d'un récipient. Pour accroître la puissance de la pression, ils utilisent deux bâtons passés dans les extrémités de l'étoffe. Malgré cette astuce, il ne semble guère possible d'obtenir ainsi des quantités importantes. C'est pourquoi, en transposant une manipulation décrite par Dioscoride pour obtenir de l'huile de poix (matière visqueuse à base de goudron végétal), a été suggérée une extraction en deux temps dont l'iconographie ne reproduirait que la phase finale. Les fleurs, au lieu d'être placées directement dans le linge, ont pu être d'abord mises à macérer dans un liquide. Porté à ébullition, il imprègne de vapeurs un tissu tendu au-dessus du récipient qui peut ensuite être tordu pour en exprimer le jus odorant[72].

Parmi les productions les plus prisées, tant en Égypte même qu'à l'exportation, figure, outre *l'huile Heken* dont la recette est à Edfou, *le parfum de Mendès* (une ville du delta) qui allie huile de ben, cannelle, myrrhe et résine[73]. Réputé pour sa ténacité, celui que les Latins appelaient l'*Aegyptium*, le *parfum Égyptien*[74], qui comprend entre autres nombreux et coûteux ingrédients le cinnamome et la myrrhe, est un des plus difficiles à réaliser et plaît beaucoup aux femmes.

Dans le fameux *Métopion*[75], c'est l'huile d'amandes amères qui sert de support à l'omphacium (verjus de raisin), à la cardamome (graine au goût poivré), au jonc odorant, au roseau aromatique, à la myrrhe, à la térébenthine, au galbanum (gomme-résine exhalant une odeur anisée), au miel, au vin et aux graines de baumier (un arbre de Judée au suc d'une « exquise suavité[76] »).

Le *parfum au henné* que Pline juge « très subtil[77] » comporte aussi de l'omphacium, de l'acore et de l'aspalathe (fleur de genêt). L'huile d'iris, quant à elle, ne compte pas moins de huit éléments dont la cannelle, la cardamome et le safran[78]. Naturellement ces compositions raffinées sont réservées à une certaine élite. Le commun des mortels doit se satisfaire de produits plus frustes comme l'huile de ricin mélangée à de la menthe ou à de l'origan. Mais tous doivent se souvenir de cette maxime que le sage Ptah-Hotep, gouverneur et vizir du roi Isési inscrivit dans son célèbre traité éducatif : « Si tu es un homme raisonnable et accompli, aime ta femme avec sincérité et loyauté [...] et sache que les parfums sont les meilleurs des soins pour son corps [79]. »

Modestes ou somptueux, simples ou complexes, les parfums occupent une place éminente dans la littérature galante. C'est un oiseau parfumé qui symbolise pour la belle amoureuse l'espoir de l'union avec son soupirant : « Je suis venue poser mon piège avec à la main ma cage et ma natte. Tous les oiseaux de Pount se posent sur l'Égypte. Un oiseau oint d'oliban vient en premier pour prendre mon appât ; son parfum provient de Pount, ses griffes sont couvertes de résine. Mon désir est que nous le déliions ensemble, moi, seule avec toi. » Lorsqu'elle va à sa rencontre, c'est avec les bras pleins de fruits de perséa et « les cheveux alourdis de baume [80] ». Une belle chevelure odorante est d'ailleurs un redoutable instrument de séduction et l'amoureux transi soupire : « La bien-aimée connaît parfaitement le lancer du lasso. De ses cheveux, elle lance contre moi ses rets [81]. »

Si l'Égyptien porte les cheveux courts, l'Égyptienne les a portés plus ou moins longs, selon les époques et au gré des modes. Au début du Nouvel Empire, les coiffures féminines deviennent de véritables compositions : « Pour les grands jours, les rubans réapparaissaient, les tresses variées constituant d'élégantes chapes où les jeux de lumière mettaient en relief la préciosité des mèches diversement nattées, souvent dominées par la souple tige d'un lotus s'épanouissant sur le front [82]. »

Ces soins apportés aux cheveux vont de pair avec le port de perruques. Dès l'Ancien Empire, d'innombrables reliefs et peintures attestent de leur usage fréquent qui ne s'explique pas seulement par le souci de faire échec à la calvitie. Cette préoccupation existait, sans aucun doute, au vu des nombreuses recettes contenues dans les papyrus médicaux. Certaines d'entre elles ont une valeur plutôt symbolique. Le sang de veau noir cuit dans la graisse renvoie à la couleur d'une chevelure jeune et saine. Les têtards du canal écrasés et mélangés avec de l'onguent évoquent une prolifération rapide. Quant aux piquants de hérisson broyés dans l'huile, on peut espérer qu'ils communiqueront aux cheveux anémiés leurs vertus de résistance à la chute. D'autres formules cependant font appel à des composants plus classiques, sinon plus efficaces, par exemple, celles qui visent à faire repousser les cheveux sur une plaie grâce à un mélange de souchet comestible, de fruit « peret-cheny » (vraisemblablement un cyprès), de valériane, de froment, de graisse et de miel [83].

En fait, dans l'Égypte ancienne, hommes et femmes peuvent alternativement garder leurs cheveux naturels ou porter perruques. Ces dernières semblent plutôt réservées aux manifestations de la vie sociale, visites, réceptions, cérémonies. Elles sont courtes et bouclées, mi-longues ou longues avec des pans descendant jusqu'à la poitrine. Près de Deir el-Bahari a été découvert un atelier de perruquier avec un matériel complet de fabrication y compris des cheveux naturels et des tresses mêlées de fibres végétales contenues dans des vases en albâtre, sans oublier une tête sculptée faisant office de mannequin [84].

À la fois élément de coquetterie et moyen de marquer son rang, la perruque est de rigueur dans les banquets. À compter du Nouvel Empire, elle est représentée surmontée d'un cône au sommet arrondi, fait de graisse parfumée et de résine, souvent tacheté de jaune pour indiquer qu'il est en train de fondre. Ainsi, tout au long de la fête, va-t-il entourer la tête de chaque convive d'un halo de senteurs.

La réalité de ces cônes parfumés a été contestée. Il s'agirait peut-être d'une représentation conventionnelle de l'onguent ou du parfum répandu sur la perruque. « C'est l'évolution de l'art égyptien vers le maniérisme qui a fait se transformer progressivement en pain de sucre la simple petite bosse qui était le cône d'onguent à l'origine [85]. » Mais, quoi qu'il en soit, les Égyptiennes, à en croire les *Chants d'amour*, n'hésitent pas à s'inonder de parfums :

> « Je te laisse voir ma beauté
> Dans une tunique de lin royal le plus fin
> Imprégnée d'essences balsamiques
> Et trempée d'huiles parfumées. »

Hathor, déesse de la beauté, n'est-elle pas « celle au parfum délicat, celle qui réjouit le cœur de son parfum [...] souveraine des airs de harpe, de la danse et des couronnes tressées, maîtresse de la joie, de la musique et de la myrrhe [86] ».

C'est au milieu des effluves de térébinthe, de myrrhe ou d'encens diffusés par des cassolettes brûlantes que sont dégustés la bière parfumée au jus de datte, les boissons fermentées de figue ou de grenade et les meilleurs vins du delta. De jeunes danseuses tourbillonnent au son des flûtes, tambourins, lyres et cymbales, pour le plus grand plaisir des assistants, bien décidés à suivre les conseils du mélancolique *Chant du harpiste* qui les incite à profiter du moment présent car le séjour sur terre est l'espace d'un rêve :

« Offre à ton nez à la fois le baume et le parfum le meilleur, dispose des guirlandes de lotus aux bras et au cou de ta femme. Que celle que tu aimes soit à tes côtés, qu'il y ait de la musique et du chant. Rejette loin de toi les soucis et les peines [87]. »

CHAPITRE II

Le Périple de la mer Érythrée

Les derniers siècles de la civilisation pharaonique sont troublés à la fois par les affrontements entre dynasties locales et par les agressions des ennemis extérieurs. Mais alors que les Perses imposent à l'Égypte une cruelle occupation, surgit un nouveau conquérant : Alexandre le Grand, roi de Macédoine. Celui-ci, après avoir écrasé les occupants, se présente aux Égyptiens en libérateur, adore leurs dieux, se fait proclamer fils d'Amon et crée, en 332 av. J.-C., la ville d'Alexandrie. À sa mort, ses conquêtes sont réparties entre ses généraux et Ptolémée, fils de Lagos, fonde, en 305, la dynastie lagide qui va régner sur l'Égypte jusqu'à la conquête romaine. Elle donne naissance dans le Delta à une brillante civilisation égypto-grecque.

Cléopâtre VII sera la dernière souveraine de cette dynastie et tentera désespérément de sauver sa couronne en séduisant successivement César et Antoine. Mais, battue par Octave à Actium, elle se donnera la mort en se faisant mordre par une vipère. Césarion, le fils qu'elle a eu de César est assassiné sur l'ordre du vainqueur qui s'empare d'Alexandrie en 30 av. J.-C. et réduit l'Égypte au rang de province romaine.

Curieusement, ces vicissitudes ne semblent pas avoir affecté l'originalité ni la vigueur de la culture autochtone. De nombreux temples continuent à s'édifier en Haute-Égypte. Edfou, Dendérah, Kom Ombo, Philae, Esna sont mis en chantier à l'époque ptolémaïque et, pour certains d'entre eux, achevés, agrandis ou complétés durant la période romaine, joyaux d'architecture qui illuminent « le superbe crépuscule égyptien[1] ». Si ce sont des noms grecs et romains, Ptolémée, Cléopâtre, Néron ou Trajan qui sont gravés sur leurs murs, dans l'ovale des cartouches royaux, ils y sont inscrits en caractères hiéroglyphiques. Les Ptolémées ont adopté les dieux égyptiens, en particulier Isis et Osiris, au prix de quelques rapprochements avec les dieux grecs. Ils en ont même créé un nouveau, Sérapis, qui emprunte à Osiris et à Apis et est assimilé à Hadès, le dieu grec de l'au-delà. Le culte isiaque va gagner Rome et l'ensemble de l'Empire jusqu'aux pays du Danube, de la Rhénanie et d'Angleterre... Loin d'être en déclin, le prestige de la civilisation égyptienne, relayé par les écrits des auteurs grecs et latins n'a peut-être jamais été aussi grand et nombre d'empereurs romains seront, comme Caligula, des « égyptophiles avérés [2] ».

La parfumerie égyptienne participe de cet engouement, d'autant qu'elle peut s'approprier plus facilement et plus abondamment des substances nouvelles du fait de la multiplication de ses sources d'approvisionnement. Cette diversification est liée à un facteur important qui est le développement du commerce maritime à partir de la mer Rouge. Pline l'évoque dans le livre VI de son *Histoire naturelle*. Mais le document capital pour la connaissance des relations commerciales à cette époque est le *Périple de la mer Érythrée*, un véritable guide à l'usage des navigateurs et des marchands, œuvre d'un auteur inconnu, peut-être alexandrin, qui l'a rédigé en grec, vraisemblablement au Ier siècle de notre ère [3]. Il fournit des informations détaillées sur les itinéraires, les ports d'escale, les produits transportés et aussi les dangers affrontés par les courageux marins qui cinglent vers les côtes d'Afrique, de l'Inde ou de l'Arabie, en espérant la bienveillance d'Isis dont les Romains ont fait Isis Pelagia, protectrice de la navigation.

Le voyage en Afrique

Le commerce maritime de l'Égypte avec l'Éthiopie et la Somalie prend naissance à Alexandrie. L'implication d'un port situé sur la Méditerranée dans le trafic de la mer Rouge a de quoi surprendre, mais s'explique aisément. Alexandrie est la plaque tournante du commerce avec le monde méditerranéen et une partie des cargaisons qui vont être emportées vers les autres pays africains est constituée par les produits étrangers qui y parviennent. Ceux-ci vont donc remonter le Nil sur des embarcations qui chargent également au passage les productions égyptiennes. Puis, des caravanes vont prendre le relais et transporter ces cargaisons à travers le désert jusqu'aux ports égyptiens de la mer Rouge, Myos Hormos et Bérénice. Depuis Coptos, situé sur le Nil, un peu au nord de Louxor, les caravanes mettent six à sept jours pour gagner Myos Hormos, et douze jours pour atteindre Bérénice. Mais ce dernier port a l'avantage, lors du voyage de retour, d'être plus accueillant aux navires éprouvés par de violents vents contraires.

Sur les côtes d'Éthiopie, les marins partis d'Égypte abordent à Ptolémais Thêron (Aquiq), Adulis (Massawa ou Azoole) qui dessert Axum, capitale du royaume abyssin, ou encore Avalitês (Zeila, Assab ou Abalit). Les deux premiers fournissent surtout de l'ivoire, de l'écaille de tortue et de la corne de rhinocéros. Dans le troisième, peuplé de « Barbares » turbulents, on trouve également des aromates et de la myrrhe, en petite quantité mais de la plus belle qualité qui soit.

Les rivages de Somalie offrent plusieurs ports. D'abord Malao (Berbera) dont les habitants, plutôt pacifiques, exportent de la myrrhe, de l'encens, de la cassia [4] (écorce du laurier-casse ou faux cannelier), des esclaves et d'autres matières aromatiques, « duaka », « kankamon », « makeir » dont l'identification divise les botanistes [5]. Ensuite, Mundu (Heis) où les commerçants, hommes d'affaires particulièrement avisés, proposent en plus une variété d'encens appelée « mokrotu ». À la corne de l'Afrique, sur le cap Guardafui, qu'on appelle à l'époque le « cap des épices », on trouve à Mosyllon (Bender Cassim, Elayu ou Candala), des aromates, de l'oliban, du « mokrotu », mais de qualité inférieure à celui de Mundu, des épices et surtout des quantités de cassia si importantes qu'elles requièrent de grands bateaux pour les transporter.

À l'endroit où la côte s'incurve vers le sud, le Port des épices (Damo) propose de l'encens et de la cassia de différentes qualités désignées par des noms spécifiques : « gizeir », « motô », « asyphê ». Il s'avère parfois dangereux, car exposé au nord. La tempête est annoncée par un changement de couleur des fonds qui deviennent troubles. Opônê (Hafun) fournit en grande quantité les plus belles écailles de tortue, des esclaves de qualité supérieure et de la cassia.

Après Opônê, on longe des côtes inhospitalières du pays d'Azania. L'auteur du *Périple* se borne à signaler un certain nombre d'anses ou de criques susceptibles de fournir un abri puis quelques ports : Sarapiôn (Ouarcheikh), Nikôn (Merka ou Danane), enfin les îles Pyraloi (archipel de Lamu) et l'île Menuthias (Pemba ou Zanzibar). De cette dernière, il dit simplement qu'elle est boisée, arrosée de rivières, habitée par une grande variété d'oiseaux et dépourvue d'animaux sauvages à l'exception de crocodiles « toutefois inoffensifs pour l'homme [6] » qui pourraient bien être, en réalité, des varans.

Le plus lointain des ports africains mentionnés est celui de Rhapta (au voisinage de Dar es-Salaam dans l'actuelle Tanzanie) où l'on peut s'approvisionner abondamment en ivoire, inférieur toutefois à celui d'Adulis, en corne de rhinocéros, écaille de tortue et coquilles de nautile (un coquillage en forme de spirale).

Le voyage en Inde

Le commerce de l'Égypte romaine avec l'Inde est le plus important de tous. « Il ne sera pas mauvais, écrit Pline, de donner l'itinéraire complet depuis l'Égypte [...] le sujet est d'importance, car il n'est pas d'année où l'Inde tire moins de cinquante millions de sesterces de notre empire en échange de marchandises vendues chez nous cent fois leur prix[7]. » À nouveau, les bateaux quittent Myos Hormos ou Bérénice en juillet pour profiter du vent hippale (du nom d'un certain capitaine ou pilote nommé Hippalos qui aurait été le premier à en découvrir les avantages). Il s'agit de tirer le meilleur parti de la mousson et d'éviter d'aborder les côtes indiennes à l'époque la plus dangereuse. Malgré cette précaution, ils ont souvent à affronter de violents orages, une bonne partie de leur voyage s'effectuant lorsque la mousson du sud-ouest souffle le plus fort. « La traversée avec ces vents est dure mais elle est absolument favorable et plus courte[8] », prévient l'auteur du *Périple*. Aux navigateurs de rassembler tout leur courage.

Après une escale en Arabie, à Ocelis ou à Kané, sur le détroit de Bab el-Mandeb, le choix s'ouvre entre deux itinéraires dont l'un mène au nord-ouest et l'autre au sud-ouest de l'Inde.

Le premier contourne la côte sud de l'Arabie pour aboutir soit à Barbarikon, dans le delta de l'Indus, un peu au sud de l'actuelle Karachi, soit à Barygaza, dans le golfe de Cambay, un peu au nord de Surat. Ces deux ports offrent à la fois les ressources de leurs arrière-pays et celles qui sont drainées par le commerce terrestre avec l'Asie centrale.

À Barbarikon, les vaisseaux embarquent en plus de turquoises, de lapis-lazuli, d'indigo, de fourrures chinoises, de fils, de tissus, de lykion (une drogue extraite du bois ou de la racine de plantes croissant à l'ouest de l'Himalaya), diverses denrées importantes pour la parfumerie. Tout d'abord du costus, plante qui pousse à l'entrée du delta de l'Indus et dont la racine noire ou blanche a « une saveur brûlante et une odeur exquise[9] ». Ensuite du bdellium (la gomme translucide d'une térébinthale, très riche en éléments balsamiques[10]) et du nard, un arbrisseau dont les feuilles et les épis jouent, selon Pline, « le principal rôle dans les parfums ». Le naturaliste latin ajoute que « le nard pur se reconnaît à sa légèreté, à sa couleur rousse, à la suavité de son odeur, à sa saveur agréable, mais très astringente[11] ». Précision non négligeable, l'épi se vend cent deniers la livre. Le prix des feuilles s'établit entre 40 et 75 deniers, selon leur taille, les plus petites étant les plus prisées, et elles sont vendues sous forme de boulettes.

Avant d'aborder Barygaza, les marins sont avertis des dangers que présentent les eaux du golfe de Baraké (golfe de Kutch) : vagues gigantesques, écueils contre lesquels les bateaux se brisent, remous et tourbillons. D'énormes serpents noirs qui émergent de la mer sont annonciateurs de ces périls...

Le golfe qui mène à Barygaza (golfe de Cambay) est étroit et l'accès à ce port difficile et dangereux. Là aussi l'apparition de reptiles marins signale la menace. Mais ils sont plus petits et de couleur jaune et or[12]. Heureusement, des pêcheurs locaux, au service du roi du pays, viennent à la rencontre des vaisseaux étrangers pour les guider et les aider à passer l'embouchure de la rivière sur laquelle est établie la ville. Le pays importe des vins italiens, arabes et laodicéens (de Laodicéa, aujourd'hui Latakion, sur la côte de Syrie), du verre, du cuivre, du réalgar (sulfure rouge d'arsenic), du sulfure d'antimoine, du corail, des péridots (pierres semi-précieuses de couleur vert clair), du storax, des ceintures multicolores. Mais le roi se réserve argenterie, vins fins, vêtements et parfums de luxe, sans oublier esclaves musiciens et jolies filles pour son harem. En contrepartie, les navires venus d'Égypte chargent de l'ivoire, de l'onyx, du fil et des tissus de soie de Chine, du poivre long et, comme à Barbarikon, du lykion, du bdellium, du costus et du nard.

Un autre itinéraire du voyage en Inde est celui qui permet de gagner le sud-ouest du pays avec pour objectif deux ports principaux : Muziris et Nelkynda. C'est d'ailleurs le trajet recommandé par Pline comme le plus direct et le plus rapide. Avec le vent hippale, il suffit, en effet, de quarante jours pour relier Océlis, sur la côte arabe, à Muziris (Cranganore, au nord de Cochin), sur la côte de Malabâr. Au total, cela met, dans le meilleur des cas, Alexandrie à quatre-vingt-quatorze jours des rivages indiens[13]. La présence fréquente de pirates dans ce secteur peut cependant conduire à se dérouter vers le port de Bakaré (Pirrakkâd), moins exposé à leurs incursions.

Muziris et Nelkynda sont, comme Barygaza, des centres à la fois industriels et commerciaux. Le commerce avec l'Égypte romaine s'y organise, toutefois, de façon différente. Dans le grand port du nord-ouest, l'import-export est aux mains de négociants locaux, tandis qu'au sud-ouest est implantée une colonie étrangère active qui a même élevé un temple à Auguste.

Quant aux produits importés, il s'agit essentiellement de matières premières et très peu de produits de luxe. Les exportations sont toujours les mêmes avec cependant quelques variantes. Si on retrouve l'ivoire, les tissus de soie et les vêtements de coton, les pierres précieuses, auxquelles s'ajoutent les perles, sont différentes : diamants, saphirs et « gemmes transparentes » (peut-être des béryls ou des grenats). Le poivre n'est pas le poivre long dont il est question à Barygaza et que les Romains utilisaient surtout à des usages pharmaceutiques, mais le poivre noir. De même, le nard n'est pas celui qui provient du Cachemire et des régions limitrophes, mais celui qui croît dans la région du Gange et arrive par mer à Muziris. Pas de bdellium ni de costus mais, en revanche, de grosses quantités de malabathron, c'est-à-dire de feuilles de cannelier. Selon Dioscoride, on les enfile sur des cordes pour les faire sécher et elles exhalent alors une odeur pénétrante et tenace. Le malabathron, le plus estimé, est celui qui reste blanchâtre et entier lorsqu'il vieillit. Celui qui s'émiette se place sous la langue pour parfumer l'haleine et sur les vêtements qu'il préserve en même temps des mites [14].

Le *Périple* donne également quelques indications sur les ports de la côte est de l'Inde jusqu'au delta du Gange. Mais il semble que les commerçants occidentaux dépassaient rarement la zone de Pondichéry et se contentaient de recueillir à Muziris et Nelkynda les produits apportés du Bengale. Ce qui est certain, c'est que les relations de l'Égypte avec l'Inde prennent un essor considérable dont témoigne le géographe grec Strabon : alors que les derniers Lagides y envoyaient chaque année une vingtaine de navires, ce chiffre passe à cent vingt à l'époque d'Auguste et va encore s'accroître par la suite [15].

Le voyage en Arabie

« Seul pays du monde qui produise l'encens, la myrrhe, la cassia, le cinnamome et le ladanum [16] », l'Arabie, rapporte Hérodote au Vᵉ siècle av. J.-C., ne peut tirer parti de ses richesses qu'avec de grandes difficultés et au prix d'entreprises souvent périlleuses. Les forêts d'encensiers sont défendues par d'innombrables petits serpents ailés et bigarrés, massés autour de chaque arbre. Le seul moyen de les écarter est de faire brûler du styrax dont la fumée les incommode. La cannelle pousse dans des lacs peu profonds, mais dont les rives sont couvertes de bêtes d'une force redoutable, semblables à des chauves-souris et qui attaquent avec des cris effrayants. Pour les affronter, les collecteurs doivent s'envelopper de peaux et prendre soin de bien protéger leurs yeux. À défaut de courage, la récolte du cinnamome exige beaucoup de ruse. Ses « pelures » odorantes sont, en effet, apportées par de grands oiseaux qui les incorporent à leurs nids d'argile accrochés à des falaises inaccessibles. La solution consiste à disposer à proximité de gros quartiers de bœuf ou d'âne. Ces oiseaux les emportent dans leurs nids qui s'effondrent alors sous cette charge et dont on ramasse ensuite les débris. Quant au ladanum, une sorte de glu sécrétée par les cistes, on le récupère en peignant la barbe des chèvres qui en ont brouté les feuillages avec gourmandise [17].

Cette terre étonnante abrite en outre un oiseau merveilleux, au plumage rouge et doré, le phénix, dont Hérodote avoue, toutefois, ne l'avoir jamais vu qu'en peinture et qui viendrait en Égypte tous les cinq cents ans déposer, au temple d'Héliopolis, les restes de son père enrobés dans un œuf de myrrhe. De toute la péninsule émanent d'indicibles arômes. « Que ceci suffise sur les parfums, peut conclure l'historien grec, toute l'Arabie en répand comme une odeur divine[18]. » Cette vision idyllique est partagée par Agatharchide, un grammairien grec du IIe siècle av. J.-C. : « Une senteur règne sur toute la côte qui procure aux arrivants un plaisir divin et ineffable, car, au bord de la mer, poussent des balsamiers nombreux et de la cannelle[19]. »

Au Ier siècle ap. J.-C., Pline l'Ancien récuse déjà tout ce merveilleux. Il est faux, en particulier, de prétendre que la flotte d'Alexandre fut avertie par une brise parfumée de l'approche du rivage arabe bien avant qu'il ne soit en vue. Faux également d'associer la récolte des plantes aromatiques à des dangers extraordinaires et à des bêtes fantastiques. Ces fables n'ont qu'un but très prosaïque : valoriser les produits et faire monter les prix. Ce regard critique ne va pas cependant jusqu'à gommer toute exagération. Cette terre et ses habitants sont viscéralement identifiés aux bonnes senteurs. Les Sabéens, par exemple, font exclusivement leur cuisine au bois d'encens ou de myrrhe, si bien que « des villes et des villages s'exhalent même fumée et même odeur que des autels[20] ». L'imprégnation est si forte qu'ils sont contraints de la combattre en important des contre-parfums exotiques. D'abord le « bratus » (sans doute la sabine, *Juniperus Sabina L.*), venu d'Élymaïde, une région de Perse, à l'ouest de l'Iran actuel. Ses branches blanchâtres dégagent en se consumant une plaisante émanation de cèdre. Ensuite, le « stobrum » de Carmanie (aujourd'hui Kirman, sur le golfe Persique) qu'on brûle après l'avoir arrosé de vin de palmier. Son odeur agréable, mais un peu lourde, retombant du plafond vers le sol, a l'avantage supplémentaire de procurer le sommeil aux malades. Enfin, le puissant styrax de Syrie qui chasse irrésistiblement de la maison toutes les senteurs indigènes « tant il est vrai qu'il n'est pas de plaisir dont la continuité n'engendre le dégoût[21] ».

Dégagée de ce contexte mythique, l'Arabie n'en occupe pas moins une place centrale dans le commerce des aromates. Géographiquement d'abord puisque, ouverte à la fois sur la mer Rouge et le golfe Persique, elle est aussi un point d'escale obligé sur la route de l'Inde. Commercialement ensuite, car, pays producteur et exportateur de matières parfumées, elle en importe également de certaines contrées qui sont sous son influence pour les réexporter ensuite.

Le premier port arabe signalé par le *Périple* est celui de Leukê Komê (peut-être Khuraybah, près de Aynûnah) sur la côte nord-est de la mer Rouge. Il est contrôlé par les Nabatéens dont le royaume couvre tout le nord de la péninsule. Au-delà s'étire une longue côte inhospitalière. Privé d'accès offrant un bon mouillage, bordé d'étendues rocheuses et de falaises, le pays est inaccessible et effrayant à tous égards. Les nombreuses tribus qui forment la population parlent des langues différentes. Dans de misérables cabanes, le long de la région côtière, vivent les *Ichyhyophagoi* (les « mangeurs de poissons »). À l'intérieur des terres, des gens méchants, que les gouverneurs et les rois d'Arabie cherchent constamment à emprisonner, occupent les villages et les pâturages. Ils pillent tous ceux qui s'égarent chez eux et réduisent en esclavage les rescapés des naufrages.

Il faut descendre beaucoup plus au sud pour retrouver des ports accueillants, Muza (Mocha) et Ocelis (Shaykh Sa'ïd) qui font partie du royaume des Sabéens et des Homérites (Himyarites). Un troisième port, auparavant prospère, Eudaimôn Arabia (Aden) sur le détroit de Bab el-Mandeb, est signalé comme ruiné et plus ou moins à l'état d'abandon. Muza est une place commerciale très active où se négocient les vêtements arabes à longues manches avec ou sans ornements, parfois tissés de fils d'or, les ceintures rayées de diverses nuances, les étoffes pourpres, mais aussi le safran, le cyperus et les onguents. Les exportations concernent des produits locaux ou provenant de la côte africaine, en particulier d'Adulis ainsi que du pays d'Azania, placé sous la dépendance du royaume sabéen.

Pour ce qui est des produits locaux, il s'agit avant tout de la myrrhe dont l'aire de production englobe le Yémen actuel et la partie occidentale de l'Hadramaout. D'excellente qualité, elle se présente sous diverses formes dont la « minéenne » et la « stacté », une myrrhe fluide très odorante et très estimée. Muza exporte également du « marbre blanc » (de l'albâtre) qui provient des montagnes aux alentours de San'a, utilisé notamment pour fabriquer les pots à onguents. Ocelis est moins un véritable port de commerce qu'un port d'escale et, au-delà d'Eudaimôn, s'étend une côte peuplée de pêcheurs primitifs.

Le second port de commerce important est celui de Kanê, sur la côte sud de l'Arabie, à proximité de deux îles arides, Orneôn (Sikha), « l'île aux oiseaux », et Trullas (Barraqah). Il appartient au « Pays producteur de l'encens », un royaume qui s'étend vers l'est jusqu'à hauteur des îles Zênobios (îles Kuria Muria) et qui correspond approximativement à l'Hadramaout actuel. Sabautha, capitale du royaume, est le centre de la collecte de l'encens et Kanê, le grand port exportateur, surtout vers le golfe Persique et l'Inde.

Une autre escale est mentionnée plus à l'est, en bordure de la région du Zufâr : Moscha Limên (Khôr Rûri). Mais ce n'est qu'un point de collecte secondaire de l'encens qui est ensuite expédié par mer à Kanê. D'habitude réservé à l'usage des navires royaux, il n'est ouvert qu'exceptionnellement aux vaisseaux de commerce étrangers. Sur le chemin du retour, les navires indiens qui ont raté la mousson sont autorisés à y attendre le printemps et peuvent même, avec une dérogation accordée par les agents royaux, échanger leur cargaison contre un chargement d'encens.

Quant à l'exploitation de cette richesse naturelle, Pline décrit des forêts divisées en lots protégés par l'honnêteté mutuelle des propriétaires : bien qu'il n'y ait pas de gardes, personne ne vole son voisin. Il y a deux récoltes par an. La première a lieu en automne. Elle se prépare au plus fort de l'été où les arbres sont incisés là où l'écorce est la plus mince, la plus gorgée de sève. Une écume onctueuse en jaillit et elle est recueillie sur une aire battue alentour ou sur des nattes de palmier où elle s'épaissit et se coagule. La seconde récolte se fait au printemps. Des arbres saignés pendant l'hiver sort alors un encens roux de qualité inférieure au précédent, plus pur et de couleur blanche. Les gouttes arrondies qui restent suspendues au tronc sont qualifiées d'encens « mâle », en raison de leur ressemblance avec des testicules. Parfois plusieurs larmes se réunissent jusqu'à former une boule qui remplit toute la main [22].

Le *Périple* confirme que les encensiers, arbres plutôt chétifs, laissent couler l'encens sur l'écorce sous une forme coagulée « de la même façon que certains arbres que nous avons en Égypte exsudent une gomme [23] ». En revanche, l'environnement de la région productrice est décrit de façon très rébarbative : terrain difficile, atmosphère étouffante et brumeuse. Des esclaves royaux et des condamnés procèdent à la récolte. Ils meurent rapidement à cause du climat et du manque de nourriture. Terriblement malsaine, dangereuse aux navigateurs, fatale aux travailleurs, la contrée n'incite pas au voyage. On est bien loin des harmonieuses forêts d'encensiers décrites par Pline, possession héréditaire de trois mille familles, dont les collecteurs ont un caractère sacré et doivent éviter toute souillure, à l'époque des incisions et de la récolte, en se tenant à l'écart des femmes et des morts. Toutefois, le tableau sombre et apparemment plus réaliste dressé par le *Périple* n'est pas forcément un reflet fidèle de la réalité. Il pourrait bien être l'écho d'une propagande orchestrée par les commerçants arabes, soucieux de dissuader la concurrence [24].

Si Kanê a le quasi-monopole de l'encens, c'est aussi le port de l'aloès, très employé dans les pratiques funéraires et dans la thérapeutique antique pour purger, soigner les irritations cutanées et les blessures. Les feuilles d'aloès sont récoltées de préférence après la saison des pluies, en septembre. Elles sont entassées dans un trou dont le fond est garni de pierres ou d'une peau de chèvre. Sous l'action du soleil et le poids des feuilles, leur suc exsude durant un mois. Il est ensuite placé pendant six semaines dans des outres suspendues en plein vent et se solidifie jusqu'à présenter l'aspect d'une masse vitrifiée d'un brun vert très foncé [25].

Une variété de cette plante croît en Arabie du Sud mais une autre variété plus prisée se trouve en abondance sur la grande île de Dioscuridès (Socotra), à l'est du cap Guardafui [26]. Or cette île est sous la dépendance du roi du « Pays producteur de l'encens ». Elle fournit également le « cinabre indien » qui est, en réalité, le sang-dragon, une résine rouge sécrétée à la base des feuilles du dragonnier, employée en pharmacie et comme colorant [27].

Les eaux de la mer Rouge recèlent aussi un coquillage du genre « strombus » dont l'opercule broyé produit une substance odorante, l'« onycha », qui dégage en se consumant des effluves semblables à ceux du castoréum. Elle entre dans la composition de divers parfums, notamment le *Parfum perpétuel* des Hébreux, brûlé en l'honneur de Yahvé sur un autel en bois d'acacia revêtu d'or pur [28].

Au-delà du royaume du « Pays producteur de l'encens », commence une zone que l'auteur du *Périple* qualifie de primitive et qui est, à l'époque, sous contrôle perse. Les indications données sur les ports et la navigation le long de cette côte, de même que sur le commerce dans le golfe Persique, sont plus succinctes. Cette relative indifférence s'explique par la nature des biens échangés dans ce secteur : métaux, bois, tissus de coton, céréales et graines diverses, perles de qualité inférieure. Or ce qui intéresse au premier chef les marchands de l'Égypte romaine, c'est le trafic des produits de luxe : ivoire, écaille de tortue, pierres précieuses, épices, plantes et résines aromatiques. Ce guide a été rédigé à leur intention et à une époque où le commerce maritime prend une ampleur considérable qui va bouleverser les circuits traditionnels du transport des aromates. Jusque-là, en effet, c'est avant tout par caravanes que les richesses de l'Arabie heureuse gagnaient le bassin méditerranéen, long cheminement dont Pline a évoqué les multiples péripéties.

Sabautha (Shabwa) est le grand centre où convergent les pistes et un lieu de transaction de première importance. Des marchands minéens, particulièrement actifs dans le commerce des aromates, y sont établis. Son oasis offre pâturages et fourrage, des puits et de vastes espaces protégés par des fortifications [29]. L'encens et la myrrhe de la région du Zufâr (dans l'Oman méridional, mais qui fait alors partie de l'Hadramaout) y arrivent, soit directement par terre, après un parcours de près de 700 km, soit depuis le port de Kané où ils ont été acheminés par bateau. Une seule porte de la ville est ouverte aux convois et prendre une autre route est puni de mort. Le prélèvement de la dîme au profit du dieu Sabis s'opère selon un processus original : « Quand les gens apportent la récolte, chacun fait un tas de son encens et de sa myrrhe, et le confie aux surveillants. Sur son tas, il met une étiquette où sont écrits le nombre de mesures et le prix auquel il doit se vendre. Lorsque les marchands viennent regarder les écriteaux, ils mesurent le tas qui leur convient et déposent le paiement à l'endroit où ils ont pris la marchandise. Le prêtre vient prélever le tiers du prix pour le dieu, laisse le reste, et celui-ci demeure en sécurité pour ses propriétaires jusqu'à ce qu'ils viennent le prendre [30]. »

Une fois toutes les transactions accomplies, se forment des caravanes que Strabon a comparées, avec sans doute quelque exagération, à de véritables armées. Sans aller jusque-là, elles peuvent comporter plus d'un millier de chameaux, plusieurs centaines de convoyeurs et de marchands avec une escorte armée et, naturellement, les indispensables guides connaissant les itinéraires, les points d'eau, les passages difficiles ou à éviter parce que propices aux embuscades.

De tels transports de marchandises précieuses sont évidemment source de revenus pour les autorités et les habitants des royaumes ou des territoires tribaux traversés. Il faut rétribuer les prêtres, les scribes, les gardes, les portiers, les serviteurs. Tous « prennent part au pillage. [...] Partout où l'on passe, il faut payer, ici pour l'eau, là pour le fourrage, pour les stations, pour les péages, si bien que les frais, jusqu'à notre rivage, s'élèvent à 688 deniers par chameau [31] ». Le versement de ces prébendes ne met d'ailleurs pas à l'abri de raids menés par des groupes dissidents ni des aléas résultant des guerres locales.

Au sortir de Sabautha, s'offrent deux itinéraires possibles. Le premier quitte la ville en direction du nord, puis incline vers l'ouest à travers le désert de Sab'atayn pour aboutir à Qarnav (Maïn), capitale des Minéens, après deux cent cinquante kilomètres rendus difficiles par la nature du terrain et le manque d'eau.

Le second tracé part vers l'ouest, puis descend en direction du sud en suivant le cours du wâdi Markha, pour remonter ensuite au nord jusqu'à Tamna (Hajar Khulân), capitale du royaume de Qatabân, à soixante-cinq étapes de chameau de la côte méditerranéenne. Le roi des Qatabânites, que Pline appelle Gebbanites, prélève son tribut. Il a, par ailleurs, un monopole sur la cannelle apportée d'Éthiopie par le port d'Océlis dont il règle la vente et le marché par décret [32]. De Tamna, on gagne ensuite Maryab (Marib), capitale des Sabéens, puis Yathill (Barraquish, la « Carcassonne du désert ») et enfin Qarnav, point de jonction avec les caravanes qui ont emprunté la voie la plus directe. Ce détour coûteux se justifie cependant par l'avantage majeur de parcourir des zones habitées bien fournies en puits.

À partir de Qarnav, le parcours commun passe par Nagran (Najran) qui est encore à 2 200 km du but ultime, Gaza, sur la Méditerranée. Les caravanes longent alors vers le nord les monts du Yémen, traversent la plaine fertile de Tabâla (Bishah), puis Yathrîb (Médine) et Dedan (al-'Ula) pour atteindre enfin Hégra (Madaïn Saleh).

Là commence le royaume des Nabatéens, peuple de caravaniers et de marchands qui exercent un contrôle total sur le transport et le commerce des produits de l'Arabie heureuse, soit qu'ils l'assurent eux-mêmes, soit qu'ils perçoivent des taxes pour garantir la sécurité des convois transitant par leur territoire. Enrichis par ce trafic, ils ont jeté, au IVe siècle av. J.-C., les fondements d'un opulent royaume dont la puissance culmine au Ier siècle de notre ère et qui s'étend alors de l'Arabie centrale à la Syrie[33].

Plantée au cœur du Hedjaz, la barrière montagneuse qui longe la mer Rouge du nord au sud de l'actuelle Arabie Saoudite, Hégra annonce par ses monuments très particuliers, taillés dans la roche, la prestigieuse capitale du royaume, située à près de 500 km dans la Jordanie d'aujourd'hui. Pétra, la « cité vermeille » s'élève ou plutôt se cache au cœur d'un massif où l'on accède par d'étroits défilés. Le plus important, le défilé du Siq, n'a guère qu'une dizaine de mètres de large. Par endroits, ses parois sont sculptées de chameliers et de chameaux grandeur nature qui paraissent se diriger vers la ville. Il débouche dans un cirque rocheux d'environ trois kilomètres sur cinq. Les montagnes qui le cernent sont creusées de tombeaux et de temples dont les façades travaillées dans le grès chatoient de toutes les nuances du rose, du jaune et de l'ocre. Les influences orientales et hellénistiques s'y entrecroisent, donnant à la ville un caractère architectural unique. D'ailleurs, à Pétra, les dieux locaux font bon ménage avec ceux du panthéon gréco-latin ou égyptien.

Au centre se dresse le Qasr el-Bint, temple de Dusarès, « dieu du Sharâ », protecteur de la dynastie royale nabatéenne. À l'intérieur, sur une plateforme accessible par deux escaliers, l'idole repose sur un socle doré où elle reçoit offrandes d'encens et sacrifices sanglants. Mais bien d'autres sanctuaires l'entourent : celui d'al Kutbâ, dieu de l'écriture et de la divination, assimilé à Hermès, ceux des déesses Allât (Athéna), al'Uzza (Vénus-Isis), Manawât (Nemesis)... Au plus haut point de la montagne, le haut lieu de Djebel Madhbah domine la ville de ses deux obélisques taillés à même le rocher.

D'un univers minéral, les Nabatéens ont su faire un lieu verdoyant, grâce à un ensemble hydraulique raffiné conjuguant digues, citernes et canalisations de terre cuite ou taillées dans le roc. Les céréales, les arbres fruitiers, la vigne poussent sur des terrasses soigneusement aménagées et entretenues. Des habitations troglodytiques s'étagent à flanc de montagne. Mais à mesure que Pétra s'est enrichie, de somptueuses demeures, desservies par des rues en escaliers, ont surgi parmi les lauriers-roses. Certaines possèdent un atrium à colonnes. Les pièces de réception, aux panneaux de stuc peints de fleurs et d'oiseaux, sont le cadre de banquets où le vin est servi dans des coupes d'or[34].

Cette ville florissante, regorgeant de matières précieuses, excite, à coup sûr, bien des convoitises. Elle est heureusement protégée par son site naturel aisé à défendre et par une puissante cavalerie qui contrôle les pistes. Dans de vastes entrepôts s'entassent les épices, l'encens, la myrrhe et toutes sortes d'aromates dont le fameux myrobalan. C'est le fruit semblable à un gland d'un arbre à parfum. Il en existe plusieurs variétés mais, selon Pline, « le meilleur de beaucoup vient de Pétra. Son écorce noire est pressée par les parfumeurs alors que son noyau blanc pilé est utilisé par les médecins [35] ».

Tous ces produits sont acheminés vers Alexandrie et surtout vers Gaza où ils sont embarqués à destination de la Grèce et de l'Italie. Des précautions exceptionnelles sont prises dans les ateliers d'Alexandrie où est travaillé l'encens. Pour éviter le chapardage de la précieuse matière : « On cachette les pagnes des ouvriers, on leur met sur la tête un masque ou un réticule serré ; on ne les laisse sortir que nus [36]. »

Une autre anecdote souligne, cette fois-ci, le rôle de Gaza dans le commerce des aromates. Lorsqu'en 332 av. J.-C. Alexandre le Grand se dirige vers l'Égypte, il met le siège devant la ville. Après une résistance acharnée, celle-ci livre ses trésors. Le vainqueur s'empare alors d'un tel butin qu'il va pouvoir se permettre à l'égard de son vieux précepteur Léonidas une plaisanterie aussi coûteuse qu'odorante. Ce dernier lui avait reproché, alors qu'il était enfant, de gaspiller l'encens sur les autels : « Quand tu auras conquis le pays qui produit les aromates, tu pourras en user ainsi, mais en attendant, sers-toi de ce que tu possèdes avec parcimonie [37]. » Aux portes de l'Arabie, Alexandre tient sa revanche. Il expédie à Léonidas un navire chargé de cinq cents talents d'encens (13 000 kg) et de cent talents de myrrhe (2 600 kg) avec un petit mot ironique lui recommandant « d'être moins chiche avec les dieux ».

Cet épisode a sans doute mis en appétit le grand conquérant qui conçoit quelques années plus tard le projet de s'emparer des sources mêmes des aromates. À cette fin, il fait équiper une flotte de mille navires susceptibles de transporter quarante mille hommes et envoie quatre expéditions maritimes pour reconnaître les côtes de l'Arabie. Trois d'entre elles, parties du golfe Persique, ne semblent pas avoir dépassé le détroit d'Ormuz. Mais la quatrième, naviguant en sens inverse depuis le golfe de Suez, a probablement atteint la côte de l'Hadramaout avant de rebrousser chemin. La mort d'Alexandre, en 323 av. J.-C., l'empêchera de réaliser son dernier rêve [38].

Trois siècles plus tard, le projet de conquête de l'Arabie heureuse est repris par les Romains. En 26-25 av. J.-C., Auguste, devenu maître de l'Égypte, rassemble deux cent dix navires et une armée de dix mille hommes composée de deux légions, appuyées par des contingents judéens et nabatéens et dont le commandement est confié au préfet Aelius Gallus. Elle aborde les côtes arabes par le port nabatéen de Leukê-Komê, longe la rive de la mer Rouge, s'empare de plusieurs villes et, pénétrant en territoire sabéen, parvient jusque devant Maryab. Mais après quelques jours de siège infructueux, Gallus doit battre en retraite avec ses troupes décimées par la soif et la maladie [39]. L'expédition qui a duré plus d'un an aura seulement permis d'identifier avec plus de certitude les régions productrices de l'encens [40].

Mais si elle échoue au sud de la péninsule, Rome va prendre au nord sa revanche aux dépens des Nabatéens qui constituent le dernier maillon du commerce des aromates. À ce stade, d'après les chiffres fournis par Pline, la cassia se vend, selon sa qualité, entre 50 et 300 deniers la livre (à l'époque 327 g), la myrrhe stacté 50 deniers, l'encens le meilleur 6 deniers. Sur cette dernière somme, les taxes et péages représentent 1,5 denier, soit un quart du prix de vente [41].

Ces frais apparaissent insupportables aux Romains qui peu à peu vont accentuer leur pression sur les Nabatéens. Si, dans un premier temps, la dynastie nabatéenne est maintenue en place, l'influence de Rome dans les affaires du royaume se fait de plus en plus prégnante durant la seconde moitié du Ier siècle. Et, finalement, en 106 ap. J.-C., l'empereur Trajan procède à une annexion pure et simple à l'Empire. La nouvelle province d'« Arabie Pétrée » perd son rôle capital dans la fourniture des résines odorantes au monde méditerranéen. Les Romains développent considérablement le transport maritime au détriment du transport caravanier. L'essentiel des produits de l'Arabie méridionale circule désormais directement des ports arabes aux ports égyptiens et, de là, vers Alexandrie, supprimant par la même occasion les intermédiaires jugés trop gourmands. Rome ne possédera jamais la terre des parfums, mais elle a réussi, à son avantage, une réorganisation des circuits commerciaux qui va lui permettre de satisfaire un appétit de produits aromatiques à la dimension de sa richesse et de sa puissance.

CHAPITRE III
L'âge d'or de la parfumerie antique

« Selon l'évaluation la plus basse, c'est cent millions de sesterces par an, que l'Inde, les Sères (les Chinois) et la Péninsule arabique soustraient à notre Empire. Voilà ce que nous coûtent le luxe et nos femmes[1] ! » Il est difficile de savoir si cette exclamation indignée de Pline l'Ancien est la manifestation d'un esprit bougon et un peu rigide, heurté par l'évolution des mœurs ou correspond à l'analyse exacte d'un déficit commercial réellement menaçant pour l'équilibre financier de Rome. Le chiffre avancé est effectivement considérable puisqu'il équivaut à huit tonnes de pièces d'or ou quatre-vingt-cinq de pièces d'argent et qu'un sesterce représente le salaire quotidien d'un travailleur manuel[2].

Quoi qu'il en soit, Pline n'est pas le seul à se scandaliser de la place prise par les épices, les aromates et les parfums dans la société romaine et à déplorer que « la jouissance qu'ils procurent ait été rangée parmi les biens de la vie les plus recherchés, et même les plus distingués[3] ». Il est l'héritier de toute une tradition très critique de pratiques considérées comme étrangères à l'esprit romain. C'est Plaute qui énonce qu'« une femme sent bon lorsqu'elle ne sent rien », Caton le Censeur qui tonne contre le luxe corrupteur, Cicéron qui trouve l'odeur de la terre préférable à celle du safran et stigmatise les amis de son adversaire Catilina en les décrivant « reluisants d'onguents et étincelants de pourpre[4] ». Le poète comique, l'homme politique, l'orateur ont précédé le naturaliste dans une attitude de réprobation inspirée par la nostalgie des anciennes vertus d'austérité républicaine, la méfiance à l'égard des mœurs « orientales » et la condamnation du gaspillage. Mais le contrôle des sources des parfums exercé par Rome favorise leur dissémination dans des couches de plus en plus larges de la population. Que peuvent alors les voix les plus autorisées contre les emballements de la mode ?

Malgré ses réticences à l'égard des parfums, Pline est, avec son contemporain le médecin grec Dioscoride, une source essentielle pour le début de l'époque impériale. Beaucoup de ses informations sont reprises d'auteurs grecs ou latins, parfois bien antérieurs, comme Théophraste, ce qui donne parfois à ses développements un aspect incertain, voire contradictoire [5]. Mais il fait preuve d'une réelle compréhension de la parfumerie et ses observations traduisent une grande attention aux questions pratiques.

Il analyse parfaitement les différents éléments entrant dans la confection des parfums, distinguant le « suc » ou élément huileux, le « corps », c'est-à-dire l'essence ou les substances odorantes, le fixatif, résine ou gomme « pour fixer à l'excipient l'odeur toujours prête sans cela à s'évanouir ou à se perdre [6] », le sel qui empêche l'huile de se corrompre et, enfin, le colorant, pour retarder la décomposition de l'arôme sous l'effet de la lumière. Ses notations relatives aux procédés de fabrication et aux « trucs » des parfumeurs ne manquent pas de piquant. Une adjonction de myrrhe fait des parfums « plus consistants et plus suaves », un peu d'amome (une plante de l'Inde dont le fruit contient des graines aromatiques), les rend très pénétrants, mais risque de causer des maux de tête ! Ceux qui lésinent sur les composants jugés trop chers sont épinglés : « Certains fabricants se contentent, par mesure d'économie, d'arroser les plus précieux avec la décoction des autres ; mais le parfum obtenu est plus faible quand les ingrédients n'ont pas bouilli ensemble [7]. » C'est par l'évocation d'un geste encore très actuel qu'il clôt ses développements sur la nécessité de protéger les parfums des rayons du soleil, en les conservant à l'ombre dans des vases de plomb ou d'albâtre : « On les éprouve sur le dos de la main, de peur que la chaleur de la partie charnue ne les altère [8]. »

Rome, capitale des parfums

La Rome impériale du Ier siècle ap. J.-C. n'a plus grand-chose à voir avec la ville austère du temps de la République. Le marbre blanc remplace la brique, les monuments publics et les villas privées sont de plus en plus somptueux, les thermes et les parcs d'agrément se multiplient. En étendant sa puissance sur le pourtour de la Méditerranée, la vieille cité a considérablement accru sa richesse et goûté aux charmes de l'Orient. Les mœurs ont changé, pour les riches d'abord, mais aussi pour l'ensemble des citoyens. Rome est agitée par le bruit des fêtes aristocratiques ou populaires et s'étourdit de musique, de jeux et de parfums.

L'HÉRITAGE GREC

Tout un quartier est occupé par les parfumeurs et leurs boutiques n'accueillent pas que les patriciens élégants. Lieux de flânerie, de contacts et d'affaires, on y échange aussi bien des informations sérieuses que les derniers potins. Elles sont souvent tenues par des Grecs et cela n'a rien de surprenant. C'est qu'en matière de parfumerie, ils ont sur les Romains quelques longueurs d'avance qui se comptent en siècles. Rome n'était encore qu'une bourgade rustique qu'ils avaient déjà beaucoup progressé dans ce qui deviendra « le huitième art de la Grèce classique [9] ».

Les antécédents de la parfumerie grecque remontent, en effet, au XIIIe siècle av. J.-C. et se situent en Crête, à Mycènes et à Chypre, « la terre qui sent bon ». La civilisation créto-mycénienne a des contacts permanents avec l'Égypte et l'Asie. Elle élabore ses produits odorants à partir de plantes locales : souchet, thym, pavot, fenouil, rose ou iris, mais aussi grâce aux résines et aromates apportés par les navigateurs phéniciens. Dès le VIIe siècle, les Grecs, avec le développement des comptoirs commerciaux du Proche-Orient, disposent du baume de Judée, du cinnamome, du ben, du safran, du styrax, de l'encens et de la myrrhe. Déjà, pour exporter leurs huiles parfumées, ils créent un flaconnage de luxe en céramique décorée d'animaux, de chimères, de fleurs et de palmettes. C'est l'époque où Sapho, la poétesse de Lesbos, que Platon appelle la « dixième muse », chante les couronnes entrelacées de violettes, de roses et de crocus et le royal parfum que répand son amie sur ses cheveux bouclés [10]. Peut-être s'agit-il du fameux *Bakkaris* ou *Baccar*, la fragrance ambrée des rois de Lydie (en Asie Mineure), tirée de la sauge sclarée.

Les fabriques se multiplient à Smyrne, Chéronée, Naucratis, Athènes et parfois se spécialisent : compositions au safran de Rhodes, à l'iris de Corinthe, à la marjolaine et au coing de Cos, aux fleurs de vigne de Chypre. On a trouvé à Délos, dans le quartier du stade, les vestiges d'un de ces ateliers avec deux tables de pressoir en marbre finement travaillées et une batterie de quatre fourneaux destinés à l'enfleurage à chaud [11].

La civilisation grecque est embaumée dans ses mythes, ses cultes, ses modes de vie, sa médecine. Elle crée la légende de Myrrha, la fille incestueuse transformée par les dieux en arbre à myrrhe, brûle l'encens sur ses autels, oint d'huiles odorantes les statues des dieux mais aussi le corps des femmes et celui des athlètes, couronne de myrte les fiancés, accroche au cou des convives des colliers de fleurs, reçoit d'Hippocrate la prescription de fumigations et bains aromatiques, enveloppe les morts d'un linceul parfumé et parfois les consume sur un bûcher de bois résineux avant qu'ils ne rejoignent les Champs Élysées parcourus de fleuves exhalant des senteurs délicieuses.

Faut-il s'étonner que Rome qui, en 146 av. J.-C., a englobé la Grèce dans ses provinces se soit laissé séduire par sa conquête ? Horace a reconnu que « la Grèce conquise conquit son farouche vainqueur et introduisit les arts dans le rustique Latium [12] ». Elle ne s'en est pas tenue là, lui communiquant, par osmose, une bonne part de ses mœurs.

BOUTIQUES ET LABORATOIRES

Le quartier des parfumeurs de Rome, le *vicus thurarius*, s'étend à proximité de la *via sacra*, une des principales artères de la ville. Ces professionnels sont qualifiés d'*unguentarii* ou de *thurarii* (spécialisés dans le travail de l'encens) ou encore de *seplasiarii*, du nom d'une place de Capoue, la place *Seplasia* où sont concentrés les parfumeurs de cette ville qui est un grand centre de production. Très actifs, ils se constituent en associations [13]. La clientèle se presse dans leurs boutiques au fond desquelles se trouvent les laboratoires. Isolés par un rideau, leurs aides y concoctent et parfois trafiquent, onguents et huiles odorantes, à l'abri des regards indiscrets. C'est là qu'au Ier siècle ap. J.-C., officiaient le célèbre Cosmus, créateur d'une eau de roses au safran très en vogue, ou encore Niceros, dont le poète satirique Martial, grand ami de Pline le Jeune, disait que ses parfums « rendaient le lit heureux [14] ».

Mais bien d'autres, à Rome ou dans les provinces, ont fait passer leurs noms à la postérité : L. Lutatius Paccius qui se vantait d'avoir exercé à la cour de Mithridate, roi des Parthes, Marcelius, Cinnamus, Entrapellus, connu pour une préparation à base de cassia et de baies de lierre, Decidius Faustus à Pompéi, Pisonius Asclepiodotus à Lyon, T. Vettius Hermes à Grazzano, devenu « assez riche pour s'offrir un monument funéraire avec jardin [15] ».

Le parfumeur a toutefois un statut des plus ambigu. Souvent aisé, voire enrichi par un commerce prospère, il ne jouit pas, néanmoins, d'une considération sociale en rapport avec sa situation économique. Sa boutique passe pour un lieu un peu interlope où se mélangent facilement aristocrates, désœuvrés, affairistes en quête de transactions douteuses. Lui-même joue souvent le rôle d'entremetteur et est parfois soupçonné de s'adonner au proxénétisme. Cicéron n'hésite pas à mettre sur le même plan « les parfumeurs, les saltimbanques et les tenanciers de tripots [16] ».

Mais les affaires sont les affaires. Un chevalier ou un sénateur ne saurait tremper directement dans une activité aussi peu honorable. Pourtant, la perspective de profits considérables conduit certains d'entre eux à l'exercer en sous-main par l'intermédiaire d'esclaves ou d'affranchis, souvent grecs ou orientaux. Ainsi, le chevalier L. Faenius Rufus, préfet du prétoire en 62 ap. J.-C., ne contrôle pas moins de six parfumeurs tant à Rome que dans d'autres villes d'Italie [17]. Le montage de ce genre d'opération est simple : l'affranchi se voit avancer l'argent nécessaire à son installation et à l'acquisition des coûteuses matières premières indispensables. En retour, il versera des intérêts et une moitié de ses bénéfices ou laissera la moitié de son héritage à son bailleur de fonds.

Mis à part les vestiges d'une installation au forum de Paestum (sur le golfe de Salerne), il ne reste pratiquement rien de ces ateliers de parfumeurs. À Pompéi, la célèbre peinture des Amours parfumeurs de la Casa dei Vettii en donne quand même une assez bonne idée. On y voit le pressage de l'huile destinée à servir d'excipient à l'aide d'un pressoir à coins. Des pièces de bois placées dans un cadre sont écartées à l'aide de coins enfoncés à grands coups de maillet et écrasent la pulpe sur un socle de pierre creusé d'une goulotte d'où l'huile s'écoule dans une bassine. Un Amour remue le liquide dans un récipient placé au-dessus d'un feu tandis que d'autres pilent dans un mortier les ingrédients aromatiques nécessaires. Auprès d'une armoire ouverte contenant des flacons et une statuette de Vénus, un comptoir supporte une balance et un livre de recettes. Enfin, devant un Amour qui tient un flacon et un applicateur, est assise une Psyché, beauté aux ailes de papillon, symbole d'amour immortel, qui semble humer son poignet marqué d'une touche de senteur.

C'est surtout l'huile d'olive, d'un prix de revient beaucoup moins élevé que l'huile de ben, qui est extraite dans ces ateliers. Pour obtenir un *oleum omphacium* de qualité, il faut des olives fraîchement cueillies, vertes ou même « encore blanches [18] ». La production de parfums a pris une ampleur considérable non seulement à Rome mais dans toute l'Italie, en particulier dans les régions productrices de matières premières odorantes comme l'Istrie et la Ligurie. En Campanie qui fournit en abondance huiles et fleurs, on fabrique le « rhodinon italikon », une huile parfumée si fameuse qu'elle se vend jusqu'en Égypte [19]. Préneste (Palestrina), ville située à l'est de Rome et résidence favorite des riches Romains, est célèbre pour ses roses. Contrairement à celles de Campanie qui sont précoces, elles fleurissent tard dans la saison. On travaille aussi les violettes pourpres (*Viola odorata L.*), blanches (*Mathiola incana L.*) ainsi que les « violettes jaunes », appellation qui regroupe en réalité différentes plantes à fleurs jaunes dont la giroflée. Selon Pline, la violette jaune la plus estimée est la « Tusculane » qui pousse aux environs de Tusculum, dans le Latium, où Cicéron possédait une villa. Eporedia (Ivrée), ville située au débouché de la vallée d'Aoste, est réputée pour la *saliunca* ou nard celtique, une plante naine des régions alpines dont l'« odeur est si agréable qu'elle s'est mise à valoir une mine d'or [20] ».

Modes patriciennes

Dans les boutiques de Rome sont distribués aussi bien des parfums venus d'Égypte, de Grèce, d'Asie Mineure ou d'Arabie que des produits confectionnés sur place. Il y a, bien sûr, de grands classiques comme le *Kyphi* ou le *Métopion* égyptiens, dont le succès ne se dément guère, mais les attentes de la clientèle font qu'on cherche à les moderniser, souvent par l'adjonction d'ingrédients nouveaux. Déjà, il faut surprendre, étonner, séduire le client en réalisant des compositions renouvelées ou inédites.

LES ALÉAS DU SUCCÈS

Pline s'est largement fait l'écho de ces phénomènes de mode qui conduisent au déclin, voire à une quasi-disparition, certains parfums qu'on s'arrachait naguère, alors que d'autres deviennent soudain indispensables aux Romaines et Romains qui veulent être « dans le vent ». Il en analyse, d'ailleurs, très finement les causes : « Ces variations ne sont pas dues uniquement à la nature des mélanges et des proportions mais encore au fait que les mêmes essences se montrèrent de qualité supérieure ou inférieure, selon le temps et les localités[21]. » L'art du parfumeur, sa créativité, ne sont pas seuls en cause, la régularité des fabrications, la bonne tenue des matières premières, jouent un rôle important.

Ainsi, le parfum à l'iris de Corinthe a été détrôné par celui de Cyzique et le parfum à la rose de Phasilis par ceux de Naples, Capoue et Préneste. De même, le parfum au safran est supplanté par celui de Rhodes et le parfum aux fleurs de vigne de Chypre, un moment très en vogue, par celui d'Adramytteos. La marjolaine de Cos perd sa place au profit d'une composition aux coings produite dans la même île. Le parfum au henné de Chypre doit s'effacer devant le henné d'Égypte, lui-même éclipsé ensuite par le *Mendès* et le *Métopion*...

Au compte des parfums disparus, le *Pardalium* de Tarse, capitale de la Cilicie (aujourd'hui en Turquie), dont, déjà à l'époque de Pline, « la formule et la recette sont perdues[22] ». Son nom renvoie à la panthère (*pârdalis*), fauve qui, d'après une légende grecque, répand une odeur agréable lui permettant d'attirer ses proies et de les saisir[23].

Au registre des compositions anciennes qui se maintiennent, le *Panathénaïque*, qu'« Athènes a conservé avec persévérance ». Nous n'en savons pratiquement rien, sinon qu'au Ve siècle av. J.-C., il sortait de l'officine d'Eschine le Socratique, qui, pour être parfumeur n'en était pas moins épris de philosophie et disciple de Socrate[24]. Il avait à cela quelque mérite puisque ce dernier proscrivait les voluptés olfactives.

Paul Faure souligne que si les parfums romains « ressemblent, en gros, aux produits de l'époque hellénistique, ils en diffèrent par la variété et je ne sais quel accent mis sur les boisés, les fruités et les citrés de l'Inde et d'au-delà ». Pline vante le « Sphagnos » ou « Bryon » : « Des touffes blanches pendant aux arbres comme nous en voyons surtout sur le chêne. » Il s'agit en réalité de deux sortes de lichens à parfum, *Evernia Prunastri* et *Evernia Furfuracea* « que nous avons cru, dans notre naïveté, une conquête de la parfumerie du XXe siècle[25] ».

La faveur de la clientèle va aussi bien à des essences « isolées » qu'à des parfums très complexes. Au nombre des premières figure le *Malabathrum*, obtenu à partir des feuilles de diverses espèces de lauracées, ainsi que l'iris d'Illyrie et la marjolaine de Cyzique. Certains parfumeurs y apportent leur signature personnelle par adjonction d'une petite quantité d'un autre ingrédient : miel, sel surfin, omphacium...

Les parfums complexes atteignent des prix qui sont évidemment fonction du travail de préparation et du coût plus ou moins élevé de leurs composants. Ils n'en sont pas moins soumis aux aléas de la mode. Ainsi, le *Telinum* à base de fenugrec, une légumineuse très odorante, allié au souchet, à l'acore, au mélilot et à la marjolaine, connaît son heure de gloire au IVe siècle av. J.-C. Il est détrôné par le *Mégalium*[26] (huile de ben, acore, jonc odorant, cannelle, résine et xylobalsamum, c'est-à-dire rameau de baumier). La confection de celui-ci présente une particularité : il faut le ventiler pendant la cuisson jusqu'à disparition de l'odeur. Elle revient après refroidissement du mélange.

BAUME DE JUDÉE ET PARFUM ROYAL

L'apparition de plus en plus fréquente du baume dans les compositions les plus raffinées mérite une mention particulière. Elle est, en effet, directement liée à un événement politique, la guerre de Judée, entreprise par l'empereur Vespasien et achevée par son fils Titus qui s'empare de Jérusalem en 70 ap. J.-C. et rase définitivement le Temple. Le contrôle des baumiers ou balsamiers a été un des enjeux de cette guerre où « l'on s'est battu pour un arbrisseau[27] ». Ils figurent d'ailleurs en bonne place dans le défilé qui a lieu à Rome pour célébrer le triomphe du vainqueur.

Ces végétaux appartenant au genre *Commiphora* et fournissant une oléorésine à odeur « semblable à celle de la térébenthine, mais beaucoup plus agréable[28] », étaient de longue date l'objet de toutes les convoitises. L'historien juif Flavius Josèphe, qui assiste en personne à la prise de

Jérusalem, raconte comment, un siècle auparavant, Antoine avait amputé le territoire d'Hérode, roi de Judée, « en particulier de la palmeraie de Jéricho où pousse le balsamier [29] » pour en faire cadeau à Cléopâtre.

Avant l'arrivée des Romains, l'exploitation en était limitée à deux jardins royaux situés l'un dans l'oasis d'Engaddi, à l'ouest de la mer Morte et l'autre à Jéricho. Le plus vaste ne dépassait guère une vingtaine d'arpents (environ 5 hectares). Sa production était de six *conges* et celle du plus petit, d'un seul (un *conge* = 3,25 litres, ce qui donne au total à peu près 25 litres). Mais, à en croire Pline, les occupants vont donner une impulsion considérable à la culture du baumier, désormais contrôlée par le fisc, et accroître les rendements de façon spectaculaire. « On le multiplie depuis quelque temps par boutures à crossette, et on l'attache comme les ceps ; il couvre ainsi les pentes à la façon des vignobles, et se soutient de lui-même sans échalas. On le taille de même quand il est en branches ; il prospère par le binage, se hâte de pousser, et porte des fruits dès la troisième année [30]. »

L'écorce, le fruit et surtout le précieux suc sont utilisés. Aussi bien Flavius Josèphe que Pline soulignent que les incisions faites à l'écorce le sont avec des instruments de pierre, de verre ou d'os, à l'exclusion du fer, ce qui paraît renvoyer à un rite très ancien lié au caractère magique primitivement attribué à l'arbre [31]. Le suc qui s'écoule en toutes petites larmes est récupéré sur de la laine, rassemblé dans de petites cornes, puis transvasé dans des pots de terre neufs. Il a alors l'apparence d'une huile épaisse et blanche qui roussit ensuite, durcit et perd sa transparence. Sa fragrance exquise en fait un ingrédient extrêmement prisé.

L'évocation des parfums de la Rome impériale serait incomplète sans celle de deux compositions qui ont suscité chez les contemporains les superlatifs les plus enthousiastes : le *Parfum au Cinnamome* et le *Parfum Royal*.

Le premier, « le plus épais de tous », « ne contient que des produits exotiques » et « atteint des prix prodigieux », jusqu'à 300 deniers la livre [32]. Outre le cinnamome, il intègre de l'huile de ben, du xylobalsamum, de l'acore, du jonc odorant, des graines de baumier, de la myrrhe et du miel parfumé.

Le second, qui aurait été créé, à l'origine, pour le roi des Parthes, est « le comble du raffinement et possède la plus grande réputation de tous [33] ». Il ne comporte pas moins de trois excipients et vingt-quatre aromates : huile de ben, vin, miel, costus, amome, cinname, suc de noix comaque (noix de ben, Mokor des Somalis), cardamome (gingembre de Malabar), épis de nard, marum (une labiée de Libye), myrrhe, casse, styrax (résine odorante de l'aliboufier des côtes du sud de l'Anatolie et de Chypre), ladanum, baume, acore, jonc odorant de Syrie, œnanthe (fleur de vigne), malobathre, serichatum (cannelle de Chine méridionale), henné, aspalathe, panax (ou opopanax de Syrie), safran, souchet, marjolaine, lotos (la résine jaunâtre fournie par une férule de Syrie ou la graine du lotus d'Égypte) [34].

Cette formule fait présager une consistance épaisse qui, à l'époque, n'apparaît pas comme un défaut. Bien au contraire, lorsque Pline évoque cette caractéristique, il la présente comme une qualité. Beaucoup de Romains « recherchent les parfums consistants qu'ils appellent épais et, par suite, aiment à s'en enduire plutôt qu'à s'en arroser [35] ».

Il y a une relation entre ce goût et l'usage des bains qui, à l'époque impériale, prend une ampleur considérable. Là encore, les Romains ont sur les Grecs un retard important, mais qui va être comblé, et au-delà, avec magnificence. La construction de thermes, c'est-à-dire d'établissements publics autorisant les bains chauds, permet aux habitants de toutes conditions de bénéficier d'une hygiène remarquable, associée d'ailleurs au plaisir. Après les thermes d'Agrippa, mis en service en 19 av. J.-C., d'autres établissements vont être construits dont les plus célèbres sont ceux de Caracalla, au début du IIIe siècle ap. J.-C., et ceux de Dioclétien et Maximien, au début du IVe siècle. De plus en plus vastes (ceux de Caracalla accueillent 1 600 baigneurs, ceux de Dioclétien, 3 000), de plus en plus luxueux, ils offrent à la fois des piscines communes et des bains privés et sont dotés de nombreuses installations annexes : bibliothèques, salles de conférences, de gymnastique, de repos, de massage et de parfumage.

Après être passés par le bain froid du *frigidarium*, le bain tiède du *tepidarium* et l'atmosphère surchauffée du *caldarium*, les utilisateurs peuvent se livrer, en fonction de leurs capacités financières, aux mains des *tractores* qui leur massent les membres, puis des *unctores* qui les frottent d'huiles de myrte, de laurier, de marjolaine, de cyprès, de calamus ou encore d'onguents au nard ou à la myrrhe, de *Melinum* aux coings ou de *Crocinum* aux fleurs de safran. Les plus amateurs de ces onctions vont jusqu'à se faire enduire la plante des pieds...

Les femmes ont accès aux thermes et, même si l'usage veut qu'elles se baignent séparément, rien ne leur interdit formellement de le faire avec les hommes. Un certain nombre d'excès, initiés d'ailleurs par des empereurs comme Caligula ou Néron, conduisirent pourtant Hadrien à mettre un frein aux orgies en prenant, au début du IIe siècle, un décret qui impose la séparation des sexes dans les bains.

AU BONHEUR DES DAMES

Couramment accusées de mettre en péril la fortune de leurs maris par leurs dépenses de baumes et d'essences, les Romaines constituent le fonds de clientèle essentiel des parfumeurs. Le célèbre bain de Poppée, maîtresse puis femme de Néron, au lait d'ânesse aromatisé de mélisse et de lavande, est imité par les élégantes les plus fortunées et, dans les classes aisées, l'eau des baignoires embaume l'huile de violette, de marjolaine ou de rose. Un large éventail de parfums est offert aux coquettes. En plus de ceux déjà cités, elles peuvent choisir entre le *Linium* au lys, le *Narcissium* au narcisse, le *Nardicum* (nard, costus et myrrhe), le *Sucinum* (miel, huile de palme, cinnamome, myrrhe et safran) et le *Cyprium* aux fleurs de henné. À moins qu'elles ne se laissent tenter par le *Foliatum* que le poète Martial cite parmi les demandes ruineuses dont l'accable sa maîtresse [36] et que Galien appelle « le parfum des femmes riches ». Nard, omphacium ou huile de ben, jonc odorant, costus, amome, myrrhe et baume entrent dans la composition de cette fragrance de luxe.

Les produits de beauté et les cosmétiques tiennent évidemment une grande place dans la toilette féminine. Certains proviennent des boutiques mais beaucoup sont confectionnés à la maison par des esclaves spécialisées, les *cosmetae*. « Apprenez, jeunes femmes, les soins qui peuvent améliorer le visage et de quelle façon il vous faut défendre votre beauté. [...] Quoique l'encens apaise les dieux et leur majesté irritée, il ne faut pas le jeter tout entier sur les foyers de leurs autels [37]. » Cette exhortation n'est pas le fait d'un parfumeur démarchant ses clientes, mais du grand poète Ovide qui, non content de chanter l'érotisme et l'amour, écrivit à l'intention de ses aristocratiques lectrices un petit ouvrage intitulé *De la manière de soigner le visage féminin*. Il recommande, par exemple, de broyer de l'encens avec du sel de l'oasis d'Ammon (du nitre), de la gomme adragante, de la myrrhe, du fenouil et une poignée de roses sèches, de délayer cette poudre tamisée dans du miel liquide et enfin de verser sur le tout une crème d'orge. Ce mélange de quatre substances astringentes et de quatre substances décongestionnantes « que ne renieraient pas nos meilleurs cosméticiens [38] » est destiné à retendre la peau et les chairs et fait disparaître toute rougeur.

Une fois la peau retendue, on lui donnera de l'éclat avec une bouillie de lupin (une plante herbacée très courante) et de fèves, additionnée de céruse (carbonate de plomb), de nitre et d'iris pilés. La place est prête maintenant pour les kohols à base de galène ou d'antimoine et pour les fards où dominent le blanc de céruse et toutes les nuances d'ocre et surtout de rouge : rouge foncé de l'orcanette, rouge écarlate de la cochenille (un insecte), pourpre de Tyr, venu de Phénicie. Ovide accompagne ses recettes de judicieux conseils de modération et de discrétion. Pas de fond de teint étalé en couches épaisses qui risquent de dégouliner de manière disgracieuse. Les soins de beauté eux-mêmes relèvent de l'intimité : « Que votre amant surtout ne voie pas vos flacons étalés sur la table [...] refaites-vous une beauté à l'écart des hommes. »

Il faut croire que ces consignes n'ont guère été respectées et que beaucoup de Romaines ont négligé la règle *ars faciem dissimulata juvat* (le meilleur maquillage est secret) prônée par le poète [39]. L'abus des masques de beauté et des fards outranciers a beaucoup excité, en effet, la verve des satiristes. Après Plaute et Pétrone, Martial et son ami Juvénal ont raillé sans pitié ces femmes « dont les maris ne connaissaient pas le visage » ou dont la sueur faisait couler le maquillage au point « qu'on eût dit de vieux murs décrépits sillonnés par la pluie [40] ».

Si l'engouement pour les parfums traverse toute la société romaine, il y a un écart important entre ceux auxquels ont accès les riches patriciennes ou les courtisanes de haut vol et ceux dont usent les femmes simplement aisées. Un abîme les sépare encore des produits employés dans les couches populaires ou par les filles des lupanars, réduites à de pauvres huiles de jonc, à des masques de poudre de craie et de fèves grasses et, dans le meilleur des cas, à des bains aromatisés de farine de lupin [41].

LES PIÈGES DE LA CONTREFAÇON

Même une bourse bien garnie ne garantit pas toujours des produits de bonne qualité. Le coût des belles matières premières est tel qu'il est terriblement tentant de les « allonger » de composants moins nobles et la falsification est devenue un art porté par certains professionnels peu scrupuleux à un très haut degré de sophistication. Pline en donne quelques exemples édifiants. Le nard, dont la feuille est un élément très recherché se contrefait avec le « pseudonard », une autre plante à feuilles plus épaisses et plus larges d'une couleur tirant sur le blanc, mais aussi avec sa racine « qu'on y mélange pour faire du poids ». Il est également trafiqué avec de la gomme, de « l'écume d'argent » (un oxyde naturel de plomb, la litharge), du *stibium* (antimoine), ou encore avec du souchet [42].

Le précieux baume de Judée détient la palme de la falsification. Tout est, en effet, utilisable dans le baumier : ses larmes, l'*opobalsamum*, de loin la partie la plus prisée, son fruit, le *carpobalsamum*, et même son écorce ou son bois, le *xylobalsamum*, dont on fait des décoctions. La fraude en apparence la plus bénigne consiste à ajouter aux larmes le suc du fruit du baumier, mais elle est particulièrement difficile à déceler. Les larmes pures ont une odeur forte et une saveur douce nullement acide. Additionnées de suc, elles se distinguent « à peine par une légère amertume ». On fraude également en ajoutant des huiles de rose, de henné, de lentisque, de térébinthe, de balanos, de myrte ou encore de la résine, du galbanum ou de la gomme. Le fruit lui-même fait l'objet de regrettables mélanges avec de l'hypericum de Pétra (une sorte de millepertuis).

Pour détecter ces altérations, il existe plusieurs méthodes plus ou moins fiables. Ainsi, le baume falsifié avec de la résine donne à la combustion une flamme plus noire. Une goutte de baume pur versée dans l'eau tiède se concentre et se dépose au fond. Une goutte de baume trafiqué surnage à la façon de l'huile. Coupée avec de la gomme ammoniaque, elle s'entoure d'un cercle blanc. Plus probants encore, les tests du lait et de la tache : le baume pur fait cailler le lait et il ne tache pas les vêtements. « En nulle autre matière, conclut Pline, la fraude n'est plus courante car on vend 1 000 deniers le setier (environ un demi-litre) acheté au fisc 300 deniers : on voit quel profit il y a à augmenter la liqueur[43]. »

PARFUMS ANIMAUX

Capables d'exalter les fragrances végétales et de leur conférer tenue et puissance, tout en leur apportant des notes très particulières, les parfums animaux ont-ils été présents dans la parfumerie romaine ?

Dès l'époque d'Alexandre le Grand, le monde méditerranéen a pu prendre connaissance, grâce aux lointaines expéditions du conquérant, non seulement de nouveaux aromates, mais aussi du musc, de la civette et de l'ambre gris. En déduire que ces ressources ont été exploitées et que, par la suite, ce mouvement s'est amplifié en profitant du développement des relations maritimes du monde romain avec l'Inde, est logique. Paul Faure n'hésite pas à envisager « l'entrée soudaine, dans les mœurs de l'aristocratie, de senteurs animales considérées jusque-là comme aussi impures, aussi taboues que les excréments ou les sécrétions du sexe » et avance même l'idée d'une véritable « révolution parfumée[44] ».

Cette révolution a-t-elle réellement eu lieu ? La parfumerie égyptienne ancienne ignorait les matières animales odorantes. À l'époque hellénistique, elle ne paraît pas avoir connu d'évolution très significative, alors même qu'Alexandrie devenait un centre important de fabrication et un port cosmopolite en plein essor. Pas de preuves irréfutables non plus de l'entrée du musc, de la civette ou de l'ambre dans les compositions dont usaient les élégantes grecques et romaines. Comme le souligne Luce Boulnois : « Nous ne trouvons pas à identifier le musc parmi les substances aromatiques ou médicinales citées par les auteurs grecs et latins classiques : ni Pline, ni le *Périple*, ni le médecin grec Dioscoride au Ier siècle de notre ère, n'ont décrit une substance que l'on puisse identifier comme le musc [45]. »

Le seul produit animal clairement mentionné à cette époque est le castoréum, mais ses vertus parfumistiques et cosmétiques ne sont pas évoquées. Lucrèce le classe dans les mauvaises odeurs en compagnie des effluves des lampes à huile, du soufre et du bitume. Virgile le qualifie de « fétide ». Plutarque considère qu'il doit être laissé aux médecins et aux débauchés qui s'en servent comme aphrodisiaque [46].

Ce sont probablement là les véritables fonctions assignées en Occident aux matières animales odorantes : celles de médicament et d'excitant sexuel. Dans le droit fil d'Hippocrate qui déjà considérait le *kastoreion* comme propre à soigner les affections de la matrice et à rétablir les règles, les médecins grecs et latins l'ont employé dans leur pharmacopée. Le *Livre sur les propriétés médicinales des animaux*, attribué à Sextus Placitus Papyriensis, en offre quelques exemples. Un mélange de castoréum, d'excréments de bouc et de myrrhe, par poids égaux, additionné d'un peu de miel, permet de provoquer l'avortement. La même mixture complétée par de la semence de violette guérit la jaunisse. Pour combattre le vertige, on boira une potion de vinaigre miellé ou de vin de raisins secs avec du castoréum, du fiel de lièvre, du foie de belette et de la myrrhe [47]. Une formule de ce livre fait également appel à l'ambre, autre produit animal odorant. Elle consiste à faire cuire un épervier dans de l'huile d'ambre. En application, cette décoction est censée guérir « la cataracte et le brouillard des yeux [48] ».

Les interférences avérées de la pharmacie et de la parfumerie font soupçonner que des transferts de l'une à l'autre ont pu avoir lieu. La marge est étroite, par exemple, entre un médicament virilisant et un parfum aphrodisiaque. Mais à défaut de recette précise prouvant que les senteurs végétales ont reçu des renforts animaux, on ne peut, je pense, que le supposer. Paul Faure a émis l'hypothèse que le *Pardalium* était, en réalité, un parfum à la civette, ainsi nommé en raison de la ressemblance du pelage gris jaunâtre taché de noir de ce petit animal avec celui de la panthère [49]. Malheureusement, Pline ne parle de ce parfum que pour signaler sa disparition et la perte de sa formule... Ce n'est que tardivement, vers la fin du IVe siècle, qu'on trouve chez saint Jérôme un passage qui semble impliquer une utilisation cosmétique du musc.

L'ivresse des senteurs

La frénésie de parfums qui saisit la Rome impériale trouve son modèle dans les fêtes somptueuses données par Néron dans sa « Maison dorée », luxueux palais qu'il se fait construire sur des terrains libérés par le grand incendie de l'an 64. Les plafonds des salles de banquets sont munis de lamelles d'ivoire mobiles, percées de trous, qui répandent sur les convives pétales de fleurs et essences rares tandis que sont lâchées des colombes aux plumes imprégnées de senteurs qui parfument l'atmosphère à grands coups d'ailes [50].

De tels exemples suscitent l'émulation non seulement dans la classe sénatoriale mais chez les hommes d'affaires, les commerçants prospères et même les affranchis enrichis. Ces derniers accèdent parfois, surtout s'ils bénéficient de la faveur impériale, à un statut social des plus enviable. Narcisse, familier de l'empereur Claude, acquiert en même temps qu'une influence politique considérable une fortune scandaleuse qui ne l'empêchera pas d'être mis à mort à l'avènement de Néron. Mais les protégés de celui-ci prennent immédiatement la relève. Ménécrate, son joueur de cithare favori, bénéficie d'un palais et de vastes propriétés. Lorsque Pétrone campe, dans son *Satyricon*, le ridicule personnage du parvenu Trimalcion qui fait descendre sur ses invités un énorme cercle de barrique auquel sont accrochées des couronnes dorées, et des flacons de parfums, c'est peut-être Épaphrodite, affranchi et secrétaire de Néron, qu'il a dans sa ligne de mire [51].

Ces coûteuses fantaisies sont évidemment hors de portée des couches populaires. Il arrive néanmoins qu'elles profitent ponctuellement des largesses impériales. Pour abriter des ardeurs du soleil les spectateurs du Colisée construit par Vespasien, mille hommes utilisant des cordes et des poulies mettent en place un immense *velarium*. Parfois en tombe une fine pluie de liquide parfumé, tangible manifestation de la puissance et de la générosité du maître de Rome. Et, aux jours de fête, on jette à pleines poignées sur les scènes de théâtre de la poudre de safran [52].

Épices et aromates ont largement investi les bonnes tables. La *liste des épices indispensables dans une maison afin que rien ne manque aux assaisonnements* donnée par Apicius, célèbre gastronome qui vécut sous Auguste et Tibère et auquel on attribue un livre de recettes, est impressionnante [53]. Laurier, ache, fenouil, origan, marjolaine, anis, persil, baies de myrte, de cyprès, de thym, racines de silphion (peut-être une plante herbacée à odeur anisée, la *ferula tingitana*), graines de pavot, de carvi, d'aneth, de coriandre, de cumin, voisinent avec le safran, le gingembre, le costus, les clous de girofle, le nard, la cardamome. S'y ajoutent des produits considérés comme aphrodisiaques : oignons de jacinthe, pignons de pin, suc de roquette et, bien sûr, le poivre blanc ou noir, si recherché que la rue où se concentre le commerce des épices prendra le nom de *via piperatica*, la « rue aux poivres ».

DU VIN, DES FLEURS ET DES COURONNES

Le vin qui sert lui-même d'excipient aux parfums, est communément aromatisé à la mode grecque et orientale. Le but recherché n'est pas seulement d'agir sur le bouquet, mais de lui communiquer chaleur, sensualité, voire une pointe d'amertume. On ne s'étonnera donc pas d'y trouver du safran, de l'iris ou de la myrrhe [54], ni même qu'il soit, à l'occasion, servi dans des coupes de bois odoriférant. Pour atténuer les effets de ces breuvages capiteux, c'est pourtant aux senteurs qu'il est encore fait appel.

Reprenant un usage suivi par les Égyptiens, les Étrusques et les Grecs, les convives portent des colliers et des couronnes de fleurs. Celles-ci sont d'une variété infinie : roses tressées, feuillages piqués de lys, de narcisses ou de giroflées, pétales cousus, couronnes égyptiennes faites de fleurs d'acanthe, de grenade et de vigne ou encore d'immortelles aux pétales d'or, et même, couronnes de feuilles de nard ou de tissu de soie multicolore inondé de parfum dont Pline nous dit qu'elles sont « le dernier cri du luxe féminin [55] ».

De nombreux médecins grecs, comme Callimaque et Mnésithée, avaient remarqué et dénoncé les effets nocifs, notamment les céphalées, que pouvaient engendrer ces parures dégageant des effluves trop puissants. Ils avaient également conclu de ces observations qu'avec des fleurs judicieusement choisies, elles pouvaient, au contraire, devenir un instrument thérapeutique. Pline, comme Théophraste et Plutarque, s'est intéressé à ces questions au point de leur consacrer tout un livre. Il recommande particulièrement les couronnes de safran ou de violettes pourpres qui « dissipent l'ivresse et les douleurs de tête [56] ».

L'ÉTALON DE LA RÉUSSITE SOCIALE

Complémentaires, vin et parfum apparaissent aussi en concurrence dans leur fonction sociale. Horace se dit choqué qu'une minuscule fiole d'onguent au nard coûte aussi cher qu'une grande amphore de vin. Et le poète Catulle voulant avoir à sa table un certain Fabullus ne cherche pas à l'attirer par la promesse d'un excellent cru mais par celle d'une fragrance divine :

« Si tu viens dîner chez Catulle,
Je te ferai, mon cher Fabulle,
Présent d'un onguent précieux,
Que donnèrent à ma maîtresse,
Vénus, dont elle est la prêtresse,
Et Cupidon chéri des dieux
Ô Fabulle, quand de ce baume,
Vers ton nez montera l'arôme,
Si complet sera ton plaisir,
Ton ivresse sera si grande
Qu'aux dieux tu feras ta demande,
D'être tout nez pour le sentir [57]. »

Sous l'Empire, le rapport bascule résolument en faveur du parfum. Dans tout banquet digne de ce nom, il est d'usage de distribuer aux invités des essences précieuses dans de riches flacons présentés en étuis d'ivoire. Cette prodigalité s'exerce souvent au détriment de ce qui est offert dans les coupes et les assiettes à la grande déconvenue des vrais gastronomes. C'est le cas de Martial qui, déçu par un dîner, écrit à son hôte :

« Oui, ton essence était parfaite,
Mais ton dîner ne valait rien ;
Et c'est une bien triste fête
Que celle où l'on crève de faim. »

Et d'accompagner cette critique d'une recommandation sans équivoque :

« Le parfum m'est fort agréable,
Plutôt après les mets qu'avant ;
Ne me servir rien d'autre à table,
C'est m'embaumer de mon vivant.
Si mon juste courroux te touche,
Lorsque chez toi j'irai dîner,
Prépare donc plus pour la bouche,
Sans t'occuper autant du nez [58]. »

Contradiction ou exigence de perfection hédoniste, le même Martial n'hésite pas à reprocher à un autre organisateur de banquet, un peu pingre sur les senteurs, d'avoir offert dans de ravissantes coquilles dorées, des parfums trop ordinaires tout juste bons « pour des femmes du peuple » ! Au-delà de l'anecdote, une certitude s'impose : dans l'échelle des plaisirs comme dans celle des valeurs de représentation sociale, le parfum se situe maintenant au sommet.

Un relent de décadence

Le contraste est violent entre la facilité, la volupté avec lesquelles la société romaine s'est imprégnée d'une culture du parfum étrangère à ses origines rurales et militaires et les réactions d'hostilité très vives suscitées par cette évolution, en particulier dans l'élite intellectuelle. Les écrits de la fin de l'époque républicaine et ceux de l'époque impériale montrent chez nombre de philosophes, orateurs, hommes politiques, moralistes, écrivains et poètes, une sorte de mobilisation qui peut apparaître disproportionnée eu égard à l'adversaire. Plaute, Térence, Cicéron, Lucrèce, Catulle, Horace, Juvénal, Properce, Ovide, Martial, Pétrone, Pline, Suétone... la liste pourrait aisément être allongée de ceux qui, à des degrés divers, ont participé à cette protestation.

Toute une gamme de réactions négatives, simples notations désobligeantes, réflexions désabusées, remarques ironiques, railleries acerbes, diatribes virulentes, est mise à contribution pour stigmatiser ceux et celles qui participent peu ou prou à l'« orientalisation » des mœurs. La palette est largement ouverte entre Martial pour qui se parfumer est signe qu'on ne sent pas bon soi-même [59] et Pline qui relate la triste fin de Lucius Plotius, proscrit par décision des triumvirs et trahi dans sa cachette par le sillage insistant de son parfum. À ses yeux, une telle dépravation « suffit à absoudre toute la proscription. Qui pourrait en effet trouver imméritée la mort de pareilles gens [60] » ?

La dureté du commentaire est en partie motivée par le sentiment d'une totale impuissance à endiguer le cours des choses. Les tentatives n'ont pas manqué de brider par voie d'autorité la montée des dépenses de luxe. Dans l'ancienne Grèce, le grand législateur athénien Solon avait voulu, sans succès, interdire, en 594 av. J.-C., l'emploi des parfums aux hommes. En ce domaine, les Romains n'obtinrent pas plus de résultats, témoin l'échec des édits pris par les censeurs Publius Licinius Crassus et Lucius Julius César, au IIe siècle av. J.-C., pour interdire l'usage des parfums « exotiques [61] ». L'échec avéré de toutes les « lois somptuaires » ultérieures n'était pas fait pour calmer l'exaspération des tenants de la rigueur.

DES PARFUMS SOUS LE CASQUE

Il ne manquait pas d'éléments objectifs de nature à nourrir les préventions et l'inquiétude des adversaires du parfum. Les excès de Caligula faisant arroser de senteurs les murs et les sièges de sa salle de bain, les folles prodigalités odorantes de Néron et, plus tard, les désordres d'Héliogabale prêtre du soleil, proclamé empereur par l'armée de Syrie au début du IIIe siècle, « toujours assis parmi les fleurs et les parfums de prix [62] », se baignant avec une bande de prostituées qu'il aimait parfumer lui-même et chauffant ses appartements avec des aromates de l'Inde, tous ces exemples impériaux ont une tonalité décadente dont l'impact sur la société ne peut être négligé. Comme par capillarité, les plus riches puis la classe aisée sont gagnés par cette soif de plaisirs olfactifs. Même les citoyens modestes finiront par y participer, à partir du IIe siècle en tout cas, avec la multiplication de parfums bon marché et la vulgarisation des vins aromatisés. Tout se parfume à Rome, hommes et femmes, nourriture et boissons, vêtements et chaussures (il existe des parfumeurs de chaussures spécialisés, les *murobatharii*) et jusqu'aux chevaux et aux chiens.

Au bilan des critiques, l'argument économique est souvent mis en avant. Macroéconomique, quand Pline s'efforce de calculer ce que coûtent à l'Empire les importations d'aromates et de produits odorants, microéconomique, lorsque les comédies et poèmes satiriques mettent en scène des chefs de famille assaillis ou ruinés par les débordements cosmétiques de leurs femmes ou de leurs maîtresses.

Sans doute ces sommes considérables auraient-elles pu être affectées à des dépenses plus utiles mais, derrière cet argument comptable, s'en profile un autre en réalité beaucoup plus fondamental, celui de la dégradation des vertus d'austérité, de frugalité, de vigueur sur lesquelles la Rome des origines a bâti sa puissance. Gaspiller n'est pas romain, pas plus que ne le sont ces modes orientales qui, par le biais des vêtements précieux et des parfums raffinés, mettent sur le même plan les hommes et les femmes et les plongent dans des habitudes émollientes. Le vrai danger, il est là, c'est la dévirilisation de l'Empire.

Cela est très clairement perceptible chez Pline. Sa charge contre le parfum, « cet objet de luxe, et de tous le plus superflu », atteint son point culminant lorsqu'il aborde la question de l'armée. C'est un sujet qu'il connaît aussi bien que les plantes et les aromates, puisque avant de rédiger son *Histoire naturelle*, il a été commandant de la cavalerie. Il n'ignore pas que les légionnaires qui sont le glaive de Rome, l'instrument de sa puissance conquérante et de sa sécurité, ne sont pas à l'abri de la contagion. Il sait, sans aucun doute, que si des parfumeurs s'exilent aux marches de l'Empire et jusqu'en Germanie, tel ce Luceius Vireius Dexter, attaché à la première légion Adjutrix, stationnée à Mayence[63], c'est parce qu'ils trouvent parmi les défenseurs de la patrie, une clientèle assidue. D'où cette explosion de colère : « Oui, les aigles et les enseignes, toutes couvertes de poussière, hérissées de leurs fers de lance, sont enduites de parfums aux jours de fête », assortie d'une ironie grinçante : « Point de doute en effet : c'est évidemment la séduction de ce salaire qui a fait faire à nos aigles la conquête de la terre. » La diatribe s'achève sur une constatation désabusée : « Ce sont là des patronages que nous cherchons à nos vices, et nous nous en autorisons pour justifier les parfums sous le casque[64]. »

Pourtant, en dehors de ces usages « futiles », les produits odorants assument toujours dans la cité des fonctions sacrées, cérémonielles et médicales qui, *a priori* du moins, ne devraient pas susciter de critiques.

LES DÉVOIEMENTS DU SACRÉ

Dans les temples, l'encens brûle sur les autels, les animaux sacrifiés sont farcis d'aromates et les statues des dieux ointes d'huiles odorantes. Les offrandes aromatiques sont plus que jamais à l'honneur. Livia Drusilla, veuve d'Auguste, dépose dans le temple du Palatin qu'elle a édifié en l'honneur de son époux divinisé, « une racine d'un grand poids (vraisemblablement une *Canella Alba*) posée sur une patère d'or et dont il s'écoulait des gouttes qui durcissaient en forme de grains[65] ». Et l'empereur Vespasien consacre dans les temples du Capitole et de la Paix des couronnes d'or incrustées de cinnamome.

La tendance à un accroissement des utilisations cultuelles des parfums s'est affirmée avec l'introduction de cultes étrangers. Cybèle, déesse des Troyens, ancêtres mythiques des Romains, a été importée de Phrygie, en 204 av. J.-C., par le Sénat lui-même. Bacchus-Dionysos, venu de Grèce, Atagartis, de Syrie, Tanit « la vierge céleste », de Carthage, Isis et Sérapis, d'Égypte, Mithra, de Perse, sont quelques-unes de ces nombreuses divinités exotiques.

La célébration de leurs « mystères » où le sexe et le sang tiennent avec les parfums un rôle essentiel, s'accompagne de représentations, de fêtes parfois orgiaques et de défilés souvent tumultueux qui se déversent bruyamment dans les rues de la capitale. Les fameuses bacchanales ont pris une telle dimension, qu'en 186 av. J.-C., le Sénat en est venu à les interdire et à en poursuivre les adeptes au cours d'un procès à grand spectacle. Mais, après une éclipse, le dionysisme a refait surface et les bacchantes s'initient à nouveau à ses mystères dans la danse et l'ivresse.

Les adorateurs de Cybèle participent à des « tauroboles », au cours desquels ils reçoivent dans une fosse le sang d'un taureau égorgé, et dansent en se flagellant au son des flûtes et des tambourins. Ceux d'Atagartis vont jusqu'à se châtrer dans leurs transes et parcourent la ville en brandissant leurs testicules sanglants. Isis est honorée dans une douzaine de temples dont le plus grand est construit sur le Champ de Mars et auquel on accède par une avenue bordée de sphinx et de crocodiles. Chaque année, ses fidèles, le crâne rasé et vêtus de lin blanc, commémorent pendant plusieurs jours, la mort et la résurrection de son époux Osiris. Sérapis a, quant à lui, un temple gigantesque que l'empereur Caracalla lui a construit sur le Quirinal. L'empereur Commode, colosse d'une force herculéenne, se déchaîne au cours des processions isiaques, portant le masque de bois d'Anubis, le dieu à tête de chacal, avec lequel il lui arrive d'assommer quelques-uns des participants.

Mais c'est durant le bref règne d'Héliogabale (218-222) que Rome connaît les manifestations les plus paroxystiques de l'orientalisme religieux. Le nouvel empereur a apporté d'Émèse le bétyle de son dieu solaire Élagabal, dont il est le grand prêtre. C'est une pierre noire, de forme conique, vénérée non seulement dans cette florissante ville de Syrie mais dans toutes les régions environnantes. Dès son arrivée à Rome, Héliogabale fait entreprendre, pour l'abriter, la construction d'un temple de marbre, l'*Elagabalium*, dédié à *Sol invictus Elagabal*, le « soleil invincible ». Autour du temple, sur plusieurs autels, sont immolés chaque matin taureaux et brebis. « On y fait brûler un luxe inouï d'aromates apportés d'Orient [...]. On verse sur les autels fumants et sur les victimes, avant le coup de grâce, des amphores de vins rares et capiteux [66]. »

En l'honneur du dieu solaire est organisé un grand défilé populaire qui traverse la ville entre son temple et le *Palatium Sessorianum*, situé à la périphérie. Sur le parcours recouvert de sable doré, l'empereur prêtre, revêtu de ses habits sacerdotaux, guide lui-même, en courant à reculons, un char tiré par six chevaux blancs « sans tache, tout brillants d'or et magnifiquement caparaçonnés [67] ». Le bétyle y est placé sur un socle recouvert d'étoffes luxueuses, derrière un aigle en or massif entouré de parasols. La garde prétorienne accompagne le cortège qui s'avance sous une pluie de fleurs... et sous le regard effaré des partisans d'une piété plus traditionnelle. La fête culmine avec une grande distribution de cadeaux. Du haut d'une tour, Héliogabale jette vases précieux, tissus de prix et animaux vivants, ânes, cerfs et chameaux, aussitôt démembrés par les Romains en délire qui se battent et se piétinent furieusement, tandis que le bétyle trône sur un reposoir parmi les fleurs et les volutes d'encens.

Une évolution parallèle vers l'inflation touche les rites funéraires. Traditionnellement, le corps est lavé et oint. Mais la crémation, très courante au temps de la République est supplantée, au début de l'Empire, par la pratique orientale de l'inhumation. Les plus riches se font construire en dehors de la ville des monuments imposants abritant des sarcophages somptueusement sculptés. Les autres se contentent d'une modeste plaque commémorative, d'une pierre tombale, voire d'une simple fosse recouverte de tuiles grossières. Les communautés juives et chrétiennes de Rome et de Naples recourent à des complexes souterrains de tombes creusées dans le roc, les catacombes. À côté de ces changements dans la sépulture proprement dite, on assiste à l'apparition, lors des funérailles, d'usages nouveaux, en particulier celui de l'encens, manifestation « du luxe que déploient les hommes jusque dans la mort, et qui leur fait brûler pour les défunts un produit qu'ils avaient d'abord jugé créé pour les dieux [68] ». Là encore, Néron reste la référence. Pour honorer la mémoire de son épouse Poppée, qu'il vient de tuer d'un coup de pied dans le ventre alors qu'elle était enceinte, il consume autour de son corps embaumé une énorme quantité d'encens dépassant toute la production annuelle de l'Arabie [69].

Dans cette théâtralisation grandiloquente du deuil que sont les funérailles de Poppée, peut-être faut-il voir autre chose que la manifestation d'un délire individuel. N'est-ce pas aussi le signe tangible d'un dévoiement plus général de la signification du parfum, comme si la profusion poussée à la démesure la plus extrême devait compenser une certaine dilution du sens profond de sa présence ?

AROMATHÉRAPIE ET CURES SANGLANTES

La fonction thérapeutique des parfums continue d'être assurée, quant à elle, avec une grande stabilité. Les auteurs médicaux de l'époque impériale sont les héritiers d'Hippocrate et de Théophraste. On retrouve donc chez eux, à la fois des connaissances et des recettes directement empruntées à leurs prédécesseurs, mêlées à des éléments qui sont le fruit de leur expérience et des pratiques de leur temps. C'est le cas de Celse, « le Cicéron de la médecine » qui, au siècle d'Auguste, donne dans son ouvrage *De arte medica* de nombreuses formules de cataplasme de fleurs et de collyres à base de nard, de gommes, d'opium ou de safran [70]. Le traité de médecine de Sextius Niger, rédigé au début du Ier siècle ap. J.-C., est perdu mais a été connu et certainement mis à contribution par Dioscoride et Pline. Dioscoride, médecin grec de l'époque de Néron, étudie dans son traité *La Matière médicale* plus de six cents plantes, drogues odorantes, huiles et onguents. Pline, son contemporain, qui mourut en 79, lors de l'éruption du Vésuve, en essayant de secourir les sinistrés, traite dans plusieurs livres de sa grande *Histoire naturelle* des vertus des plantes aromatiques et des remèdes qu'on en peut tirer. Autre médecin célèbre, Criton, attaché à la personne de Trajan et de son épouse l'impératrice Plotine, est l'auteur, notamment, d'un traité sur *les cosmétiques, les parfums et les maladies qui détruisent la beauté*. Ses ouvrages disparus ont été utilisés et cités par le grand Galien, médecin de l'empereur Marc Aurèle au IIe siècle.

Le mode d'exposition souvent retenu dans ces ouvrages consiste, en partant d'un arbre, d'un arbuste ou d'une herbe, à recenser les utilisations médicales de ses différentes parties depuis les fleurs jusqu'à la racine, et à présenter les propriétés spécifiques des diverses variétés de la plante. Au passage, sont indiquées plusieurs méthodes de préparation de médicaments, assorties parfois de quelques précisions quantitatives.

Un bon exemple en est fourni par la façon dont Pline traite du laurier. Il commence par donner la tonalité générale de ses vertus médicales : « Tout dans le laurier a des propriétés échauffantes, les feuilles, l'écorce et les baies. » Puis il développe les applications possibles de ces divers éléments. Les feuilles d'abord. En décoction, elles sont bonnes pour la matrice et la vessie et, cuites dans l'huile, pour les règles. En topique (c'est-à-dire en cataplasme), elles combattent le venin des guêpes, abeilles, frelons, ainsi que des serpents. Celles qui sont molles s'emploient pilées avec de la polenta pour les ophtalmies, avec de l'huile rosat ou d'iris pour les céphalées, avec du miel pour l'asthme. La racine, ensuite, « prise à la dose de trois oboles (une obole représente moins d'un gramme) dans du vin odorant, elle dissout les calculs et fait du bien au foie ». Mais l'écorce de cette racine est à déconseiller aux femmes enceintes. Les baies, enfin, sont emménagogues (elles provoquent ou régularisent le flux menstruel). Dépouillées de leur peau et bues dans du vin, deux baies guérissent les vieilles toux. En cas de fièvre, on les donne dans de l'eau ou en électuaire (préparation de consistance molle) avec de l'eau miellée ou bouillies dans du vin cuit. Employées de la sorte, elles soignent la phtisie. Le suc des baies guérit les démangeaisons. On l'instille dans les oreilles en cas de douleur ou de surdité. Mélangé à du nitre et utilisé en onction, il combat lassitude et refroidissements. Dans les relâchements de la luette, faire bouillir trois onces (environ 80 g) de baies ou de feuilles dans trois setiers (1,5 litre) d'eau jusqu'à réduction du tiers et se gargariser avec cette décoction chaude.

Viennent ensuite les utilisations spécifiques des diverses variétés de la plante. « Les feuilles du laurier de Delphes, broyées et flairées de temps en temps sont un préservatif contre les contagions pestilentielles, surtout si on les fait brûler. » Son huile sert à dissiper les refroidissements, relâcher les nerfs ainsi que pour les douleurs de côté et les fièvres froides. La racine du laurier d'Alexandrie ou du mont Ida accélère l'accouchement « à la dose de trois cyathes (environ 13,5 cl) dans du vin doux[71] ».

La pharmacopée romaine apparaît essentiellement axée sur la phytothérapie et l'aromathérapie. À côté des fleurs, feuilles, fruits, écorces, rhizomes et racines, elle fait appel aux gommes et gommes-résines. Pline vante les vertus émollientes, échauffantes, résolutives et dissolvantes de la gomme ammoniaque et son efficacité pour faire disparaître les taies sur les yeux, soulager les maux de dents et, en boisson, pour traiter la sciatique, la pleurésie et diverses affections du poumon. Celse préconise la myrrhe pour cicatriser les plaies et l'encens pour arrêter le sang. On sait que Néron avait recours à un onguent à base d'encens pour effacer les tuméfactions de son visage après ses nuits d'orgie.

Malgré cette très forte dominante végétale, les composants minéraux et animaux ne sont pas absents. On rencontre fréquemment le soufre, l'argile, la céruse (carbonate de plomb), l'« écume d'argent » ou litharge (oxyde naturel de plomb), l'alun (sulfate double de potassium et d'aluminium hydraté), associés en général à des éléments d'origine animale ou végétale. La céruse, battue avec des blancs d'œufs et un peu de myrrhe donne des résultats extraordinaires en application sur les tumeurs et les gerçures des pieds. Pour soigner l'intertrigo (inflammation de la peau au niveau des plis), on confectionnera un emplâtre avec de la corne de cerf, de l'écume d'argent, de l'alun en lamelles et de l'huile de myrte [72].

La place faite aux composants animaux est souvent chargée d'une forte signification symbolique. L'insomniaque retrouve le sommeil en se frottant les tempes et le front avec de la graisse de loir. Mêlée à du ladanum et à du vin vieux, la graisse de l'ours, animal doté d'une épaisse fourrure et symbole de force, fait repousser les cheveux. Ceux qui sont blancs redeviennent noirs grâce à un enduit à l'œuf de corbeau. La limaille d'ivoire, écrasée dans du miel, efface les taches du visage. Parfois même, la clé du symbole est expressément fournie : « La pierre qui est dans le ventricule du cerf est un phylactère (talisman) ; si une femme enceinte le porte, l'accouchement se fera, ce qui découle du fait que cet animal est extrêmement rapide [73]. »

Le sang animal entre dans de nombreux remèdes. Une potion à base de sang de chèvre, résine et bouillie d'orge, calme les douleurs d'entrailles de celui qui a avalé du poison. Un amas de sang dans les yeux est dissipé par un cataplasme de miel cuit et de sang de colombe frais. Cette matière a même des pouvoirs qui confinent à la magie : « Pour qu'aucun mauvais enchantement ne nuise à une maison, asperge les murs avec du sang de chien, elle sera délivrée de tous les maux [74]. »

La symbolique du sang est d'ailleurs très présente dans l'utilisation de colorants rouges « comme si les baumes, les onguents et les pommades devaient ressembler à du sang et conférer un supplément de vie et de force [75] ». Ainsi, le suc de rose, obtenu, soit par macération des pétales dans de l'huile ou du vin exposés au soleil dans des vases de verre, soit par expression à travers un tissu de lin serré et cuisson à feu doux, soigne les insomnies, migraines, nausées, affections de la bouche, des gencives et des amygdales. Si l'on y ajoute de la racine d'orcanette (une borraginée qui fournit une teinture d'un rouge soutenu), ce suc devient « un excellent remède pour la matrice et dans la dysenterie [76] ». On notera que l'orcanette est également présente dans la recette du parfum à la rose, tant il est vrai que la séparation demeure ténue entre pharmacie et parfumerie ainsi qu'il avait été déjà constaté à propos des produits de l'Égypte ancienne.

Cette fascination pour le sang a des prolongements si excessifs que certains contemporains en ont exprimé leur dégoût. Les jeux du cirque, que le pouvoir dispense généreusement à la plèbe, voient s'affronter hommes et bêtes sauvages, gladiateurs professionnels ou condamnés, en des combats mortels qui sont l'occasion d'étranges cures médicales : « Les épileptiques boivent le sang des gladiateurs, sorte de coupes vivantes. Quoi ! On ne peut sans horreur voir les bêtes féroces en faire autant dans la même arène ; et ces malades regardent comme très efficace de recueillir sur l'homme même, et de la plaie béante, le sang chaud, fumant, et pour ainsi dire la vie elle-même [77]. » D'une manière générale, la médecine garde un cap qui la maintient fermement dans le sillage de la tradition, mais elle ne peut totalement s'exonérer de la marque distinctive de l'époque, celle d'une incoercible démesure.

LES CHRÉTIENS CONTRE LA PARFUMERIE

Indirectement, le sang et le parfum jouent un rôle capital dans les persécutions qui, de Néron jusqu'à Galère, au début du IVe siècle, vont périodiquement frapper les premiers chrétiens. Leur refus de brûler l'encens en l'honneur des idoles et des empereurs divinisés, de consommer les viandes parfumées provenant des banquets offerts aux divinités païennes, de participer aux tueries du cirque, est perçu comme une menace pour l'ordre social et l'état.

Les adeptes de la nouvelle religion sont fortement incités à s'écarter de toutes les pratiques pouvant participer de la luxure ou de l'intempérance. Comme l'écrit Clément d'Alexandrie, qui dirige l'enseignement de la communauté chrétienne de cette ville entre 180 et 202, couronnes et aromates doivent être réservés à des fins pieuses, les fidèles ne doivent exhaler que l'odeur de leurs vertus et délaisser les parfums et les onguents, à l'exception toutefois de ceux qui sont employés dans un but thérapeutique [78].

Un échelon de plus dans la rigueur est franchi par Tertullien, théologien carthaginois qui, à peu près à la même époque, consacre un ouvrage à la toilette des femmes. Les instructions qu'il leur adresse sont sans ambiguïté : « Sachez que vous êtes désormais tenues non seulement de repousser loin de vous les artifices calculés qui rehaussent la beauté, mais encore de faire oublier en le dissimulant et en le négligeant votre charme naturel [79]. »

Ces exhortations sont à contre-courant des mœurs dominantes de la société romaine, mais elles ont trouvé aussi des échos chez des païens nostalgiques des vertus républicaines ou épris de philosophie grecque. Platon mettait déjà en garde contre les désirs « bourdonnant autour de l'amour, parmi les nuages d'encens, les couronnes de fleurs, les vins et tous les plaisirs dissolus [80] ». Diogène le Cynique lançait à un élégant « prends garde que la bonne odeur de ta tête ne fasse ressortir la mauvaise odeur de ta vie [81] » et Aristote dénonçait « ceux qui se délectent à l'odeur d'onguents ou de mets car les gens déréglés y trouvent leur plaisir du fait que ces odeurs leur rappellent les objets de leur concupiscence [82] ».

Des courants de pensée aux motivations très différentes, mais conduisant à une même exigence, celle d'un retour à un mode de vie empreint de retenue, se sont rencontrés, d'autant que, parmi les premiers moralistes chrétiens, beaucoup, à l'exemple de Clément d'Alexandrie, étaient eux-mêmes pétris de Platon et d'Aristote.

Le poids croissant des chrétiens dans l'Empire n'a cependant pas dû peser de façon décisive dans l'évolution de la consommation des produits de parfumerie. Le seul fait que Tertullien soit encore obligé de tancer certaines chrétiennes qui font de leur tête un autel qu'elles inondent de parfums « en l'honneur de l'esprit immonde », montre que toutes ne faisaient pas preuve d'une égale docilité en ce domaine. Les Pères de l'Église sont obligés de revenir périodiquement sur cette question. Au IVe siècle, saint Jérôme recommande encore aux femmes chrétiennes de ne pas adopter les mœurs des païennes qui se parfument « au musc de souris » et utilisent « les peaux odorantes de la souris étrangère [83] ». Il est tentant d'y voir, avec Luce Boulnois, « la poche de musc, telle qu'elle était vendue à l'état naturel, avec le musc dedans : une petite bourse de peau couverte de poils, dégageant une odeur puissante, et ressemblant, en effet, à une souris [84] ». Paradoxalement, c'est un docteur de l'Église, ermite, puis secrétaire du pape et traducteur de la Bible, qui fournirait la première indication concrète sur l'utilisation des senteurs animales lascives dans la toilette féminine, vers la fin de l'époque impériale.

LES MÉFAITS DE L'INFLATION

Si une évolution dans le commerce de la parfumerie est perceptible à partir du IVe siècle, elle est, avant tout, fonction de données économiques et politiques. Dès la fin du IIIe siècle, l'Empire est confronté à de graves difficultés. Les frontières sont de plus en plus menacées, la crise économique se manifeste par une inflation qui a décuplé les prix en cinquante ans. Pour traiter plus efficacement les problèmes complexes d'un ensemble territorial immense, l'empereur Dioclétien décide d'instituer une direction collégiale de l'Empire. Il confie à Maximien les provinces occidentales, conservant pour lui-même la gestion des provinces orientales. Quelques années plus tard, il complète le système en adjoignant aux deux empereurs (les Augustes) deux empereurs de second rang (les Césars). D'importantes réformes vont être réalisées sous le gouvernement de cette « tétrarchie » : réforme de l'armée, réforme territoriale, administrative et monétaire.

Pour résorber l'inflation, les tétrarques édictent en 301 un barème connu sous le nom de « Tarif du Maximum ». Il comporte deux mille articles fixant les prix que ne devront pas dépasser les principales denrées : grains, vins, viandes, poissons, et les travaux essentiels, mais aussi un certain nombre de produits de parfumerie. Leur rapprochement est particulièrement instructif.

Ainsi le prix maximum du poisson de mer est fixé à 24 deniers la livre en premier choix et 16 en deuxième choix, le porc à 12 deniers et le bœuf à 8. Un laboureur peut toucher 25 deniers par jour, un menuisier 50, un artiste peintre 150, un instituteur 75 par élève et par mois et un tenancier de thermes 2 deniers par baigneur et par jour.

Cent douze articles, non exhaustifs de tous les composants utilisés en parfumerie, sont consacrés à « l'herboristerie » et visent aussi bien des plantes médicinales que des colorants, des aromates ou des huiles parfumées. Le prix le plus élevé concerne le safran d'Arabie qui pourra être vendu jusqu'à 2 000 deniers la livre. Viennent ensuite l'opium de Cyrénaïque (Libye) à 1 250 deniers et l'opium du pavot de Thébaïde (Égypte) à 1 000 deniers. Le poivre est à 800 deniers. Le suc de baumier de première qualité, les gouttes de myrrhe (stacté) et le safran d'Afrique (Libye) sont tarifés à 600 deniers, l'amome véritable et l'encens d'Arabie à 500, les feuilles de nard à 200. En dessous de 100 deniers, prix autorisé pour l'huile de marjolaine, on trouve, à 50 deniers, la gomme de térébinthe, le jonc odorant, l'huile de henné et l'huile de rose de deuxième qualité, à 30, l'huile d'iris. Le produit le moins cher est la résine de pin à 20 deniers.

Ces quelques exemples font ressortir qu'au-dessus de 100 deniers, tous les produits cités sont importés d'Égypte, d'Arabie ou d'Asie. Mais la tentative de freinage de l'inflation par le gel des prix et des salaires n'a pas tous les effets escomptés. Ce blocage ne résiste pas longtemps. Signe du déclin monétaire de l'Empire, les impôts nouveaux sont payables pour partie en espèces et pour partie en nature...

Le système de la tétrarchie prend fin, en 324, lorsque Constantin réunifie sous son autorité les provinces de l'Est et de l'Ouest. Mais, il crée sur le Bosphore, à l'emplacement de Byzance rasée, en 196, par Septime Sévère, une nouvelle capitale : Constantinople. Cette éclipse de Rome, en tant que centre du gouvernement impérial, reflète une réalité profonde. Une fissure s'agrandit entre l'Occident, où l'activité économique stagne et l'Orient, où elle reste florissante. Constantin n'est pas mort depuis trente ans que la rupture est consommée et, cette fois-ci, de façon irrémédiable, malgré une brève réunification, en 394-395, par Théodose Ier. Désormais, les deux empires vont vivre des destins différents. Rome est pillée, en 410, par les Goths et l'Empire romain d'Occident sombre définitivement, en 476, avec l'abdication de Romulus Augustus, surnommé par dérision Augustulus, « le petit Auguste ». Dans cette tourmente, l'art du parfum s'efface en Occident et se réfugie dans l'Empire byzantin où se perpétuent les formes les plus raffinées des modes de vie gréco-latins.

CHAPITRE IV
Odeurs médiévales

Le remplacement de l'Empire romain d'Occident par une mosaïque de royaumes « barbares » correspond à une régression importante de l'art du parfum. Les élites de l'Empire déchu ont certainement froncé le nez au contact des Wisigoths, Ostrogoths, Vandales, Saxons, Francs et Burgondes « aux cheveux graissés de beurre rance [1] ». En mettant ses capacités au service des vainqueurs, cette aristocratie s'est efforcée de survivre et de préserver tant bien que mal son style de vie. Mais les cadeaux d'aromates et de parfums envoyés au début du IXe siècle à Charlemagne par le calife de Bagdad, Haroun al-Raschid, soulignent qu'à cette époque encore, ces produits restent rares en Occident. En conclure que la parfumerie est entrée dans une longue nuit s'étendant uniformément sur tout le Moyen Âge serait néanmoins une erreur. Dans les derniers siècles de cette période, elle va connaître un renouveau certain.

Dans le sillage des saints

La christianisation des Barbares a permis à l'Église d'affirmer par la suite son emprise sur la société médiévale et les usages profanes des senteurs sont regardés avec suspicion car de nature à exciter le désir et favoriser la luxure. Les usages cultuels eux-mêmes ont d'ailleurs suscité, à l'origine, de fortes réticences dans les premières communautés chrétiennes qui les associaient aux pratiques idolâtres. Ce n'est qu'à partir des Ve et VIe siècles que le saint chrême, composé d'huile d'olive et de baumier de Galaad ou de baume de styrax, entre dans les rites de consécration et les onctions sacrées, tandis que l'encens s'impose dans la pratique liturgique.

Le parfum devient alors un élément important de la symbolique chrétienne. Les seules odeurs valorisées ont une fonction mystique : celle de l'encens qui s'élève vers Dieu comme une prière, celle des bienheureux dont la chair sanctifiée par la chasteté et le jeûne est devenue incorruptible et, odeur exemplaire entre toutes, celle du Christ sacrifié.

Pour Thomas d'Aquin qui, au XIIIe siècle, enseigne la théologie à l'université de Paris, l'encensement de l'autel symbolise la grâce dont le Christ fut rempli comme d'un parfum agréable et l'encensement des fidèles est l'image de cette grâce déversée sur eux, ainsi qu'il est dit dans la deuxième épître aux Corinthiens : « Par nous le Christ répand en tous lieux le parfum de sa connaissance [2]. »

Une autre thématique de l'odeur du Christ est développée à la même époque, en termes plus imagés, par l'archevêque de Gênes, Jacques de Voragine, l'auteur de *La Légende dorée*. Le sang du crucifié est comparé à un baume qui soigne les âmes meurtries par le péché. « Le Christ était plein d'onguent, autant qu'un vase d'albâtre, et pour cela il voulut qu'il soit brisé par de nombreuses blessures, afin que l'onguent précieux en sorte par lequel le blessé est guéri [...]. Le corps du Christ fut rempli de baume, autant qu'un magasin, et il voulut que cette réserve soit ouverte pour que le baume s'en écoule, par lequel celui qui pue est guéri. Cette armoire en effet fut ouverte quand un soldat ouvrit son flanc de sa lance. De l'odeur de ce baume, il est dit : J'ai rendu mon parfum comme le cinnamome et le baume odorant [3]. »

Les ouvrages théologiques ou hagiographiques ne sont pas les seuls à porter témoignage de ces parfums christiques. De façon plus inattendue, on en trouve l'écho dans les magnifiques bestiaires enluminés des XIIe et XIIIe siècles, époque où la connaissance de la nature est considérée comme un moyen d'approcher le créateur. Lorsqu'ils traitent de la panthère, ces ouvrages n'hésitent pas à détourner le mythe grec et païen de la panthère parfumée pour lui donner une toute nouvelle signification en identifiant l'haleine odorante du fauve à la parole du Sauveur : « Ainsi, au doux parfum qu'exhale la bouche de la panthère, toutes les bêtes, tant des alentours que des contrées lointaines, accourent toutes à la fois et se mettent à la suivre : ainsi, tant les Juifs que les Gentils entendirent la parole du Christ et le suivirent en disant : Que tes paroles sont douces à nos lèvres, plus douces encore que le miel [4]. »

Par référence à ce divin modèle, c'est tout naturellement que la bonne odeur va être associée à la sainteté. De son vivant même le saint a un contact privilégié avec l'au-delà et se trouve, en quelque sorte, dans l'antichambre du paradis que Grégoire de Tours dépeint comme « une vaste prairie où diffuse sans cesse un extraordinaire parfum [5] ». L'odeur de sainteté témoigne d'un rapport privilégié avec le divin. *La Légende dorée* abonde en récits où elle se communique aux lieux fréquentés par le mystique ou aux objets qu'il a touchés. Quand saint Crisant est jeté dans un cachot infect, la puanteur épouvantable qui y règne se transforme instantanément en senteur suave et saint Ambroise, « l'ambre de Dieu » est « la bonne odeur de Jésus-Christ en tout lieu ». Le phénomène persiste ou se manifeste souvent après la mort, en liaison fréquente avec l'incorruption des chairs. Saint Pierre, exhumé plus d'un an après sa crucifixion est trouvé « sain et entier sans aucune mauvaise odeur » et son martyre en fait « l'arôme pilé dans le mortier qui en répand une plus forte senteur[6] ».

Un souffle venu d'Orient

Tandis que la civilisation médiévale est encore balbutiante, la civilisation arabe s'épanouit en Orient et développe une culture raffinée du parfum. Le prophète Mahomet, né à La Mecque, centre commercial important du trafic des aromates, avait un goût prononcé pour les senteurs et voyait même dans l'usage des cosmétiques un moyen pour les musulmans de se distinguer des juifs et des chrétiens. La religion ne sera donc pas un frein à l'essor de la parfumerie. Le musc, malgré sa rareté et son prix, est parfois incorporé au mortier des mosquées. Ainsi, aux heures les plus chaudes de la journée, les murs exhalent des odeurs délicieuses propres à donner aux fidèles un aperçu du paradis. Il sert aussi à parfumer l'enduit des habitations les plus fastueuses :

« Laissez-moi frotter
de musc et de camphre
asperger d'eau de rose
les murs de ma maison[7]. »

À Bagdad, dans le palais du calife et les riches demeures où les brûle-parfum diffusent des vapeurs d'encens et d'aloès, les serviteurs disposent sur les tables des bougies au camphre et projettent de l'eau de rose sur les tapis, sofas et tentures. Lorsqu'un visiteur se présente, il est accueilli par des aspersions d'eau de fleurs d'oranger provenant d'un vase d'or ou d'argent à col long et étroit finement ciselé, le *gûlabdan*. L'eau de rose jaillit encore des vasques et des fontaines des patios. Dans les harems, les favorites, s'accompagnant au luth, chantent la douceur d'aimer :

« La moindre parole de ta bouche
a pour moi le parfum du musc ;
le moindre de tes sourires exhale
une senteur aromatique [8]. »

Elles se délassent en roulant sous leurs pieds des boules d'ambre aux effluves de mer, de thé et de confiserie. La précieuse matière recueillie sur les flots de l'océan Indien est parée d'une origine mystérieuse. Les savants arabes du IXe siècle se demandaient encore si elle naissait de l'écume des vagues, de sources jaillissant des fonds marins ou si elle était le fruit d'un arbre aquatique [9].

Durant les croisades qui s'enchaînent du XIe au XIIIe siècle, les chevaliers français, allemands et anglais vont se trouver au contact direct de ce monde si différent. Ceux qui s'implantent dans les nouveaux États latins créés au Levant, royaumes de Jérusalem et de Chypre, comtés d'Édesse et de Tripoli, principautés d'Antioche et de Tibériade, vont même s'y immerger de plus en plus profondément. De retour de leurs lointaines expéditions, les croisés rapportent l'ambre, le musc et l'eau de rose qui aurait été distillée pour la première fois au début du XIe siècle par le grand médecin et philosophe musulman Avicenne.

Mais les croisades n'ont pas été le seul vecteur des influences de l'Orient sur l'Occident. Elles se sont exercées aussi, pour des raisons et dans des conditions différentes, à travers deux pays européens : l'Espagne et l'Italie.

Depuis le VIIIe siècle, la plus grande partie de l'Espagne est tombée au pouvoir des Maures et la culture arabo-musulmane y a édifié quelques-unes de ses plus belles réalisations. Riche d'une mosquée qui fut la plus grande du monde après celle de La Mecque, de ses palais, de ses bains publics, de ses écoles et d'une célèbre université, le califat de Cordoue rivalise avec Bagdad et attire savants et lettrés de tout le monde islamique. À partir de cette base florissante, les connaissances et les productions arabes se propagent vers les autres pays européens. Même si la *reconquista* chrétienne s'amorce dès le XIe siècle, le royaume de Grenade, à l'extrémité de la péninsule, va perdurer jusqu'en 1492, brillant de tous ses feux et diffusant les senteurs orientales.

Dans un tout autre contexte, l'Italie joue également un rôle déterminant dans les rapports Orient-Occident. Deux grandes cités maritimes, Gênes et Venise, assurent le commerce en Méditerranée. Elles s'appuient sur des marines puissantes et sur un chapelet de comptoirs, de colonies, de ports et de places fortes, répartis depuis les côtes dalmates jusqu'à celles du Proche-Orient, sur les îles de la mer Égée et même sur les côtes de la mer Noire. Rivales et souvent ennemies, elles se disputent la suprématie dans les échanges avec l'empire byzantin et tous les pays du Levant.

Venise s'est fait une spécialité du trafic des produits de luxe. Dans les entrepôts du Grand Canal s'accumulent soieries, brocarts, étoffes de Damas, porcelaines, mais aussi aromates, épices et parfums qui en font la ville la plus riche d'Europe.

Cette opulence, elle la doit aussi à la hardiesse de ses commerçants qui n'hésitent pas à se lancer dans des expéditions aventureuses. Le plus célèbre d'entre eux, Marco Polo, parti de Venise au printemps de 1272, n'y revint que vingt-quatre ans plus tard, après un périple à travers la Perse et l'Asie centrale qui le mena jusqu'en Chine à la cour du Grand Khan. Trois ans plus tard, fait prisonnier dans un combat naval contre les Génois, il occupe sa détention à dicter ses souvenirs de voyage. Ce livre, *Le Devisement du monde*, va faire de lui le Vénitien et le voyageur le plus connu de tous les temps. En bon commerçant, Marco Polo s'intéresse à chaque étape aux ressources locales. Les méthodes employées pour récolter les épices, les bois odorants et les substances aromatiques sont notées, ainsi que les prix pratiqués. Son texte fourmille d'indications précises.

Dans « la noble et magnifique cité de Quinsaï [10] » (Hangzhou), les registres des douanes établissent qu'il se consomme chaque jour 9 589 livres de poivre. Cette épice si prisée en Occident « se cueille au mois de mai, juin, juillet. Et vous dit que les arbres qui font le poivre sont plantés en hiver et sont arrosés souvent : ce sont des arbres domestiques. Ce poivre n'est point séché au four comme on prétend dans nos régions. Dans ce pays, on le charge en vrac sur les nefs comme chez nous on charge le froment [11] ». Les plus vastes forêts de camphriers sont exploitées dans la région de Fou-Tchéou où circulent des tigres d'une taille et d'une force extraordinaires. Sumatra abonde en nard, bois d'aloès, de brésil, d'ébène « et maintes autres épices qui jamais ne viennent en notre pays à cause de la longueur du chemin ». À Java, on trouve non seulement du poivre mais des noix musquées, du nard, du galanga (une plante dont la racine était utilisée comme stimulant), des clous de girofle, du cucèbe (un arbuste voisin du poivrier). « En cette île viennent grandes quantités de nefs et de marchands qui y font gros profits et gros gains [12]. »

Une attention toute particulière est portée à deux produits animaux odorants : le musc et l'ambre. Lorsque Marco Polo sillonne la Chine pour informer son maître Koubilaï Khan sur la situation de son empire, il note que dans la province du Qinghai « se trouve le meilleur musc et le plus fin qui soit au monde [13] ». Le chevrotain porte-musc, « une bête très jolie à voir qu'on appelle gudderi en langue tartare » est décrit avec beaucoup de précision comme un animal de la grosseur d'une gazelle dont il a les pieds et la queue avec un poil ressemblant à celui du cerf en bien plus épais. Dépourvu de cornes, il a en revanche quatre dents longues et blanches comme l'ivoire, deux pointant vers le haut et deux vers le bas. À l'appui de ses dires, Marco Polo ajoute : « J'ai rapporté à Venise, desséchés la tête et le pied d'un de ces animaux et un peu de musc dans son sac à musc[14]. » La sécrétion odorante est identifiée au sang de l'animal. Au Tibet[15], « il y a maintes bêtes qui font le musc [...] une apostume pleine de sang, pareille à une tumeur, se forme près du nombril de l'animal, et ce sang, c'est le musc ; et l'apostume, quand elle est trop pleine, expulse de ce sang chaque mois. Et comme il y a tant de bêtes en ce pays, elles en répandent un peu partout de sorte que toute la province sent le musc[16] ». La méthode de prélèvement elle-même est soigneusement détaillée. « Les chasseurs se mettent en route à la pleine lune pour attraper ces bêtes, et celui qui en a pris une, il trouve au nombril, sous le ventre, au milieu, entre cuir et chair, une apostume de sang qui se forme chez cette bête quand la lune est pleine ; il la découpe avec toute la peau, la retire et la fait sécher au soleil[17]. »

Même souci du détail à propos de l'ambre. D'après le récit du Vénitien, les pécheurs de l'île de Socotra ne se contentent pas de recueillir celui qui flotte sur la mer, mais l'extraient eux-mêmes des cachalots. Leur technique consiste à attirer une « baleine » en lui jetant des morceaux de thon car « dès qu'elle les a mangés, elle est ivre, comme un homme enivré de vin ». Alors deux hardis marins grimpent sur la tête de l'animal et y enfoncent à coups de maillet « un pal de fer barbé » relié à une très longue corde garnie d'une succession de planches et de bouteilles munies de fanions. La « baleine » blessée s'épuise à vouloir plonger avec tout cet attirail et finit par mourir. Elle est alors remorquée jusqu'au rivage, dépecée et les pêcheurs « trouvent l'ambre gris dans le ventre[18] ».

L'importance de l'Italie dans la propagation des influences orientales ne tient pas uniquement à son intense activité commerciale. Elle se manifeste aussi sur un plan intellectuel, en particulier à la cour de Palerme. Dans la première moitié du XIIIe siècle y règne un fascinant personnage épris de culture, Frédéric II, à la fois roi de Sicile et empereur germanique. Excommunié, il n'en a pas moins dirigé la sixième croisade, en diplomate plus qu'en guerrier, obtenant du sultan d'Égypte, par la négociation, la cession de Jérusalem, de Bethléem et de Nazareth. À Palerme, il adopte les mœurs de l'Islam et possède un harem. Sa cour est un lieu de tolérance religieuse et un foyer intellectuel où se côtoient savants et lettrés italiens, grecs, arabes et juifs. Il fait traduire en latin Aristote, Ptolémée et Galien mais aussi Averroès, le grand philosophe arabe commentateur d'Aristote et commande de précieux manuscrits enluminés. C'est probablement à sa demande que fut réalisé un ouvrage rassemblant plusieurs traités de médecine antique : celui de la bétoine (euphorbe) attribué à Antonius Musa, médecin de l'empereur Auguste, le livre de Sextus Placitus sur les propriétés médicinales des animaux, l'herbier du pseudo-Apuleius et celui du pseudo-Dioscoride qui fait une place importante aux herbes à usage cosmétique[19].

Son fils Manfred perpétue sa politique d'ouverture culturelle faisant traduire en particulier Ibn Botlan, médecin arabe du XIe siècle d'une grande notoriété. Le *Tacuinum Sanitatis*, latinisation du titre original *Taqwin es-siha*, c'est-à-dire *Table des matières de la santé* [20], renseigne sur l'utilisation par la médecine arabe de nombreuses plantes ou matières aromatiques : absinthe, rose, lys, baies de laurier, menthe... « Les violettes parfumées, que l'on prend sous forme de boisson dans les cas de frénésie, purgent la bile. » Elles doivent être sélectionnées dans les tons bleu outremer avec beaucoup de feuilles. L'eau de rose « faite avec des roses parfumées sans addition d'eau [...] favorise la puissance et les organes sensoriels, fortifie le cœur, contrarie les évanouissements ou en fait revenir ». Mais elle s'adresse plutôt « aux complexions chaudes, aux jeunes, en été ». Contre les saignements de nez, l'échauffement du foie, les fortes fièvres, le camphre est recommandé. Il a pour inconvénients de provoquer l'insomnie et d'assoupir le désir du coït. Tout comme l'ambre, le musc fortifie le cœur et « convient particulièrement aux complexions froides, aux décrépits, l'hiver et dans les régions septentrionales [21] ».

Étuves et oiselets de Chypre

Les apports conjugués de l'Espagne, de l'Italie et des croisades, ont permis à l'Europe de renouer, dès le XIe siècle, avec une parfumerie plus élaborée qui réinvestit l'art de vivre des classes aisées. L'emploi profane des produits odorants s'ordonne autour de pratiques balnéaires qui n'ont certes plus l'ampleur qu'elles revêtaient dans l'Antiquité. Il y a loin des grandioses thermes de marbre du monde romain aux modestes cuveaux de bois dont se contentent châtelaines et châtelains de l'époque médiévale.

L'usage des bains privés et publics s'est néanmoins maintenu. Seuls les plus riches disposent d'installations particulières et offrir un bain parfumé pour honorer un hôte de marque fait partie des règles du savoir-vivre. C'est ainsi qu'en 1382, le duc de Bourgogne se fait livrer de l'eau de rose par Jean Guillaut, épicier et bourgeois de Paris, car le roi doit lui rendre visite et « s'étuver » chez lui. Mais dans les principales villes fonctionnent des étuves publiques, établissements où tous peuvent, pour un prix raisonnable, bénéficier d'un bain chaud. Du temps de saint Louis, on en compte au moins vingt-six à Paris.

Les manuscrits enluminés donnent une image précise des plus luxueuse. Les clients disposent de cuves garnies intérieurement de tissu et surmontées d'une sorte de dais qui concentre les vapeurs de l'eau chaude aromatisée. On se baigne en couple, avec pour tout vêtement un bonnet protégeant les cheveux. Auprès de chaque « baignoiraire », une table nappée supporte plats et gobelets que remplissent d'accortes servantes. Après le bain, il est possible de recourir à des frictions de pâtes ou d'huiles parfumées. Le service offert ne se borne pas aux prestations purement hygiéniques et inclut des lits à baldaquin dont les courtines préservent l'intimité des baigneurs. Une suspicion de débauche ne va pas tarder à planer sur ces établissements. Ce n'est pas un hasard si l'une des plus célèbres enluminures consacrée à ces lieux de convivialité illustre un texte du moraliste latin Valère Maxime, *Le Livre des vices et des vertus*.

Quant aux pratiques touchant à la beauté, un ouvrage du XIIIe siècle, intitulé *L'Ornement des dames*, révèle que leurs préoccupations n'ont guère varié depuis l'Antiquité. Il s'agit toujours de faire disparaître les taches de rousseur en se lavant, par exemple, avec de l'eau additionnée de blancs d'œufs où a bouilli de la racine de livèche et, plus généralement, d'estomper toutes les imperfections du visage. Les fards qui comportent encore un peu de blanc de céruse, sont cependant moins chargés en couleurs vives car la mode est davantage à une peau pâle et transparente qu'aux teintes vermillon chères aux Romaines. Mais le regard masculin sur ces artifices n'a pas changé. Guillaume de Lorris qui célèbre l'art d'aimer courtois dans le *Roman de la Rose*, a encore les yeux d'Ovide lorsqu'il demande aux femmes de « se farder en tapinois » !

Un meuble de toilette nouveau a fait son apparition : la « damoiselle à attourner ». C'est une sorte de mannequin de bois, muni d'une tablette pour les produits de beauté et de deux bras, dont l'un supporte un miroir et l'autre les instruments nécessaires à la coiffure [22]. Celle-ci, en effet, n'est pas négligée et Henri de Mondeville, médecin de Philippe le Bel, conseille de se parfumer les cheveux avec du musc, du girofle, de la noix de muscade et de la cardamome [23].

D'autres objets qui n'ont rien de spécifiquement féminin sont révélés par les peintures, gravures et, surtout, par les comptes des grandes maisons royales ou princières, voire de la très riche bourgeoisie. Y figurent des aspergeoirs de métal qui permettent de projeter, à la manière orientale, des gouttes de parfum sur les tentures, les meubles ou les vêtements, ainsi que des cassolettes et des brûle-parfum pour fumigations odorantes. Des oiseaux de pâte parfumée, les fameux « oiselets de Chypre » exhalent leurs senteurs à travers les barreaux de petites cages d'or ou d'argent et l'on transporte avec soi un peu de parfum liquide dans des « barillets » (de petits barils) de métal précieux ou de cristal. Dans les vêtements aspergés d'eau fraîche où a macéré de la racine d'iris pulvérisée sont glissés des « coussines », c'est-à-dire des sachets remplis de poudre de violette. La même technique est appliquée à des accessoires de plus grande dimension. Le comte de Nevers achète un boisseau (environ treize litres) de pétales de roses et trois boisseaux de lavande pour garnir quatre oreillers « brodés de soie et de fin or de Chypre » et le duc de Bourgogne passe commande, en 1388, de « huit oreillers à y mettre lavande[24] ». Il y a là des signes évidents que le parfum est redevenu une préoccupation importante de la vie sociale.

Jardins des cloîtres, jardins des princes

Durant le Haut Moyen Âge, c'est dans les couvents que se concentre l'essentiel des activités pharmaceutiques et médicales. Le cloître est souvent flanqué d'un « jardin des simples » où sont cultivées quantité de plantes aromatiques utilisées dans la pharmacopée. Par un glissement tout naturel, les religieux vont être conduits à confectionner et à prescrire des médicaments. Dans les communautés, les moines infirmiers ou apothicaires viennent immédiatement dans la hiérarchie après le prieur et le sous-prieur. Cette activité apparaît en accord avec leur devoir d'assistance aux pauvres et aux malades. Au fil du temps, elle prend un caractère de plus en plus lucratif et une ampleur telle, que les autorités ecclésiastiques s'en émeuvent. Entre 1131 et 1163, plusieurs conciles, réunis à Reims, Montpellier et Tours, vont défendre aux moines d'exercer la médecine hors des monastères.

C'est à la même époque que sont fondées les premières écoles de médecine et les universités de Paris et de Montpellier. Ces nouvelles institutions prennent une place de plus en plus grande, sans toutefois dépouiller totalement les couvents de leurs prérogatives de dispensateurs de remèdes. L'un des principaux ouvrages du XIIe siècle sur les plantes médicinales, *Le Jardin de la Santé*, est dû à sainte Hildegarde, abbesse bénédictine de Rupertsberg, en Allemagne. Et, lorsqu'en 1214, le duc Eudes III de Bourgogne est blessé à la bataille de Bouvines, c'est à l'abbaye cistercienne de Fontenay qu'il vient se faire soigner et demeurer jusqu'à son rétablissement.

Avec la vogue croissante des eaux de senteurs, la culture des plantes à parfums va largement déborder les enclos des jardins monastiques. Les princes eux-mêmes les développent autour de leurs châteaux, à la fois pour des raisons économiques et parce qu'il est préférable de disposer de matières premières fraîches à proximité immédiate pour tirer parti de toute la finesse des arômes. Le roi Charles V fait procéder à des plantations dans les jardins du Louvre. La duchesse de Bourgogne n'est pas en reste. Ses comptes révèlent tout un programme d'acclimatation de la lavande, qu'elle affectionne particulièrement, autour d'une des résidences ducales, le château de Rouvres. Après une première tentative qui échoue, achat est fait le 22 avril 1372 de treize gerbes de lavande pour planter « ès jardins de Monseigneur » ainsi que de semences pour « semer audit jardin [25] ». Cette fois-ci, le succès est au rendez-vous et un calendrier de culture est mis au point : en mars, des filles seront chargées d'« esboicher » la lavande (ôter les tiges inutiles). La cueillette des grains se fait à la Saint-Jean-Baptiste. Fin juin, début juillet, il faut cueillir la lavande, la sécher, frotter, tamiser, puis mettre les fleurs en tonneaux. Après quoi, on rassemble les plants souillés ou gâtés. Enfin, en novembre, on « détroche » (sépare les touffes) et replante. La réussite est telle, que le duc pourra envoyer de la lavande dans ses États de Flandres. Outre ces plantations, les jardins de Rouvres accueillent bien d'autres cultures florales : rosiers, sauge, bourrache, hysope, pervenche, violette... Les opérations de transformation se font sur place et la préparation des eaux de roses rouges et blanches, de lys ou de plantain ne requiert pas moins de onze fourneaux [26].

Épiciers, apothicaires et triacleurs

Dresser un tableau clair et exact de la commercialisation des aromates et des produits parfumés à l'époque médiévale tient de la gageure. De nombreux acteurs semblent concernés : vendeurs d'aromates (*aromatarii*), vendeurs d'herbes (*herbarii*), épiciers (*speciarii*), apothicaires (*apothecarii*). Ces termes qui, au premier abord, évoquent une spécialisation, ne doivent pas faire illusion car ils recouvrent une réalité mouvante. On s'aperçoit très vite que, sous des appellations différentes, s'exercent des activités assez semblables et que les frontières imprécises qui existent entre elles sont fréquemment transgressées. Les archives municipales et celles des cours de justice sont pleines des conflits et des procès qui opposent des professionnels s'accusant mutuellement d'avoir empiété sur leurs domaines respectifs.

En 1252, le roi a bien essayé de réorganiser les multiples confréries et corporations du royaume, et les différents métiers ont été dotés d'une réglementation un peu plus précise. Les apothicaires et les épiciers, appelés à manipuler et vendre les matières odorantes, sont réunis dans une même corporation. Leur coexistence va s'avérer conflictuelle. De plus, il ne faut pas perdre de vue que la situation constatée à Paris n'est pas forcément celle qui prévaut dans les provinces. Chose importante, le prévôt de Paris, Étienne Boileau qui a été chargé de cette réforme, ne fait aucune mention, dans son *Livre des Mestiers et Marchandises*, du métier de parfumeur[27]. C'est donc essentiellement entre les épiciers et les apothicaires que se joue le contrôle des produits odorants.

Si, à l'époque, les épices servant de condiments sont différenciées des « apothicaireries », c'est-à-dire des drogues et des matières premières utilisées pour les remèdes, il n'en va pas de même des eaux aromatiques qui, tout comme les sucreries, sont rangées arbitrairement dans l'une ou l'autre de ces deux catégories. La commercialisation se ressent évidemment de cette indécision. Nombreux sont les apothicaires qui débitent des produits que nous qualifierions aujourd'hui d'épicerie, alors que bien des épiciers vendent également des remèdes.

Les archives de la ville de Dijon donnent une bonne idée de cette situation ambiguë. Au XIIIe siècle, la corporation des apothicaires y est florissante. Au milieu du siècle suivant, ils disparaissent presque complètement des registres, apparemment éliminés par les épiciers, avant de retrouver leur place un siècle plus tard[28]. Divers éléments font soupçonner que cette alternance est peut-être davantage une question de vocabulaire que le reflet de changements profonds économiques ou structurels.

Au sein de la maison ducale existe, par exemple, un valet de chambre qui exerce la fonction enviée d'« apothicaire du duc », à la fois intendant des remèdes et infirmier particulier. Au gré des documents, il est indifféremment désigné comme « valet et apothicaire », « valet et épicier », voire même « apothicaire et épicier ». Les comptes montrent que le Palais se fournit parfois en médicaments dans les boutiques. Ainsi, le samedi après la Toussaint de 1347, « maistre Girart, physicien de Monseigneur » vient acheter pour le duc, chez Marguerite, veuve de l'épicier Guienot, « plusieurs électuaires contre l'épidémie[29] ». De même, les inventaires après décès, font ressortir que certains épiciers vendaient presque exclusivement des « apothicaireries » et des contrats d'apprentissage exposent que tel maître épicier s'engage envers l'apprenti « à lui apprendre de tout son pouvoir l'art d'épicerie et d'apothicairerie[30] ».

Il est donc patent qu'à la fin du Moyen Âge, les deux professions sont encore largement confondues dans les faits et n'ont pas réussi à conquérir une véritable autonomie. Quoi qu'il en soit, les rôles d'imposition, les contrats de mariage et les règlements successoraux montrent que ceux qui font commerce d'épices et d'apothicaireries ont une situation aisée et s'élèvent parfois au rang de riches notables.

Ces commerçants ayant pignon sur rue ne sont cependant pas les seuls sur le marché des produits aromatiques. Ils sont concurrencés par des professionnels ambulants, droguistes, vendeurs de colifichets ou même charlatans. Comment empêcher un colporteur en accessoires de toilette de proposer à côté de ses peignes, rasoirs et miroirs, des eaux de rose et des fards ? Parmi ces professions vagabondes, les *triacleurs* ou *tréacliers*, occupent une place particulière. Ils proposent essentiellement la triacle ou thériaque, antique panacée que préconisait déjà Galien, incluant de la chair de vipère et une soixantaine de plantes aromatiques [31]. Antivenin réputé, elle combat tous les empoisonnements y compris ceux de l'air, ce qui lui vaut d'être utilisée en temps de peste. Les triacleurs qui cumulent souvent leur métier avec celui de chirurgien, opèrent et vendent en plein air. Ils jouissent d'une reconnaissance officielle ainsi qu'en attestent les actes notariés, tel ce contrat du 2 juillet 1398, par lequel Lambert Petit de Fauverney, près de Rouvres, s'engage à payer à un couple de triacleurs, Jehan de Nuis et Jehanotte, sa femme, six francs et demi d'or « pour ce que le dit créditeur lui doit monstrer, de son pouvoir, son métier de triaclerie, sans rien en receller [32] ».

Pomme d'ambre, distillation et eau de la reine de Hongrie

Que des professionnels liés de près ou de loin à la thérapeutique occupent une place éminente dans la distribution des produits aromatiques reflète une réalité qui imprègne profondément la société médiévale : le parfum, même s'il a des utilisations mondaines, reste primordialement une matière médicale. Pour se convaincre de cette ambivalence, il suffit de se tourner vers quelques réalisations caractéristiques de cette période.

Parmi les plus représentatives figurent les pommes de senteurs, constituées d'un réceptacle ajouré, de forme sphérique, s'ouvrant en deux et rempli de parfum solide. D'origine orientale, elles sont mentionnées pour la première fois en 1174, lorsque Baudoin IV, roi de Jérusalem, fait cadeau de pommes remplies de musc à l'empereur Frédéric Barberousse. Elles vont se multiplier en Occident et se diversifier dans leur contenu.

L'ambre vient rapidement concurrencer le musc. Son arôme, vanté comme cordial par les médecins arabes, est également crédité de vertus à la fois relaxantes et euphorisantes :

« Car l'ambre pure et excellente
A propriété véhémente
À donner confort et liesse
Et à tollir toute tristesse [33]. »

Sa réputation est telle, que l'expression « pomme d'ambre » va prendre un caractère générique. Pourtant, en raison de son prix, l'ambre, tout comme le musc, est réservé à une clientèle riche. La plupart des pommes sont composées d'ingrédients aromatiques moins coûteux, pulvérisés, tamisés, broyés avec de l'eau, de la cire, des résines ou des huiles parfumées pour former une boule de pâte odorante. Même lorsqu'elles s'adressent à un public très aisé, la plupart des compositions ne contiennent qu'une petite proportion de musc ou d'ambre. C'est le cas pour la recette donnée, en 1348, par le Collège de la Faculté de médecine de Paris qui ne comporte pas moins de vingt-neuf substances différentes : « Prenez une pierre très pure de deux onces ; storax, calamite (gomme-résine du roseau calamus), gomme arabique, myrrhe, encens, aloès, de chacune de ces substances trois gros ; roses rouges choisies, un gros ; santal, musc, deux gros ; noix muscade, girofle, macis (capsule odoriférante de la noix de muscade), de chacune de ces substances, un gros ; noix de ben, coquille supérieure et inférieure d'huître byzantine, karabé, calame aromatique, semences de basilic, marjolaine, sarriette, menthe sèche, racine de giroflier, de chacune de ces substances, un demi-gros ; bois d'aloès, une demi-once ; ambre, un gros ; musc, un gros et demi ; camphre, un demi-scrupule ; huile de nard, huile de muscatelline, une quantité suffisante pour parfumer ; ajoutez-y un petit fragment de cire blanche[34]. » Sachant qu'une once représente environ 30 g, un gros 4 g et un scrupule 1,25 g, on s'aperçoit que, dans cette préparation dont le poids total dépasse les deux cents grammes, n'entrent, en réalité, qu'une dizaine de grammes de musc et quatre grammes d'ambre.

Certains portraits montrent de hauts personnages tenant des pommes de senteurs de la taille d'une grosse orange. Mais celles qui nous sont parvenues sont nettement plus petites, leur diamètre dépasse rarement cinq centimètres. La matière en est généralement précieuse : argent, vermeil, or, parfois rehaussée d'émail, de perles et de devises gravées. La plupart de ces ouvrages sont munis d'anneaux et de chaînettes permettant de les porter au cou, à la ceinture, voire en bague.

Emporter partout avec soi sa pomme de senteurs n'est pas seulement une question d'agrément, d'élégance ou de symbole social. Cela traduit aussi un souci très présent au Moyen Âge : se protéger des épidémies. À cette époque, elles sont attribuées à une « corruption meurtrière » de l'air provoquée par des conjonctions astrales néfastes ou par des vapeurs empoisonnées s'élevant de la terre et des eaux putrides[35]. Devant la grande peste noire qui frappe la France en 1348 et qui décime le quart des habitants de l'Europe, les populations sont terrorisées et les autorités désarmées. À la demande du roi Charles VI, le Collège de la Faculté de médecine de Paris rédige une « Consultation sur l'épidémie » qui préconise essentiellement de combattre la putréfaction de l'air par des senteurs vivifiantes et cela d'autant que la respiration et les émanations infectées des malades accroissent le danger de contagion. En ces temps de détresse, toute relation sociale devient périlleuse et le poète Guillaume de Machaut témoigne de ce changement d'attitude :

> « Peu osoient à l'air aller,
> ni de près ensemble parler
> car leurs corrompues haleines
> corrompoient les autres saines [36]. »

La pomme de senteurs devient l'écran portatif qu'on peut opposer à tout instant au souffle fatal. Les plus modestes se contentent de boîtes perforées garnies de parfums moins coûteux ou, tout simplement, d'une éponge imbibée de vinaigre.

L'habitude de joncher de verdure et de fleurs le sol des maisons, de brûler des trochisques (pastilles pour fumigations) sur des cassolettes ainsi que des fagots odorants dans les cheminées, obéit également à cette double préoccupation. Il s'agit, certes, de rendre l'atmosphère plus agréable, surtout si on reçoit un invité, mais la sélection des parfums ne se fait pas au hasard ni en fonction des seules préférences olfactives. Elle vise aussi à corriger les dérèglements de l'air en le rafraîchissant ou en le réchauffant, selon qu'il est trop chaud ou trop froid, en le desséchant s'il est trop humide. Les médecins orientent ces choix sur la base d'un classement climatique des senteurs [37]. L'été, le sol des riches demeures sera arrosé d'eau de rose ou parsemé de fleurs « froides » comme le nénuphar et l'on humera des « aromates froids », santal et camphre, par exemple. Les moins nantis useront d'aspersions d'eau vinaigrée ou d'un tapis de feuilles de vigne et respireront du storax et de la marjolaine. L'hiver sera le temps des « aromates chauds » : aloès, ambre, noix de muscade, cinnamome. À défaut, on pourra toujours brûler des grains de genièvre ou des pelures de coings...

À la fin du Moyen Âge, surgit une composition qui va faire date dans l'histoire de la parfumerie. Apparue en 1370, c'est la première formule alcoolique d'Occident, à base de romarin et d'esprit-de-vin, la fameuse *eau de la reine de Hongrie*. Sa création est liée aux progrès accomplis par la technique de la distillation dont l'histoire controversée et quelque peu obscure suscite encore de nombreuses interrogations.

Le principe de la distillation est déjà connu d'Aristote qui témoigne que les marins grecs du IVe siècle av. J.-C. savaient distiller l'eau de mer pour la transformer en eau potable [38]. Mais son application réelle à la parfumerie est beaucoup plus incertaine. Le terme *distillation* souvent employé par les auteurs antiques peut correspondre à des pratiques assez éloignées de nos conceptions modernes. Ainsi Théophraste l'applique-t-il à une opération consistant à chauffer des aromates avec de l'huile ou de l'eau dans des chaudrons recouverts d'une étoffe de laine, puis à exprimer ensuite par torsion « l'essence » qui s'y est accumulée. En fait, l'émergence d'une véritable distillation est tributaire du lent perfectionnement de divers instruments plus ou moins primitifs [39], qui va trouver son aboutissement avec l'alambic à serpentin, tube de réfrigération de forme sinueuse, qui baigne dans un récipient rempli d'eau froide.

Quelques points de repère permettent de retracer les grandes lignes de cette évolution. On sait que les cosméticiens de l'ancienne Égypte, avaient déjà une certaine maîtrise dans le domaine de la chimie et que plusieurs villes comme Mendès jouissaient d'une grande réputation dans la fabrication des produits aromatiques. À l'époque hellénistique, c'est Alexandrie qui, bénéficiant des apports de la science grecque, devient le lieu privilégié des premières tentatives pour isoler les composants naturels par distillation, en même temps que le centre principal de la parfumerie. Les Alexandrins disposent d'un appareil simple, l'*ambix* ou *ambikos*, récipient tronconique de verre ou de métal qui se retourne sur un creuset ou chauffent les substances qu'on veut distiller. Ce système qui permet de produire un liquide par condensation de vapeurs sur un chapiteau refroidi, constitue un premier progrès. Il est utilisé par Dioscoride, au Ier siècle de notre ère pour produire le mercure à partir du cinabre (sulfure rouge de mercure) et, à la même époque, par un certain Démosthène l'Oculiste qui s'en sert pour extraire de l'essence de fenouil et signale que le procédé est applicable à la production de l'essence de rose et de lis [40].

La principale source de Dioscoride est, en ce domaine, Bolos de Mendès qui vivait en Égypte au Ier siècle av. J.-C. et a laissé plusieurs recettes pour la fabrication de l'or, de l'argent, des pierres précieuses et de la pourpre. Mais on sait, grâce à Pline, qu'il s'intéressait également aux plantes aromatiques et aux parfums [41]. Paul Faure en conclut : « Il semble peu douteux que les contemporains de Cléopâtre connaissaient un procédé rationnel d'obtention de l'alcool et des essences florales [42]. »

Ce potentiel ne paraît pas, pourtant, avoir été pleinement exploité par la suite dans le monde gréco-romain. Même si des auteurs comme Zozime et Synesius décrivent, aux IIIe et IVe siècles, plusieurs variétés d'alambics, on manque cruellement d'informations sur leur utilisation effective dans la fabrication des parfums. Ce sont, semble-t-il, les Arabes qui tireront le meilleur parti de ce savoir. Lorsqu'en 640, ils occupent Alexandrie, ils y trouvent de nombreuses officines dont l'activité les impressionne au point qu'ils lui donnent le nom d'*Al keme't*, c'est-à-dire *l'Égyptienne*, qui deviendra plus tard l'*Alchemia*. Ils améliorent les techniques alexandrines et les utilisent pour la production de l'*attar* de rose, mélange d'eau de rose et d'huile essentielle. Le *Livre du Secret des Secrets*, œuvre de Rhazès (fin du IXe, début du Xe siècle), donne une description détaillée du type d'alambic utilisé. Il se compose d'une *cucurbite*, sorte de bassine qui reçoit la substance à distiller, coiffée d'un chapiteau, l'*ambîq*.

Celui-ci est muni intérieurement d'un canal qui débouche sur l'extérieur par un bec. Une fois la cucurbite placée sur le feu, la vapeur monte dans le chapiteau, refroidi extérieurement par des linges ou des éponges humides, et qui joue le rôle de condensateur. Le distillat s'amasse dans le canal, sort par le bec sous forme liquide et est récupéré dans un récepteur[43].

Une tradition ancienne attribue l'invention du perfectionnement décisif que constitue le serpentin au philosophe et médecin d'origine iranienne Avicenne (fin du Xᵉ, début du XIᵉ siècle), auteur d'un livre intitulé *Le Canon de la médecine*, qui eut une influence considérable tant en Orient qu'en Occident. Mais cette attribution reste hypothétique. Ce qui est certain, c'est que les connaissances et techniques arabes passèrent en Occident grâce à des savants comme Abulcasis de Cordoue, médecin et chirurgien d'une grande réputation, qui donne de nombreuses recettes de préparations d'eaux distillées[44]. Elles y parvinrent aussi par les Vénitiens, en contact permanent avec les fournisseurs musulmans de la Méditerranée orientale, et qui utilisent déjà des appareils à distiller évolués. Ce n'est toutefois qu'à la fin du XIIIᵉ siècle qu'on trouve la première mention du serpentin dans les écrits de Thaddée le Florentin.

Salerne et Montpellier sont les grands centres scientifiques où va se jouer l'aventure de la distillation de l'alcool. Elle constitue un apport capital pour la parfumerie en permettant de substituer à l'huile, excipient traditionnel, un produit à la fois volatil et neutre. Salernus, physicien dans la ville italienne entre 1130 et 1160, est le premier à en faire état dans son ouvrage *Antidotarium Magnum.* Au XIIIᵉ siècle apparaissent des descriptions précises de l'opération. Albert le Grand, philosophe et théologien allemand, spécialiste des penseurs arabes qui enseigna à Paris, donne deux recettes pour distiller l'alcool qu'il appelle « l'eau ardente[45] ». La même expression est reprise par Raymond Lulle, philosophe, poète et alchimiste catalan, inventeur d'un vase permettant de retenir les produits de la distillation.

Ce liquide à la fois léger et inflammable va recevoir bien d'autres dénominations soulignant l'une ou l'autre de ses qualités : « eau flagrante », « esprit ardent », « esprit subtil », « esprit-de-vin ». À travers ce vocabulaire caractéristique, transparaît une réalité qu'il ne faut pas perdre de vue. C'est, qu'avant d'être appropriée par la parfumerie, la distillation est fondamentalement une opération d'alchimie. Arnaud de Villeneuve, médecin et alchimiste originaire de la région de Montpellier, qui passe pour le premier auteur à avoir rédigé un livre totalement consacré à la distillation, est aussi le premier à avoir employé l'expression « eau de vie[46] ». Mais il la nomme également « l'eau d'or », rappel discret de cette transmutation des métaux qui est l'un des axes fondamentaux de la quête alchimique.

À côté de ces savants travaux menés par une élite de chercheurs, se poursuivent les activités empiriques de praticiens plus modestes. Comme l'écrit Ghislaine Pillivuyt : « Le rôle des épiciers apothicaires de Montpellier n'est pas à négliger : en combinant les huiles extraites de la flore languedocienne (récoltée selon les signes du zodiaque, le temps de la cueillette étant très important) aux produits d'importation, ils créèrent de riches senteurs [...] considérées comme les ancêtres des grands parfums français [47]. »

La rencontre décisive de la distillation et de la parfumerie s'est faite de façon relativement tardive, puisqu'il faut attendre le dernier tiers du XIVe siècle pour trouver un produit qui en est incontestablement issu. Son succès foudroyant est à la hauteur des nouveautés qu'il apporte : une légèreté et une fraîcheur inconnues jusqu'alors. L'*eau de la reine de Hongrie* suscite immédiatement sa légende : créée par un moine à l'intention de cette souveraine âgée et flétrie, elle lui aurait rendu un tel air de jeunesse que le roi de Pologne lui adressa une demande en mariage. Aussitôt adoptée par les dames séduites par son agréable odeur et auxquelles elle fait un visage clair et net, elle se voit rapidement reconnaître des vertus prophylactiques et curatives admirables. Eau de beauté et de jouvence, elle est aussi un médicament à usage externe et interne qui prévient ou guérit une impressionnante série de maux : vapeurs, céphalées, maladies du cerveau, des nerfs et des jointures, rhumatismes et goutte. Elle remédie à la surdité, aux bourdonnements d'oreilles, à la faiblesse de la vue, apaise les douleurs dentaires, aide à la digestion, débouche les obstructions du foie, de la rate et de tous les viscères, soigne les contusions et les brûlures et vient même à bout des tumeurs ! Ainsi, ce parfum si différent de ceux qui l'ont précédé, si original par ses caractéristiques cosmétiques, se trouve-t-il intégré sans coup férir dans la pharmacopée du temps.

Ce triomphe va susciter émulation et imitations. Dès 1379, les religieuses de l'abbaye de Saint-Juste composent pour le roi Charles V une *eau des Carmes* à base alcoolique. Mais l'*eau de la reine de Hongrie* gardera plusieurs siècles encore son prestige et elle reste emblématique du renouveau qui pointe dans de nombreux domaines en cette fin de l'époque médiévale. De nouvelles habitudes hygiéniques vont bientôt se mettre en place. Depuis la grande peste de 1348, les médecins s'inquiètent des bains chauds qui, en ouvrant les pores de la peau, risquent, selon eux, de favoriser la pénétration de l'air pestilent. Une conjonction s'établit entre ces mises en garde et les pressions du clergé qui réclame la fermeture des étuves où luxure et hygiène font, à son goût, trop bon ménage. L'importance des compositions parfumées dans la toilette s'en trouvera accrue. Déjà, dans la Florence des Médicis ou dans la Bourgogne de Philippe le Hardi, s'annonce une ère nouvelle qui va se traduire par une renaissance de tous les arts à laquelle participera la parfumerie.

CHAPITRE V

L'« eau d'Ange » de l'abbaye de Thélème

Période bouillonnante de remise en question des connaissances et de renouveau des arts et des sciences, les XVe et XVIe siècles voient la parfumerie évoluer sous l'influence de facteurs très divers. L'ouverture de nouvelles routes maritimes introduit en Europe des fragrances jusque-là inconnues et accroît le volume des produits déjà importés auparavant. Les recherches relatives à l'amélioration de la distillation se multiplient et retiennent l'attention de très nombreux savants comme le Napolitain Giambattista Della Porta, spécialiste de la botanique médicale, ou le chirurgien français Ambroise Paré. Leur diffusion est considérablement amplifiée par l'invention de l'imprimerie, mise au point au milieu du XVe siècle par Gutenberg et qui explose littéralement puisqu'en 1510 Paris compte plus de cinquante imprimeurs. Les ouvrages concernant la fabrication des compositions odorantes rencontrent un large accueil attesté par les rééditions et traductions dont ils font l'objet. Épris de savoir, amoureux de la beauté, ouvert à la sensualité, l'esprit humaniste, auquel François Rabelais a donné une expression mythique avec son abbaye de Thélème, crée un environnement très favorable au parfum. Léonard de Vinci lui-même ne dédaigne pas de se pencher sur le problème de la conservation des essences, qu'il conseille de capter en faisant macérer les plantes aromatiques dans l'eau-de-vie.

Les arômes de la Sérénissime

Au début du XVe siècle, Venise est au faîte de sa puissance. Ses vaisseaux, construits dans un gigantesque arsenal où s'affairent plus de 2 000 ouvriers hautement spécialisés, passent pour être les meilleurs du monde occidental. Plus de 35 000 marins servent à bord de ses navires dont les commandants sont choisis parmi les familles inscrites sur le livre d'or de l'aristocratie. Chaque année, le jour de l'Ascension, le navire de parade de la Sérénissime République, le *Bucentaure*, rutilant de pourpre et d'or et mû par vingt et une paires de rames, emporte à son bord le doge de Venise pour une cérémonie symbolique et grandiose. Il est entouré d'un cortège représentatif de la marine vénitienne : fines et rapides galères de guerre, puissantes galéasses nées du croisement de ces longues embarcations avec les lourds navires de commerce, sans compter la multitude de gondoles transportant les citoyens fortunés. Au terme de cette procession solennelle, le doge jette un anneau d'or dans les flots de l'Adriatique en prononçant la phrase rituelle : « Nous t'épousons, ô mer, en signe de véritable et perpétuelle domination. »

Lorsqu'en 1494 l'ambassadeur de France, Philippe de Commynes, découvre la ville, il est ébloui par la richesse du palais des Doges et la basilique Saint-Marc, couronnée de coupoles. Le Grand Canal, bordé de hautes façades recouvertes de marbre blanc, de porphyre rouge et de serpentine verte, lui semble la plus belle rue du monde. L'intérieur des habitations patriciennes confirme cette impression. Plafonds à caissons et rosaces d'or, cheminées sculptées, meubles dorés, tapisseries et objets d'art, verreries de Murano, reflètent le luxe et la douceur de vivre.

Les senteurs sont omniprésentes au cours des banquets, dans les assiettes, les verres et la décoration des tables conçue pour flatter à la fois les yeux et les narines des invités. Sur les nappes finement brodées où scintillent vaisselle précieuse et candélabres d'or ou d'argent, sont placés des pâtés dorés figurant des lions et des paons blancs qui se dressent « comme s'ils étaient en vie, ayant des parfums dans leur bec et une devise d'amour entre leurs pattes [1] ». Les rôtis bardés d'épices s'accompagnent de sauces que les cuisiniers n'hésitent pas à allonger d'eau de rose ou de fleur d'oranger, et des liqueurs aromatisées d'ambre, gingembre, clous de girofle, macis, orange ou cannelle, parfument délicieusement la bouche des invités.

Durant le carnaval, où masques et déguisements favorisent la liberté des mœurs, les effluves des philtres d'amour au musc et à la civette, dont les Vénitiens sont friands, se font plus insistants que jamais. Tout est prétexte aux fêtes et aux mises en scène fastueuses car on tient à éblouir les visiteurs. Même la préparation de la thériaque, antique panacée dont Venise s'est fait une spécialité, a lieu en grande pompe sur une place de la ville où, sous la surveillance de nombreux médecins et fonctionnaires, sont mélangés quasi rituellement plantes odoriférantes, opium et chair de vipère.

La domination de Venise dans le commerce des produits rares lui fournit en abondance les matières premières aromatiques. Mais ce n'est pas là son seul atout. L'extraordinaire maîtrise acquise par les verriers de Murano constitue également un facteur des plus favorables. Ces conditions sont propices à l'éclosion de grands parfumeurs comme Ziacomo Della Fenice ou Muschiaro et l'essor remarquable des activités de luxe déborde les limites de la République. L'Italie tout entière devient la terre d'élection de la parfumerie et l'initiatrice des nouvelles tendances en matière de beauté. Pour se blondir les Vénitiennes usent d'une lotion à base de soufre, d'alun et de miel. Pendant des heures, sur leurs terrasses, elles exposent ensuite leur chevelure aux rayons du soleil, obtenant une nuance très recherchée appelée « filo d'oro ». La mode de ce « fil d'or » va se répandre bien au-delà de la péninsule. Confectionner des parfums est même devenu un divertissement princier que pratiquent les ducs de Ferrare ou les Médicis. Ces derniers sont les protecteurs du couvent dominicain de Santa Maria Novella où se préparent de multiples compositions parfumées, en particulier une eau de lis qui est exportée dans toute l'Europe[2].

Toute cette expansion participe du grand mouvement de rénovation culturelle dont l'Italie est le foyer et qui lui confère un prestige inégalé. La recherche des manuscrits anciens est pratiquée avec passion. « Des légions d'humanistes parcourent les abbayes, les couvents, les anciennes bibliothèques, fouillent les caves, achètent des manuscrits d'église, grattent les enluminures religieuses peintes par les moines au-dessus des textes de Tite-Live, de Cicéron[3]. » La chute de Constantinople, en 1453, provoque un afflux de savants, érudits, techniciens byzantins, qui fuient la domination turque. Accueillis à bras ouverts dans les cours princières italiennes, ils apportent dans leurs bagages les *Dialogues* de Platon qui feront fleurir à Naples, Florence, Ferrare ou Bologne les Académies platoniciennes, mais aussi quantité de connaissances et de savoir-faire qui profiteront à leur terre d'asile. À Venise, Alde Manuce fonde une imprimerie d'où sortent, en moins d'un siècle, plus de neuf cents ouvrages. Dans un tel contexte, comment s'étonner de rencontrer tant de noms italiens, Ficin, Fracastor, Matthiole, Cardan ou Della Porta, lorsqu'on veut retracer l'histoire des compositions parfumées à l'époque de la Renaissance ?

Un surcroît d'exotisme : Christophe Colomb, Vasco de Gama, Magellan

À la charnière du XVᵉ et du XVIᵉ siècle, interviennent des événements qui vont avoir une grande importance dans l'évolution ultérieure de la parfumerie. C'est d'abord l'expédition de Christophe Colomb, navigateur d'origine génoise financé par la reine de Castille, qui, à la recherche d'une nouvelle route vers les Indes, atteint, en 1492, les Grandes Antilles. Il effectue ensuite une série de traversées qui inaugurent des échanges suivis entre le Nouveau Monde et l'Europe. Des produits aromatiques inédits enrichissent la pharmacopée et la parfumerie : vanille et copal du Mexique, fève tonka de Guyane et du Brésil, baume de Tolu (*myroxylon toluifera*), venu du Venezuela et de Colombie, baume du Pérou (*toluifera perirae*), issu en réalité d'un arbre de la région du San Salvador et du Venezuela, et qui est connu en Europe dès 1525. S'y ajoutent le cacao et surtout le tabac, dont les propriétés surprennent assez Christophe Colomb pour qu'il y fasse référence à plusieurs reprises dans son journal de bord.

Le 15 octobre 1492, il note avoir croisé un Indien seul dans une barque avec une calebasse d'eau, un trognon de pain et « quelques feuilles sèches qui doivent être chose très appréciée » car des Indiens « m'en apportèrent en présent à San Salvador »[4]. Le 6 novembre, il mentionne que deux chrétiens ont rencontré en chemin beaucoup de femmes et d'hommes qui se rendaient à leurs villages, « avec à la main un tison d'herbes pour prendre leurs fumigations ainsi qu'ils en ont coutume[5] ». Contemporain de Christophe Colomb et défenseur des Indiens, Bartolomé de Las Casas donne de plus amples informations sur ces fameuses herbes sèches et relève déjà leur pouvoir d'addiction. Les Indiens, écrit-il, les roulent dans une feuille « en forme de ces pétards en papier que font les garçons à la Pentecôte ». Ils les allument et aspirent une fumée qui les endort et les enivre presque. « Ainsi, ils disent qu'ils ne sentent pas la fatigue. Ces pétards [...] ils les nomment tabacs. J'ai connu des Espagnols dans l'île Espagnole (Saint-Domingue) qui s'étaient accoutumés à en prendre et qui, après que je les en ai réprimandés, leur disant que c'était un vice, me répondaient qu'il n'était pas en leur pouvoir de cesser d'en prendre[6]. »

À leur tour, les Portugais se lancent dans l'aventure. En 1498, contournant l'Afrique par le cap de Bonne-Espérance, Vasco de Gama atteint Calicut et inaugure ainsi un nouveau trajet vers l'Inde, Ceylan, Sumatra et Java. Il revient avec un chargement considérable de poivre, girofle, cannelle, gingembre, encens et benjoin.

C'est un autre Portugais passé au service de l'Espagne, Magellan, qui, en 1519, part pour tenter de rejoindre par l'ouest les îles indonésiennes des Moluques. Après avoir atteint Rio del Plata, il découvre au sud de l'Amérique le détroit qui portera son nom et, profitant d'une mer calme, traverse le « Grand Océan » auquel il donne le nom de « Pacifique ». En 1521, il atteint les Philippines où il périt dans un combat avec les indigènes. Mais son second, Sébastien El Cano, réussit à regagner l'Espagne en contournant l'Afrique. Couvert d'honneurs, anobli par le roi, il arborera désormais fièrement sur son blason, bâtons de cannelle, muscades et clous de girofle.

L'ouverture de nouveaux circuits maritimes a des conséquences palpables sur l'approvisionnement de l'Europe en matières aromatiques. Il y a non seulement une diversification, mais un accroissement du volume des transactions qui va induire une relative baisse des prix. On relève ainsi que les formules du XVIe siècle font appel de façon plus fréquente et moins parcimonieuse au sang-dragon, au camphre ou au benjoin[7]. Imprimé en 1541 à Lyon, l'opuscule d'André Le Fournier intitulé *La Décoration d'humaine nature et ornement des dames* en fournit un exemple. Le benjoin y apparaît à maintes reprises sous diverses formes : « non pilé » et associé au camphre, storax, musc, girofle, bois d'aloès et eau de rose, pour réaliser au bain-marie une « eau fine et très odoriférante » ; « bien mis en poudre » et allié au jasmin, aux roses muscades, au storax, à l'eau de fleurs de citron et à l'eau de roses rouges « pour faire eau mixtionnée très odorante ». Il entre également dans les oiselets de Chypre, les poudres, les parfums « en la façon de Catalogne ». Quant à la recette de l'huile de benjoin, elle prescrit de prendre « une livre ou plus de benjoin pilée grossement » qui sera mouillée d'eau-de-vie et placée dans une cornue pour distillation[8].

L'autre conséquence de cet élargissement, c'est que le commerce des épices cesse d'être un quasi-monopole vénitien. Sérieusement ébranlé par les Portugais et les Espagnols, il doit en outre affronter, en Méditerranée même, la concurrence des navires français, anglais et hollandais. À la fin du XVIe siècle, la Sérénissime est toujours fastueuse, mais les premiers signes d'un essoufflement sont perceptibles. La production de son arsenal stagne, elle perd peu à peu sa prééminence dans le transport des produits de luxe.

Une Italienne à la cour de France

Lorsque Catherine de Médicis vient en France, en 1533, épouser le futur Henri II, elle apporte dans ses bagages les produits de parfumerie les plus raffinés de son pays. Dans sa suite figure un habile parfumeur dont elle n'a pas voulu se séparer, René le Florentin, qu'on prétend également quelque peu empoisonneur lorsque la nécessité s'en fait sentir. La jeune princesse va devoir bientôt cohabiter avec la très belle maîtresse de son mari, la célèbre Diane de Poitiers, qui a pourtant près de vingt ans de plus qu'elle, mais qui sut conserver sa beauté jusqu'à un âge auquel la plupart de ses contemporaines renonçaient habituellement à plaire. Peut-être utilisait-elle « la souveraine formule pour préserver le visage de sorte qu'à l'âge de cinquante ans le front et les joues sembleront l'âge de douze ans » élaborée par l'illustre médecin Nostradamus ? À moins qu'elle n'ait préféré faire confiance à la recette d'André Le Fournier « pour illustrer, purifier et faire triompher la face de la personne, qu'elle semblera n'avoir que quinze ans », à savoir : une douzaine d'œufs de géline (poule), une once de cannelle fine et douze onces de lait d'ânesse, le tout mêlé puis distillé en alambic de verre pour obtenir une eau dont on se lavera le visage [9].

Si la favorite règne sur les sens du dauphin et en profite pour exercer une influence politique, Catherine va, sans conteste, régner sur la mode et imposer définitivement le goût italien, déjà très prisé à la cour de France depuis Charles VIII. Elle donne, en particulier, un grand élan à l'usage de parfumer les vêtements et les accessoires de peau, gants, bourses, ceintures. Cette opération délicate se déroule en plusieurs étapes et demande un savoir-faire certain comme en témoigne cette recette « pour faire une huile de merveilleuse redolence duquel on oint les gants et plusieurs autres choses [10] ». Au mois de mai, on prélève de l'écorce et des fleurs d'orme, mises ensuite à sécher à l'ombre. Elles sont distillées avec des graines de genièvre frais et l'huile obtenue est recueillie dans un réceptacle de verre luté (c'est-à-dire recouvert d'un enduit à base d'argile). Pour faire disparaître l'odeur de brûlé, on expose celui-ci au soleil, en le laissant ouvert ou couvert de parchemin percé. Puis, après adjonction de benjoin, bois d'aloès, storax, ambre ou musc, deux nouvelles distillations sont encore nécessaires pour parvenir au résultat souhaité !

Après la France, cette mode va gagner l'Angleterre où le comte d'Oxford, revenant d'Italie, aurait rapporté, à l'intention de la reine Elizabeth Ire, des gants et des sachets qui lui plurent au point qu'elle ne voulut plus s'en séparer [11]. Elle lancera d'ailleurs ses navires dans la course aux épices et aux aromates, dont son corsaire Francis Drake ramène les premiers chargements vers 1570.

À Paris, René le Florentin a ouvert sur le pont au Change une boutique qui devient un lieu de rendez-vous mondain. Il y vend toutes sortes de produits aromatiques : eaux cosmétiques au camphre, à la camomille, poudres à la violette, à l'iris, à la rose musquée, à la jacinthe, savonnettes de Bologne au citron ou à l'orange, vinaigres de toilette, pastilles de bouche au gingembre ou à la coriandre, huiles au santal, à la rose, à la lavande ou au jasmin.

L'abbaye de Thélème imaginée par François Rabelais, dont les somptueux bâtiments truffés de bibliothèques n'accueillent que des religieuses et des religieux « beaux, bien formés et bien naturés », reflète les aspirations à la beauté, à la culture, à la sensualité, exaltées par les humanistes. « À l'issue des salles du logis des dames, étaient les parfumeurs et les testonneurs (coiffeurs) par les mains desquels passaient les hommes quand ils visitaient les dames. Iceux fournissaient par chacun matin les chambres des dames d'*eau de rose*, d'*eau de naphe* et d'*eau d'Ange*, et à chacune la précieuse cassolette vaporante de toutes drogues aromatiques [12]. » Cette description souligne d'abord qu'un homme doit prendre soin de sa personne avant d'être admis auprès des dames en se faisant coiffer et parfumer à l'exemple de l'alchimiste Girolamo Ruscelli. Celui-ci entretenait ses cheveux et sa barbe avec une « huile impériale » de sa composition, à base de rose damasquée, de styrax, clous de girofle, musc et civette [13]. Elle illustre également l'importance prise par les eaux de senteur qui se multiplient, se diversifient en de nombreuses variantes. À côté de l'*eau de naphe* (fleur d'oranger) et de l'*eau d'Ange*, on trouve l'*eau de Damas*, l'*eau de lavande*, l'*eau de fleur d'aspic (lavandula spica)*, l'*eau de la Reine*, spécialement créée pour Catherine de Médicis par les moines de Santa Maria Novella. L'indémodable *eau de rose* se décline en de nombreuses versions : vermeille, giroflée, musquée, damasquée...

Une floraison d'ouvrages français et italiens paraît au XVIe siècle sur le thème de la parfumerie. *La Décoration d'humaine nature et ornement des dames* d'André Le Fournier, *La Pratique de faire toutes confitures, condiments, distillations, eaux odoriférantes* de Benoist Rigaud et Jean Saugrain, *L'Excellent et moult utile opuscule...* de Nostradamus, *Les Secrets du Seigneur* d'Alexis Piémontois, les *Trois livres de l'embellissement et ornement du corps humain* de Jean Liébault, et bien d'autres encore, nous renseignent sur un nombre impressionnant de compositions [14].

À les lire, on s'aperçoit que l'appellation « eau odorante » recouvre des réalisations très différentes tant du point de vue de leur complexité que de celui de la technique de fabrication employée. Certaines relèvent davantage de la décoction que de la véritable distillation et les molécules aromatiques peuvent être aussi bien traitées avec de l'eau pure, qu'avec du vin, de l'eau-de-vie ou encore des eaux de rose ou de naphe, souvent utilisées comme bases de préparations plus élaborées.

Ainsi, l'*eau d'Ange*, chère aux religieuses de Thélème, peut se préparer selon une méthode très simple, presque fruste : mettre dans un coquemar de terre avec deux pintes d'eau et après les avoir pilés, benjoin, storax, clous de girofle, cannelle, coriandre, calamus, un citron coupé en deux. Couvrir et faire bouillir. Même simplicité pour la recette de l'*eau de grenadier* donnée par *La Pratique...* de Rigaud et Saugrain : « Prenez fleur de grenadier et qu'il sèche tant qu'on en fasse une once de poudre et la mettez en un sachet de toile. Puis prenez trois onces d'eau de vie et mettez dedans la dite poudre et l'y laissez vingt-quatre heures ou plus. Puis prenez de cette eau une once et la mettez dans une chopine d'eau de pluie ou de fontaine qui soit tiède et il semblera que s'en soit tout[15]. »

Le contraste est grand avec les deux variantes d'*eau de Damas* proposées par les mêmes auteurs et qui comportent chacune une douzaine de composants. Plusieurs sont communs aux deux versions : marjolaine, romarin, lavande, roses rouges et pouliot (une espèce de menthe). La première comprend en outre fleurs de laurier et de muscade, cinnamome et clous de girofle que l'on concasse et met à tremper pendant deux jours dans une chopine de vin blanc et autant de vieille eau de rose. La seconde, fleurs de camomille, de sauge et d'aspic qui macèrent dans le vin blanc pendant vingt-quatre heures. Dans les deux cas, la mixture obtenue est ensuite distillée en alambic.

Pratiques d'hygiène et de beauté

En même temps qu'elles informent sur les préparations odorantes, les diverses publications qui viennent d'être évoquées nous éclairent sur les préoccupations des femmes et des hommes de la Renaissance en matière d'hygiène et de beauté.

Le parfumage des vêtements et du linge est à l'honneur. Les recettes spécifiques sont nombreuses dans tous les ouvrages. *La Pratique* n'en donne pas moins de cinq « pour faire eau sentant bon, à jetter sur robes et linges » et sept de « poudres composées pour mettre en linges et robes ». La rose et la lavande sont les dominantes le plus souvent retenues pour les eaux. Les poudres font majoritairement appel à la violette, souvent musquée, mais aussi au calamus aromatique et aux écorces d'orange et de citron.

Abondance également de recettes de savons parfumés « muscats », « giroflés », « violats ». Les unes décrivent une fabrication à partir d'une « lessive » épaisse de chaux, d'eau et de cendres, « si forte qu'elle puisse porter un œuf sans aller au fond ». Elle est bouillie avec un corps gras :

graisse, huile d'olive ou « suif de cerf fondu », puis mélangée avec poudres et épices. D'autres consistent simplement à aromatiser un savon ordinaire. Celle-ci, par exemple, pour faire des pommes de savons à barbe : « Prenez quatre livres de bon savon vénitien et raclez avec un coûteau bien menu, puis prenez demi-once de poudre de clous de girofle et quatre onces de ladanum mis en poudre. Puis prenez six ou huit grains de musc et les détrempez avec eau de rose tiède et un peu d'huile d'aspic, et dedans un mortier mettez le tout ensemble et formez vos pommes ainsi que voudrez dont userez à faire les barbes et laver les mains [16]. »

Les premières pages de *La Décoration d'humaine nature...* sont significativement consacrées à divers moyens « pour faire cheveux blonds comme fil d'or ». Cette mode vénitienne emporte tous les suffrages mais paraît demeurer spécifiquement féminine. Il n'est prévu à l'attention des hommes qu'une formule « pour faire cheveux et barbe noirs [17] ». Les inévitables traitements « pour multiplier les cheveux » ou « pour avoir cheveux longs » ont, comme de coutume, l'aspect un peu étrange de mixtures de sorcières, tel ce bouillon d'huile d'olive où baignent trois cents limaces agrémentées de feuilles de laurier et d'un scrupule de safran. Les épilatoires ne sont pas en reste avec une poudre de sangsues brûlées, détrempée au vinaigre, ou encore des poils de taupe macérés dans l'eau qui auront leur pleine efficacité si on trempe « un pinceau fait de poils de queue delcureau [d'écureuil] ou de linge subtil en la dite eau, en mouillant les lieux dont vous voulez faire tomber les poils [18] ».

Mais, par leur nombre, les formules pour les soins du visage arrivent au premier rang : « contre le hâle du soleil et noirceur provenant de la chaleur », « contre l'ardeur du soleil et le feu fait en la face », « pour ôter les aspérités provenant de la chaleur ou du feu », « pour guérir les boutons qui sont au visage », « pour ôter les grandes macules du visage », « pour faire belle face », la « clarifier », « nettoyer et dépurer », « illustrer », « albifier »... Arborer un teint clair et une peau sans défaut sont les impératifs majeurs. Quant à la composition de ces eaux et « oignements », il serait vain et fastidieux de vouloir dresser un tableau exhaustif des produits utilisés tant leur variété est grande. Mieux vaut en dégager les tendances dominantes.

Les matières végétales sont les plus nombreuses avec une large représentation des épices et des aromates, des gommes et résines odorantes comme la myrrhe, la gomme arabique, le sang-dragon, le benjoin. Concernant les fleurs, on relève une fréquence particulière de la rose, du lis, du nénuphar et, pour ce qui est des racines, de la guimauve, de l'iris et de la serpentaire [19]. S'y ajoutent les farines de froment, fève, orge et lupin. Les minéraux sont présents avec la céruse, le vif-argent (mercure), l'alun, la litharge (protoxyde de plomb) et le borax (borate hydraté de sodium). Les ingrédients animaux sont surtout des corps gras : graisse de chevreau ou de géline, « saindoux de pourceau », lait de chèvre et parfois même chair de pigeon, de poule ou de « jeune cigognat ». On rencontre aussi la cire d'abeille et plus rarement le fiel de bœuf et « les limaces extraites de leurs coquilles ». Lorsqu'il y a distillation, elle fait appel aussi bien à l'eau qu'au vin, au vinaigre ou à l'eau-de-vie. Cette répartition des ingrédients est bien illustrée par une recette de masque de beauté pour la nuit : « Prenez céruse de Venise très blanche, 4 onces, huile violat et eau de fleur de lys blanc, 1 once et demie, graisse de jeune chevreau, 1 once, poudre d'amidon et belle fleur de froment passée délicatement, de chacune 1 once et demie... en appliquer sur la face comme si c'était un faux visage et le tenir toute la nuit[20]. »

Curieusement, les rides semblent une moindre préoccupation. Dans *La Décoration...* une seule formule spécifique leur est consacrée qui est à mettre en regard d'une bonne trentaine d'eaux pour éclaircir le teint. Il s'agit d'ailleurs d'un onguent très simple : jus d'oignon de lis blanc malaxé avec du miel blanc et de la cire blanche. On relève aussi quelques emplâtres « pour réparer les ongles mal unis et polis », « guérir les ongles quand sont corrompus ou lépreux », « ôter les blancheurs des ongles ». Ils comportent en général une matière grasse à laquelle est incorporé un minéral ou un végétal : poudre d'orpiment (sulfure jaune d'arsenic), « moelle de noyau d'olive » ou racine de pin. Les soins de la bouche ne sont pas oubliés avec les « graines de paradis pour avoir bonne haleine » (sucre candi, amidon, gomme arabique, sang-dragon et ambre gris) et diverses eaux et poudres pour laver et blanchir les dents. Certaines présentent un caractère plutôt abrasif, comme ce mélange de corne de cerf bien cuite et de cristal pulvérisé dans lequel on trempe son doigt mouillé pour s'en frotter avant de rincer à l'eau claire...

Dans cette revue des pratiques de beauté féminine à la Renaissance, on ne saurait passer sous silence un oignement « pour faire devenir les tétins jolis, petits et durs ». Mélange de térébenthine, graisse de chapon et moelle de pieds de veau, il doit être maintenu en place pendant deux ou trois mois par un ingénieux dispositif composé de deux « drapeaux » (morceaux de tissus) et d'une pièce de cuir, à l'issue de quoi « lesdits tétins deviendront petits et délectables à toucher[21] ».

Instruments traditionnels de la séduction ordinaire, les parfums peuvent devenir les agents d'une véritable captation amoureuse dont les principes figurent chez les médecins spagyriques, héritiers de l'alchimie médiévale. Heinrich Cornélius Agrippa von Nettesheim qui fut médecin de Louise de Savoie, mère de François Ier, est très représentatif de cette démarche. Pour lui, les parfums s'inscrivent dans un système complexe de sympathies énergétiques et d'antipathies répulsives. Judicieusement composés « ils attirent tous les esprits comme l'aimant attire le fer » et permettent tout aussi bien de bénéficier d'une conjonction planétaire favorable que de séduire irrésistiblement. Il suffira de faire « flairer de temps en temps » les baumes « pour faire aimer » à la personne convoitée.

La faveur de Vénus s'obtient avec une préparation de musc, ambre, roses rouges, cervelles de passereaux et sang de pigeon ou encore de la moelle du pied gauche d'un loup mêlé à l'ambre gris et à la poudre de Chypre. La présence de produits animaux réputés aphrodisiaques n'est pas surprenante. Celle de sang, le plus souvent d'oiseaux : pie, cigogne, hirondelle, mais parfois aussi de chat ou de chauve-souris, est justifiée par analogie. L'« esprit » de l'homme étant constitué d'une vapeur de sang, « il est bon de composer ces emplâtres et onguents de semblables vapeurs, qui aient plus de rapports en substance avec notre esprit, l'attirent plus par leur ressemblance et le transforment [22] ».

Nostradamus, de son côté, proposait des philtres d'amour à placer dans la bouche avant le baiser. Ils étaient censés provoquer chez la partenaire un embrasement tel que « tout soudain, le cœur lui brûlait d'accomplir l'effet amoureux [23] ». Aux frontières de la médecine, de la parfumerie et de la magie, ces réalisations exposaient parfois leurs auteurs, quelle que fût leur notoriété, à certains désagréments. Cornélius Agrippa, célèbre dans toute l'Europe et même au-delà, puisqu'il fut professeur à Dôle, Londres, Cologne, Paris, Metz et Fribourg, mais aussi à Tunis, passa un an dans une prison de Bruxelles sous l'inculpation de pratiques magiques...

Pomanders et patenôstres

À l'époque de la Renaissance, on voit se maintenir certaines productions caractéristiques de la période médiévale comme les pommes de senteurs et les oiselets de Chypre. Mais elles évoluent et se renouvellent tandis qu'apparaissent d'autres supports odorants.

Modestes ou somptueuses, les pommes de senteurs sont toujours très utilisées. Elles donnent naissance à de remarquables travaux d'orfèvrerie dans lesquels rivalisent Allemands, Italiens et Français. La technique du filigrane, apparue à la fin du Moyen Âge, se généralise et permet des réalisations d'une extrême légèreté. François Ier possédait plusieurs de ces objets en or, enrichis d'agates et dont certains contenaient un petit miroir. L'inventaire royal de la Maison d'Angleterre, établi en 1560, n'en dénombre pas moins de quarante-quatre. Puis, la forme des réceptacles évolue. De la sphère simple, on passe au « pomander », doté d'un petit pied permettant de le poser en équilibre. En général, la sphère du pomander, souvent ornée d'un décor ciselé ou repoussé, s'ouvre en quartiers articulés sur le pied par des charnières, et dont chacun contient un parfum différent. Mais les orfèvres font preuve parfois de plus de fantaisie, donnant à leurs œuvres la forme de bateaux émaillés de couleur vive, de noix, d'escargots, de fruits divers. En 1514, l'inventaire de Charlotte d'Albret décrit un pomander d'or en forme de grenade et celui du château de Pau, en 1561, un exemplaire « moitié châtaigne, moitié branches de rosiers[24] ».

La composition des *oiselets ou « oyselles » de Chypre* n'a pas beaucoup évolué. Il s'agit toujours de préparer une pâte à base de gommes et de résines malaxées avec des aromates pilés et parfois mouillés d'eau de rose. Le benjoin est omniprésent. Il figure dans deux sur quatre des recettes données par *La Décoration...* et dans deux sur trois des recettes de *La Pratique...* Ce dernier ouvrage ne se borne pas à décrire la composition des mélanges, mais donne également des conseils pour la confection et l'utilisation des oiselets. Les ingrédients, ladanum, benjoin, storax, myrrhe, encens, mastic, sont placés successivement dans un mortier de cuivre et écrasés avec un pilon dont le bout a été chauffé au feu, de façon à obtenir une consistance molle. Il convient de procéder rapidement en évitant de laisser reposer le pilon dans le mortier sous peine de brûler le mélange. Le musc fin sera incorporé en dernier et la masse obtenue conservée dans du cuir blanc « afin qu'elle ne s'évente » en attendant le jour où elle sera employée. « Et quand vous voudrez prendre de votre masse pour faire vos dites oyselles, échauffez votre mortier de cuivre avec votre pilon chaud et faîtes vos oyselles en telle manière qu'il vous plaira[25]. » Une fois façonnées, les oyselles seront allumées comme des chandelles, puis soufflées. Elles continueront à fumer « tant qu'il y aura des dites oyselles et les mettez en belles cages d'argent ou en petits chandeliers d'argent pour servir sur la table[26] ».

Elles servent aussi à fabriquer un produit dérivé délicat : « Les boutons de rose en fumée d'oyselles de Chypre. » Des boutons de roses vermeilles sont placés dans une poche de toile suspendue au-dessus d'un réchaud plein de charbons incandescents où l'on dépose une oyselle. La fumée odorante imprègne les boutons qui sont ensuite séchés entre deux linges et répartis dans des sachets pour embaumer les vêtements.

De nombreux accessoires et bijoux s'odorisent. Bracelets, jazerans (chaînes), carcans (colliers) ne se contentent plus de l'éclat des rubis, escarboucles, grenats ou perles, ils incorporent des éléments de pâte odorante ou de petites ampoules remplies de parfum. Les fameux « mignons » du roi Henri III qui constituent sa garde rapprochée en usent et abusent et c'est, à en croire les *Mémoires* du bourgeois de Paris, Pierre de L'Estoile, une des raisons de l'irritation du peuple « à qui les mignons étaient fort odieux, tant par leurs façons de faire qui étaient fort badines et hautaines, que par leurs accoustrements efféminés[27] ».

Même les objets de piété sont touchés par cet engouement et les grains des patenôstres (chapelets) se transforment en boules de senteurs, parfois enserrées à la façon de Florence dans un filigrane d'or ou de vermeil et alternant avec des matières précieuses. Cette mode fait la fortune des patenôstriers, en particulier, celle des « maîtres patenôstriers en jais, ambre et corail[28] ».

Sur leurs tables de toilette, hommes et femmes de qualité disposent de garnitures de plus en plus luxueuses appelées « brincquynes » composées d'aiguières, flacons à parfums en forme de poire, pots et barils de métal précieux ou émaillé. Les miroirs surtout ont fait des progrès considérables avec l'apparition de l'étamage qui consiste à revêtir une face du verre d'une couche d'étain. Cette technique, inventée en Allemagne, est passée à Venise qui l'a perfectionnée et crée ses célèbres miroirs à cadre de verre biseauté qui apportent une amélioration tant dans la qualité que dans les dimensions de l'objet. Sans doute est-ce à ces réalisations que pense Rabelais lorsqu'il meuble son abbaye : « En chaque arrière-chambre estoit un miroir de crystallin enchassé en or fin, au tour garni de perles et estoit de telle grandeur qu'il pouvoit véritablement représenter toute la personne[29]. »

Progrès dans l'extraction des essences

La technique de l'extraction des essences progresse sur plusieurs fronts. Le classique procédé de l'enfleurage, consistant à alterner couches de fleurs et couches de graisses pour saturer celles-ci de senteurs, est considérablement amélioré par une ingénieuse trouvaille. Entre les fleurs sont placées des amandes pilées qui se chargent d'odeurs au fur et à mesure que les fleurs sont renouvelées et qui en restituent ensuite l'essence par pressage.

La distillation connaît également diverses avancées. D'abord, avec le système de la « tête de Maure », sorte de bassine remplie d'eau froide qui encercle le chapiteau de l'alambic et remplace avantageusement les linges ou éponges mouillés utilisés auparavant pour le refroidissement. Ensuite, avec les progrès du serpentin et des instruments de verre, matériau qui a l'avantage de permettre une grande souplesse des formes et surtout d'être neutre. Au XVe siècle, Michel Savonarole recommande encore les alambics de cuivre étamé, mais au siècle suivant le verre assoit définitivement sa suprématie. Dans les formulaires, les références aux alambics et « vaisseaux » de verre l'emportent de façon écrasante sur les mentions d'instruments de terre cuite ou de « vaisseaux étamés ».

En même temps s'affirme le recours à des cuissons progressives ou douces, plus respectueuses de la fragilité des composants odorants et recommandées par des spécialistes comme Conrad Gesner ou Giambattista Della Porta[30]. Le « grand feu » doit être précédé d'un « petit feu » et, plus souvent encore, l'alambic est placé dans un bain-marie, de la cendre, du sable chaud, voire même du fumier. Témoin, ces indications données pour la préparation d'une eau odorante : « Le tout mettez à distiller en un alambic de verre avec la chappe bien scellée comme font alchimistes, et le récipient soit bien clos aussi et à bien petit feu ou *in balneo maria*[31]. »

En revanche, la distillation des plantes avec l'alcool ne progresse pas aussi vite qu'on aurait pu s'y attendre. C'est que le problème de la bonne teneur de l'eau-de-vie n'est pas parfaitement résolu. Les praticiens s'emploient donc à la « rectifier », c'est-à-dire à la purifier, en procédant à plusieurs distillations successives pour obtenir les « quintessences » les plus pures et les plus subtiles. Apparaissent même les premiers appareils rectificateurs visant à donner un produit de bonne qualité dès le premier jet. En 1512, Brunschwig en propose un qui fait appel à deux cucurbites[32].

Une fois l'alcool rectifié, la vérification de son titre (degré) se fait par des méthodes empiriques et d'un maniement parfois délicat. *La Pratique...* en propose trois « pour connaître si l'eau-de-vie est bonne quand elle est achevée de faire », chacune faisant appel à un élément différent, igné, liquide ou aérien. « Mouillez un drapeau dedans ladite eau et y mettez le feu et si le drapeau brûle, elle n'est pas bonne, et s'il devient sec, elle est bonne. Item autrement, mettez ladite eau avec huile d'olive, si l'eau vient au-dessus, elle est bonne et si elle demeure au fond, elle est fausse. » La troisième méthode est la plus aléatoire et demande quelque adresse dans l'exécution : « Prenez de ladite eau demi-cuillérée et la jettez en l'air, et mettez une feuille de papier dessous, et si elle tombe sur le papier, elle n'est pas bonne, et si elle demeure en l'air, elle est bonne[33]. »

C'est enfin à cette époque qu'est clairement identifiée la double nature du liquide résultant de la distillation, avec une partie aqueuse, l'eau distillée aromatique, et une partie huileuse, l'essence non miscible dans l'eau. Cette prise de conscience est très lisible dans cette recette « pour faire eau de bonne odeur qui se pourra aussi dire huile, pour ce qu'en la faisant se fait eau et huile ». Une livre de myrrhe « claire, fraîche et gommeuse » est coupée en petits morceaux dans six onces de jus de roses. « Mettez à distiller en une cornue aux cendres et au premier feu lent en tirez de l'eau, puis plus à grand feu, en tirez huile, puis les séparez l'une de l'autre. » La différence de concentration entre les deux composants du distillat est soulignée avec force : « Une once de ladite eau mise en cent onces d'eau commune la fait toute odorante et bonne, mais une once d'huile mise en cent livres d'eau commune la rend odorante, très bonne et très délicieuse[34]. » Leur séparation, d'abord réalisée par filtrage, va bientôt pouvoir se faire d'elle-même grâce à l'invention de vases à double ouverture spécialement conçus à cet effet.

Stagnation dans l'organisation professionnelle

Dans le sud de la France, les meilleures conditions paraissent réunies pour favoriser l'essor des activités liées au parfum. Aux ressources des plantes aromatiques sauvages, comme la lavande et l'aspic, s'ajoute désormais la culture de plantes à parfums. Au XVIᵉ siècle, les moines de l'abbaye de Lérins développent le bigaradier autour de Golfe-Juan et ce succès s'étend à toute la région de Grasse. L'immense réputation acquise par l'université de Montpellier dans le domaine de la médecine et de la pharmacie constitue également un élément des plus favorable aux innovations en matière de compositions odorantes. La tannerie, basée sur le traitement des peaux venues d'Espagne, d'Italie et du Levant, est par ailleurs solidement implantée. La conjonction de ces divers facteurs avec la mode des gants et autres accessoires parfumés va être décisive car les tanneurs grassois s'orientent vers la tannerie fine et la production de peaux de senteurs. L'implication croissante des gantiers dans la parfumerie ne les autorise pas cependant à se dire parfumeurs et encore moins à revendiquer une quelconque exclusivité en ce domaine.

La parfumerie demeure une activité éclatée qui reste agitée par l'éternel conflit entre apothicaires et épiciers. En 1484, le roi Charles VIII les a dotés de nouveaux statuts qui seront impuissants à apaiser toutes les turbulences et cela d'autant plus que se greffe maintenant sur cette situation déjà complexe un différend avec les fabricants et vendeurs de cierges, chandelles, cires, graisses et « huiles à clairer ». Les apothicaires utilisent en effet certains de ces produits pour confectionner baumes et onguents. Et, fournisseurs de la dernière maladie, ils ne dédaignent pas de compléter leurs bénéfices par la vente de quelques accessoires funéraires où les cierges tiennent une place importante. D'où la fureur des « ciriers », « chandelliers » ou « estassoniers » qui se rattrapent en proposant aux chirurgiens onguents et emplâtres à meilleur compte que les pharmaciens. Les épiciers veulent aussi participer au commerce de tous ces produits gras. Et, pour peu que ces cires, huiles ou chandelles soient parfumées, voilà une source inépuisable de tiraillements entre corporations.

En réalité, la délimitation des compétences entre les différents métiers est une question avant tout municipale. Au sein d'une même province, la réglementation varie d'une ville à l'autre en fonction du contexte et de la virulence des conflits locaux. C'est ainsi qu'en Bourgogne, la municipalité de Dijon a édicté, en 1490, des statuts réglementant les trois métiers d'apothicaire, épicier et estassonier et permettant aux échevins d'intervenir dans les rouages corporatifs. À Beaune, ce n'est qu'en 1571 que les statuts des apothicaires leur réservent la préparation et la vente des remèdes, tout en les excluant de l'estassonerie avec une motivation en relation avec leurs responsabilités dans la confection des médicaments. Il leur est fait défense de « vendre salures, graisses et autres choses sales qui peuvent contaminer l'attouchement, l'odorat et le goût [35] ». Dans la ville d'Autun, en revanche, épiciers et apothicaires ne seront pas différenciés avant les statuts de 1600.

L'existence d'une réglementation n'entraîne pas l'extinction des problèmes. Les intéressés se retrouvent périodiquement devant la justice. Les Chambres de Ville sont fréquemment saisies avec parfois appel devant la juridiction du bailliage et même devant le parlement de la Province. Ainsi, le 25 février 1567, la Chambre de Ville de Dijon doit intervenir pour interdire « à tous apothicaires de se mêler de faire ni vendre ni débiter chandelles de suif, graisses ni huiles à clairer ». Et, le 18 mai 1573, elle condamne l'estassonier Denys Michault à 60 sols d'amende, lui enjoignant en outre « à peine de punition exemplaire de ne faire plus aucunes médecines ni choses qui dépendent du fait et art d'apothicairerie ». Il faudra attendre un arrêt du parlement de Bourgogne du 3 juillet 1600 pour qu'un point final soit mis au débat [36]... À la fin du XVIe siècle, épiciers, apothicaires et gantiers sont toujours en concurrence pour la fabrication et la vente des parfums, sans compter les merciers qui se mêlent à la lutte. Mais ni les uns ni les autres ne peuvent revendiquer le titre de parfumeur qui n'est pas encore l'apanage d'une corporation bien déterminée. À Paris, les statuts de 1582 prévoient que les gantiers, qui sont autorisés à « parfumer et enjoliver » leurs marchandises, ne peuvent vendre toutefois que les parfums qu'ils ont eux-mêmes fabriqués [37]. Lorsque les textes évoquent nommément les parfumeurs, c'est souvent pour les inclure dans la longue liste des professionnels complémentaires des apothicaires : « simples simplistes, herbiers, onguentaires, parfumeurs, rizotomes ou coupeurs de racines [38] » auxquels ils achètent des plantes ou des compositions toutes faites.

Et toujours la peste...

Si l'époque de la Renaissance ne connaît pas d'hécatombe générale comparable à la grande peste noire de 1348, le fléau n'a pas pour autant disparu. Tout au plus s'assoupit-il par moments et par endroits, mais il ressurgit sans cesse avec des pics de virulence, comme dans la période 1520-1535. D'autres maladies transmissibles, souvent qualifiées de « mortalités », d'« épidémies » ou même de « pestes », déferlent sur le territoire, notamment la dysenterie et la syphilis, qu'on appelle « le mal napolitain » parce qu'il aurait été rapporté d'Italie par les armées de Charles VIII. En fait, tout au long des XVe et XVIe siècles, les maladies contagieuses « affectèrent des aires plus restreintes mais sévirent sans répit, frappant fort là où elles attaquaient [39] ».

Le mouvement intellectuel général de retour aux grands auteurs antiques n'est pas, à première vue, favorable au renouvellement des théories médicales, déjà soumises à l'époque médiévale à l'autorité d'Hippocrate et de Galien. Cependant, quelques savants s'émancipent des conceptions hippocratiques et galénistes pour avancer des explications nouvelles de la propagation des fléaux. Chose remarquable, elles s'inscrivent toujours dans un contexte olfactif. En 1477, l'Italien Marsile Ficin émet l'hypothèse d'une « vapeur venimeuse » produite par l'air et qui adhère aux personnes et aux choses comme le fait un parfum. Le venin pestifère s'incruste avec autant de force que l'arôme du musc [40].

Mais c'est le physicien et poète de Vérone, Jérôme Fracastor qui propose, en 1546, la théorie la plus neuve : les fièvres pestilentes se transmettraient par des agents vivants invisibles produisant « toute une série de rejetons [...] qui sèment la contagion [41] ». Ils agissent à distance à la façon du poivre ou de l'iris qui provoquent l'éternuement et ils répandent « de tous côtés des corps qui ne tombent pas sous nos sens [...] cela est aussi très manifeste dans les corps qui se corrompent et sentent mauvais [42] ». Quant au français Ambroise Paré, il identifie la peste à un venin « d'essence inconnue et inexplicable [43] » qui entraîne la mort comme le ferait l'arôme d'une pomme de senteurs ou d'un œillet empoisonnés...

La lutte contre les épidémies passe par diverses mesures visant à en contenir l'expansion ainsi que par des traitements aromatiques destinés tant à soigner les personnes atteintes qu'à préserver les personnes saines de la contagion.

Alors que la grande peste noire avait laissé les autorités désemparées, on les voit désormais multiplier les efforts pour confiner les foyers d'infection, éviter les rassemblements, rejeter hors des bourgs et des villes tout élément susceptible d'y apporter ou d'y développer la contagion.

Fermer les universités, supprimer les assemblées des cours de justice, interdire les danses et les fêtes de noces, transférer les marchés dans des lieux écartés, rejeter les pauvres, les bateleurs, les métiers sales et puants, comme les teinturiers ou les corroyeurs, hors des enceintes, sont les mesures habituellement adoptées. Il en est même de plus draconiennes, comme l'interdiction faite aux personnes atteintes de circuler en ville sous peine d'être pendues et aux gens venant de lieux pestiférés de pénétrer dans la cité « sous peine d'être arquebusés [44] ». Cette rigueur est peu à peu atténuée par le système des quarantaines qui limite les expulsions ou les internements à quarante jours et par celui des bulletins de santé accordés par les mairies qui autorisent leurs bénéficiaires à circuler librement.

Mais l'on ne se contente pas d'interdire, on tente aussi de soigner. Le caractère venimeux attribué à la peste conduit à user de matières réputées antivenimeuses depuis l'Antiquité : pierres précieuses, perles, diamants, corail, ivoire, auxquels s'ajoutent la mythique corne de licorne et une « pierre » de couleur bleutée, le « bézoard ». Il s'agit en réalité d'une concrétion pierreuse qui se forme dans l'estomac de certains animaux et se porte au cou ou montée en bague. Réduits en poudres, ces antivenins sont associés aux produits aromatiques, qu'il s'agisse de sachets, d'emplâtres ou d'électuaires.

Pour l'essentiel, les traitements restent avant tout aromathérapiques. Ils font naturellement appel aux traditionnelles fumigations pour combattre la putritude de l'air. « Prenez du benjoin et le rompez assez gros, puis le mettez dedans une petite terrine de terre... et l'arrosez un peu d'eau de rose, et mettez votre terrine de terre dedans une autre terrine pleine de cendres et de brasier, et quand le benjoin sera échauffé et le feu pris, il jettera bonne fumée et odorante... et est icelle fumée bonne contre tout mauvais air [45]. »

Dans tous les formulaires, les recettes de « pomme pour odorer en temps d'épidémie et excellente contre corruption de l'air » ou « pour faire pommes bonnes contre la peste [46] » côtoient celles des oiselets de Chypre et des savons parfumés. Mais on y trouve également quantité de médicaments à usage interne, pastilles, pilules ou électuaires. Nostradamus crée des « pastilles à sucer en temps de peste » à base de sciure de cyprès mêlée d'iris, girofle, calamus, bois d'aloès, pilés avec des roses rouges, du musc et de l'ambre. Ces remèdes sont souvent placés sous l'égide d'un grand personnage réel ou mythique pour en accroître le prestige. *La Pratique* propose ainsi un « singulier remède contre la peste duquel vouloit user Maximilien, grand-père de Charles d'Autriche, Empereur moderne ». Sa préparation réclame un quarteron de miel chauffé et bien écumé battu avec une livre de blancs d'œufs frais. À ce mélange sont ajoutés clous de girofle, réglisse râpé, gingembre, poivre, galanga, rose vermeille « bien odorante » et santal rouge. L'électuaire obtenu est

« tendre et mol comme paste [...] et s'il échoit, par inconvénient, que vous fussiez atteint de peste, il conviendrait avoir la saignée premièrement, et puis user de votre susdit électuaire[47] », la dose prescrite étant de la grosseur d'un pois.

Il s'agit là d'une médication onéreuse et l'auteur compatissant la fait suivre d'une « autre recette à ce même fait pour les pauvres qui n'ont le pouvoir d'avoir les choses susdites ». Elle consiste en une simple racine d'aulne (*Aulnée officinale*[48]), d'abord exposée deux jours au soleil, macérée vingt-quatre heures dans le vin blanc, enfin séchée à l'ombre, « et en userez chaque jour en temps dangereux, le gros d'une fève au matin à jeun ». Elle peut être remplacée par la racine d'angélique ou de gentiane.

En temps d'épidémie, la distribution de ces médicaments est souvent confiée à des « apothicaires de peste » nommés et appointés par les villes. Ils ont, en outre, une fonction d'enquêteurs sur la situation sanitaire et sont chargés, à ce titre, de fournir les couleurs pour marquer de croix rouges, blanches ou noires, les maisons infectées. Les remèdes et autres fournitures utilisés leur sont réglés par la municipalité. Ainsi, le 7 mars 1597, l'apothicaire de peste, Jean Gauthier, reçoit « un écu deux tiers pour achat par lui fait d'un alambic pour faire des eaux pour les pestiférés[49] ».

Si la préparation des médicaments profite de l'apport de nouvelles matières aromatiques et des progrès de la distillation, elle ne connaît pas pour autant de révolution fondamentale. Les bases en existent pourtant dans l'œuvre de Paracelse[50], médecin suisse qui professe à Bâle une théorie fondée sur l'idée alchimique des analogies entre les différentes parties du corps humain et celles de l'Univers. En effet, au dogme galénique selon lequel « aux choses qui sont contre nature, leurs contraires sont médicaments ou remèdes », il oppose l'idée que « les semblables sont médicinés par leurs semblables », qui a fait voir en lui l'ancêtre de l'homéopathie, et se passionne pour les médicaments chimiques. Mais ses conceptions font scandale en Europe et l'on peut compter sur les doigts d'une main les médecins qui, en France, osèrent s'engager dans cette voie novatrice.

Claude Dariot, médecin originaire de Pommard, qui a fait ses études à Montpellier sous la direction du célèbre Guillaume Rondelet, est de ceux-là. Auteur de plusieurs ouvrages sur la préparation des médicaments et traducteur de *La Grande Chirurgie* de Paracelse[51], il entend, sans rejeter en bloc le galénisme, « tirer de la nouvelle doctrine le suc et la moelle, afin de les appliquer méthodiquement et raisonnablement au salut et à la santé des pauvres malades pour l'utilité publique et pour la gloire de dieu et ornement de l'art médical ». Soucieux d'obtenir « la substance pure et seule, séparée de toute impureté », il observe que le vin et son esprit sont par leur « subtilité les plus propres à extraire la faculté de ces médicaments ». Mais, surtout, il veut mettre au service de la pharmacie toutes les ressources de l'alchimie et affirme que « les minéraux et les remèdes composés d'iceux sont beaucoup plus puissants que les végétaux ni animaux[52] ».

Travaillant de concert avec deux apothicaires acquis à ses idées, Claude Dariot multiplie les expériences et engage des dépenses importantes pour construire les instruments nécessaires à ses travaux de laboratoire. À son *Deuxième Discours sur la préparation des médicaments*, sont annexées des planches reproduisant plusieurs « Figures des appareils nouveaux pour la préparation des médicaments chimiques[53] ». Mais cette démarche audacieuse apparaît bien isolée dans le paysage médical et pharmaceutique de la France du XVIe siècle.

Le roman de la « Momie »

La réserve, voire l'hostilité, manifestées par la grande majorité des médecins à l'encontre des thèses paracelsiennes contrastent avec leur engouement pour une drogue aromatique d'aspect pourtant très archaïque : la « Momie ». Elle est censée être fabriquée avec des corps momifiés venus d'Égypte et réduits en poudre. Ses vertus extraordinaires lui permettent de combattre une très grande variété de maux et même de lutter contre la contagion pesteuse.

La genèse de ce médicament est lacunaire et obscure. Certains commentateurs la font remonter au VIIe siècle ap. J.-C. La conquête de l'Égypte par les Arabes aurait entraîné le pillage de nombreuses sépultures de l'époque pharaonique[54]. Il est plus vraisemblable qu'elle est apparue beaucoup plus tard et peut-être à la suite d'une confusion. À l'époque médiévale, en effet, les médecins juifs et arabes utilisaient fréquemment certains hydrocarbures naturels, en particulier l'asphalte, un mélange de calcaire, de silice et de bitume, connu depuis l'Antiquité pour ses aptitudes à traiter les ulcères d'estomac, les maladies pneumologiques, les contusions, blessures ou fractures.

Lors des croisades, les Européens eurent l'occasion d'expérimenter ces traitements à l'asphalte, désigné par le terme persan *mumia*. Au XIIe siècle, les traducteurs des textes arabes et en particulier le célèbre Gérard de Crémone, auraient identifié cette *mumia* avec les corps embaumés de l'ancienne Égypte, confusion d'autant plus aisée que certains auteurs antiques comme Diodore de Sicile ou Strabon affirmaient que le bitume entrait dans la préparation des momies. À partir de là, et pour répondre à la demande, se serait développé tout un trafic basé sur la récupération des résines et matières odorantes ayant servi à la momification, ce qui aurait rapidement conduit à mettre au pilon les corps momifiés tout entiers [55]. Au XIVe siècle, ce commerce est déjà florissant, comme le révèlent les archives de la maison de banque Bardi de Florence [56]. Mais, aux siècles suivants, la vogue du produit devient telle que la véritable momie se fait rare. Catherine de Médicis va même envoyer son aumônier en Égypte, en 1549, pour en rapporter le précieux remède.

L'incroyable succès de cette médication bizarre est pourtant aisément explicable. La grande affaire de la médecine étant la lutte contre la putritude interne, quel produit pouvait être mieux adapté à cet objectif que ces chairs farcies d'aromates et de liqueurs odorantes qui leur avaient permis d'échapper à la décomposition et de traverser indemnes tant de siècles ? Francis Bacon ne tarit pas d'éloges : « Le baume de momie a une grande force d'étanchement du sang, laquelle lui vient de certains mélanges et baumes glutineux qui lui donnent un pouvoir secret [57]. » La polémique autour de la momie qui va faire rage au XVIe siècle ne portera pas sur ses vertus mais sur sa qualité de fabrication.

C'est que, l'offre ne pouvant répondre à la demande, la « véritable momie » est l'objet de multiples contrefaçons. Au lieu d'un produit de bonne odeur, véritable concentré des aromates utilisés par les Égyptiens, on trouve plus souvent, selon le savant italien Jérôme Cardan, un « genre de momie fétide, triste et horrible [58] ». Certains de ces succédanés viennent d'Orient où ils sont élaborés à partir de cadavres simplement desséchés par les sables du désert, ou même de cadavres récents, grossièrement embaumés dans des officines spécialisées. Le médecin du roi de Navarre, Guy de La Fontaine, confie à Ambroise Paré avoir visité l'une d'elles à Alexandrie, en 1564. Le propriétaire lui expliqua sa méthode et lui montra une quarantaine de « corps mumiés » prêts à l'emploi. Mais il y a pire encore. Paré rapporte que certains apothicaires français vendraient pour de la bonne momie d'Égypte des préparations effectuées à partir de cadavres récupérés au gibet : « On nous fait avaler indiscrètement et brutalement la charogne puante et infecte des pendus [...] vérolés, pestiférés ou ladres [59]. »

Contrecarrer cette néfaste production exige de réaliser une momie de qualité fabriquée selon des procédés modernes. Le grand Paracelse propose à cet effet trois recettes élaborées à partir de composants frais. Par exemple, des morceaux de chair provenant d'un « cadavre bien sain », longuement macérés dans l'huile d'olive, puis distillés en cornue, le distillat étant ensuite additionné de thériaque et de musc [60]. On ne sait si cette sage proposition eut des retombées concrètes. Ce qui est sûr, c'est que les momies douteuses continuèrent à prospérer tant la demande était forte et le prestige de la médication considérable. Le naturaliste Pierre Belon qui parcourut l'Orient et l'Égypte, rapporte que le roi François Ier en portait toujours sur lui[61]. Signe des temps, alors qu'au XIVe siècle, le roi Charles V ne se séparait jamais d'« un petit baril d'or à mettre triacle (thériaque) », c'est un sachet de momie qu'un des princes les plus éclairés de la Renaissance se suspend au cou pour se protéger...

La fin des étuves

François Ier va avoir également une influence décisive dans un tout autre domaine, à vrai dire beaucoup plus important pour l'avenir de la parfumerie, celui des bains publics. À lire Rabelais, exact contemporain du roi (tous deux sont nés en 1494), la méfiance affichée par le corps médical à l'égard de cette pratique hygiénique n'emporte pas une adhésion unanime. Le logis des dames de l'abbaye de Thélème est, en effet, doté de « natatoires [piscines] avec des bains mirifiques [...] bien garnis de tous assortiments et foison d'eau de myrrhe[62] ». Quant au jeune géant Gargantua, il se complaît dans l'onde : « Nageait en profonde eau, à l'endroit, à l'envers, de côté, de tout le corps, des seuls pieds, une main en l'air en laquelle, tenant un livre, il traversait toute la rivière de Seine sans le mouiller et tirant son manteau par ses dents comme faisait Jules César, puis, d'une main, entrait par grande force dans un bateau, de là se jetait derechef en l'eau, la tête première, sondait le tréfonds, creusait les rochers, plongeait en abîmes et gouffres[63]. » Mais ces ébats aquatiques n'ont rien d'une pratique de propreté. Il s'agit, en réalité, de performances sportives inscrites dans le programme d'éducation physique établi par le précepteur Ponocrates.

Confrontés à la multiplication des épidémies, les médecins se font de plus en plus pressants. La peau est une enveloppe protectrice fragile à laquelle il faut éviter tout ce qui la rend plus perméable aux agressions extérieures et spécialement à l'air venimeux susceptible de putréfier les humeurs. Dans toute l'Europe, la campagne médicale contre l'usage des étuves s'est intensifiée et commence à porter ses fruits. En cette période d'essor du luthéranisme, elle reçoit le renfort des prédicateurs protestants, pour une fois d'accord avec leurs homologues catholiques, dans la condamnation de ces lieux de stupre et de perdition morale. Le grand humaniste hollandais Érasme, un moment conseiller de l'empereur Charles Quint, note « il y a vingt-cinq ans, dans le Brabant, rien n'était plus en vogue que les bains publics ; aujourd'hui on n'y va plus, la nouvelle peste nous a appris à nous en passer[64] ». De nombreuses voix, dont celle d'Ambroise Paré, s'élèvent pour réclamer des mesures autoritaires de fermeture. Dès 1538, François Ier ordonne la destruction d'un grand nombre d'établissements et les Provinces suivent, parfois avec quelque retard, l'exemple de la capitale. C'est ainsi qu'à Dijon, les étuves sont fermées par une décision du 9 août 1566 [65]. La fin du XVIe siècle voit donc le dépérissement d'une pratique d'hygiène essentielle héritée de l'Empire romain. Le vide ainsi créé va devoir être comblé, et ce sont les parfums qui seront affectés à cette tâche.

CHAPITRE VI

Les grandes eaux de Versailles

Période capitale pour la parfumerie française que celle qui couvre les XVIIe et XVIIIe siècles. Au sein des multiples activités qui touchent aux parfums, elle voit s'amorcer puis s'affirmer avec vigueur l'émergence de la profession autonome de parfumeur. Cette évolution est liée au développement du centralisme monarchique qui va de pair avec une intervention croissante de l'État dans le domaine économique et dans l'organisation des professions. Elle doit beaucoup aussi à un rayonnement culturel qui, depuis Versailles, dicte les comportements, les modes et donne le ton à toute l'Europe.

L'essor de la parfumerie française

L'attribution, pour la première fois, au début du XVIIe siècle, du titre de parfumeur à une profession déterminée est, à coup sûr, un événement majeur. Sur le plan symbolique, elle manifeste que cette activité est devenue suffisamment importante pour justifier une organisation spécifique. Sur le plan pratique, elle engendre des obligations plus rigoureuses mais aussi une protection particulière. Pour ces professionnels, il y a là un facteur dynamisant qui va les aider à conquérir une prospérité inégalée et à hisser la parfumerie au premier rang des industries de luxe. Cette réussite est également favorisée par la création des Compagnies des Indes occidentales et orientales qui permettent des échanges commerciaux directs avec le Nouveau Monde et surtout avec l'océan Indien, les Indes et la Chine. Nombre de produits exotiques odorants qui auparavant devaient transiter par l'Italie, l'Espagne ou la Hollande parviennent désormais en France sans intermédiaire.

LES MAÎTRES GANTIERS-PARFUMEURS

En janvier 1614, des lettres patentes octroient aux gantiers « permission de se nommer et qualifier tant maistres gantiers que parfumeurs [1] ». Forte de cette victoire, la communauté des gantiers-parfumeurs de Paris obtient le 15 mars 1656 de nouveaux statuts qui prévoient dans les moindres détails les conditions d'accès à la profession, le contrôle de son bon fonctionnement, les droits et les devoirs respectifs des maîtres, compagnons et apprentis, sans oublier naturellement le prélèvement de diverses taxes.

La communauté est dirigée par quatre jurés, élus tous les deux ans, qui contrôlent la profession en faisant des visites dans les boutiques des artisans et en saisissant les ouvrages défectueux. Devenir maître gantier-parfumeur et avoir une boutique, nécessite quatre ans d'apprentissage chez un maître déjà établi, suivis de trois ans de compagnonnage. Tout aspirant à la maîtrise doit, en présence des quatre jurés, réaliser un « chef-d'œuvre » qui consiste à « tailler et couper bien et dûment » plusieurs pièces d'ouvrages.

La première est « une paire de mitaines à cinq doigts de peau de loutre à poil, ou autres étoffes à poil, tel qu'il plaira aux dits gardes. Laquelle paire de mitaines sera façonnée de sa garniture : savoir le dedans de la main et dessous le pouce tout d'une pièce de maroquin et doublée d'une bonne fourrure ; et coudre icelles mitaines comme il appartient ». La seconde pièce : « un gant à porter l'oiseau (un gant de fauconnier), tout d'une pièce, sans aucun bout de doigts, ni coutellures (défauts produits par l'emploi du couteau), ni effondrures (défauts causés par un tirage excessif de la peau), de peau de chien ou autres étoffes ». La troisième : « une paire échancrée, doublée tout le corps du gant d'une pièce ; comme aussi une paire de gants coupés aux doigts, de chevreau pour femme ». Et la quatrième : « une paire de gants de mouton échancrés, pour homme, sans coins à l'échancrure ; comme aussi sera tenu ledit aspirant de coudre icelle paire de gants et de la parfumer de bonnes odeurs et couleurs, et la rendre faite et parfaite, prête à mettre la main dedans [2] ».

Les fils des maîtres ont un travail de maîtrise moins complexe à exécuter. Ils sont dispensés du chef-d'œuvre et simplement astreints à « l'expérience ». Elle consiste à « tailler deux paires de gants, à son choix et option, ou en tailler une paire et la coudre [3] ». Une fois reçus les maîtres peuvent « appliquer, vendre et débiter toutes sortes de parfums, odeurs et senteurs[4] ». Il faut toutefois payer des droits d'entrée dans la profession et verser au roi une redevance annuelle « au jour et fête de Saint-André d'hiver ».

Confortés dans leurs prétentions par ces statuts solides, les gantiers-parfumeurs vont donner à leur commerce une ampleur remarquable. L'un d'entre eux, Simon Barbe, qui tient boutique à Paris *À la Toison d'Or*, rue des Gravilliers, est l'auteur de deux manuels qui donnent de précieuses indications sur leurs activités. *Le Parfumeur Français*, publié en 1693, et qui enseigne « toutes les manières de tirer les odeurs des fleurs et à faire toutes sortes de compositions de parfums », vise un public non professionnel. Il a été conçu avant tout « pour le divertissement de la noblesse » et « l'utilité des personnes religieuses » qui pourront ainsi parfumer leurs églises et confectionner chapelets et médailles de senteurs[5]. Paru en 1699, *Le Parfumeur Royal* est, quant à lui, essentiellement destiné aux gens de métier. S'il mentionne encore « le divertissement des personnes de qualité », il se présente surtout comme utile à « celles qui recueillent des fleurs et nécessaire aux gantiers, perruquiers et marchands de liqueurs[6] ». Dans ce dernier livre, près de cent pages, soit plus du tiers de l'ouvrage, sont consacrées aux gants de senteurs, aux peaux d'éventail parfumées, à la manière de préparer les cuirs et de les colorer. C'est dire que la ganterie est l'élément essentiel du travail du parfumeur même si elle est loin d'être le seul.

UNE PRODUCTION DIVERSIFIÉE

Néanmoins, la concurrence avec l'Italie et l'Espagne est rude et les échanges ne se font pas en sens unique. Le peintre Nicolas Poussin qui réside à Rome fournit régulièrement à Paris monsieur de Chanteloup. Le 18 octobre 1649, il lui annonce l'envoi de gants parfumés à la frangipane achetés chez la signora Maddalena, « femme fameuse pour les parfums ». Anne d'Autriche, quant à elle, reste fidèle à l'Espagne et adresse au duc d'Arcos un gant pour servir de modèle à la douzaine dont elle lui fait demande. Même démarche, mais en sens inverse, de la part de Doña Inès Henrique de Sandobal qui écrit au duc de Monteleone, séjournant à Paris, de lui expédier à Madrid douze paires de gants français[7]. Un proverbe en usage à l'époque veut d'ailleurs qu'un gant pour être parfait emprunte à trois royaumes, « l'Espagne pour en préparer la peau, la France pour le tailler et l'Angleterre pour le coudre[8] ».

Mais les gantiers-parfumeurs français s'emploient à dépasser leur primauté en matière de coupe pour offrir une production de haute qualité. Plusieurs villes acquièrent une grande réputation en ce domaine.

Outre Paris, il faut citer Grenoble, Blois qui s'est spécialisé dans les gants cousus « à l'anglaise » et Vendôme qui fabrique les gants dits « de cuir de poule » ou encore de « canepin ». Ceux-ci sont, en réalité, réalisés à partir de l'épiderme de la peau de chevreau, d'une finesse et d'une légèreté telles qu'un poète les a célébrés dans ces vers :

> « Il est temps de parler des gants blancs de Vendôme
> qui sont si délicats que bien souventes fois
> l'ouvrier les enferme en des coques de noix[9]. »

La confection des gants parfumés est une opération longue et délicate. Pour « purger » la peau de toute mauvaise odeur, il faut tout d'abord la fouler soigneusement dans l'eau claire, la faire sécher, la tremper dans de l'*eau de fleur d'oranger, de rose, d'Ange* ou de *mélilot* (une papilionacée à fleurs odorantes), puis la sécher à nouveau loin du grand air en l'étirant peu à peu. À ce stade, elle est en état d'être utilisée. Les gants taillés et cousus sont d'abord « mis en couleur ». Un grand nombre de teintes peuvent être obtenues à partir de pigments végétaux, minéraux et animaux. En premier lieu viennent les terres : ocre jaune ou rouge, terre d'ombre, de Venise, de Vérone. Mais on emploie aussi le talc calciné, la céruse, le noir de four ou de fumée, des graines, des gommes, des copeaux de bois, de la noix de galle et de la cochenille. La palette des nuances comporte toute une gamme de noirs, de blancs, de bruns et de gris, mais également des verts, des jaunes, des bleus (obtenus à partir de tournesol), des violets, des tons ambrés, agathe (à base de laque et de gomme), feu (alun et bois de brésil, c'est-à-dire couleur de braise).

Les gants ainsi apprêtés sont alors « mis en fleurs » dans des caisses où ils sont disposés en alternance avec des lits de jonquilles, jacinthes, violettes doubles, roses musquées, tubéreuses, muguet. On les renouvelle toutes les douze heures et, à chaque fois, les gants sont disposés pour sécher sur des cordes pendant une heure. Ce traitement dure huit jours au moins, à l'issue desquels les gants « auront l'odeur de la fleur bien naturelle[10] ».

Ces senteurs seront renforcées si, avant la mise en fleurs, les gants sont enduits à l'aide d'une éponge d'une couche préparatoire faite d'un mélange de gomme adragante (exsudée d'une papilionacée, l'astragale), détrempée dans de l'eau de fleur d'oranger et broyée avec un peu de civette, de musc ou d'ambre. Un résultat semblable peut d'ailleurs être obtenu en intervenant dès le stade de la coloration en ajoutant, par exemple, de l'*eau d'Ange* aux pigments. Avec cette technique sont confectionnés de très nombreux modèles : gants glacés, cirés, transparents, musqués, gants gras à l'italienne, à la mode d'Espagne, de Paris, de Blois, de Grenoble, gants d'ambrette de Provence, de Frangipane, de Néroli (du nom de la princesse de Nérola, grande consommatrice de fleur d'oranger)... Leur préparation est plus ou moins complexe, mais la majorité d'entre eux exigent deux, voire trois « couches » successives, chacune de ces imprégnations étant constituée d'un mélange différent.

La recette des *gants de Frangipane* (du nom de son inventeur Frangipani), donnée par Simon Barbe, présente l'originalité de comporter d'abord une fumigation, suivie de deux imprégnations et d'une mise sous presse, pour finir par la mise en fleurs. Les peaux de chevrotin, purgées à l'eau claire puis à l'*eau d'Ange* sont séchées et fumigées avec « du marc de bonne *eau d'Ange* » consumé lentement. Les gants confectionnés avec ces peaux sont ensuite chargés d'une composition obtenue en broyant sur le marbre de l'ambre, du musc, de la civette, des larmes de benjoin auxquels on incorpore de l'huile de ben, des terres colorantes (un mélange de terre de Sienne, de rouge et de jaune), des gommes, de l'eau de rose et de fleur d'oranger. Après séchage, les gants reçoivent une nouvelle couche de gomme adragante détrempée à l'eau de fleur d'oranger additionnée d'huile de ben, de musc et de civette. Une fois secs, « vous les enveloppez d'une peau et les mettez sous le matelas pendant huit jours, puis après leur donnez trois ou quatre jours de fleurs [11] ».

On imagine que des préparations aussi élaborées réclament un savoir-faire et une connaissance approfondie des alliances de senteurs. Lorsqu'une matière odorante fait défaut, les gantiers-parfumeurs recourent à des compositions de remplacement permettant d'obtenir la fragrance souhaitée. Après plusieurs recettes de « gants d'ambre », le *Parfumeur Royal* en donne une de « gant d'ambre sans ambre » : musc, civette, labdanum, iris de florence en poudre, gomme adragante et eau de fleur d'oranger. De même, à côté des « gants aux fleurs de jasmin », il propose des « gants de l'odeur de jasmin sans fleurs ». On obtient la note recherchée grâce à un savant dosage de benjoin, iris en poudre, bois de rose, storax liquide, bois de santal, eaux de rose et de fleur d'oranger. L'existence de ces formules de substitution témoigne de la maîtrise acquise dans l'art du parfumage des gants.

Mais les gantiers ne se bornent pas à fabriquer ou vendre cet accessoire emblématique de leur corporation. *Le Livre commode des adresses de Paris pour 1692* donne d'abondantes informations sur les spécialités qui sont débitées dans les boutiques de la capitale. Dans les rues Saint-Honoré et de l'Arbre sec, rue de la Limace et quai des Orfèvres, de nombreux magasins vendent des gants de Rome, de Grenoble, de Blois, des gants d'élan, de chamois et « diverses autres sortes de la meilleure fabrique ». Le sieur Rémy, devant Saint-Méderic, est réputé pour les articles en peau de cerf, Richard, rue Galande, à l'enseigne du *Grand Roy*, pour ceux de daim, Arsan, près de l'abbaye Saint-Germain, pour les « cuirs de poule ». Les *eaux d'Ange*, de *Mille Fleurs*, de *Fleurs d'orange*, les essences d'ambre et de musc, s'achètent à *La Devise Royale* sur le quai de

Nesles et à *L'Orangerie*, rue de l'Arbre sec, la véritable *eau de Cordoue* chez Guilleri rue de la Tabletterie. Poudres et savons parfumés se trouvent principalement rue de la Harpe, près du pont Saint-Michel et au bout du pont au Change. Pour les savonnettes communes, on ira *Au soulier d'or*, rue des Vieilles Étuves, pour les plus fines chez le sieur Bailly, rue du Petit Lion.

Une gravure très connue de la fin du XVIIe siècle représentant un habit de parfumeur, illustre l'extraordinaire variété des produits aromatiques proposés. Le vêtement disparaît totalement sous un échantillonnage complet d'essences, de poudres, de pommades, d'eaux de senteur et de pastilles odorantes qui y sont accrochés. En guise de coiffure, le personnage porte même un brûle-parfum fumant posé sur sa perruque [12].

Tout ce commerce suscite des bénéfices conséquents. Le métier passe même pour être le plus lucratif de Paris. Non contents d'amasser des fortunes importantes, les plus en vue des parfumeurs fréquentent la bonne société et parfois même la Cour. Le célèbre Martial reçoit la charge de valet de chambre du duc d'Orléans, frère de Louis XIV et Jean-François Houbigant est le filleul de la duchesse de Charost.

L'AXE PARIS-MONTPELLIER-GRASSE

À des titres divers, ces trois villes ont une fonction essentielle dans le développement de la parfumerie française aux XVIIe et XVIIIe siècles. Paris, centre des élégances et capitale financière, a une importance primordiale dans la création et la diffusion des produits parfumés. C'est sans surprise que l'on y recense 250 parfumeurs-gantiers en 1725, alors qu'à la même époque, Grasse n'en compte qu'une cinquantaine. Mais les professionnels parisiens font principalement venir leurs ingrédients du pays grassois ou montpelliérain.

Le rôle du midi de la France se révèle d'ailleurs par des références explicites dans la désignation de certaines compositions aussi bien que sur les enseignes. Le plus connu des parfumeurs de Lyon, Chabert, tient boutique *Au jardin de Provence* et, à Paris, Daumont s'est établi rue de la Huchette *Au messager de Montpellier.* Il s'y débite des *gants d'ambrette de Provence*, du *parfum de Montpellier pour poudre de Chypre*, des *sachets* et *toiles de senteur à la mode de Montpellier* [13]. Certains parfumeurs provençaux s'installent à Paris dans le quartier de Saint-Germain-l'Auxerrois pour commercialiser directement leurs essences.

Cet essor de la parfumerie méridionale est favorisé par les grandes plantations d'orangers réalisées, dès le XVIIe siècle, dans la région de Grasse où se multiplient aussi les cultures de plantes à parfum qui bénéficient d'un microclimat très favorable : mimosa, muguet, bergamote, lavande, cassier, violette, géranium, iris, narcisse, jonquille, jacinthe, genêt, sauge sclarée. La tubéreuse, une curieuse plante à bulbe, dont les grappes blanches fleurissent sur de longues hampes, apparaît dès 1632, grâce à un conseiller du parlement d'Aix, qui a reçu de Perse des échantillons envoyés par un religieux botaniste, le Père Minuti. Vingt ans plus tard, le fragile jasmin d'Asie dont la fleur aux pétales délicats, d'un blanc porcelaine, exhale un parfum très puissant, est acclimaté en le greffant sur une variété médicinale plus résistante à l'hiver [14]. Avec la rose et l'œillet, ces deux cultures nouvelles vont jouer un rôle important dans la fortune de Grasse. Un portrait de Jean Gallimard, maître gantier-parfumeur, le représente montrant du doigt un bouquet de ces quatre fleurs mères de la parfumerie [15].

Il n'est pas étonnant que de grandes dynasties de parfumeurs prennent naissance en Provence. Les Matte la Faveur et les Fargeon viennent de Montpellier où s'enracine une tradition scientifique et technique vigoureuse. Sébastien Matte la Faveur est, vers 1665, démonstrateur de chimie à la faculté de médecine en même temps que distillateur. Jean Fargeon se présente comme « apothicaire et parfumeur ordinaire » de S.A.R. Mademoiselle d'Orléans, fille aînée du frère de Louis XIV, plus connue comme la *Grande Mademoiselle*, surnom acquis alors qu'elle prenait une part active aux troubles de la Fronde [16].

Pourtant, malgré tous ces atouts, la parfumerie montpelliéraine va connaître à la fin du XVIIIe siècle un déclin dont les causes sont multiples. Paradoxalement, le caractère très lucratif de l'activité n'y est sans doute pas étranger. Elle suscite, en effet, beaucoup de convoitise et, outre les gantiers et les apothicaires, nombreux sont les corps de métiers, droguistes, liquoristes, distillateurs et autres, tentés de s'y faire une place. Or, contrairement aux gantiers-parfumeurs de Paris, les professionnels de Montpellier ne disposent pas d'une organisation corporative solidement structurée par ses statuts. Leur situation est donc fragilisée et un nombre important de faillites est constaté dans la seconde moitié du XVIIIe siècle [17].

La parfumerie grassoise, au contraire, ne va cesser de se développer. Dès 1724, une « jurande » dont les statuts sont homologués par le parlement d'Aix en 1729 [18], regroupe tous ceux qui exercent « un commerce de ganterie, de parfumerie ou les deux ensemble ». Ils seront soixante-dix en 1745 et comptent dans leurs rangs des noms restés célèbres dans l'histoire de la parfumerie : Fragonard (le père du peintre), Chiris, Cresp, Cavallier, Escoffier, Gallimard... Certains d'entre eux, Isnard en 1768, La Faye en 1777, fondent des établissements à Paris où, sous la houlette du doyen Paul de la Porte, ils rejoignent d'autres célébrités : Antoine Tombarelly, Jean-Baptiste Dulac, Chardin Hadancourt, Michel Adam, Jean-Louis Fargeon, parfumeur de la reine Marie-Antoinette.

Dans cette pléiade de parfumeurs, Antoine Chiris occupe une place exceptionnelle. Sa passion pour la parfumerie lui vient de son beau-père qui aime manier cornues et alambics. Un voyage à Paris, en passant par Beaucaire (sa foire rassemblait toutes les industries de la Provence), Avignon, Aix-en-Provence, le met en contact avec les fournisseurs de matières premières, la Compagnie des Indes et les parfumeurs parisiens. En 1768, il fonde son entreprise. Le prospectus de ses fabrications fait déjà état de « quatre sortes de savonnettes, six de pommades et huiles parfumées, dix-huit de quintessences diverses [19] ».

Les professionnels grassois sauront surmonter les difficultés qui les assaillent à la veille de la Révolution. La très lourde fiscalité sur les cuirs et la désaffection de la clientèle féminine qui préfère désormais les gants de tissus précieux, les amènent progressivement à abandonner le travail des cuirs odorants, à ne porter que le nom de parfumeurs et à se recentrer sur la seule parfumerie. Ils améliorent la très ancienne technique de l'enfleurage qui permet de capter les principes odorants des fleurs les plus fragiles avec un mélange de graisse de porc et de bœuf ou avec des graines oléagineuses pilées [20]. Un nouvel élan est donné aux activités annexes : fabrication de flacons, pots à pommade, cornues et faïences. Parcourant les environs de Grasse, un voyageur anglais écrit, en 1793 : « Beaucoup de plantes se cultivent pour les parfumeries de Paris et de Londres. Une moitié de l'Europe fait venir les essences de ces régions [21]. »

LA COMPAGNIE FRANÇAISE DES INDES ORIENTALES

Dès la fin du XVIe siècle, Anglais et Hollandais s'étaient intéressés aux relations avec l'Inde, Ceylan et Sumatra, dont les Portugais tiraient de gros bénéfices grâce aux épices : poivre, cannelle, clous de girofle, muscade, macis et autres. Les deux premières grandes compagnies des Indes orientales sont fondées en 1600 et 1602, l'une à Londres, l'autre dans les Provinces-Unies, et ne tardent pas à se faire une place importante dans ce fructueux commerce auquel s'ajoute celui du cuivre, des cotonnades et de la soie. La France demeurait à l'écart, malgré l'intérêt manifesté pour cette question par le cardinal de Richelieu et quelques tentatives dont le seul résultat tangible fut la fondation de l'établissement de Fort-Dauphin à Madagascar.

Soucieux de contrecarrer la puissance commerciale des Anglais et des Hollandais, Colbert, contrôleur général des finances de Louis XIV, décide, en 1664, la création de la Compagnie française des Indes orientales qui, avec divers avatars perdurera jusqu'à la Révolution. Elle a beaucoup de mal à s'implanter, mais, à la mort de Colbert, en 1683, elle a néanmoins obtenu, sur la côte de Coromandel, la concession de Pondichéry qui va devenir le principal établissement français en Inde. À partir de 1708, l'implication croissante des armateurs malouins donne un nouvel élan au trafic. En 1719, la Compagnie est englobée dans une vaste opération financière montée par le banquier d'origine écossaise, John Law, qui a la confiance du régent. Elle reçoit alors des moyens financiers importants lui permettant notamment d'acheter de nouveaux vaisseaux [22].

L'arrivée d'une grande compagnie française dans les échanges avec l'Extrême-Orient est susceptible de retombées favorables pour le développement de la parfumerie. Les parfumeurs espèrent se fournir directement en épices, aromates, civette, sans avoir à payer le surcoût résultant d'achats de seconde main à Rotterdam ou Amsterdam. Mais ces avantages ne peuvent être obtenus qu'au prix d'un long et aventureux voyage qui contourne l'Afrique par le cap de Bonne-Espérance et rejoint ensuite l'océan Indien et la mer de Chine.

Les navires de la Compagnie partent de Lorient. De plus en plus gros (ils atteindront soixante mètres de long), ils sont armés de canons contre les mauvaises rencontres et lourdement chargés : bordeaux, madère, xérès, armagnac, pour les Européens des comptoirs d'Asie, fer, plomb, tissus de laine, miroirs, glaces des Gobelins, montres émaillées, fusils, violons, longues-vues, boîtes à musique, destinés aux acheteurs indigènes. Dès 1715, la Compagnie réussit le tour de force de vendre aux Chinois du ginseng : une variété canadienne de moins bonne qualité que le ginseng de Tartarie, mais qui, en raison de son bas prix, remporte un grand succès à Canton ! Les navires emportent aussi beaucoup d'argent pour payer la cargaison de retour, infiniment plus précieuse que celle embarquée à Lorient. Les départs se font entre la seconde quinzaine d'octobre et la première quinzaine d'avril, de façon à traverser l'océan Indien au moment favorable, quand souffle la mousson du sud-ouest. Les navires à destination de la Chine partent les premiers, d'octobre à février.

L'itinéraire passe par Madère, les îles Canaries, avec une escale possible aux îles du Cap-Vert ou sur l'îlot de Gorée, à l'embouchure du fleuve Sénégal. Plus au sud commence la zone des vents variables et des calmes s'étendant de part et d'autre de l'équateur. Le choix de la route demande beaucoup d'habileté et d'expérience. La plus utilisée passe très à l'ouest, à proximité des côtes du Brésil et permet de gagner les hautes latitudes pour retrouver les vents d'ouest qui, poussant les navires vers l'est, leur permettront de doubler le cap de Bonne-Espérance, à la pointe sud de l'Afrique, après quatre à cinq mois de navigation.

Entassés dans un lieu resserré engendrant beaucoup de tensions, les marins sont soumis à une discipline draconienne. Le fouet, le carcan ou les fers sanctionnent les manquements au service, les vols et les rixes. Le sabre mate les rares mutineries. La promiscuité, le manque d'hygiène, la chaleur et l'humidité font des entreponts de véritables étouffoirs où règne une odeur infecte. S'y ajoutent les émanations des nombreux animaux vivants, bœufs, moutons, cochons, poulets et canards qui constituent des provisions fraîches en partie réservées aux malades.

Malgré cette précaution, le scorbut et la dysenterie menacent les équipages dont l'ordinaire se compose essentiellement de féculents, viande salée et morue sèche, arrosés d'une pinte d'eau douce (75 cl) qui commence déjà à se putréfier après quinze jours de mer, et d'une pinte de vin. Pour un taux de mortalité moyen de 14 %, les trois quarts sont imputables aux maladies, un quart seulement aux accidents et aux combats. C'est dans l'archipel des Mascareignes, sur l'île Bourbon (la Réunion) ou l'île de France (île Maurice), qu'ils vont pendant un mois se refaire une santé en consommant des fruits et des légumes frais.

Les bâtiments cinglent ensuite vers le cap d'Ambre, au nord-est de Madagascar, franchissent l'équateur et contournent les îles Maldives.

Arrivés au sud de Ceylan, ils gagnent l'île de Sumatra pour y attendre le changement de mousson qui leur permettra d'atteindre, enfin, Pondichéry. Entouré d'une enceinte défendue par un fort, le plus important comptoir de la Compagnie des Indes a belle allure. Les maisons de bois et de terre ont été remplacées par des constructions de briques et de tuiles et des édifices monumentaux : hôtel de la Compagnie, hôtel de la Monnaie, église des Jésuites.

Certains navires, après quelques jours d'escale, s'élancent vers le Bengale. Ils remontent le Gange jusqu'à Chandernagor. Une route encore plus longue et difficile attend les bateaux allant en Chine : risques de s'échouer dans le détroit de la Sonde, de se fracasser sur les roches affleurantes du détroit de Banka. Après avoir longé la côte de l'Annam et celle de Haï-Nan, ils peuvent enfin débarquer à Canton, le seul port chinois autorisé aux Occidentaux.

Une fois les cargaisons débarquées et les tractations commerciales achevées, on recharge les navires. À fond de cale sont disposés les rotins, les bois de teinture (bois rouge, bois de sapan), ainsi que les caisses de porcelaine. Les marchandises les plus délicates sont disposées sur cette couche qui les isole de l'humidité : sacs de café, caisses de thé, balles de cotonnades, de soieries. S'y ajoutent le poivre et toutes les épices, les aromates, les plantes médicinales, les rhizomes odorants : ballots de cannelle et de fleurs de cannelle, de girofle, de muscade, de cucurma (safran des Indes), de galanga (un rhizome à l'odeur poivrée)... Les matelots répandent sur le tout du poivre qui se glisse dans les interstices et dont l'odeur a la propriété de chasser les insectes.

Les quantités transportées sont très variables d'un produit à l'autre. Parmi les « drogues » où sont classés le borax, l'alun, l'aloès, l'esquine (*smilax china*, dont le rhizome est réputé antisyphilitique), le galanga [23], la rhubarbe mais aussi le thé et le café, ce sont ces derniers qui l'emportent de loin en poids et volume. À partir de 1730, la Compagnie met en vente chaque année 300 000 livres de café moka et entre 1 500 000 et 2 200 000 livres de café bourbon. Pour les thés, thé bouy, thé noir et thé vert, la quantité passe de 100 000 livres à la fin du XVIIe siècle à 2 000 000 de livres dans la seconde moitié du XVIIIe siècle. Parmi les épices, c'est le poivre qui domine avec 500 000 livres, suivi de la cannelle et du cucurma [24]. Le musc fait l'objet d'un traitement particulier car ses puissants effluves risquent d'imprégner durablement les matières placées à proximité. Aussi la Compagnie a-t-elle dû interdire d'embarquer sur un même navire du thé et du musc !

Lourdement chargés les vaisseaux repartent vers la France. Ils profitent de la mousson continentale pour repasser le cap de Bonne-Espérance, avant juin où commence la mauvaise saison. L'arrivée sur les côtes européennes se fait entre juillet et août. À moins de naufrages, incendies, attaques des corsaires ou des vaisseaux ennemis, le voyage aller-retour aura pris entre dix-huit et vingt-deux mois.

C'est une rencontre avec un navire anglais qui va faire de Pierre Poivre, au nom prédestiné, un véritable « conquérant des épices ». En 1745, revenant en France après plusieurs années passées en Chine et en Cochinchine, ce séminariste lyonnais voit son poignet arraché et sa vocation détruite par un boulet de canon. Fait prisonnier, il est amputé de l'avant-bras puis débarqué à Batavia (Djakarta). Les odeurs de girofle et de muscade qui adoucissent sa convalescence suscitent chez lui le désir de se consacrer non plus à Dieu mais aux épices. Les Hollandais implantés sur les îles de la Sonde (Java et Sumatra) et sur les îles Moluques (Amboine) contrôlent sévèrement la production des clous de girofle et des noix muscades, dont les plantations sont gardées par des soldats armés. Ils en tirent une source immense de richesse. La Compagnie française des Indes doit leur acheter la plus grande partie de ce qu'elle importe.

Admirateur de Buffon, passionné de botanique qu'il a étudiée en France avec Jussieu et révolté par le « despotisme » de la Hollande, Poivre conçoit alors le projet de briser son monopole. Au péril de sa vie et par tous les moyens, y compris le vol et les raids nocturnes, il tente de se procurer des plants et des graines de girofliers et de muscadiers pour les cultiver sur les îles de France et de Bourbon. Malgré les difficultés et les échecs, son obstination finit par triompher, au bout de vingt ans. En 1767, il est nommé Intendant des Mascareignes où il crée un magnifique jardin botanique : le jardin des Pamplemousses. Il quitte ses fonctions, en 1773, après avoir acclimaté, non seulement le giroflier et le muscadier, mais quantité d'autres plantes comme le cannelier, le manguier, le sagoutier, l'arbre à pain, la canne à sucre de Java, l'anis étoilé, le litchi et le longani de Chine...

Les bateaux qui ont échappé à tous les périls de la mer doivent débarquer les marchandises avant la grande vente de la Compagnie qui a lieu la deuxième semaine d'octobre, à Nantes, puis, à partir de 1734, à Lorient, dans le superbe hôtel des ventes, construit spécialement à cet effet. Pendant plusieurs semaines, les négociants venus de Nantes, Paris, Montpellier, Marseille, Bordeaux ou Genève, se disputent les cotonnades teintes ou peintes (les fameuses « indiennes »), les porcelaines et soieries de Chine, les cafés, les thés, le poivre, toutes les épices et matières odorantes. Ces acheteurs sont souvent spécialisés, les Bordelais dans la porcelaine, les Lyonnais dans les fils de soie, les Parisiens et les Genevois dans les matières coûteuses et de faible poids, les Nantais dans les épices et les cotonnades [25]. Les ventes se déroulent dans un ordre immuable. On commence par le thé et le café pour terminer par les porcelaines et les « curiosités ». Après le thé et le café viennent les autres « drogues » et « épiceries ». Ces jours-là, flotte sur Lorient un concentré de toutes les senteurs exotiques.

Cependant, la Compagnie endettée voit ses privilèges suspendus par un arrêté royal du 13 août 1769. Elle se borne désormais à délivrer des passeports aux navires et le commerce avec les Indes, devenu libre, se développe considérablement. Trois cent quarante navires sont armés pour l'Extrême-Orient entre 1769 et 1785, date à laquelle le ministre Calonne crée la « Nouvelle Compagnie des Indes [26] ». Mais le rêve indien ne survivra pas à la Révolution. La Nouvelle Compagnie est supprimée par l'Assemblée constituante, en 1791, et la dernière compagnie privée dissoute par la Convention. L'ultime convoi en provenance des Indes rentre au port en 1794...

La « Cour parfumée »

Le cardinal Mazarin disait d'Anne d'Autriche qu'on pourrait la mener en enfer avec du beau linge et des parfums. Louis XIV a hérité de sa mère la passion des senteurs. Le « plus doux fleurant », comme le surnomme Simon Barbe, en fait même une telle consommation qu'il leur devient allergique. « Jamais homme, écrit dans ses *Mémoires* le duc de Saint-Simon, n'aima tant les odeurs et, ne les craignit tant après, à force d'en avoir abusé [27]. » Alors que dans sa jeunesse, il se plaisait à regarder son parfumeur Martial préparer ses compositions odorantes, il les endure de moins en moins durant la dernière partie de son long règne. En 1713, la

Princesse Palatine, duchesse d'Orléans, épouse du frère du roi, écrit à la duchesse de Hanovre : « Dès qu'il sent un parfum, il entre en transpiration et a des points à la tête : il faut immédiatement brûler du papier [28]. » Les courtisans qui approchent le monarque doivent faire extrêmement attention à ne porter aucune senteur, à l'exception de l'eau de fleur d'oranger qu'il supporte encore. Avec une pointe de méchanceté, la Princesse Palatine raconte que seule la « vieille Maintenon », son ancienne favorite qu'il a secrètement épousée après la mort de la reine, se risque à enfreindre l'interdit. « Elle avait toujours des gants parfumés de jasmin. Le roi ne tolérait les odeurs que sur elle, parce qu'elle lui faisait croire que c'était une autre personne qui s'était parfumée [29]. » L'allergie royale est néanmoins impuissante à éradiquer une mode solidement ancrée. Dès la disparition du grand roi, les fragrances reviennent en force. Sous Louis XV, la cour de Versailles sera même surnommée en Europe la « Cour parfumée ».

LE SOLEIL SE LÈVE

La toilette matinale du Roi-Soleil, rituel théâtral auquel assistent les courtisans les plus proches du souverain, est très symptomatique des conceptions de l'hygiène à l'époque classique. Son médecin, son chirurgien et sa nourrice commencent par lui frotter le corps avec des linges blancs et secs, puis lui passent une chemise propre. Un valet verse ensuite sur ses mains un flacon d'esprit-de-vin. Le roi est alors rasé, habillé, peigné et s'assied sur sa chaise percée avant de passer à table.

L'évitement flagrant de l'eau dans ce ballet minutieusement réglé marque le triomphe des conceptions largement développées au siècle précédent et qui ont abouti à la fermeture de presque toutes les étuves (à l'exception de quelques-unes plutôt dédiées aux plaisirs qu'à la propreté). L'idée n'est désormais plus contestée, qu'en ces temps de peste et autres épidémies récurrentes, l'eau, et spécialement l'eau chaude, est un grave danger. Échauffer le corps, écrit le docteur David Jouysse en 1668, « serait ouvrir les portes au venin de l'air et le boire à pleines coupes [30] ».

Mais l'eau en général est rendue responsable de bien d'autres maux courants et les livres d'éducation des enfants la déconseillent énergiquement : « Les enfants nettoient leurs faces et leurs yeux avec un linge blanc, cela décrasse et laisse le teint et la couleur naturels. Se laver avec de l'eau nuit à la vue, engendre des maux de dents et des catarrhes [31]. »

Le roi dispose pourtant à Versailles d'un somptueux « appartement des bains » avec un cabinet doté d'une grande cuve octogonale taillée dans un seul morceau de marbre et de deux baignoires longues. Elles ne seront pratiquement jamais utilisées. C'est que le bain n'est plus une pratique de propreté mais une pratique médicale exceptionnelle à laquelle on recourt dans des cas bien précis, par exemple, lorsque le corps ayant été abondamment saigné a besoin d'être « humecté ». Encore faut-il s'entourer de grandes précautions et l'opération est placée sous haute surveillance. Le *Journal de santé de Louis XIV*, tenu quotidiennement par ses médecins révèle quelques tentatives interrompues au moindre signe suspect. Fagon, premier médecin, notant que le royal baigneur éprouve « une douleur sourde de la tête qui ne lui était jamais arrivée » arrête immédiatement l'expérience : « Je ne voulus pas m'opiniâtrer au bain, ayant remarqué assez de mauvaises circonstances pour le faire quitter au roi [32]. » En fait, il semble que, sur l'ensemble du règne, un seul traitement balnéaire fût mené à son terme...

Symbole de cette désaffection, il suffit qu'un bâtard légitimé du roi ait besoin d'un logement pour que le cabinet de bains soit démonté et aménagé en appartement. D'abord recouverte d'un plancher, la luxueuse baignoire est reconvertie par la suite en bassin de jardin parmi les cascades et autres théâtres aquatiques. « Elle est intégrée à un réseau de l'eau, mais cette eau est celle du spectacle, celle qui rend visible le pouvoir exercé sur les éléments par le maître des lieux. Elle est une démonstration de force et de prestige. Elle n'est pas l'eau du lavage des corps [33]. »

En réalité, la toilette au XVIIe siècle obéit à de tout autres repères que les nôtres. La propreté se conçoit en termes de « purification » mais ce n'est pas tant la crasse elle-même qui est redoutée, que l'encrassement des organes par les humeurs, les fermentations stagnantes. La véritable saleté est dans la corruption interne. Il faut donc l'évacuer en priorité par un recours régulier aux clystères (lavements) et aux purgatifs. La casse (pulpe de la gousse du cassier) et la rhubarbe, considérées comme des « médicaments doux » sont couramment employées ainsi que des formules plus énergiques aux effets parfois ravageurs. La Palatine qui, malgré un œil très critique sur ces pratiques, s'est laissé convaincre d'y recourir, en témoigne avec son franc-parler habituel. « Je crois qu'ils m'ont donné une dose trop forte, car en deux jours la purgation a agi dix-huit fois avec accompagnement de fortes coliques ; si j'en prends encore une, on aura vite fait de m'expédier dans l'autre monde [34]. »

Cette stratégie purificatrice intègre deux autres outils essentiels, souvent d'ailleurs étroitement associés, le changement de linge et le parfumage.

LINGE BLANC ET MOUCHOIRS DE VÉNUS

Tableaux et gravures de l'époque montrent à l'évidence l'importance accordée au linge dans les vêtements de la bonne société. La chemise prend une ampleur nouvelle, ne se contentant plus d'apparaître discrètement au niveau des manches et du col. Désormais, elle déborde largement sur les pourpoints et les robes. Ses prolongements naturels, collets, jabots et manchettes, envahissent l'espace en cascades où le lin le dispute à la dentelle.

Cette évolution de l'apparence n'est pas qu'une question de mode, elle traduit un profond souci de propreté corporelle. En contact direct avec la peau, le linge immaculé est censé l'expurger de ses superfluités. Son pouvoir d'attraction « fait que les excréments et les matières de la graisse exhalent plus facilement pour s'attacher au linge blanc [35] ».

Le changement quotidien de chemise devient pour la noblesse de cour une obligation minimale absolue. Le roi, quant à lui, renouvelle son linge plusieurs fois par jour et même au milieu de la nuit. Avec plus de modestie et une moindre fréquence, la moyenne bourgeoisie use de chemises de chanvre, plus grossier et moins blanc que le lin. La généralisation de cette pratique d'hygiène se lit dans les règlements des ordres religieux et des institutions d'enseignement. Chez les jésuites, auparavant tenus au renouvellement de chemise mensuel, il devient hebdomadaire dès 1620. Chez les ursulines, il est bihebdomadaire dès 1650 [36]. Et c'est sur la blancheur du linge qu'insiste Mme de Maintenon lorsqu'elle adresse ses recommandations aux maîtresses de la Maison de Saint-Cyr qu'elle a créée pour l'éducation des jeunes filles pauvres de la noblesse [37].

La croyance dans la vertu purifiante du blanc est formulée très clairement par Charles Perrault, auteur des célèbres *Contes*, mais aussi protagoniste majeur de la fameuse querelle des Anciens contre les Modernes qui agita l'Académie française dont il était membre. Comparant les pratiques romaines avec celles de son temps, il donne sans hésiter l'avantage à ces dernières : « Il ne tient qu'à nous de faire de grands bains, mais la propreté de notre linge et l'abondance que nous en avons valent mieux que tous les bains du monde [38]. »

Un exemple typique de l'efficacité accordée au linge dans la toilette est fourni par des accessoires minutieusement décrits par Antoine Dejean dans son *Traité des odeurs* : les « mouchoirs de Vénus ». Ce sont de petites pièces de toile imprégnée dont la confection est assez complexe. Elle commence par l'infusion au bain-marie dans du vin blanc d'un mélange de gomme d'Arabie, de gomme adragante, d'alun et de borax pilés.

On y ajoute du lait, de l'eau chargée de blanc de céruse, de la térébenthine, des citrons, des clous de girofle, des coquilles d'œufs frais, du vinaigre, le tout étant distillé avec... un gros chapon. Les mouchoirs macéreront dans « l'eau » ainsi obtenue avant d'être doucement séchés à l'ombre. Utiles « à toute heure que l'on veut » pour un nettoyage à sec, « ils donnent au teint une grande fraîcheur et un brillant admirable[39] ». Le pouvoir nettoyant de la toile se trouve donc renforcé lorsqu'il est conjugué avec l'autre grand vecteur de la propreté, le parfum.

UNE IMPRÉGNATION ÉTOURDISSANTE

À Versailles, le parfum est tellement présent que l'on peut parler sans exagération d'imprégnation. Elle commence par le corps pour s'étendre au linge, aux vêtements, aux accessoires, au tabac, à la nourriture, aux boissons, à l'ameublement même.

Les produits odorants nettoient autant qu'ils parfument. Être propre, c'est se frotter la peau avec des savonnettes de Bologne, au citron ou à l'orange, s'asperger les mains et le visage de vinaigres parfumés ou d'eaux *impériale, de Mille Fleurs, de Néroli, de Cithère...* C'est aussi entretenir sa chevelure avec des huiles et des pâtes au santal, à la rose, à la lavande, ou au jasmin, la poudrer de rose commune ou musquée, de jonquille, de jacinthe, d'ambrette, de mousse de chêne. L'habillement n'échappe pas à cette invasion de senteurs. Des sachets d'arômes se dissimulent dans les revers et dans les plis des vêtements, les chapeaux se doublent de pétales de roses, tous les accessoires, gants, mouchoirs, éventails et perruques sont abondamment parfumés.

Très symboliques de cette obsession aromatique, les « toilettes », c'est-à-dire les pièces de tissus servant à ranger ou à disposer sur une table les multiples produits et instruments indispensables à la femme ou à l'homme élégants font elles-mêmes l'objet d'un parfumage très soigné. Simon Barbe propose plusieurs procédés de fabrication. La « toilette de senteur à la mode d'Angleterre » se prépare à partir de deux morceaux de soie : un « tabit » et un taffetas qui lui sert de doublure. Le taffetas, étendu sur un métier à broder, est recouvert d'un lit de coton parfumé « mince et égal » sur lequel est semée de la grosse poudre de violette. L'envers du tabit est frotté d'un mélange obtenu en faisant fondre dans un petit mortier douze grains d'ambre et quatre grains de civette avec un peu de gomme arabique et d'eau de senteur, ce qui le met « dans la dernière perfection de l'odeur ». Il ne reste plus qu'à disposer le tabit sur le taffetas « et vous piquerez votre ouvrage en losange ou en écaille et, étant bordé, on y ajoute ordinairement une dentelle d'or ou d'argent[40] ».

Sur le même principe, la « toilette à la mode de Montpellier » se dispense du garnissage de coton et offre des fragrances très différentes. Les tissus, d'abord plongés dans un bain d'*eau d'Ange* et d'*eau de rose*, sont séchés puis frottés d'une pâte composée de gomme adragante, cannelle, girofle, iris et fleurs d'orange sèches. Ces « toilettes » et leurs garnitures font partie des présents échangés entre souverains et sont des cadeaux de mariage appréciés dans l'aristocratie et la riche bourgeoisie.

Une fois déployé devant elle tout l'attirail des cosmétiques, poudres et essences contenus dans des boîtes de porcelaine, d'agate, de métal précieux et dans de petits flacons piriformes de cristal de roche, de verre ambré, d'or ou d'argent émaillé, la coquette va pouvoir procéder à une opération essentielle : se farder. Sa figure, débarrassée du masque pour la nuit est frottée d'une eau de nénuphar, de fraise ou de lis pour atténuer les rides, ou encore d'une « éponge préparée pour le visage [41] » qui a la particularité d'avoir été longuement imbibée d'eau de fleurs d'orange, exprimée, puis séchée et qui est utilisée telle quelle. L'application des fards blancs et rouges, redevenus à la mode, se fait à l'aide de pinceaux qui permettent, avec de savants dégradés, d'agrémenter les pommettes de toutes les nuances du carmin, du vermillon, voire du lilas. Cet usage s'accentue au XVIIIe siècle et conduit à des excès dénoncés par plusieurs médecins qui lui attribuent divers maux d'yeux, de dents ou d'oreilles. Mais il fait partie si intégrante de l'étiquette que la princesse Marie d'Espagne, venue épouser le dauphin, en 1745, et qui refusait de s'y plier à moins que le roi ne l'y oblige, fut finalement contrainte de se soumettre [42].

La dernière touche à cette organisation de la face est apportée par la pose de « mouches » dont la mode se répand de manière fulgurante. Ces petites pastilles de taffetas noir gommé, utilisées d'abord pour cacher les boutons, sont vite perçues comme propres à faire ressortir la blancheur de la peau. La boîte à mouches, d'or, d'ivoire ou d'écaille, s'installe au premier rang des accessoires de beauté. Les formes de mouches se diversifient. De rondes, elles deviennent étoiles, fleurs, croissants de lune et parfois même s'entourent d'un cercle de minuscules diamants. Chacune d'elles, selon son emplacement, reçoit un nom particulier, véritable langage codé révélateur de l'humeur de celle qui la porte. Près de l'œil, c'est « la passionnée », au coin de la bouche, « la friponne », sur les lèvres, « la coquette », dans une fossette, « l'enjouée », sur le front, « la majestueuse »... Réservées à l'origine aux femmes, elles sont bientôt annexées par les « galants » qui s'emploient à exhiber des mouches « assassines ». Leur vogue est telle qu'elle n'épargne pas les abbés de cour et gagne jusqu'aux abbesses au fond de leurs couvents !

Fardée, « mouchée », coiffée, la femme de qualité complétera sa parure par quelques rubans choisis dans son « déshabillé de senteur », une sorte de grand portefeuille, ainsi nommé parce qu'il « sert à mettre les coiffes, rubans et menu linge des Dames lorsqu'on les déshabille [43] ». En carton recouvert, à l'extérieur, d'une peau parfumée et, à l'intérieur, d'un tissu semblable à celui des « toilettes », il a durant toute la nuit communiqué à son contenu les fragrances désirées.

Si la première partie de toutes ces opérations, celle qui correspond à la toilette « de propreté », a lieu à l'abri des regards, la toilette « d'apparat » qui lui succède tend à devenir un moment de convivialité où la femme du monde s'entoure de ses amis, amants et fournisseurs. On est loin des recommandations d'Ovide et de Guillaume de Lorris et il n'est plus question de « se farder en tapinois ». Tandis que circulent les rossolis, ces liqueurs aromatisées à l'italienne qui parfument délicieusement la bouche, les brûle-parfum et pots-pourris encombrant les tables et les consoles diffusent doucement. Et ce sont parfois les boiseries du boudoir, traitées, avant d'être posées, avec des produits odorants, qui achèvent de dessiner les cercles d'effluves concentriques caractérisant cet univers raffiné où l'odoriférant lui-même s'enveloppe d'autres senteurs.

LAIT VIRGINAL, PÂTES COSMÉTIQUES ET RACINES DE GUIMAUVE

Un visage lisse au teint éclatant, des mains douces et blanches, une bouche à l'haleine parfumée, sont les critères majeurs de l'élégance corporelle. Ils focalisent l'attention des auteurs des traités de parfumerie qui leur consacrent d'amples développements.

« Il ne suffit pas, aux parfumeurs, écrit Antoine Dejean, de flatter le sens de l'odorat, il faut qu'ils conservent la beauté de la peau, surtout celle du visage, pour lui rendre tout le lustre qu'il doit avoir ; un rien en ôte l'éclat [44]. » L'une des compositions les plus employées pour parvenir à ce résultat est le *lait virginal*. Selon la *Pharmacopée universelle* de Nicolas Lémery [45], il existe deux méthodes pour l'obtenir, la première consistant à verser dans de l'eau du vinaigre de Saturne (acétate de plomb liquide), la seconde à y mettre du benjoin. Effectivement, les deux procédés sont, avec des variantes, à la base de toutes les recettes. Déjà au XVIe siècle, André Le Fournier faisait appel à la litharge (oxyde de plomb) et au vinaigre blanc [46]. Simon Barbe reprend très exactement cette formule, mais en l'améliorant par l'adjonction d'une quantité égale d'eau de rose salée. « L'usage de ces deux eaux est d'en verser ensemble autant de l'une que de l'autre et vous verrez que se mêlant il s'en fera à l'instant un lait aussi blanc et aussi épais que s'il était naturel, et duquel on peut se frotter le visage et les mains qui deviendront fort blanches [47]. »

Deux autres formules beaucoup plus élaborées du *Parfumeur Royal* conjuguent le benjoin, le storax et l'eau-de-vie. Le lait « commun » est agrémenté de muscade, cannelle et girofle concassés, le « très bon » bénéficie, en plus, de petits morceaux de musc et de quelques grains d'ambre. Ces solutions mises en bouteille sont exposées durant un mois au soleil sur un lit de sable ou de fumier. La fermentation du mélange doit présenter quelques risques d'explosion car Simon Barbe recommande d'utiliser des récipients de verre épais solidement bouchés et de choisir « une bouteille assez grande afin qu'il y reste deux ou trois doigts de vide afin que la force de l'eau-de-vie ne la fasse rompre[48] ». *La Toilette de Flore* propose, quant à elle, un *lait virginal* dans lequel le benjoin et le styrax fondus dans l'esprit-de-vin sont renforcés par un peu de baume de La Mecque.

Outre ce produit vedette, il en existe une infinité d'autres. Par exemple, des *bandeaux pour le front* et des *cornettes de nuit*, taillés dans de la toile blanche purifiée à l'eau de rose et enduite d'une pommade où entrent de la graisse de chevreau, de porc ou de pied-de-mouton, de la cire et de l'huile de courge. Ces préparations adoucissent la peau pendant le sommeil, la nourrissent et préviennent les rides[49]. Mais une mention particulière doit être accordée à cet ingénieux citron « à la feuille d'or » que l'on peut aisément emporter avec soi pour se rafraîchir à tout instant le visage : « Faîtes un trou à un limon, emplissez-le de sucre candi et couvrez-le de feuilles d'or. Appliquez artistement dessus l'écorce que vous aurez enlevée ; ensuite faîtes cuire le limon sur les cendres chaudes. Lorsque vous voulez vous en servir, faîtes sortir un peu de jus par l'ouverture déjà faite et vous en frottez le visage avec un linge. Ce jus décrasse merveilleusement la peau et donne un teint éclatant[50]. »

Poudres et pâtes sont les produits les plus usuels pour les soins des mains. Elles figurent en bonne place dans le catalogue « pour les embellissements » de Jean Fargeon comme dans le traité de Simon Barbe. Leur mode d'emploi varie, certaines étant utilisées comme un enduit qu'on laisse sécher jusqu'à ce qu'il tombe en entraînant la crasse, d'autres servent à se frotter les mains « avec un peu d'eau de fontaine », beaucoup sont prévues « pour laver les mains sans eau » par simple friction.

Leur composition fait appel de façon quasi systématique aux amandes douces ou amères pilées avec des jaunes d'œufs et du storax auxquels s'ajoutent parfois des farines d'iris et de lupin. Le tout est lié en général avec du lait, plus rarement avec du vinaigre blanc ou de l'eau-de-vie et aromatisé d'huile de bois de rose, de girofle ou de lavande.

Ces préparations sont complétées par des *gants gras* qui se portent durant la nuit. Ils sont enduits d'un mélange de graisses animales, de cire vierge blanche et de « sperme de baleine » (en réalité un liquide graisseux contenu dans la boîte crânienne de ce cétacé), relevé de quelques produits aromatiques. Les *gants cirés à la Reine* (moelle de cerf, sperme de baleine et eau de rose) rivalisent avec les *gants gras à l'italienne* (parfumés au camphre et à la térébenthine de Venise) et les *gants gras du Berceau* (cire blanche, graisse de porc mâle, citron et clou de girofle). Toujours soucieux de l'aspect pratique des choses, *Le Parfumeur Royal* précise bien : « Ils sont seulement propres pour les Dames à porter dans le lit ; pour les rendre utiles à porter à la ville, il les faut couvrir d'une peau de chevrotin bien mince, de la couleur que l'on veut [51]. »

Quant à la bouche, l'idéal se résume en quelques mots : dents blanches, lèvres et gencives bien rouges, bonne haleine. Une multiplicité d'eaux, poudres, opiats, pommades et pastilles est proposée à cet effet.

Pour nettoyer les dents et les gencives, raffermir les dents qui branlent, combattre la carie, l'association la plus courante est celle de la myrrhe pilée et du miel blanc renforcés de produits odorants : « Faîtes un liniment avec suffisante quantité de miel, deux scrupules de myrrhe en poudre, un scrupule de gomme de genièvre et demi-scrupule d'alun et frottez-en la dent cariée [52]. » Il existe aussi de nombreuses décoctions de feuilles ou d'écorces de chêne, romarin, murier et même de tabac. D'autres compositions ont une connotation beaucoup plus aromatique. Ainsi l'*Eau de Madame de la Vrillière* est-elle obtenue en distillant dans l'esprit-de-vin, cannelle, girofle, cresson d'eau, écorces de citrons, roses rouges, et cochléaria (une plante crucifère dont les feuilles ont des vertus antiscorbutiques). Les eaux plus spécialement destinées aux gencives sont souvent colorées en rouge avec de la cochenille ou de la gomme-laque en grains.

Le nettoyage matinal sera complété par un rinçage propre à prévenir les maux de dents et les fluxions : « Tous les matins, après s'être lavé la bouche, comme la propreté et même la santé l'exigent, il faut la rincer avec une cuillérée à café de bonne eau de vie de lavande distillée à laquelle, si l'on veut, l'on ajoutera une once d'eau chaude ou froide [53]. »

La blancheur s'obtient avec des eaux et surtout des opiats en poudre où dominent les matières abrasives. Simon Barbe offre une *Eau pour nettoyer la noirceur des dents* faite de sel commun et d'alun de roche calciné, bouillis dans du jus de citron. Elle paraît bien anodine au regard de son opiat dont le seul énoncé a de quoi faire grincer des dents : « Quatre onces de brique, autant de faïence, une once de corail, pierre ponce et cristal, de chacun demi-once, un petit morceau de sang-dragon et deux gros de cannelle [54]. »

Après cet épisode décapant, un retour à la douceur s'effectue grâce aux *pommades pour les lèvres* qui, tout à la fois, soignent fentes et gerçures et tiennent lieu de fard. La cire blanche, fondue avec de la pommade au jasmin ou encore avec des grains de raisin noir et une cuillerée d'eau de fleur d'oranger, remplit habituellement cette fonction.

La teinte rouge est obtenue en ajoutant pendant la cuisson quelques bâtons d'orcanette[55].

La panoplie de la propreté buccale est complétée par toute une série d'accessoires. À côté de ses *dentifriches*, le catalogue de Jean Fargeon énumère les cure-dents en bois de lentisque à 5 sols le cent, les *éponges préparées*, à 4 sols la pièce, les *racines préparées*, à 10 sols le paquet, les brossettes et plumes à 25 sols la douzaine. Les éponges pour les dents sont conçues sur le même modèle que les éponges pour le visage mais de plus petites dimensions. Elles s'emploient à sec ou trempées dans du vin tiède pour un nettoyage doux. Les *racines préparées* sont utilisées pour frotter les dents avec les eaux de bouche, poudres et opiats. Choisies parmi les racines fibreuses comme celles de la guimauve, de la luzerne ou de la réglisse, elles sont ébouillantées à plusieurs reprises, égouttées, taillées avec un canif à leurs extrémités en forme de petites brosses, parfois teintées en rouge et recouvertes de gomme adragante pour les rendre plus solides. On les considère comme supérieures aux véritables brosses car plus douces aux gencives[56].

Comble du raffinement pour l'homme pressé, les *bâtons de corail pour les dents* intègrent les fonctions de nettoyage et de brossage et s'usent au fur et à mesure qu'on s'en frotte. Ce sont de petits cylindres fabriqués à partir d'une poudre au corail malaxée avec de la gomme adragante et mis ensuite à sécher. Leur polyvalence a cependant sa contrepartie : « Ils tiennent lieu de poudre, d'opiats et de racines, mais ils sont fragiles et cassants ; c'est pourquoi ils sont moins commodes que la poudre qu'on emploie avec les racines[57]. »

Malgré cet arsenal important, l'aspect de la bouche pâtit de l'état encore très fruste de l'art dentaire aux XVIIe et XVIIIe siècles et les patients doivent compter davantage sur les dons de la nature que sur la science des praticiens. Louis XIV lui-même n'avait plus, à quarante-sept ans, qu'une seule dent intacte à la machoire supérieure et quelques chicots.

Pour corriger les effets olfactivement pénibles de tels désastres dentaires, le salut est une fois de plus dans les aromates. « Contre l'haleine puante », on conseille de faire fondre sous la langue, au coucher, un morceau de myrrhe de la grosseur d'une noisette et, durant la journée, de garder en bouche de la racine d'iris de Florence, un clou de girofle et un peu d'alun cuit. Outre ces recettes simples, de très nombreuses formules sont disponibles : pastilles de bouche à base de sucre et de gomme adragante aromatisés, *muscadins de Flandre*, un mélange de sucre et d'amidon, additionné de musc, cannelle et gingembre. Le cachou (extrait de l'*acacia catechu* ou de la noix d'arec) donne son nom à une grande variété de petites pilules odorantes. Les *cachous à la fleur d'orange* se préparent en alternant des couches de poudre de cachou sucrée et musquée avec des lits de fleurs. Le *cachou ambré excellent* s'obtient en pilant 4 onces de cachou avec 12 grains de musc mis à fondre avec 20 grains d'ambre gris, un filet d'essence d'ache et une noix de gomme adragante. Cette pâte est divisée « en façon de crottes de souris [58] », frottées ensuite avec un peu d'essence de fleur d'oranger « pour éviter qu'elles n'attachent aux doigts ». À défaut d'une bonne dentition, ces prescriptions laissent au moins espérer « le flairer doux » que le poète Scarron recommande aux demoiselles [59].

L'ODEUR DE LA POUDRE

Le 4 juillet 1689 les gantiers-parfumeurs obtiennent le droit de se qualifier également de poudriers. Cette consécration est une victoire sur les amidonniers, barbiers et merciers qui ambitionnaient aussi cette reconnaissance. Elle témoigne, en outre, d'une évolution considérable de la mode touchant la chevelure.

Les traités du XVIe siècle consacraient quelques pages aux poudres parfumées. Celles-ci étaient surtout destinées « à mettre en linges et robes », à remplir des sachets, voire à « échauffer l'estomac pour bien digérer et allonger l'haleine [60] ». Désormais, une affectation nouvelle l'emporte sur toutes les autres. La plupart des recettes contenues dans *Le Parfumeur Royal* sont rassemblées dans un chapitre au titre très significatif : « Traité des poudres pour les cheveux ». Mais, tout autant que les naturels, ce sont les cheveux artificiels qui sont concernés. Sous le règne du roi Louis XIII, en effet, on a vu se généraliser la mode des perruques qui ne sont plus seulement un moyen de remédier aux déficits capillaires, mais deviennent, à la ville comme à la cour, une pièce essentielle de l'habillement et dont la poudre est le complément indispensable. Aucune femme ne peut prétendre à l'élégance « si elle n'a son chef de poudre parfumé ». Son absence devient signe de deuil et même les religieuses se présentent parfois « poudrées comme des meuniers [61] ».

« La poudre à poudrer, écrit Antoine Dejean, est d'un grand usage, aussi la consommation en est-elle considérable : elle varie selon les goûts de chacun et se distingue par les parfums dont elle est composée [62]. » La base en est l'amidon choisi le plus blanc et le plus sec possible, auquel s'ajoutent souvent des os calcinés et écrasés de seiche, de bœuf ou de mouton. On trouve évidemment des produits de toutes qualités et à tous les prix. Une bonne poudre doit à la fois être fine et bien s'attacher aux cheveux « car il est fort désagréable de voir, au moindre mouvement de tête, tomber la poudre sur son habit [63] ». La plus subtile est fabriquée en arrosant d'esprit-de-vin l'amidon qui est ensuite séché, pilé et passé au tamis de soie fine. Les plus mauvaises sévissent lorsque le blé est cher et en temps de disette : « Lorsqu'il est défendu aux amidonniers de fabriquer, alors tout le mauvais amidon passe et est encore additionné soit avec farine folle, soit avec la craie de Briançon[64]. » Plusieurs colorations sont possibles. Dans la poudre « blonde », on ajoute à l'amidon de l'ocre de Rome pulvérisé, dans la « rouge », de l'orcanette ou encore de la poussière de bois de chêne vermoulu. La « grise », la plus utilisée, fait appel à la « braise de boulanger », c'est-à-dire à la braise de bois blanc écrasée qui donne une nuance argentée[65].

Le parfumage est très varié. Les fleurs les plus employées sont le jasmin, la rose, la jacinthe, la jonquille, la fleur d'oranger. Viennent ensuite les poudres à l'ambrette, à la frangipane, à l'iris. Ces notes florales sont parfois renforcées de musc ou de civette pilés avec du sucre ou encore par incorporation à chaud d'essence d'ambre. La *poudre maritime* réunit os de seiche, encens, myrrhe, santal, benjoin, storax, clou de girofle. Celle de *polvil,* souchet, calamus, girofle et cannelle, avec une dominante mousse de chêne. L'une des plus réputée est la *poudre à la Maréchale,* ainsi baptisée en l'honneur de la maréchale d'Aumont qui passe pour l'avoir inventée. Elle est composée de très nombreux ingrédients finement broyés principalement iris de Florence, rose, coriandre, souchet, clou de girofle.

Au cours du XVIIIe siècle, la mode capillaire s'exaspère et la poudre sert aussi à consolider d'impressionnants édifices qui produisent « une saleté abominable sur le front, le cou et les épaules[66] ». Crêpées, graissées, poudrées, les coiffures féminines s'élèvent au-dessus du front en formant des sortes de « fortifications » à angles droits, saillants et rentrants. De grosses boules maintenues par des broches de fer, descendent de chaque côté, complétées à l'arrière par un chignon volumineux. Les coiffeurs font preuve d'une inventivité inépuisable dans leurs créations : « À la conquête assurée », « À la corne d'abondance », « À la colombe », « À la glaneuse », « Au chien couchant », « En bandeau d'amour », « En gondole », « En moulin-à-vent », « Au parc anglais », « Au cerf-volant », « Au parterre galant », « Au hérisson », etc.

Les échafaudages de gaze, de coussins, de fleurs et de plumes atteignent une telle hauteur que les femmes ne trouvent plus de voitures assez hautes pour les accueillir. Elles sont obligées de pencher la tête par la portière ou de s'agenouiller pour protéger l'imposant édifice qui les surcharge. Mme Campan, première femme de chambre de la reine Marie-Antoinette, note dans ses *Mémoires* : « Des caricatures sans nombre, exposées partout et dont quelques-unes rappelaient malicieusement les traits de la souveraine attaquèrent inutilement l'exagération de la mode[67]. »

Les coiffures masculines, « À l'oiseau », « En cabriolet », « En marrons », « À la Grecque » (adoptée par les avocats et les procureurs), sont habituellement « poudrées à frimas » par le coiffeur-perruquier. Muni d'une énorme houppe de soie, celui-ci lance de toutes ses forces la poudre en l'air. Son client, enveloppé d'un long peignoir, le visage fourré dans un cornet de carton pour ne pas être aveuglé, se place de façon à la recevoir sur la tête lorsqu'elle retombe du plafond. Pour empêcher la poudre d'envahir les appartements, l'opération a lieu parfois sur le palier et profite aux malheureux visiteurs qui ont l'imprudence de gravir l'escalier au mauvais moment.

La poudre fait même partie du costume militaire. Relevés au-dessus des oreilles et de la nuque, les cheveux forment de grosses boules retenues par une corde noire et cimentées par un amas de poudre graisseuse. « Je ne crois pas, constate le comte de Vaublanc, que le mauvais goût n'ait jamais rien imaginé de plus hideux que tout ce placage malpropre, et surtout cette corde noire. [...] C'était une belle chose que d'assujettir un soldat à dépenser une partie de sa pauvre solde en mauvaise poudre et en mauvaise pommade [68]. » La seule différence entre la coiffure du simple soldat et celle de l'officier est que la seconde nécessite de la pommade odorante au lieu de suif. Cette mode, adoptée également à l'étranger, commence vers la fin du siècle à susciter critiques et scepticisme. « Je ne sais si nous avons raison pour autant de nous célébrer comme humains, parce que nous enduisons nos cheveux d'un onguent, parce que nous les saupoudrons de farine blanche [69] », se demande Giovambatista Roberti. En 1792, *Le Cabinet des Modes* déconseille vivement cet usage. Mais la poudre résiste même à la Révolution. Robespierre ne sortira jamais de chez lui sans être poudré et ce n'est qu'après sa campagne d'Italie que Bonaparte y renonce.

LE RÉCEPTACLE DE TOUTES LES HORREURS

La profusion de parfums régnant à Versailles, dans les hôtels particuliers et les salons parisiens n'est évidemment significative que des couches supérieures de la société. Cette ambiance flatteuse décroît très rapidement lorsqu'on descend dans la hiérarchie sociale. Et, même lorsqu'elle est à son plus haut niveau, elle s'inscrit dans un environnement épouvantable, celui de villes et de palais qui ignorent les latrines.

Une idée exacte en est donnée par cet « humble mémoire » adressé à Louis XIV par un bourgeois de Paris qui dresse un tableau sans complaisance de l'atmosphère régnant autour des principaux édifices de la capitale. « Aux environs du Louvre, en plusieurs endroits de la cour, sur les grands degrés, dans les allées, derrière les portes et presque partout, on y voit mille ordures, on y sent mille puanteurs insupportables, causées par les nécessités naturelles que chacun y va faire tous les jours, tant ceux qui sont logés dans le Louvre que ceux qui y fréquentent ordinairement et qui le traversent. On voit même à plusieurs endroits des balcons ou avances chargés de ces mêmes ordures et des immondices, balayures et bassins des chambres que les valets et servantes y vont jeter tous les jours : ce qui n'est pas seulement contre le respect dû à une maison royale, contre la propreté et la netteté, mais encore très dangereux en temps de peste [...]. Dans la ville, plusieurs endroits sont aussi infectés de ces mêmes ordures, comme les environs des églises, les places publiques, les lieux plus fréquentés [70]. »

Pour remédier à cette situation, l'auteur de cet état des lieux alarmant, établi vers 1670, propose d'installer dans toutes les maisons royales et à plusieurs endroits de Paris et des faubourgs, des chaises percées « où chacun pourra aller faire ses nécessités naturelles, en donnant aimablement quelque reconnaissance et les pauvres pour rien ».

Les règlements municipaux qui obligent les propriétaires à prévoir des fosses d'aisances sont, en effet, bien rarement respectés et moins encore ceux qui interdisent de vider les immondices sur la voie publique. Les latrines, quand elles existent, sont mal installées et mal tenues. Dans son *Tableau de Paris* Louis Sébastien Mercier note : « Les trois quarts des latrines sont sales, horribles et dégoûtantes. Les Parisiens, à cet égard, ont l'œil et l'odorat accoutumés aux saletés [71]. » Même dans la meilleure société, l'organisation des « commodités » se borne le plus souvent aux chaises percées qui peuvent d'ailleurs être fort luxueuses, comme en témoigne l'inventaire de la comtesse Du Barry, favorite de Louis XV, qui décrit « une chaise percée de garde-robe en marqueterie, la lunette recouverte de maroquin, les poignées et sabots dorés d'or moulu [72] ». Sous Louis XVI, un seul cabinet d'aisances « construit à l'anglaise, en marbre, porcelaine et acajou [73] », à l'usage exclusif de leurs Majestés, existe à Versailles. En 1764, La Morandière peut encore décrire le grandiose ensemble architectural comme « le réceptacle de toutes les horreurs de l'humanité ». « Le parc, les jardins, le château même font soulever le cœur par leurs mauvaises odeurs. Les passages de communication, les cours, les bâtiments, les corridors sont remplis d'urine et de matières fécales ; au pied même de l'aile des ministres, un charcutier saigne et grille ses porcs tous les matins ; l'avenue de Saint-Cloud est couverte d'eaux croupissantes et de chats morts [74]. »

Cette situation hygiéniquement et olfactivement détestable suscite de nombreux projets. Un entrepreneur propose en 1763 au ministre, M. de Laverdy, d'« établir des brouettes à demeure à différents coins de rues, où il y aurait des lunettes qui se trouveraient prêtes à recevoir ceux que des besoins urgents presseraient tout à coup [75] ». Mais ce n'est qu'en 1771 que le lieutenant de police, M. de Sartines, fait effectivement disposer des

« barils d'aisance » à tous les coins de rue. Il est vrai que le public préfère les « cabinets de verdure » aux « cabinets d'aisances », surtout s'ils sont payants. Le comte d'Angiviller, directeur général des bâtiments du roi, fait abattre les ifs du jardin des Tuileries pour établir sur cet emplacement des latrines à deux sous. Cette mesure est jugée mesquine et l'échec est total. En revanche, les douze cabinets construits au Palais-Royal par le duc d'Orléans connaissent un succès qui s'explique sans doute par leur excellente tenue. « Les cuvettes sont très propres et sans odeurs. La toilette des garçons servants est aussi soignée que celle des limonadiers. » Argument décisif : « Il n'en coûte que dix centimes par séance et le papier est donné gratis [76]. » Malgré cette modicité, l'exploitation rapportait quand même 12 000 livres par an à l'entrepreneur en 1798...

De telles réussites restent cependant très ponctuelles. Les attitudes des Français dans ce domaine sont marquées d'une indiscipline que Mercier pointe avec un sens aigu de l'observation. « Les endroits où l'on a mis pour inscription : défense sous peine de punition corporelle de faire ici ses ordures, sont justement ceux où se rendent les affairés. L'inscription, au lieu de les écarter, semble les inviter. Il ne faut qu'un exemple isolé pour mener trente compagnons. » C'est en définitive un diagnostic désabusé et cependant constructif qu'il pose sur l'état sanitaire de Paris : « Aujourd'hui, les quais qui forment une promenade et qui sont un embellissement de la ville révoltent également l'œil et l'odorat. Il n'appartient peut-être qu'à un médecin de se promener de ces côtés-là : ce serait pour lui un véritable thermomètre des maladies régnantes [...] et la malpropreté publique tournerait au moins au profit du génie observateur [77]. »

L'aromathérapie au quotidien

L'existence d'un environnement souvent très fétide éclaire d'un jour particulier l'imprégnation aromatique des individus. En se diffusant, le parfum forme un halo odorant autour de la personne qu'il prolonge et magnifie. Il étend son être et témoigne de sa qualité, de son rang social. Mais ce n'est pas son seul rôle. Il constitue également une protection car l'équation puanteur = danger, maladie, infection, demeure plus que jamais valable et le continuum entre médecine, pharmacie et parfumerie est une réalité tangible.

Pour s'en convaincre, il suffit de parcourir les ouvrages touchant à ces matières. Ainsi, le docteur Louis Guyon publie en 1664 son *Cours de Médecine en français contenant le miroir de beauté et de santé corporelle*. L'apothicaire-parfumeur Jean Fargeon propose en 1668 un *Catalogue des choses rares et curieuses... concernant la santé, les parfums et les embellissements.* C'est sur l'ordre d'Antoine d'Aquin, premier médecin de Louis XIV, que Nicolas de Blégny, lui-même médecin de Monsieur, frère du roi, collationne en 1688 les *Secrets concernant la beauté et la santé.* Et c'est encore un médecin, le docteur Pierre Joseph Buchoz qui est l'auteur de la *Toilette de Flore* publiée en 1771.

L'osmose n'est cependant plus aussi totale que par le passé. Dans l'état d'esprit, tout au moins, un certain changement est perceptible. L'idée se fait jour peu à peu qu'il est possible de traiter séparément de la parfumerie et de la matière médicale. Lorsqu'il aborde, dans sa *Chimie du goût et de l'odorat* le thème des eaux odorantes et des huiles essentielles, le Père Polycarpe Poncelet prend soin de préciser : « Nous ne prétendons point empiéter ici sur les droits du Parfumeur [78]. » À la même époque, Antoine Dejean déclare dans son *Traité des odeurs* : « Je ne cherche ici qu'à plaire à ceux qui se portent bien. » Il entend abandonner la question des parfums salutaires aux malades « à la prudence de la Faculté [79] ».

Ces déclarations d'intention ne sont pas toujours parfaitement respectées. Si, par exemple, Dejean exclut effectivement de son ouvrage les parfums destinés au traitement des pestiférés, il ne se prive pas de souligner que l'*eau Divine* « outre que son parfum est exquis, fortifie le cerveau, le cœur et l'estomac, aide à la digestion », ou encore que l'*eau impériale* « est bonne pour les maladies du cerveau, de l'estomac, de la matrice ». De même Buchoz, dans sa *Toilette de Flore*, écrit de l'*eau de rose* : « Elle convient en outre dans plusieurs maladies, mais comme cet objet ne nous concerne pas pour le présent, nous n'en parlerons pas ici. » Pieuse résolution dont les limites apparaissent très vite car l'auteur se montre, en revanche, prolixe sur les applications médicales de l'*eau Céleste* ou de l'*eau odorante germanique.* Et c'est comme une exception notable qu'il relève à propos de l'*eau de bouquet* : « Elle sert uniquement pour la toilette et n'est d'aucun usage en médecine [80]. »

L'autonomisation de la parfumerie qui s'esquisse dans la seconde moitié du XVIIIe siècle apparaît encore bien timide. Faut-il s'en étonner ? Les parfumeurs ont pris leurs distances avec les apothicaires mais les compositions odorantes restent cependant au premier plan des préoccupations des médecins. « Toute la vertu des médicaments ne consiste presque que dans la communication de l'odeur ou d'un certain parfum [81] », écrit l'abbé Rousseau, l'un des médecins du roi.

Comme tous ses confrères, il pense que les effluves possèdent au plus haut point cette faculté singulière d'envahir et de pénétrer le corps en profondeur. Ainsi, lorsqu'en 1686, Louis XIV souffre d'une tumeur, Antoine d'Aquin lui prépare un emplâtre très odoriférant qui contient, entre autres ingrédients, du galbanum, de l'opopanax, de la myrrhe, de l'oliban, et du mastic. La conviction que l'odeur véhicule l'énergie de toute substance fait que l'aromathérapie reste la pièce maîtresse de l'intervention médicale. On ne se borne pas pour autant à la reproduction pure et simple de formules multiséculaires. Certaines sont améliorées, d'autres délaissées, tandis que des produits nouveaux entrent dans l'arsenal du thérapeute.

CASSOLETTE ROYALE, TABLETTES D'ALKERMÈS ET CUCUPHES

Un grand nombre de compositions largement éprouvées, parfois enrichies ou diversifiés, figurent dans la pharmacopée. C'est le cas de la *thériaque* ou encore de l'*eau d'Ange* dont *Le Parfumeur Royal* donne trois formules différentes. L'*eau de la reine de Hongrie* jouit toujours d'un grand prestige et Mme de Maintenon en recommande l'usage régulier à ses jeunes pensionnaires. Simon Barbe en propose deux versions, l'une « avec la fleur de romarin très pure », l'autre renforcée de thym, de sauge et de lavande. Le Père Polycarpe Poncelet ne consacre pas moins de six pages à sa fabrication et à l'énumération de ses merveilleuses propriétés. Cependant, premier signe de concurrence pour ce grand classique, il ajoute après avoir traité de l'*eau de mélisse magistrale* : « Cette *eau* s'est acquise une réputation égale à celle de l'*eau de la reine de Hongrie* ; on la préfère dans bien des circonstances [82]. »

Pour lutter contre le mauvais air, on utilise toujours les oiselets et pastilles à brûler jetés sur un réchaud ou encore les eaux de senteurs versées sur une pelle chaude. Mais le fin du fin en matière de parfumage intérieur, c'est la *cassolette royale*, mise au point par Nicolas de Blégny. Elle est constituée d'une lampe fonctionnant à l'esprit-de-vin (alcool éthylique) et munie de deux petites consoles soutenant un globule de cristal dont l'embouchure forme un noyau très délicat, un peu courbe en son milieu, dans lequel on verse une eau odoriférante ou médicinale. Portée à ébullition, elle s'exhale par un petit tuyau « sans faire aucune fumée, ni vapeur capable de gâter les lits, les tableaux et les tapisseries [83] ». Selon l'inventeur, les principes odorants pénètrent directement dans les poumons, d'où ils sont portés dans le cœur et les vaisseaux sanguins sans rien perdre de leur vertu. En fonction du liquide parfumé choisi, ce petit appareil est capable de soulager beaucoup de maux.

Autre médication en vogue, la *confection d'Alkermès*, coûteux mélange d'ambre gris, de bois d'aloès, de musc, d'or, de perles, de lapis-lazuli, qui tire son nom de l'arabe *kermès* désignant une petite cochenille qui colore les mixtures en rouge. Prise trois fois par semaine sur la pointe d'un couteau ou dissoute dans du vin ou du potage, elle « réjouit le cœur et le cerveau, préservant ceux qui en usent des effets mélancoliques, leur donnant un embonpoint avec une gaieté d'esprit et de cœur[84] ». Conservée dans des pots de verre bleu et doré, elle a toujours, si l'on en croit le *Catalogue* de Jean Fargeon, la même efficacité au bout de vingt-cinq ans. Elle peut s'appliquer également sous forme d'épithème sur le cœur, le pouls ou les testicules « de ceux qui font faiblesse aux abois ». Le chancelier de l'université de Montpellier, Ranchin, en a créé une variante renforcée en ambre gris et d'un emploi beaucoup plus commode, les *tablettes d'Alkermès*, présentées « en petites boîtes longuettes ». Recommandées aux voyageurs, elles leur évitent un repas trop copieux avant le départ. « Outre qu'il est incommode et malsain de remplir l'estomac de viandes en sortant du lit, ainsi que lesdits voyageurs sont souvent obligés de le faire [...] *Les tablettes de longue vie* [...] leur entretiendront si bien l'estomac comme s'ils avaient pris un bon bouillon consommé[85]. »

Les *cucuphes* sont encore révélateurs de cette démarche médicale qui vise à faciliter la vie quotidienne. Ce sont des bonnets médicamenteux qui, selon les moyens de chacun, sont garnis soit d'aromates, de gommes et de résines odoriférantes, soit de musc ou d'ambre. Ces ingrédients sont pulvérisés sur du coton inséré entre deux toiles piquées pour former une sorte de coiffe. Portés la nuit ou le jour, sous un chapeau, ils ont la réputation d'être « très salutaires aux vieillards, sensibles au froid, sujets aux vertiges, aux catarrhes, aux pertes de mémoire et autres incommodités de la vieillesse[86] ».

Cassolette royale, tablettes d'Alkermès, cucuphes ont un point commun. Plus que d'un réel renouveau des compositions parfumées, ces inventions témoignent du souci de s'adapter aux besoins en offrant sous des présentations inédites et ingénieuses, d'un emploi plus commode, des produits connus de longue date. Il en est d'autres, néanmoins, d'introduction beaucoup plus récente, qui font l'objet d'une véritable réflexion médicale et élargissent la pharmacopée.

TABAC, THÉ, CAFÉ ET CHOCOLAT

Arrivé en France dans la seconde moitié du XVIe siècle, le tabac connaît un succès rapide. D'emblée cette plante odorante retient l'attention des parfumeurs et des médecins. Lorsqu'en 1560 Jean Nicot, seigneur de Villemain et ambassadeur de France au Portugal, envoie à la reine une boîte de poudre de tabac, c'est pour soigner ses migraines. Cette « herbe à Nicot » qu'on appelle aussi « nicotiane » ou « herbe à tous les maux » s'est largement répandue au XVIIe siècle, malgré une brève tentative de Louis XIII pour en interdire la vente. Colbert, toujours à l'affut de rentrées d'argent, en fait un monopole d'État dès 1674. Qu'il s'agisse de tabac à fumer ou à priser, son usage est recommandé car « il fortifie le cerveau, le dégage et le purge de ses humidités superflues ». Parfois coloré en rouge, noir ou jaune, il est couramment aromatisé au jasmin, à la rose, à la bergamote, à l'ambre, au musc, à l'œillet. Il faut d'abord le « purger » avec une eau de *rose, d'Ange*, de *Mille Fleurs* et le sécher. Puis, on place alternativement dans une caisse plusieurs couches de tabac et de fleurs séparées par des feuilles de papier percé, de sorte que « les fleurs étant entre deux papiers et le tabac de même, l'odeur se communiquera fort naturellement sans que le tabac corrompe les fleurs [87] ».

Grand amateur de tabac, le prince de Condé aime regarder son parfumeur se livrer à ces opérations et Simon Barbe leur consacre un long chapitre. « Il y a plusieurs sortes de tabac, mais qu'il soit en corde, noir ou gris, en côte ou en feuille, il n'importe, tout est utile à mettre en poudre [88]. » Cette affirmation est illustrée par une recette de « tabac blanc ambré de Pallas » élaborée à partir de racines de tabac pulvérisées et parfumées d'ambre et de fleurs d'oranger.

La variété la meilleure pour « fortifier et purger » le cerveau est le tabac « grené », aromatisé d'ambre ou de musc. Il est obtenu par tamisage sur des toiles de crins peu serrées en ne retenant que les plus gros grains. Selon Jean Fargeon, « il ne s'attache point aux narines comme celui qui est en poudre subtile et sort facilement avec le mouchoir après son opération [89] ». À défaut, il est toujours possible « pour faire que le tabac trop doux fasse éternuer [90] », de mêler à un tabac fin un peu d'éllébore.

Trois boissons venues, comme le tabac, de contrées lointaines, entrent elles aussi dans l'arsenal thérapeutique. Odorantes, volatiles, « spiritueuses », elles sont, de plus, obtenues à partir de matières végétales séchées, torréfiées ou grillées qui leur confèrent un caractère igné les rapprochant des aromates. On ne se contentera pas de les boire, il convient aussi de les humer « gorgée après gorgée, le plus chaud qu'on le peut souffrir [91] ». Plusieurs livres témoignent du vif intérêt qu'elles suscitent, notamment les *Traités nouveaux et curieux du café, du thé et du chocolat. Ouvrage également nécessaire aux médecins et à tous ceux qui aiment leur santé* [92] et *Le bon usage du thé, du café et du chocolat pour la préservation et la guérison des maladies*. Il est particulièrement significatif que ce dernier soit rédigé par Nicolas de Blégny avec la mention « préposé par ordre de sa Majesté, à la recherche et vérification des nouvelles découvertes de Médecine [93] ».

Importé de Chine et du Japon, le thé conquiert une grande partie de l'Europe : Angleterre, France, Hollande, Italie. Mais l'Allemagne et l'Espagne le boudent. « Les Allemands s'en tiennent toujours au vin et les Espagnols au chocolat et au vin [94]. » L'auteur des *Traités nouveaux...*,

Philippe Sylvestre Dufour, ne tarit pas d'éloges sur ce breuvage qui a « quelque conformité avec les esprits. [...] On se sent tout réjoui quand on l'a pris et il fortifie toutes les parties où se font les esprits et c'est de là que je crois qu'il tire toutes ses vertus admirables [95] ». Comme un puissant parfum, sa fumée épure le cerveau. Les Chinois pensent que c'est un cadeau du ciel pour prolonger leurs jours jusqu'à une extrême vieillesse et empêcher tout ce qui peut nuire à leur santé. Les Anciens appelaient les gens d'esprit *homines emunctae naris*, c'est-à-dire qui n'ont pas besoin de se moucher. Grands consommateurs de thé, les Chinois ne se mouchent presque pas : leur cerveau est délivré « de ces superfluités qui appesantissent le siège de la raison [96] ». C'est pourquoi ils sont spirituels, fins et adroits.

Nicolas de Blégny est d'accord sur ces effets purificateurs et stimulants, observant que « ce qui a beaucoup servi à mettre en réputation le thé en Europe est la qualité qu'il a d'empêcher le sommeil et de réparer les forces que la veille dissipe, ce qui est important pour les gens d'affaires et d'étude [97] ». Autre vertu importante, celle de préserver de la maladie de la gravelle (calculs rénaux). Le thé a aussi l'avantage de pouvoir être pris à jeun ou après les repas « selon le but qu'on se propose ». Seule petite réserve : il faut le consommer avec plus de mesure que les Chinois et les Anglais qui en boivent toute la journée et une bonne partie de la nuit. On peut même, en bourrant des feuilles de thé en guise de tabac dans une pipe, bénéficier de sa fumée pour fortifier le cerveau.

Dans sa *Chimie du goût et de l'odorat*, le Père Polycarpe Poncelet s'associe à ces louanges et apporte une précision intéressante sur l'usage du thé au XVIIe siècle. À côté de la traditionnelle infusion dans l'eau chaude, il existe une « liqueur de thé » qui se réalise de la façon suivante. On part d'une infusion de thé Impérial ou, à défaut, de thé vert, de « forte teinture ». Une fois refroidie, elle est versée dans une cruche d'eau-de-vie qu'on bouche hermétiquement. Au bout de huit jours, on distille, puis on mélange à froid cinq pintes de cet « esprit de thé » avec cinq pintes d'eau et cinq livres de sucre. Cette liqueur douce et agréable est « souveraine contre les indigestions. Comme elle est extrêmement diurétique, elle dégage les reins et appaise les douleurs néphrétiques [98] ».

En 1687, Nicolas de Blégny affirme que le café, originaire de l'Arabie heureuse, n'est connu en France que depuis quarante ans mais qu'« il est à présent fort en usage dans tout le royaume et surtout à Paris [99] ». Son succès en Angleterre est encore plus prodigieux. La ville de Londres compte « plus de 3 000 maisons destinées à boire du café ».

La parenté du produit avec le parfum est soulignée par une référence aux mœurs des Turcs, grands consommateurs des deux substances. Durant le ramadan, le Grand Vizir lui-même et tous les Ottomans s'abstiennent d'en consommer : « Ils croiraient rompre leur jeûne, si la fumée du Parfum leur entrait par le nez en ce temps-là. Ce même scrupule fait qu'ils se gardent bien de prendre du café [100]. » La similitude de ces deux produits volatils impose les mêmes précautions : éviter qu'ils ne s'éventent car propriétés médicinales et balsamiques se confondent.

Les vertus attribuées au café sont innombrables. Il dessèche les humeurs et purifie le sang, fortifie l'estomac, la voix, la mémoire et le jugement, dissipe les obstructions des viscères, les tumeurs du foie et de la rate, combat maux de tête, vertiges et assoupissements, répare les forces épuisées. En fumigation, il soigne même les troubles oculaires et auriculaires : « La fumée du café reçue par les yeux est très favorable à ceux qui y ont mal ou qui ont la vue faible. On dit qu'elle fait la même chose aux maux d'oreille [101]. »

Nicolas de Blégny désapprouve cependant que l'on cherche à renforcer les vertus balsamiques du café par l'ajout de clous de girofle, de cannelle, de cardamome, d'essence d'ambre. Cet usage en faveur chez les « personnes voluptueuses [102] » contrarie son action et prive « ceux qui en usent des bons effets qu'ils espèrent ».

Le Père Poncelet se montre beaucoup plus réservé que le médecin du roi. Selon lui, « l'usage du café est plus propre à flatter les sens qu'à servir de remède ». On doit, certes, lui reconnaître quelques propriétés bénéfiques : il rend la mémoire plus sûre et l'imagination plus vive, fortifie le cerveau, calme les maux de tête, dissipe l'ivresse. Toutefois, il faut l'employer avec une grande modération, « quand on en abuse, on ne tarde pas à s'en ressentir ; le sang s'échauffe au point de ne pouvoir plus retrouver le sommeil ; les personnes jeunes, vives et maigres se remettent plutôt de ces mauvais effets que les personnes âgées et grasses : celles-ci doivent le prendre sans lait et sans sucre ; les premières au contraire ne doivent s'en permettre l'usage que rarement et avec beaucoup de sucre et de lait [103] ».

Il existe heureusement un produit dérivé moins dangereux confectionné selon la même méthode que la liqueur de thé : la liqueur de café « spiritueuse et bien imprégnée d'huile aromatique de café. Elle n'empêche point de dormir et n'échauffe le sang que médiocrement ». Moins active, elle a cependant le mérite d'être apéritive, de faciliter la digestion et, ce qui n'est pas négligeable, « elle excite la sensation du café plus agréablement et plus puissamment que lorsqu'il n'est qu'en simple infusion [104] ».

Apparu pour la première fois à la cour, lors du mariage de Louis XIV avec Marie-Thérèse d'Autriche, le chocolat, à la séduisante saveur, doit être consommé avec modération et discernement, de préférence à l'état liquide. Nourrissant et fortifiant, il est bon pour la mémoire, la « sécheresse de poitrine » et permet de lutter contre les « intempéries chaudes du foie ». Ceux qui ont le foie « froid » peuvent cependant en prendre en l'additionnant de teinture de rhubarbe. Déconseillé aux personnes sujettes aux nausées et vomissements, il est également susceptible de provoquer des obstructions intestinales si on en abuse. L'habitude d'agrémenter le cacao, « un fruit qui vient de l'Amérique[105] », avec de nombreux ingrédients aromatiques : cannelle, vanille, eau de fleur d'oranger, poivre du Mexique, clou de girofle, ambre, musc, lui confère une « ardeur redoutable », propice aux pulsions les plus dangereuses. Dans les contrées exotiques, les voyageurs et les prédicateurs qui font de gros efforts peuvent en boire sans danger, mais les autres doivent prudemment s'abstenir. Son absorption pourrait les pousser à « fréquenter les Indiennes et leurs sortilèges[106] ».

Peu soucieux de ces sages mises en garde, les parfumeurs modernes ont intégré tabac, thé, café, chocolat dans leur « orgue à parfums ». La note tabac entre dans de belles créations aromatiques comme *Tabac Blond* et *Tabac Noir* de Caron, *Habanita* de Molinard, *Tabac* de Piver, *Fumerie Turque* de Serge Lutens. *L'Eau parfumée*, une Cologne au thé vert créée pour Bulgari, a inspiré quantité de compositions au thé. Et Thierry Mugler a lancé *Angel*, premier « oriental gourmand », qui revendique la note chocolat...

LES PARFUMEURS DE PESTE

On sait qu'avant ses problèmes d'allergie, Louis XIV s'intéressait aux compositions odorantes et suivait de près les travaux de son parfumeur personnel. Les *Mémoires* de Monsieur de Lamarre révèlent un aspect plus inattendu de cet intérêt. Le roi possède à Versailles une apothicairerie « où il travaille seul à faire des remèdes pour l'hernie, qu'on dit infaillibles et, de peur qu'on ne sache ces remèdes, il se fait apporter une infinité de drogues qui ne servent à rien pour guérir ce mal-là, afin de donner le change à ceux qui le voudraient savoir... Il travaille seul à ces remèdes qui sentent extraordinairement mauvais[107] ». Surprenante facette de la personnalité du monarque, convaincu de l'importance de ses recherches au point de vouloir égarer d'éventuels espions par des leurres ! Mais cachotteries insuffisantes pour tromper la perspicacité et l'odorat de M. de Lamarre, expert, il est vrai, en matière d'enquête, puisqu'il est commissaire du roi au Châtelet et l'auteur d'un célèbre *Traité de la police.*

La puanteur dégagée par les royales expériences est-elle imputable à la maladresse de l'apothicaire néophyte où relève-t-elle d'une démarche délibérée ? Difficile de trancher car, à cette époque, l'aromathérapie est au centre d'un débat houleux, né à propos des médicaments de peste, et qui divise profondément le corps médical.

Le fléau est, en effet, bien loin d'être extirpé, même s'il est en général mieux contrôlé grâce à la généralisation des mesures d'isolement et quarantaines prises par les municipalités aux premiers cas suspects signalés. Il se manifeste de façon récurrente avec des périodes d'acmé, notamment en 1628-1631 sur tout l'ensemble du pays et, en 1631-1637, où c'est surtout la moitié nord du territoire qui est affectée. Réapparaissant à Amsterdam en 1663, la peste gagne les Provinces-Unies, les îles Britanniques et ravage Londres, en 1665, puis pénètre en France. Lille est touchée dès 1667, Amiens, Beauvais, Reims, Rouen, Le Havre et Dieppe, le sont en 1668. Pour la première fois, le pouvoir central prend directement les choses en main et Colbert veille personnellement à l'application rigoureuse dans ces régions des mesures destinées à empêcher la dissémination de l'épidémie. Même réaction énergique lorsqu'elle ressurgit à Marseille en 1720, apportée par un navire en provenance du Levant qui, en contradiction avec tous les règlements sanitaires, a été autorisé par des magistrats municipaux peu scrupuleux à débarquer hommes et marchandises, alors que plusieurs matelots sont morts de la peste au cours du voyage. Le régent provoque aussitôt un arrêt du Conseil du roi qui organise le blocus de la ville et crée autour de la Provence un cordon sanitaire avec des soldats qui ont ordre de tirer à vue sur quiconque tenterait de passer. En six mois, cinquante mille Marseillais sur cent mille périssent mais le fléau restera circonscrit à la Provence [108].

À l'intérieur des villes et des régions affectées, les médecins continuent de mener le combat avec les armes traditionnelles de l'aromathérapie : pommes de senteurs, pilules aromatiques, électuaires, feux de bois odorants allumés dans les rues pour purifier l'atmosphère empestée. Charles Delorme, médecin de Louis XIII, a même créé à l'intention de ses confrères exposés en première ligne à la maladie, un « costume de peste » dont la pièce maîtresse est un masque muni à l'emplacement du nez d'une sorte de long bec d'oiseau rempli d'aromates.

L'inadéquation de ces moyens commence pourtant à apparaître à certains praticiens. Ils attribuent cet échec à la trop grande douceur des produits utilisés au regard de la violence de l'infection. De même qu'on ne maîtrise pas « la force d'un lion par celle d'un agneau, écrit en 1617 le docteur Angelus Sala, on ne peut pas toujours conserver sa santé en se tenant le nez dedans les roses [109] ». Et son collègue Henri de la Cointe de renchérir : « C'est donc procéder peu judicieusementet et témérairement que de vouloir dire et affirmer comme une éternelle vérité que les seules bonnes odeurs doivent servir aux parfums des chambres infectées et non pas celles qui sont ingrates et mal-plaisantes [110]. »

Ce n'est donc pas la thérapie de l'effluve qui est contestée mais la pertinence des odeurs utilisées. Les vertus purifiantes et revigorantes des bonnes senteurs doivent, dans certains cas, recevoir le renfort d'émanations âcres comme celles du soufre, de l'antimoine, de l'arsenic, voire de la poudre à canon. Cette tendance nouvelle se traduit par l'apparition de formules de pommes de senteurs incluant du soufre, de la poix, du castoréum ou encore de « pilules fétides pestilentielles [111] ». Lorsqu'elles se révèlent par trop amères, les malades peuvent toujours suivre le conseil donné par le docteur Jean Gombault : « D'une cerise confite ôter le noyau et en la place d'icelui y mettre la dite pilule et l'avaler [112]. »

Les progrès d'une médecine « dure » des odeurs violentes au détriment de la médecine « douce » des senteurs agréables rencontre toutefois des résistances acharnées. Tenants et adversaires du nouveau courant se battent par ouvrages et libelles interposés. Au *Traité de la peste, de ses causes et de sa cure* de Jean de Lampérière, grand défenseur de l'aromathérapie traditionnelle, David Jouysse répond par un sarcastique *Examen du livre de Lampérière sur le sujet de la peste*, l'accusant d'utiliser des produits aussi commodes que le « sperme du premier coït d'une puce hermaphrodite [113] ».

Pour désinfecter les maisons identifiées comme pestiférées, les meubles qu'elles contiennent et les habitants qui ont survécu, les parfumeurs de peste recourent à des techniques où l'influence des nouvelles théories est clairement perceptible. Ils disposent de trois sortes de parfums. Le « fort » où dominent les produits caustiques ou âcres est brûlé dans des « poèles » pour détruire les miasmes de la maison surtout dans les pièces où sont morts des pestiférés. Le « médiocre » comporte moins de composants corrosifs et davantage de matières aromatiques. Il permet de traiter le linge, les vêtements mais aussi, à titre préventif, les personnes adultes encore en bonne santé. Quant au « doux » qui ne contient que des substances odoriférantes, il est destiné à l'assainissement final des bâtiments, des individus fragiles et des enfants.

Le parfumage des personnes a lieu à l'extérieur, sous des draps disposés en forme de cloche et soutenus par des cordes. On parfume également les animaux domestiques, ânes, chevaux, mulets, chiens et chats. Les fumigations violentes sont quelquefois fatales à ceux qui les subissent. Le docteur Jean Fournier qui fut lui-même à demi-asphyxié par un parfumage trop prononcé, révèle que lors de la peste de Marseille, plusieurs personnes soumises à ce traitement périrent par suffocation et toux convulsive [114]. Il faut dire que le parfum violent employé à cette occasion était composé de soufre, poudre à canon, poix noire et jaune, arsenic blanc (mort-aux-rats), orpiment (sulfure jaune d'arsenic), cinabre (sulfure de mercure rouge), réalgar (arsenic rouge), la présence de végétaux odorants se réduisant à quelques grains de lierre...

C'est encore avec ce système de poudres fumigatives qu'est combattue la dernière grande peste européenne, celle qui touche Moscou, en 1771.

On a pris soin auparavant de se livrer à quelques expériences sur des criminels auxquels la liberté a été promise en cas de survie [115]. Le parfum le plus fort réalisé par le docteur Samoïlowitz à cette occasion est plus équilibré que celui préconisé à Marseille. Le règne végétal y est représenté par les baies et feuilles de genièvre concassées, le son de froment, les raclures de bois de gayac et surtout la myrrhe. Ils sont mélangés de soufre à canon pulvérisé et de nitre cru (nitrate de potassium) réduit en poudre [116].

Cependant, quelques hommes de science commencent à prôner l'abandon de tout traitement aromatique. Le chimiste Guyton de Morveau, chargé en 1773 de neutraliser l'infection qui s'échappe des caves sépulcrales de la cathédrale de Dijon, expérimente successivement les fumigations odorantes de vinaigre, de nitre et de poudre à canon. Finalement, il vient à bout de l'odeur putride qui trahit la présence des miasmes contagieux grâce à l'acide muriatique. La lutte contre le « méphitisme » va devenir de plus en plus affaire de chimie.

L'emprise de la chair

Le sang, écrit Nicolas de Locques en 1664, est « un baume qui a la vertu de purifier, rectifier et nettoyer notre substance ». Cette identification à une composition aromatique est sous-tendue par l'idée que « l'efficace » du sang, comme celle des plantes médicinales, réside dans un esprit balsamique « par lequel les maladies sont ôtées comme taches du drap par le savon [117] ». Présentation très positive à laquelle le docteur Philippe Hecquet met un bémol : « Le sang est le trésor de vie, mais il est aussi le trésor de mort, c'est-à-dire le fond des plus cruelles maladies [118]. »

Ces deux appréciations ne sont pourtant pas contradictoires. La qualification de « trésor de mort » doit se comprendre dans le cadre de la théorie des « humeurs », d'ailleurs considérées comme des « sortes » de sang. Un excès de sang représente un danger. Trop abondant dans les veines, il est susceptible de modifications néfastes. Il faut alors le « tirer » et la phlébotomie est, au même titre que la purgation, un moyen d'éviter la corruption interne.

Hérauts de la pureté des humeurs, médecins, chirurgiens et barbiers, ordonnent et pratiquent, à un rythme frénétique, saignées et purgations. Louis XIII subit en une seule année 47 saignées, 212 lavements et 215 purgations. Louis XIV, qui déteste être saigné, n'est pas plus épargné : 2 000 phlébotomies au cours de sa vie ! Esprit rebelle, la Princesse Palatine dénonce les nombreuses victimes de cette rage épuratrice. Dix terribles saignées ont ôté la vie à son cousin de La Trémoille, mort « sans une goutte de sang dans les veines [119] ». Pourtant, un jour où elle se sent mal, les pressions de l'entourage ont raison de ses résistances. « Je suis dans un magnifique jardin et ne peux me promener ! Car cette maudite saignée et la médecine de mardi dernier m'ont tellement affaiblie qu'il m'est tout à fait impossible de marcher. On m'a tant prêché, me disant que si en ce mois de mai, je ne me faisais pas tirer de sang et ne prenais pas de médecine, je retomberais infailliblement dans le triste état où je fus l'hiver dernier [120]. » Difficile, décidément, d'échapper au clystère et à la lancette chargés d'entretenir le principe vital !

La fascination qu'exerce le sang est renforcée au XVIIe siècle par l'invention du microscope et la parution, en 1628, du livre de William Harvey sur la circculation sanguine. Le « principe essentiel de la vie » fait, dès lors, l'objet de nombreux travaux. Grâce au microscope, le naturaliste Van Leeuwenhock et le médecin chimiste Boerhaave découvrent qu'il est composé d'une « infinité de globules appliqués les uns sur les autres » et qui « font pirouetter les rayons de la lumière », ce qui expliquerait sa couleur rouge. Pharmaciens, médecins, chimistes se passionnent pour cette substance. Dans la seconde moitié du XVIIIe siècle, les Parmentier, Fourcroy, Deyeux en font progresser l'analyse et démontrent que sa couleur est due en réalité à la présence de fer. Ils ne distinguent pas moins de neuf « parties sanguines » dont un « principe odorant ». La similarité affirmée de longue date entre le sang et l'aromate repose désormais sur une base scientifique. Le bien-fondé de leur cohabitation au sein des préparations médicinales s'en trouve conforté de même que celui de la présence de graisse et de chair, qu'elle soit animale ou humaine. À la suite d'Hippocrate, le docteur Théophile de Bordeu qui collabore à l'*Encyclopédie* de Diderot décrit encore le sang comme une espèce de « chair coulante » composée de toutes les « humeurs animales [121] ».

CHIENS AROMATIQUES ET TABLETTES LITHONTRIPTIQUES

Largement employées pour la confection des cosmétiques, graisses et chairs animales le sont également dans les préparations médicinales. Les parfumeurs recourent à la graisse d'ours, de porc, de chevreau et distillent volontiers, en même temps que des fleurs, le chapon ou le pigeonneau. En ce qui concerne les médicaments, l'éventail est tout aussi ouvert et veaux, moutons, cerfs, sangliers, castors, canards, blaireaux, oiseaux, colimaçons, fourmis, vers de terre, scorpions, chauves-souris et cloportes passent dans les mortiers des apothicaires.

La *Pharmacopée universelle* de Nicolas Lémery propose par exemple de la poudre de poumons de loup ou de renard, préalablement coupés en tranches et séchés au four, pour les maladies de poitrine, notamment asthme et phtisie. Le foie de loup traité de la même manière guérit la « colique venteuse[122] ».

Le chien, en particulier, inspire de nombreuses prescriptions comme cette huile, recommandée par Antoine Baumé, propre à fortifier les nerfs et soigner la sciatique et la paralysie. « On prend des petits chiens récemment nés ; on les coupe en morceaux ; on les met dans une bassine avec l'huile et le vin blanc ; on les fait cuire à petit feu jusqu'à ce qu'ils soient frits, en ayant soin d'agiter le mélange avec une spatule de bois, afin que les petits chiens ne s'attachent pas au fond[123]. » L'huile obtenue, après expression, est versée chaude sur des plantes séchées et coupées grossièrement : origan, serpolet, pouliot, millepertuis, marjolaine.

Contre les ulcères, les contusions, les coupures, voici le « baume de chien » de Monsieur de Blégny. « Prenez un chien bien gras et d'une médiocre grandeur, donnez-lui un coup de marteau sur la tête et aussitôt après, jetez-le tout entier dans un grand chaudron plein d'eau dans laquelle vous aurez fait bouillir mauves, orties et sureau. Lorsqu'il est bien cuit, ajoutez cinq pintes de bon vin blanc et cinq ou six livres de vers de terre. Faire bouillir encore une heure. Après avoir ôté le chaudron de dessus le feu, mettre le chien avec sa tête dans un pressoir pour en tirer tout le suc. Ajoutez huile d'olive, huiles rosat, de millepertuis, de camomille et de scorpion, graisse de bœuf et de porc[124]. »

Toujours du même auteur et excellente pour les rhumatismes, douleurs de jointure et toutes sortes de plaies, l'« huile de chien roux », est à déconseiller aux personnes sensibles. « Prenez un jeune chien roux qui aura été trois jours sans manger, puis étant étranglé, mettez-le tout entier ou coupé en morceaux avec la peau et le poil et trois tortues dans un chaudron plein d'huile d'olive[125]. » Au moment de l'ébullition, on verse dans le chaudron cent scorpions, une pleine écuelle de vers de terre, des herbes odorantes et du safran. Lorsque le chien est cuit, il faut le presser dans un linge pour en exprimer tout le suc et ajouter de la moelle d'os de porcs et d'ânes, du macis et de l'huile rosat.

Au-delà du caractère brutal qu'elles revêtent aujourd'hui à nos yeux, ces opérations présentent un trait important pour la compréhension du médicament. On découpe, on assomme, on étrangle l'animal au moment même de la préparation comme si cette simultanéité était une condition de succès. L'explication est clairement donnée par Lémery à propos de sa formule au poumon de renard : « Il ne faut pas que le renard dont on veut tirer les poumons soit mort de maladie, de peur que ce viscère ne fût imbu de quelque méchante impression, ou qu'il ait péri de vieillesse, car il serait privé d'esprit ; il faut qu'il soit mort de mort violente, afin que le poumon soit dans sa vigueur et abondant en esprit[126]. » La vertu de la chair comme celle des fleurs tient essentiellement à des émanations fugitives qui doivent être capturées avant que le produit ne soit éventé.

Cette importance primordiale des « esprits » dans la pharmacopée et cette parenté de l'animal avec le végétal éclatent également dans la formule de la poudre de sang de bouc, utilisée comme sudorifique et en cas de pleurésie ou de fièvre maligne. Le sang, recueilli en ouvrant une artère, est simplement séché au soleil ou à feu doux avant d'être pulvérisé. Mais l'essentiel se situe dans la période qui précède cette saignée. L'animal doit avoir été nourri pendant un mois avec de la pimprenelle, de l'ache, du persil et de la saxifrage car « la nourriture choisie qu'on donne au bouc communique dans son sang une bonne impression en le rendant plus pur et plus spiritueux[127] ». Il est précisé que certains préfèrent au sang du bouc domestique « celui du bouc sauvage qu'on trouve en Suisse et qu'on appelle Bouc-Estain ». L'apothicaire estime, en ce cas, pouvoir faire confiance à la variété et à la qualité des plantes alpines.

Substance très prisée, le « sang de bouc préparé » se retrouve également dans les *Tablettes lithontriptiques* souveraines pour « chasser les urines » et les calculs de la vessie. Cette médication empruntée à Fernel, célèbre médecin-astronome de la Renaissance, est reprise et améliorée par Lémery. Elle comporte un très grand nombre de semences, de racines odorantes et d'épices ainsi que des « yeux d'écrevisses », définis dans *L'Histoire générale des drogues* comme des « pierres qui se trouvent dans la tête des écrevisses des Indes Orientales[128] ». Plus banalement, il s'agit des concrétions pierreuses qu'on rencontre à proximité de l'estomac de toute écrevisse.

LE SANG VERMEIL ET L'ŒUF SYMPATHIQUE

Que le corps animal s'unisse aux aromates dans les mortiers et les cornues des apothicaires ne suscite pas de grand étonnement, mais que le corps humain subisse le même sort surprend davantage. Pourtant, ces médications qui remontent à la nuit des temps fleurissent aux XVIIe et XVIIIe siècles. Peut-être même n'ont-elles jamais été aussi abondantes qu'en plein siècle des Lumières.

L'abbé Rousseau, médecin du roi, trouve une justification théologique à ces pratiques thérapeutiques : « Comme l'homme était fait pour vivre éternellement, de grands médecins sont persuadés qu'il y a en lui un certain parfum d'immortalité ; ce qui leur fait croire qu'il n'y a aucune partie du corps humain dont ils ne puissent tirer des remèdes extraordinaires pour perpétuer la vie. » Le sang de l'homme, mais tout aussi bien la graisse, les os, son fiel, sa peau et même ses déjections, peuvent être utilisés. Il donne un exemple de composition incluant des produits animaux et végétaux, des poudres d'urine, d'excréments et de sang humains avec ce commentaire : « Il doit nécessairement résulter de l'union parfaite de ces matières balsamiques un baume incomparable et souverain qui sera un remède spécifique pour la guérison des contusions, des plaies, des ulcères et autres maladies. » La présence de ces ingrédients si particuliers ne saurait pourtant dispenser de la bonne odeur qui signe une préparation réussie : « Votre essence sera parfaite si elle n'a point une odeur puante et cadavéreuse et si elle rend une odeur agréable et balsamique [129]. » Les prélèvements sont effectués en rapport avec l'affection dont la guérison est recherchée. La poudre de crâne est ainsi jugée « propre contre l'épilepsie, la paralysie, l'apoplexie et les autres maladies du cerveau [130] ».

Mais le sang reste une des substances les plus sollicitées. Il entre dans de très nombreuses formules, des plus simples aux plus complexes. Ainsi l'*eau de sang d'homme* du docteur Jean Liébaut, pour soigner les jointures, se réalise très aisément à partir du sang d'un « jeune homme bien dispos et bien sain, de l'âge de vingt ans ou environ ». Il suffit de le laisser refroidir dans un vase pour en séparer la sérosité qui est jetée. La bouteille est ensuite placée seize jours durant dans la fiente de cheval, puis distillée en alambic [131].

Beaucoup plus complexe est l'*emplâtre de sang humain* de Lémery que ses vertus détersives, dessicatives, vulnéraires et résolutives désignent pour soigner « les vieux ulcères, les contusions et dissiper les tumeurs ». On commence par réduire en poudre le sang d'un jeune homme sain desséché au soleil. On le mélange avec d'autres poudres de limaille de cuivre, de vitriol de Chypre, de vert-de-gris et avec du sel de persicaire (une plante herbacée à tige noueuse). Par ailleurs, on cuit ensemble de l'huile de millepertuis, du vinaigre fort et de la litharge, jusqu'à obtenir une pâte de consistance épaisse qui est fondue avec de la cire jaune, de la térébenthine et de l'axonge (graisse) humaine. Les poudres sont ajoutées au mélange qui est conditionné en « magdaléons », c'est-à-dire en cylindres de pâte médicamenteuse [132].

La collecte de sang humain doit respecter les mêmes impératifs que celle du sang animal. Il n'est pas question de recueillir le produit de saignées pratiquées sur des malades. Le donneur sera une personne jeune et saine « qui ne se fait saigner que par précaution [133] ». C'est de ce sang vermeil et balsamique que sont garnis des œufs évidés, les *Œufs sympathiques*, aux vertus roboratives reconnues, témoignages de cette culture du sang qui imprègne l'ancienne société où, comme l'écrit Piero Camporesi, « de la naissance à la mort, la vue et l'odeur du sang faisaient partie du bagage social et humain de chaque être [134] ».

LA RECETTE DE CROLLIUS

« L'homme étant le roi des animaux, il n'y a point d'animal qui approche les propriétés médicinales du corps humain [135]. » Le postulat énoncé par l'abbé Rousseau explique qu'au cours du XVIIe siècle et durant la plus grande partie du XVIIIe, la « momie » ait imperturbablement poursuivi son parcours médical. *Le Traité des embaumements selon les Anciens et les Modernes* de Pénicher, garde des marchands apothicaires de Paris, publié en 1699, révèle même une diversification importante du produit. Teintures, extraits, huiles, élixirs « mumiés » se multiplient, s'enrichissent d'une « mumie à la feuille d'or » et Pénicher conclut que si « l'on voulait rapporter et insérer dans un ouvrage toutes ces excellentes, ces curieuses et ces savantes préparations... jamais on ne trouverait la fin [136] ».

La recette de Crollius, particulièrement estimée, s'élabore à partir de morceaux de chair prélevés de préférence sur les cuisses et les fesses d'un supplicié jeune et roux. Ce problème fondamental résolu, s'ouvre une longue série d'opérations : ôter les vaisseaux, les nerfs et la graisse, laver abondamment à l'esprit-de-vin, exposer aux rayons du soleil et à la lune par temps sec et serein pour exhaler les principes contenus dans les chairs, frotter de baume et saupoudrer de myrrhe, de styrax, d'aloès, de safran, faire macérer douze à quinze jours dans un récipient bien bouché avec d'excellents esprits-de-vin et de sel. Enfin, retirer, égoutter, sécher au soleil ou au feu « comme il se pratique à l'égard des langues de bœuf ou de porc et des jambons que l'on met à la cheminée, qui bien loin de contracter une odeur fâcheuse, deviennent une nourriture très exquise et très agréable [137] ».

La recommandation d'utiliser le corps d'un condamné ne fait que transposer les principes suivis en ce qui concerne les animaux. Comme un loup ou un renard tué après une fuite éperdue devant la meute, le condamné voit, au moment suprême, sa pression sanguine accrue par la peur, élément favorable, croit-on, à une meilleure conservation du cadavre. Des préoccupations semblables justifient le choix d'hommes roux. C'est la couleur du renard et l'*huile de chien roux* est particulièrement remarquable. Le poil roux est, en effet, signe d'un sang ténu, subtil et garantissant une chair imprégnée d'« aromats [138] ».

Plus personne, en tout cas, ne se fait d'illusion sur la possibilité de se procurer « la véritable momie égyptienne ». Celle qui vient d'Orient est fabriquée, selon le *Traité universel des drogues* à partir de cadavres récents, vidés de leurs entrailles, embaumés de myrrhe, d'aloès, d'encens et bitume de Judée, puis séchés au four. Plus grave encore, il s'agit souvent de « mumies blanches », c'est-à-dire de cadavres simplement desséchés par les sables du désert et qui n'ont que peu de vertu car « l'ardente chaleur du soleil les a calcinés et en a emporté toute l'huile et le sel volatil [139] ».

En 1763, on trouve encore une formule de « poudre propre à encroûter les cadavres ». Elle est composée d'un grand nombre de fleurs de Provence, de gommes et résines odorantes, d'aromates et de bitume de Judée. Le corps frotté de baume du Pérou en est abondamment saupoudré « en sorte qu'il s'y fasse une croûte de l'épaisseur d'un travers de doigt ». Il est ensuite placé dans une bière de plomb hermétique. « Quand l'embaumement est bien fait, les drogues s'unissent si bien aux parties du cadavre, qu'il ne s'en fait qu'un corps qu'on peut appeler mumie [140]. » Le cadavre de supplicié serait-il devenu, à cette époque, une denrée plus difficile à se procurer ? Une solution de remplacement est suggérée : il y a à Toulouse et en plusieurs autres lieux des caves où se trouvent des corps conservés par la chaux depuis deux cents ans et qui paraissent « aussi entiers que quand ils sont entrés, même jusqu'à avoir conservé leurs barbes ; ces corps pourraient servir de Mumie en cas de besoin ».

Durant la seconde moitié du XVIIIe siècle, le prestige de la médication marque cependant un recul. Le médecin londonien Quincy affirme, en 1749, « quoi qu'elle ait encore une place dans les catalogues des remèdes, on ne s'en sert plus du tout dans les ordonnances [141] », ce qui paraît indiquer que les Anglais ont précédé les Français dans l'abandon de ce médicament macabre. Mais là encore, il faut distinguer entre les usages de Paris, des grandes villes et ceux de l'ensemble du royaume. Alors que, dans la capitale, on prescrit de moins en moins une drogue que certains jugent ouvertement « dégoûtante [142] », de nombreux médecins de province continuent d'adresser au *Journal de médecine* leurs « observations sur les effets de la momie [143] ». Sa persistance n'est pas un phénomène spécifiquement français. Le médecin allemand Samuel Hahnemann, fondateur de l'homéopathie moderne, la recommande encore au début du XIXe siècle [144]. La momie ne peut s'effacer aisément d'un univers profondément marqué par cette interpénétration du balsamique et du charnel dont elle offre une représentation exacerbée !

Avancées scientifiques

À une époque illustrée par les noms de Buffon, Lamarck, Lavoisier, Laplace ou Bertholet, les progrès considérables accomplis dans les sciences de la nature, suscitent l'enthousiasme des élites. Aristocrates et bourgeois cultivés constituent des « cabinets de curiosités », créent des académies, assistent à des expériences scientifiques. Dans ce bouillonnement intellectuel, deux disciplines, la botanique et la chimie présentent des accointances particulières avec la parfumerie.

UNE FLORAISON DE BOTANISTES

Le jardin de Pierre Poivre, à l'Isle de France, dont il a été précédemment question, est loin de constituer une expérience isolée. Toute l'Europe, et la France en particulier, est saisie d'une véritable passion botanique. Le roi Louis XV n'échappe pas au virus. Un de ses favoris, le duc d'Ayen, a créé un jardin où les plantes ont été disposées selon la classification nouvelle formulée par le grand naturaliste suédois Linné, venu en 1738 herboriser en forêt de Fontainebleau en compagnie des frères Jussieu, éminents botanistes lyonnais. Séduit, le roi qui, pourtant, dispose déjà d'un jardin à Paris, décide d'en implanter un nouveau à Trianon. Des serres sont construites, des émissaires envoyés à travers le monde rapportent plants et semences. Trianon devient, avec quatre mille variétés, le plus beau domaine botanique d'Europe, « centre de libre recherche scientifique, échangeant informations, graines, semences, échantillons, avec les botanistes célèbres de l'étranger [145] ».

Avec des moyens certes plus modestes, l'exemple royal a été suivi et parfois anticipé dans les provinces. À l'exception de Paris et de Montpellier peu d'universités assurent un enseignement de botanique. Ce sont des initiatives privées qui vont pallier cette lacune, souvent grâce aux Académies locales qui fleurissent à cette époque, par exemple, à Orléans, Rouen, Metz ou Dijon. Dans cette dernière ville, la haute bourgeoisie parlementaire se passionne pour les sciences nouvelles et l'Académie, fondée en 1725, compte de nombreux érudits en matière de sciences naturelles. C'est sous la conduite de l'un d'eux que Jean-Jacques Rousseau vient, en 1770, herboriser en Bourgogne. Un jardin botanique est créé, en 1773, et sert de cadre à un cours annuel public et gratuit qui a lieu trois fois par semaine de début juin à fin juillet, complété par des séances d'herborisation dans la campagne environnante.

Au-delà de la satisfaction d'un engouement mondain, cette organisation a des ambitions très concrètes qui sont révélées par le discours d'ouverture du docteur Maret, secrétaire de l'Académie. Après avoir déploré que les apothicaires « laissent l'herboristerie entre les mains de femmes ignorantes dont les connaissances bornées sont causes des plus dangereuses équivoques », il poursuit : « Le Jardin, dirigé par un médecin et organisé avec soin, présentera toutes les plantes usuelles ou rares avec des garanties parfaites de sécurité. Pourquoi ne pas charger la direction du Jardin de faire ramasser dans les campagnes toutes les plantes utiles, et, par comparaison avec les échantillons cultivés au Jardin, identifier les plantes indigènes sans possibilité d'erreur ? Cette culture raisonnée en terrain favorable accroîtra les propriétés médicinales des plantes et sera un exemple pour l'amélioration dans les campagnes des espèces les plus recherchées [146]. »

Les avantages escomptés pour la pharmacie et la médecine sont donc une motivation essentielle, soulignée par l'ouverture, trois ans plus tard, de deux autres cours publics et gratuits, l'un de matière médicale, assuré par le docteur Maret et l'autre de chimie, confié à Guyton de Morveau. On se trouve, à ce moment, au point de séparation historique entre la pharmacie galénique et la pharmacie moderne. Chargé du cours de botanique, le docteur Durande dénonce les « compositions anciennes, dangereux mélange de drogues dont la vogue s'accrut avec l'introduction des produits exotiques » et s'en prend particulièrement à la *thériaque* « qui n'agit que par 1 % des plantes qui la composent et ne mérite pas l'appareil empirique dont on dispose en sa faveur, ni cette cérémonie singulière, où des magistrats respectables renoncent pour quelques instants à la noble fonction de rendre la justice, pour présider à la confection d'un antidote suranné [147] ».

La pharmacie moderne doit s'appuyer à la fois sur la chimie et sur une phytothérapie repensée à la lumière des sciences nouvelles car « l'expérience a prouvé que, contrairement aux sucs animaux trop exaltés et aux minéraux trop durs, les végétaux fournissent des remèdes plus simples, plus puissants et plus multipliés [148] ». L'aromathérapie est encore au cœur du système. Le comte de Fourcroy, chimiste et auteur d'une *Méthode de nomenclature chimique*, n'en établit pas moins un classement des médicaments en fonction de leur odeur vireuse, nauséeuse, alliacée, fétide, aromatique, ambrosiaque ou fragrante [149].

Recensement et classement des plantes indigènes, recherche et acclimatation de variétés exotiques, étude scientifique de leurs propriétés, amélioration de leurs qualités naturelles, toutes ces avancées sont autant d'opportunités offertes à la pharmacie et à la parfumerie. Bernardin de Saint-Pierre, disciple de Rousseau, familier de Pierre Poivre durant un séjour à l'Isle de France qui lui inspira son roman *Paul et Virginie* et intendant du Jardin des Plantes de Paris, écrit dans un élan romantique : « Le don d'une plante utile me paraît plus précieux que la découverte d'une mine d'or et un monument plus stable qu'une pyramide. »

ESPRIT RECTEUR, ESPRITS ARDENTS, ESPRITS PERÇANTS

Les études menées sur la structure des végétaux et les propriétés des plantes aromatiques conduisent de nombreux hommes de science à s'interroger sur la nature de l'odeur. Cette recherche est étroitement liée à une notion héritée des anciens alchimistes, celle d'« esprit recteur », principe vital qualifié encore de « fils du soleil » ou d'« étincelle de vie ». L'esprit recteur est réactualisé par le médecin chimiste hollandais Hermann Boerhave qui entend le mettre à l'épreuve des méthodes de la chimie moderne. L'idée fondamentale est que chaque corps dégage « une espèce de vapeur imprégnée de ce qui constitue la nature propre du corps où elle réside [150] ». Cette vapeur qui échappe à la vue « même aidée des meilleurs microscopes », se caractérise par sa prodigieuse subtilité, sa volatilité, son expansibilité, son pouvoir de pénétration et se manifeste essentiellement par son odeur. Quant à la nature de cette vapeur, les opinions divergent. Boerhave penche pour une nature huileuse ou du moins pour un « esprit » résidant « dans un véhicule huileux des plus subtils ». Poncelet avance que « les odeurs consistent dans une vibration plus ou moins forte des sels volatils et des soufres [151] ». Quant au chimiste Pierre-Joseph Macquer, il soupçonne un gaz d'une nature particulière, variant en force et en quantité. Particulièrement abondant dans les plantes aromatiques, il existe même dans celles qui sont réputées inodores. Il suffit de les traiter au bain-marie pour s'apercevoir qu'elles donnent alors une eau répandant une odeur spécifique. Retenir cet élément instable est un objectif qu'on peut atteindre en distillant des huiles essentielles. Victoire forcément éphémère car ces huiles qui « tiennent tout leur caractère spécifique du principe volatil odorant, c'est-à-dire de l'esprit recteur, perdent toutes ces propriétés à mesure qu'il s'évapore [152] ».

La traque de l'esprit recteur, ce « fils du feu [153] », va de pair avec la recherche de produits aromatiques encore plus subtils et le goût pour les « quintessences » raffinées. Les ouvrages traitant de la distillation fleurissent, souvent accompagnés de planches qui détaillent de plus en plus minutieusement les appareils utilisés. Poncelet agrémente sa *Chimie du goût et de l'odorat* de diverses figures montrant « l'alambic monté et coupé perpendiculairement par le milieu pour faciliter l'inspection du dedans [...] et l'alambic démonté dans tout son entier [154] ». Jean-François Demachy donne dans *L'Art du distillateur* le dessin d'un alambic moderne constitué d'une chaudière de cuivre alimentée en eau froide par un tube latéral et la *Grande Encyclopédie* de Diderot et d'Alembert illustre abondamment les diverses étapes de l'opération.

Définie comme l'art « de séparer les particules spiritueuses et aromatiques d'avec les principes plus grossiers » ou encore « d'extraire les esprits des corps »[155], la distillation est souvent réalisée en plusieurs étapes. On pratique la « cohobation » qui consiste à renouveller l'opération à plusieurs reprises en reversant la liqueur déjà distillée dans la cucurbite. Ce système permet d'obtenir des « esprits ardents » d'une grande force qui, lorsqu'ils s'exhalent, « percent jusqu'au cerveau[156] ».

Dans son *Traité des odeurs*, Antoine Dejean souligne les dangers de cette extraction des esprits perçants et les précautions qui s'imposent. Elle doit être réservée aux parfumeurs professionnels et « non à ceux qui s'amusent à distiller[157] » car « la moindre chaleur met les Esprits en mouvement ; c'est pourquoi il faut toujours être présent [...]. Les Esprits sont si subtils qu'un rien les enflamme : on ne pourrait les éteindre, ce serait de la poudre ». Pour lutter contre les risques d'incendie, le laboratoire du distillateur, vaste et non encombré, sera situé près d'un puits, à l'écart d'autres habitations. Un drap mouillé dans lequel l'opérateur puisse s'envelopper, si des esprits enflammés jaillissent sur lui, doit toujours être à sa portée.

En même temps, une réflexion se développe pour préciser les notions usuelles en parfumerie et établir des catégories rationnelles. Macquer propose une classification des huiles d'après leurs propriétés, distinguant les *huiles grasses d'expression*, onctueuses, inodores et congelables, les *huiles essentielles d'expression*, volatiles et odorantes, et les *huiles essentielles de distillation* qui deviennent résineuses avec le temps. Les parfums liquides sont répartis par le Père Poncelet en trois classes en fonction du degré de séparation des différents « principes » constitutifs des matières utilisées. Dans la classe I, celle des eaux odorantes simples, seule la « terre », élément solide, est éliminée tandis que le phlegme, élément aqueux, l'esprit et l'huile essentielle demeurent confondus. C'est le cas de l'*eau de fleur d'oranger* ou *de rose*. La classe II est constituée par les eaux odorantes composées ou « esprits odorants », dans lesquelles on s'efforce de faire disparaître non seulement la terre mais tout le phlegme. À ce groupe appartiennent l'*esprit ardent de rose*, l'*esprit de lavande*, l'*eau de la Reine de Hongrie*, l'*eau magistrale de Mélisse* et, d'une façon générale, toutes les odeurs préparées avec l'esprit-de-vin. Enfin, la classe III est celle des quintessences aromatiques où, tous les autres principes ayant été écartés, il ne subsiste plus que l'huile essentielle[158].

Cet effort théorique s'accompagne de découvertes d'une grande importance pratique. Ainsi, on s'aperçoit qu'il est possible d'obtenir commodément des huiles essentielles en mettant en contact de l'esprit-de-vin rectifié (l'alcool) avec des fleurs. Observation pleine d'intérêt pour la parfumerie, d'autant que des progrès considérables sont accomplis dans le degré de concentration de l'alcool qui, à la fin du siècle, peut titrer jusqu'à 86 degrés, autorisant la réalisation d'eaux encore plus subtiles.

Le goût de la légèreté

« Légèreté, luxe et volupté » sont les mots d'ordre qui prévalent à partir de la Régence. Réaction aux années pesantes et austères de la fin d'un très long règne, assombri par la crise économique et par les deuils à répétition qui frappent un monarque converti à la rigueur morale par Mme de Maintenon. Éprises de galanterie, de bel esprit et de mets délicats, les classes dirigeantes sont lasses des lourdes notes animales en faveur sous le Roi-Soleil. Elles préfèrent désormais les fragrances fraîches et revigorantes, à l'image de ce vin de champagne, devenu indispensable aux fêtes depuis que Dom Pérignon a trouvé le moyen de le « gouverner [159] » en le dotant de bulles gracieuses et fantasques dont le pétillement symbolise à merveille les aspirations nouvelles.

L'EAU DE COLOGNE ET SES ÉMULES

L'histoire incertaine de l'*Eau de Cologne* commencerait, à Florence, dans la pharmacie du couvent de Santa Maria Novella [160]. Au XVIIe siècle, les frères y préparent toutes sortes de produits odoriférants et de potions aromatiques. À une époque où l'odeur est considérée comme « l'âme du médicament », cette activité, apparemment bien mondaine, répond à l'idéal religieux d'assistance aux malades des dominicains. C'est après une visite de la pharmacie conventuelle qu'un négociant italien en parfums établi en Allemagne, du nom de Giovanni Paolo Feminis, séduit par une eau parfumée à base d'agrumes, aurait réussi à en obtenir la formule. Mais on a également soutenu qu'il aurait utilisé ou amélioré une recette rapportée des Indes...

Toujours est-il qu'à Cologne, Feminis ajoute ce produit à son catalogue. Avant de mourir, en 1736, sans descendance, il transmet à l'un de ses petits-neveux, Jean-Marie Farina, le secret de sa préparation. Composée d'esprit-de-vin, de romarin, de mélisse, d'essences de bergamote, de néroli, de cédrat et citron, cette *Aqua Admirabilis Coloniae* va connaître une célébrité sans égale. Durant la guerre de Sept Ans qui, de 1756 à 1763, met aux prises tous les grands pays d'Europe, les troupes françaises occupent Cologne. Les officiers en rapportent cette eau qui recueille tous les suffrages et se répand rapidement en France.

Une telle réussite ne pouvait que faire des émules. La maison Yardley, fondée, en 1770, à Londres, sait associer les agrumes à la lavande anglaise qui s'épanouit particulièrement bien sous le climat du comté de Surrey. L'*English Fine Cologne* allie la lavande à l'orange, au citron, à la bergamote, au romarin, à la rose et au benjoin. L'*English lavender* la marie au néroli, à la bergamote, à la rose, au bois de santal et au musc. Quatre ans plus tard, Louis Toussaint Piver ouvre à Paris, au 111 de la rue Saint-Martin, une parfumerie qu'il saura amener à une grande notoriété. Après l'eau de Cologne *À la reine des fleurs*, il créera celle *Des Princes* qui mêle harmonieusement : citron, orange, bergamote, benjoin, girofle, coriandre, néroli, palma rosa, thym et petit grain de Paraguay.

En 1792, une autre histoire d'eau débute en Rhénanie. Wilhem Mülhens, fils d'un banquier de Cologne se marie. Un moine qui fait partie des invités offre aux époux un parchemin où figure la recette d'une fragrance miraculeuse, élaborée avec du citron, du néroli, du romarin et de la lavande. Le marié crée alors une boutique, au 4711 de la rue des Carillons et commercialise le produit sous le nom de *4711, la véritable Eau de Cologne*. Au même moment, de nombreux Farina (dont beaucoup n'ont rien à voir avec le père fondateur) prétendront, eux aussi, être seuls possesseurs de la formule originale.

À la suite de l'*Eau de Cologne*, archétype du goût nouveau, se multiplient les compositions à base alcoolique privilégiant les notes gaies et fraîches. Dejean évoque « la multitude des eaux qu'on invente journellement », *de Venise, d'Adonis, Couronnée, Superbe, Sensuelle, Vigoureuse, Mignonne, Germanique, Céleste, Divine*... Certaines telles l'*Eau Couronnée* ou encore l'*Eau Divine et Cordiale* sont d'une réalisation complexe car elles font appel à des fleurs s'épanouissant en plusieurs saisons. L'*Eau Divine et Cordiale* « est extrêmement rare, quoiqu'elle ait un mérite infini. Son parfum est agréable, elle devrait tenir son rang chez le parfumeur, mais le temps considérable pour la faire dans les règles les en empêche [161] ».

La civette et le musc sont en nette régression : « Pour se conformer au goût d'aujourd'hui, il faut supprimer totalement le musc et ne mettre que quelques gouttes de quintessence d'ambre [162]. » On n'en est que plus surpris de trouver chez Poncelet une formule de véritable *Eau de Mille Fleurs* qui consiste à les distiller avec de l'eau de rosée, recueillie à la mi-printemps, sur des linges blancs « pendant les nuits bien sereines », et... avec de la bouse. « On aura soin de faire ramasser au mois de juin en un beau temps de la fiente de bœuf ou de vache, séchée d'elle-même dans les prés où ces animaux ont brouté l'herbe ; cette fiente contient en elle le premier principe des herbes que les bœufs ou les vaches ont mangé ;

son odeur approche en quelque sorte du musc[163]. » Cet anachronisme stupéfiant s'éclaire lorsqu'on s'aperçoit que la recette a été recopiée mot pour mot dans la *Pharmacopée Royale* de Charas, rédigée près d'un siècle auparavant ! Buchoz qui propose, lui aussi, une véritable *Eau des Mille Fleurs* a, en revanche, suivi les conseils de Dejean et actualisé son produit : l'*Eau de rose* est remplacée par l'esprit-de-vin et la quintessence d'ambre se substitue à la bouse.

Caractéristique de cette sensibilité nouvelle, le *Bouquet de Printemps* mêle violette, petite giroflée jaune, jonquille et muguet, distillés à petit feu dans l'esprit-de-vin et la quintessence d'orange du Portugal. Le parfum s'épure, délaisse les confusions odorantes, se libère des « encroûtements » aromatiques qui apparaissent démodés aux amateurs.

L'IMPORTANCE DU FLACON

Le conditionnement et la conservation des produits odorants fragiles et parfois instables ont été traditionnellement résolus par l'emploi de matières « froides » et « sèches » et aussi neutres que possible : albâtre, onyx, verre, métaux précieux. Mais, au XVIIIe siècle, on assiste à une diversification jamais atteinte jusque-là, aussi bien dans les matières utilisées, avec les progrès réalisés par la porcelaine et la verrerie, que dans les récipients eux-mêmes.

Il y a évidemment un monde entre les robustes pots fabriqués par les faïenciers provencaux de Moustiers pour contenir pâtes et pommades parfumées au stade de la production et de la vente en gros et les boîtes, étuis et flacons délicats, souvent miniaturisés, qui font les délices des élégantes. Témoignages de la maîtrise des verriers, porcelainiers et orfèvres de cette époque, ces objets subsistent heureusement dans des collections comme celles du Musée international de la parfumerie de Grasse, du musée Fragonard de Paris ou encore de la collection Givaudan[164]. Ces réalisations luxueuses ne doivent pas en faire oublier d'autres, beaucoup plus modestes mais charmantes, comme ces petites *boîtes bergamotes*, confectionnées à partir de la peau de cet agrume séchée sur une forme de bois. Recouvertes ensuite d'un enduit, peintes de paysages ou de scènes galantes, elles furent souvent garnies de poudre ou de tabac aromatisé. Dans la même lignée, on trouve les étuis, coffrets et tubes de *Vernis Martin*. Cette matière, inventée vers 1730 par le vernisseur du roi, et composée de résine de copal mêlée à de la poudre d'or ou à de la limaille de bronze, se prêtait admirablement à de fines décorations.

La diffusion des parfums d'ambiance, solides ou liquides, est toujours confiée à des cassolettes ou à des brûle-parfum qui ne changent que dans le style de leur décoration. Mais apparaissent, en outre, les pots-pourris qui transposent dans le mobilier la technique bien connue des sachets de senteurs. Ces vases de porcelaine ou de laque, souvent montés sur bronze et dotés d'un couvercle ajouré, sont remplis d'un mélange de plantes, d'herbes ou d'écorces odorantes.

Autres nouveautés, les vinaigrettes, descendantes des pomanders du Moyen Âge et de la Renaissance, sont, elles aussi, destinées à renfermer des odeurs à usage thérapeutique. Mais alors que le pomander contient des parfums solides, la vinaigrette reçoit un vinaigre aromatisé et adouci par une huile essentielle. Le prodigieux succès de ce petit objet doit sans doute beaucoup aux vapeurs, mal essentiellement féminin qui prend au XVIIIe siècle une ampleur spectaculaire dans la bonne société. Rançon de l'ennui ou phénomène de mode ? Mauvaise hygiène de vie ou corsets trop serrés ? La vinaigrette salvatrice devient un accessoire aussi indispensable que raffiné. C'est une petite boîte d'or ou d'argent. À l'intérieur, une grille articulée sur de fines charnières maintient en place un morceau de coton ou d'éponge de Turquie imbibé de vinaigre aromatique. Tout l'art de l'orfèvre se concentre sur cette grille légère réalisée en filigrane et délicatement décorée d'arabesques ou de motifs fleuris. À la fin du siècle, la vinaigrette adopte des matières nouvelles (verre, porcelaine) et multiplie les formes originales : fleurs, cœurs, papillons... La panoplie tonique et antispasmodique reçoit, à la même époque, le puissant renfort des flacons à sels. En cristal rehaussé d'or ou d'argent, ils comportent quelquefois un compartiment inférieur pour des pilules apaisantes à base d'absinthe ou de valériane.

Mais c'est dans l'explosion artistique des flacons à parfums que la créativité, mise au service de la séduction olfactive, s'exprime avec le plus d'éclat. En cristal, porcelaine, verre enserré de résille d'or, pierres semi-précieuses, cuivre ou or émaillés, en forme de poire ou de balustre, ils présentent sur leurs flancs d'émail ou de porcelaine des couples en conversation tendre ou des jeunes femmes jouant de la mandoline dans un décor champêtre à la Watteau. Parfois, c'est le flacon lui-même qui devient joueur de luth, Arlequin, « Gilles », « Grotesque » de la commedia dell'arte, jeune fille esquissant un pas de danse, Cupidon enlaçant un tronc fleuri ou aiguisant ses flèches.

Âge d'or du libertinage et de la fête galante, le XVIIIe siècle s'éprend, à la suite de Rousseau et de ses disciples, d'air pur et de campagne balsamique. Cette sensibilité bucolique conduit la reine Marie-Antoinette à faire creuser dans le prolongement des jardins de Trianon, un étang autour duquel elle aménage un véritable village miniature. Dans ce hameau d'opérette qui abrite laiteries, poulailler, moulin, la reine oublie l'étiquette et croit s'instruire au milieu des vaches, moutons, chèvres, coqs et lapins, des réalités de la vie paysanne. C'est ce goût pour une campagne idéalisée que le peintre François Boucher célèbre dans *Les Charmes de la vie champêtre*. Au pied d'une fontaine richement décorée, deux jeunes filles, tendrement enlacées, couvertes de fleurs des champs, écoutent un jeune homme faire sa cour tandis que l'une d'elles tient en laisse un mouton, au bout d'un ruban de satin bleu.

La même inspiration se retrouve dans les flacons qui illustrent abondamment les plaisirs de la chasse, la grâce des bergères, la sensualité d'une vie campagnarde douce et innocente. Leur variété est sans limites : charmant écureuil agrippé à une branche de chêne et grignotant des fruits, pinson au plumage orangé installé sur un tapis de feuilles, pigeonnier de style pagode entouré d'animaux domestiques, gracieuse vendangeuse à la hotte remplie de bouquets, élégants chasseurs tenant à la main fusil et gibier.

Les progrès réalisés dans la fabrication de la porcelaine et du verre favorisent la création. Fondée en 1709, la manufacture de Meissen a découvert, grâce à l'alchimiste Bîttger et au physicien von Tschirnhausen, le secret de la porcelaine dure à base de kaolin. Ses flacons à figurines aux couleurs douces : animaux, Arlequins, Colombines, seront copiés par de nombreuses manufactures anglaises et allemandes. La porcelaine tendre n'abdique pas. La production française est principalement assurée par les manufactures de Chantilly, Mennecy, Vincennes et surtout de Sèvres. Les fabricants anglais déclinent à l'infini cette matière légère. Les « Chelsea Toys », minuscules flacons, étuis, bonbonnières, boîtes à priser, inondent l'Europe. Et la manufacture Girl in a Swing multiplie Cupidons, joueuses de tambourin, bergères aux tabliers semés de roses et oiseaux multicolores. Leurs couleurs vives sont mises en valeur par une pâte très blanche souvent soulignée d'une monture d'or.

L'invention, en 1673, par l'anglais Ravencroft, du cristal de plomb a stimulé la production de verrerie. Elle connaît au siècle suivant une explosion de couleurs et de formes : cristaux transparents enchâssés dans un réseau de fils d'or, verre rouge rubis d'Augsbourg, verre coloré des West Midlands. Mais les matériaux traditionnels, écaille, agate, ambre, ne sont pas abandonnés. L'or émaillé est toujours très en faveur chez les créateurs français tandis qu'à Londres, James Cox parsème de petites fleurs d'émail ses flacons d'or repoussé et ciselé.

Précieux et fragiles, les flacons à parfums doivent être protégés lorsqu'ils sont transportés. C'est le rôle des caves et des flaconniers. Coffrets de bois de rose ou de laque, boîtes régulières ou chantournées, en nacre ou en émail, s'enveloppent aussi d'une matière nouvelle, le galuchat. Le traitement de cette peau de squale ou de raie, souvent teintée de vert a été mis au point par un maître gainier parisien. Ces contenants raffinés accueillent plusieurs flacons et un petit entonnoir car les élégantes aiment à mélanger elles-mêmes leurs essences.

Mais l'accessoire qui fait fureur est le nécessaire de poche, ravissant objet, haut de quelques centimètres seulement, en or émaillé, jaspe ou écaille incrustée d'un semis d'étoiles d'or. Son intérieur doublé de soie et de velours contient un ou deux flacons miniatures et de petits ustensiles : ciseaux, couteau pliant, pince à épiler, épingles, miroir au mercure, sans oublier quelques lamelles d'ivoire et un crayon pour noter rendez-vous, messages galants et mots d'esprit.

Il existe aussi de grands nécessaires qui reçoivent outre les flacons à parfum et tous les objets de toilette, un service pour le thé, le café ou le chocolat. À la veille de la fuite de Varennes, l'imprudente reine Marie-Antoinette, follement attachée au sien, voulut le faire partir en avance, éveillant ainsi les soupçons d'une femme de chambre qui avertit les révolutionnaires.

LA SENSUALITÉ DE L'ODORAT

Le siècle des Lumières qui verra, le 20 brumaire an II (10 novembre 1793), la célébration à Notre-Dame de Paris du culte de la Raison, est aussi celui de l'avènement de la sensibilité au rang de système philosophique et du triomphe de la sensualité. La formule « juger est sentir [165] » synthétise cette approche nouvelle : seuls les sens peuvent éclairer la raison dans la recherche de la vérité [166]. L'odorat jusque-là considéré comme mineur bénéficie de cette réhabilitation. C'est lui que met en avant l'abbé de Condillac lorsqu'il veut démontrer que, s'il était possible de conférer un sens à une statue de marbre, celle-ci pourrait entrer progressivement en possession de toutes les facultés de l'âme humaine [167]. Ce mouvement philosophique croise celui qui exprime en littérature le goût de la nature et d'une vie rustique propice à l'épanouissement des qualités naturelles, des sentiments et des rêves. « Sens de l'imagination [168] » pour Jean-Jacques Rousseau, « le plus voluptueux [169] » pour Diderot, l'olfaction est un mode d'appréhension privilégié de la réalité sensible et sensuelle. « La saison des fleurs, écrit le médecin philosophe Cabanis, est en même temps celle des plaisirs de l'amour : les idées voluptueuses se lient à celles des jardins ou des ombrages odorants ; et les poètes attribuent avec raison aux parfums la propriété de porter dans l'âme une douce ivresse [170]. »

L'idéalisation d'une nature amie où le promeneur solitaire peut méditer en s'immergeant dans la contemplation des montagnes, des forêts mais aussi des lacs, des cascades et des cours d'eau, symboles de fraîcheur et de pureté, n'est sans doute pas étrangère au retour des bains qui se manifeste dans la seconde partie du siècle.

Le roi Louis XV s'intéresse davantage que son prédécesseur à ses installations de bains. Entre 1732 et 1770, celles de Versailles vont être, à plusieurs reprises, renouvelées et transportées en divers points du château. Dans leur dernier état, elles sont garnies de panneaux qui témoignent du soin apporté à leur réalisation. Chacun porte un bas-relief encadré de roseaux et de narcisses et est décoré de scènes de bain, de pêche ou de chasse aquatique. La partie supérieure s'orne d'un ciel nocturne semé d'étoiles parcouru par un vol de chouettes et de chauves-souris. La reine et le dauphin disposent de leurs propres cabinets de bains. Mais si les résidences royales et princières sont dotées de ces équipements, ils sont loin d'être très répandus, même dans la haute société. Lorsqu'ils existent, ils constituent davantage des pièces d'apparat que d'usage courant. Le bourgeois aisé possède au mieux une baignoire de tôle vernie. Plus souvent, il louera à la journée une cuve de bois doublée de plomb chez un tonnelier ou une baignoire de cuivre chez un chaudronnier.

Quant aux bains publics, il existe bien à Paris quelques établissements basés sur des bateaux recouverts de grandes toiles qui se prolongent en auvents jusqu'à des pieux enfoncés dans le fleuve. Les clients abandonnent leurs vêtements sur les embarcations et se baignent sous ces galeries de tissu. Mais ces lieux ont la réputation d'être mal fréquentés au point de provoquer l'indignation de quelques magistrats. « C'est un horrible scandale, écrit le procureur général Joly de Fleury, que celui d'un grand nombre de libertins qui se baignent nus dans Paris à la vue de tant de personnes, principalement de l'autre sexe. Ils vont même effrontément, en cet état, autour des bateaux où les femmes lavent le linge[171]. » Les ordonnances prises à leur encontre s'avèrent peu efficaces en raison d'un conflit de compétences entre la ville et l'État sur la police de la rivière. En 1760, pourtant, un sieur Poithevin obtient le droit d'établir, près du Pont-Royal, sur un bateau spécialement construit à cet effet, une maison de bains et douches comportant une trentaine de cabines. Cette création, à la fois moderne et respectueuse de la décence, a reçu le soutien unanime du lieutenant général de police, du prévôt des marchands, des échevins, de l'Académie des sciences, de la faculté de médecine et du premier chirurgien du roi !

En 1783, c'est un projet encore plus original qui voit le jour, à proximité de l'île Saint-Louis, sous le nom de « Bains chinois ». Il s'agit d'un bateau doté d'un plancher descendu dans la rivière et supportant des baignoires aux parois percées de trous qui sont ainsi traversées par les eaux courantes. On peut également y jouer et souper et l'endroit est fréquenté par la meilleure société[172]. Dans la capitale, les bains chauds ouverts au public restent cependant rares. En province, certaines municipalités encouragent l'ouverture de nouveaux établissements dans des villes où ils avaient quasiment disparu : à Troyes en 1767, Dijon en 1779, Angers en 1780, Caen en 1784.

Le bain lui-même, qu'il soit public ou privé, hésite encore entre pratique de propreté et de santé. L'entrepreneur Poithevin vante dans sa publicité ses « bains minéraux soit naturels, soit artificiels, tels que les médecins les ordonnent[173] » et qui sont soigneusement composés par un maître apothicaire. La *Toilette de Flore* propose, d'une part, un *bain de beauté* pour nettoyer et adoucir la peau grâce à une infusion d'orge, de lupin, de bourrache et de violier (giroflée rouge) et, d'autre part, un bain aromatique où a bouilli un mélange de sauge, romarin, thym, menthe sauvage, mélisse, œillet, renforcé d'eau-de-vie camphrée. Ce bain est annoncé comme « excellent pour fortifier les membres, dissiper les douleurs qui proviennent d'une eau froide, augmenter la transpiration et faire exhaler au corps une odeur agréable[174] ». Apparaissent aussi des *bains de modestie* où sont pressés des sachets contenant une pâte odorante donnant à l'eau une couleur laiteuse propre à ménager la pudeur en voilant une nudité, d'ailleurs toute relative. Bien souvent, en effet, la baigneuse ne s'exhibe pas nue et si elle se fait portraiturer dans sa baignoire de marbre tapissée de dentelles, ce sera vêtue d'une robe légère et une tasse de chocolat à la main.

L'intégration du bain dans le système des représentations sociales est la preuve flagrante de son retour en grâce. La reine Marie-Antoinette y prend parfois son café matinal, dictant son courrier et humant les parfums que lui a composés Jean-Louis Fargeon, son parfumeur favori. Son précepteur, l'influent abbé de Vermond donne audience dans son bain aux évêques et aux ministres[175]. C'est là aussi que « la galante comme dans un trône reçoit les billets doux, les renvoie, introduit l'amour et le congédie[176] » et que la femme d'esprit convoque écrivains, philosophes et poètes. L'une et l'autre savent, avec Jean-Jacques Rousseau, que « le doux parfum d'un cabinet de toilette n'est pas un piège aussi faible qu'on pense[177] ».

Que ce moment puisse être à la fois celui d'une détente intime et celui d'une convivialité ouverte aux plaisirs du goût, de l'odorat, de la musique, du marivaudage et des échanges intellectuels, traduit bien cette imprégnation sensualiste caractéristique de la fin du siècle. Les entrelacs des fragrances s'élevant de l'eau parfumée et des arômes du cacao trouvent leur justification hédoniste et théorique sous la plume du Père Polycarpe Poncelet qui, pour être franciscain réformé, n'en appartient pas moins aussi à l'ordre des défenseurs de la sensualité. Fervent promoteur des liqueurs spiritueuses, il conteste les mises en garde comminatoires des médecins : « À les entendre, c'est le droit chemin d'une caducité incurable et prématurée [...], un poison froid inventé par l'intempérance, proscrit par la raison, et d'autant plus à craindre, qu'il est plus agréable. »

À son avis « leur censure ne peut avoir lieu que dans le cas d'un abus formel ». Prises avec discrétion, elles sont au contraire un antidote merveilleux contre la tristesse, l'humeur noire, la mélancolie : « Jamais je n'ai bu de liqueur sans ressentir un mouvement joyeux ; jamais je n'ai vu boire sans remarquer sur les visages une sérénité qui décelait une joie intense, compagne aimable de la santé [178]. »

Cette défense et illustration des plaisirs gustatifs s'inscrit dans une théorie vibratoire des sensations qui s'applique aussi bien aux sons qu'aux saveurs, aux odeurs ou aux couleurs. Les saveurs résultent des vibrations plus ou moins fortes des sels fixes qui agissent sur le goût comme les vibrations de l'air agissent sur l'ouïe, « il peut y avoir une musique pour la langue et le palais comme il y en a une pour les oreilles ». Déduction d'autant plus fondée qu'aux sept tons pleins qui sont la base de la musique sonore correspondent sept saveurs primitives : acide, fade, douce, amère, aigre-douce, austère et piquante, bases de la musique savoureuse. La comparaison est poursuivie avec les consonances et les dissonances et Poncelet de conclure : « En un mot, je regarde une liqueur bien faite comme une sorte d'air musical, un compositeur de ragoûts, de confitures, de ratafiats de liqueur, est un symphoniste dans son genre et il doit connaître à fond la nature et les principes de l'harmonie, s'il veut exceller dans son art, dont l'objet est de produire dans l'âme des sensations agréables [179]. »

Une démarche semblable est applicable aux odeurs analysées comme les vibrations des sels volatils et des soufres : « Les odeurs doivent avoir leurs tons harmoniques ainsi que le son, les saveurs, les couleurs [180]. » Cent trente ans avant Septimus Piesse et Joris Karl Huysmans, Polycarpe Poncelet, récollet gourmand et ami de la sensualité, ébauche les principes d'une musique olfactive. Il précède aussi de deux cent cinquante ans les recherches de Luca Turin en esquissant une théorie vibratoire des odeurs [181].

Deuxième partie

LE PARFUM DÉSINCARNÉ

La période révolutionnaire et le début du XIXe siècle sont marqués par plusieurs événements qui concourent à couper les liens de la parfumerie avec les structures héritées de l'Ancien Régime. En mars 1791, un décret révolutionnaire dissout la corporation des maîtres gantiers-parfumeurs. C'est tout un système d'organisation professionnelle et de réglementation contraignante qui disparaît. Le nouveau credo économique est la liberté d'entreprendre. Débarrassés du carcan corporatiste, les parfumeurs les plus audacieux devraient pouvoir se lancer sur des voies nouvelles. Mais les temps ne sont guère favorables aux industries du luxe dont la clientèle traditionnelle se préoccupe davantage de survivre que de bien vivre. La tempête révolutionnaire donne un coup d'arrêt à l'essor de la parfumerie française.

Les chalands se font plus rares dans la boutique de Jean-Louis Fargeon, rue du Roule, et à la *Corbeille de Fleurs*, rue du Faubourg-Saint-Honoré, où Jean-François Houbigant débitait naguère en quantité importante son huile au géranium et sa célèbre crème de rose aux limaçons. La discrétion olfactive s'impose car le parfum sent l'aristocrate et les fournisseurs les plus liés à la cour cherchent à se faire oublier. Certains parfumeurs tentent de s'adapter à l'idéologie nouvelle en créant des parfums *À la Guillotine* ou *À la Nation*. Fargeon réussit à maintenir son activité grâce à son commerce avec la Louisiane et les États-Unis, où il compte parmi ses clients le futur président Thomas Jefferson. Mais il ne fait pas bon avoir été le parfumeur attitré de « l'Autrichienne ». Arrêté le 8 nivôse de l'an II (4 janvier 1794), il échappe de peu au couperet, bénéficiant d'un acquittement le 9 thermidor (27 juillet 1794), jour de la chute de Robespierre[1].

Après la Terreur, les affaires reprennent et on enregistre par réaction un retour des parfums puissants. Par une sorte de défoulement olfactif, « muscadins », « incroyables » et « merveilleuses » arborent à haute dose musc et autres senteurs provocantes. Toutefois cet intermède sera bref. Si Joséphine de Beauharnais, la belle créole, aime les fragrances capiteuses, Bonaparte les déteste. Sa sœur Pauline, adepte inconditionnelle de l'*Eau de Cologne*, est aussi une cliente assidue de Pierre-François Lubin qui ouvre, en 1798, rue Sainte-Anne, son magasin *Aux Armes de France*. Il y vend avec un succès considérable son *Eau de Lubin*, une composition d'hespéridés, de thym, de romarin et de girofle, relevée de baumes du Pérou, de Tolu, de benjoin et de styrax[2]. Fargeon publie, en 1801, *L'Art du parfumeur* où il a concentré toutes les connaissances et le savoir-faire acquis au cours d'une carrière brillante, laissant une œuvre féconde qui va être poursuivie par ses fils Antoine-Louis et Auguste-Frédéric.

En 1806, un authentique descendant du célèbre Farina s'établit au 331 rue Saint-Honoré et la qualité de son *Eau de Cologne* le conduit à la réussite. L'empereur lui-même en fait une consommation considérable et apprécie les flacons en forme de rouleau qu'il peut fourrer dans ses bottes lorsqu'il est en campagne. Il s'en frotte énergiquement et n'hésite pas, comme beaucoup de ses contemporains, à pratiquer le « canard Farina », c'est-à-dire à y tremper un morceau de sucre. Quand viendront les jours amers de l'exil à Sainte-Hélène, Ali, son fidèle mamelouk, réussira, avec les ingrédients disponibles sur place, à reconstituer la lotion favorite de l'empereur déchu.

Mais, cinq ans avant son abdication définitive, Napoléon a pris une décision importante pour la parfumerie. Le 18 août 1810, un décret impérial officialise la séparation de la parfumerie et de la pharmacie. Visant à protéger les consommateurs de drogues nuisibles ou inutiles vendues par des charlatans, il prolonge, en le radicalisant, le système de contrôle des « remèdes secrets » amorcé à la fin de l'Ancien Régime, sous l'égide de la Société de médecine de Paris[3]. Désormais les formules des produits à usage thérapeutique devront être soumises à une commission. Cela revient à dire que les parfumeurs doivent cesser de faire état des vertus médicinales de leurs compositions aromatiques ou alors dévoiler le secret de leurs dosages. Peu soucieux de favoriser ainsi leurs concurrents, ils préfèrent jouer désormais sur le seul registre des « produits de senteur ». Les commercialiser comme simples produits de parfumerie, leur semble préférable à la divulgation des formules.

Les vieilles habitudes ont cependant la vie dure. Vingt ans plus tard, la publicité faite pour l'*Eau de Cologne Impériale* de Pierre François Pascal Guerlain prend encore quelques libertés avec l'ordonnance de 1810.

Sans doute s'abstient-elle de prétendre à l'efficacité contre l'apoplexie, les obstructions du foie ou de la rate, les coliques, les bourdonnements d'oreille, la goutte, les douleurs dentaires, la jaunisse, les migraines et les accouchements difficiles dont l'*Eau de Cologne* était généreusement créditée auparavant. Il est néanmoins énoncé que « recommandée par tous les hommes de l'art, toutes les classes de la société l'ont adoptée, soit comme l'Eau de Toilette la plus agréable, soit comme agent thérapeutique des plus utiles dans un grand nombre de cas qui intéressent la santé ». Et ce sont des propriétés quasi médicinales qui sont mises en avant. Dans le bain et en frictions, elle « fortifie admirablement tout l'organisme, tant par son parfum vif et pénétrant que par son action éminemment tonique sur tout le système cutané ». Son évaporation à l'eau chaude purifie l'atmosphère et remplace avantageusement ces « fumigations âcres et suffocantes qui irritent les poumons et le cerveau[4] ». Aux limites de l'hygiène et de la thérapeutique, le fabricant avisé et prudent ne peut insister davantage sans risquer de tomber sous le coup de la loi.

À l'orée du XIXe siècle, le parfum a donc perdu la plupart de ses anciens ancrages. Le temps est bien loin où il était « la sueur des dieux ». Les odeurs de sainteté se sont estompées et seuls quelques encensements et onctions liturgiques évoquent sa traditionnelle implication dans le sacré. Le gant parfumé qui décorait les armoiries des maîtres gantiers-parfumeurs et qui réunissait l'animal et le végétal dans le parfumage de la peau humaine, n'est plus que l'emblème suranné d'une corporation défunte. Parfumerie et pharmacie ont cessé de présenter les deux faces d'une seule et même activité et l'aromathérapie voit sa suprématie contestée par une pharmacopée nouvelle.

Une dernière amarre reste à rompre, celle qui reliait solidement la parfumerie à la nature. Cette étape décisive va être franchie grâce à la synthèse des molécules odorantes. Elle va engendrer de très profonds bouleversements, non seulement dans la fabrication et la commercialisation, mais dans la conception même du parfum.

CHAPITRE VII
Vers la parfumerie industrielle

La nouvelle alliance de la parfumerie et de la chimie

Ce n'est pas un hasard si, pour dépeindre une bourgeoisie conquérante, Balzac choisit le cadre de la parfumerie. *César Birotteau* paraît à la fin de 1837, à une époque où les parfumeurs parisiens, un moment éclipsés par les Anglais à la faveur de la Révolution, fourbissent leurs armes pour retrouver leur ancienne suprématie. Grâce à deux produits cosmétiques « aux odeurs essentiellement balsamiques [1] », ce modeste marchand parfumeur va devenir un négociant prospère, un notable, adjoint au maire du IIe arrondissement de Paris, juge au tribunal de commerce et chevalier de la Légion d'honneur.

Pour créer les bases de sa réussite, la *Double Pâte des Sultanes* et l'*Eau Carminative*, il s'est adressé à un chimiste réputé. Une publicité intense fera le reste. Prospectus et affiches coloriées vantent la « précieuse Pâte qui exhale les plus doux parfums, fait disparaître les taches de rousseur les plus rebelles, blanchit les épidermes les plus récalcitrants et dissipe les sueurs de la main ». L'*Eau Carminative*, quant à elle, « enlève ces légers boutons qui, dans certains moments, surviennent inopinément aux femmes, et contrarient leurs projets pour le bal [2] ». Cette découverte merveilleuse « approuvée par l'Institut sur le rapport de notre illustre chimiste Vauquelin » voit sa diffusion favorisée par une politique commerciale agressive qui joue sur « des bénéfices restreints quant à l'article, énormes par la quantité [3] ».

Précurseur s'appuyant à la fois sur la publicité à caution scientifique et sur la vente de masse [4], César Birotteau illustre également la nouvelle alliance qui se profile entre chimie et parfumerie. Elle ne va s'imposer que dans la seconde moitié du siècle, mais les signes avant-coureurs de ce changement se multiplient.

C'est pour approfondir ses connaissances et suivre des études de médecin-chimiste que le jeune Pierre François Pascal Guerlain se rend en Angleterre, alors réputée pour ses fragrances, lotions et crèmes. Né d'un père marchand d'épices et potier d'étain, dans un « berceau d'odeurs[5] », il l'a quitté à dix-neuf ans, mais est resté dans le sillage paternel en devenant représentant en parfumerie et produits cosmétiques. Ayant acquis outre-Manche un bagage scientifique en matière de molécules odorantes, il ouvre, à son retour, sa première boutique à Paris, en 1828, au 42 rue de Rivoli. À la même époque, le médecin-chimiste Edmond Coudray fournit en eaux de Cologne, crèmes, savons, onguents et pommades les cours royales d'Angleterre, d'Italie, d'Autriche, du Portugal, du Brésil, de Russie et même d'Afrique.

De son côté l'Allemand Mitscherlich découvre la nitrobenzine et signale, dès 1834, la ressemblance frappante de son odeur avec celle de l'huile d'amandes amères. Ce produit artificiel entrera dans la panoplie des parfumeurs quand Mansfield aura trouvé, en 1849, le moyen de l'extraire à bon compte et en grande quantité à partir de l'huile de goudron.

Si, au temps de Balzac, l'influence de la chimie sur les préparations parfumées est encore discrète, les prémices en sont clairement lisibles et Vauquelin peut lancer à César Birotteau cette phrase prémonitoire : « De chimiste à parfumeur, il n'y a que la main[6]... »

Les produits de synthèse

Entre 1853, date à laquelle Pierre François Pascal Guerlain devient le « parfumeur breveté de Sa Majesté » et 1889, année de la création de *Jicky* par Aimé Guerlain, son fils aîné, une révolution a lieu dans la parfumerie.

La chimie organique tente d'isoler des molécules odorantes dans les végétaux, mais aussi des molécules complètement inconnues dans des produits comme la houille et le pétrole. Grâce à ces recherches, la seconde moitié du XIXe siècle marque un tournant décisif. Le parfum se libère de ses origines naturelles en associant des composants artificiels aux matières odorantes traditionnelles et en développant des fragrances inédites. « Depuis plusieurs années, on cherche de plus en plus à produire artificiellement les produits naturels. L'ardeur industrielle ne connaît plus de limites[7] », peut-on lire dans l'édition de 1895 du *Nouveau Manuel complet du parfumeur*.

Le principe odorant de la fève Tonka, la coumarine, a été obtenu par voie synthétique, en 1868, par le chimiste William Henry Perkin. Ce produit évoquant l'odeur douce du foin coupé, encore très utilisé aujourd'hui, entrera, pour la première fois en 1882 dans la fameuse *Fougère Royale* créée par Paul Parquet pour Houbigant. En 1874, Tiemann et Reimer fabriquent industriellement le principe olfactif de la gousse de vanille, la vanilline. Une quinzaine d'années plus tard, Aimé Guerlain s'en servira pour créer le toujours célèbre *Jicky*.

Dans les années 1888-1891, Baur réalise un musc artificiel, beaucoup moins onéreux que la sécrétion du chevrotin porte-musc. À partir de 1896, Georges Darzen, connu pour ses travaux dans la chimie organique, va révolutionner la composition des parfums Piver. Son salycilate d'amyle qui évoque l'odeur des champs de trèfle et son aldéhyde méthylnonylacétique vont permettre l'éclosion de nouvelles fragrances. Parce qu'il fallait de très grandes quantités de violettes pour obtenir une très faible quantité d'essence[8], Tiemann met au point, en 1898, le parfum artificiel de cette fleur, l'ionone, l'un des plus beaux cadeaux offerts aux parfumeurs. Le grand parfumeur François Coty y fera appel pour lancer, en 1905, l'*Origan*, un parfum abstrait, sans référence aucune à un modèle naturel qui remportera un succès mondial jusque dans les années 1930[9]. D'autres découvertes suivront.

L'impulsion venue d'Allemagne gagne la France et l'Angleterre. Les industriels y trouvent un triple avantage : disposer à moindre coût, mais surtout à tout moment et dans les quantités souhaitées, des produits odorants que la nature ne pouvait leur fournir qu'à des époques bien déterminées et en quantité limitée[10]. De même que les couleurs artificielles dérivées de la benzine, de la naphtaline et de l'anthracène, commencent à supplanter les couleurs naturelles, de même encore que les médicaments à base de composants naturels s'effacent devant les médicaments chimiques, les parfums, suivant la même évolution, empruntent de plus en plus à la chimie organique.

Loin de freiner le développement des parfums naturels, ce changement va même, dans un premier temps, le stimuler et les producteurs sont obligés de développer considérablement leurs cultures aromatiques. Le chimiste parfumeur Septimus Piesse observe que la découverte de l'ionone n'a pas porté préjudice à la culture de l'iris ni de la violette. « C'est que l'emploi de l'ionone permettant au parfumeur de reproduire avec plus de facilité l'arôme de la fleur, on a créé une multitude d'articles qui ont joui et jouissent encore d'une vogue méritée. Or l'ionone ne saurait être employée seule à la confection de ces articles, elle y est accompagnée de teinture d'iris, de violette et de divers autres produits naturels dont la consommation s'est accrue par contrecoup [11]. »

L'intrusion de la chimie dans la parfumerie entraîne aussi une certaine démocratisation. Parfumeurs et savonniers peuvent désormais abaisser les prix de leurs articles et élargir leur clientèle. L'usage des eaux de Cologne, des vinaigres aromatiques, des eaux de toilette, des extraits pour mouchoir, se généralise et les classes modestes accèdent au savon parfumé. En 1864, L. T. Piver vend cinq cents douzaines de savons par jour !

Lorsque le grand parfumeur Ernest Beaux réfléchit sur son métier, il parle avec enthousiasme de la synthèse qui a fait sortir la parfumerie de sa naïveté et lui a donné les moyens d'un renouvellement. « En 1900, nous voyons un parfum sortir de la banalité, c'est le *Trèfle Incarnat* de Piver, grâce à l'emploi du salicylate d'amyle. En 1902, l'emploi de l'ionone fait le gros succès de la *Vera Violetta* de Roger et Gallet. En 1903 sort l'iralia et en 1904 l'hydroxycitronellal, le cyclosia et la laurine ; le parfumeur peut désormais donner aux muguets et lilas une note plus fine et plus proche de la fleur. En 1914 le nérol (loréna) apporte la note fraîche de marée et d'huître au jus de citron. En 1928 l'exaltone, la civettone et plus tard l'exaltolide créées par Ruzicka viennent affiner et soutenir la note animale si recherchée [12]. »

Le créateur du toujours célèbre *N° 5* salue l'apparition périodique de nouvelles molécules qui élargissent la palette du parfumeur, lui donnent une grande liberté et lui permettent de réaliser ses idées. « La cétone alpha de Givaudan, le vétyrisia de Naef, puis ensuite quelques produits de Synarome — nous donnent de nouvelles directions ; la première boisée, la seconde animale. Évidemment, ce n'est pas tout [...]. J'ai trouvé, dès le début de ma longue carrière, dans la personne de mon ami Léon Givaudan, qui a su créer l'importante affaire mondiale de produits synthétiques, un appui et avec l'apport de corps nouveaux, des voies nouvelles qui m'ont aidé dans mes recherches [13]. »

Les premières grandes fabriques de synthétiques

Véritable précurseur, le chimiste Georges de Laire crée, en 1878, la première fabrique consacrée à la chimie des parfums. Héliotropine évoquant la fleur d'héliotrope, terpinéol imitant la senteur du muguet, aldéhyde phénylacétique rappelant celle de la jacinthe, figurent parmi ses nombreuses spécialités. Installée près de Bâle la maison Charles

Hartmann vend, dès 1896, d'autres senteurs chimiques comme le diméthylhydrocinnamyl à l'odeur de lilas.

C'est le Grassois Louis Roure, héritier de la maison Roure, fondée en 1820 par Claude Roure et devenue, en 1845, Roure Bertrand Fils, qui fait entrer la chimie dans son entreprise. Principal fournisseur de produits naturels pour la parfumerie, Louis Roure est convaincu de l'intérêt de la chimie organique et crée, en 1902, à Argenteuil, une usine de produits de synthèse. Mais une telle audace est de nature à effrayer sa clientèle. Pour éviter que les parfumeurs ne soient au courant de l'intervention de la chimie dans sa production, il donne à son usine le nom de son ami Justin Dupont ! La société Dupont va avoir des fabrications réputées comme les ionones, les méthylionones, l'aldéhyde alpha-amylcycinnanique, l'acétivénol. Lorsque sa clientèle comprit que la chimie organique permettait des notes originales et plus diversifiées, les deux maisons fusionnèrent, en 1926. L'usine d'Argenteuil permit à Roure Bertrand Fils et Justin Dupont de tenir un très bon rang parmi les producteurs de notes aromatiques de synthèse.

La maison accueille, en 1930, une recrue de choix, Germaine Cellier, une Bordelaise qui a fait des études de chimie. Une partie de son travail consiste à s'occuper des produits de synthèse et elle saura bien les utiliser. En 1944, elle crée pour Robert Piguet qui lui parle de corsaires, de bateaux, d'aventures lointaines, *Bandit*, un chypre cuiré, fauve, sensuel où elle a le culot d'introduire 1 % d'iso-butyl-quinoléine [14].

Cette femme belle, très élégante, au langage cru, libre de mœurs, fréquente André Derain, Jean Cocteau, François Périer et, en véritable artiste, révolutionne la parfumerie. Ses formules sont concises et audacieuses. En 1945, elle n'hésite pas à mettre dans *Vent Vert* réalisé pour Pierre Balmain, 8 % de galbanum. En 1947, elle compose pour ce couturier qui l'habille *Élysées 63.84*, un parfum qui porte le numéro de téléphone de la maison de couture et, la même année, *Cœur Joie*, un aldéhyde fleuri pour Nina Ricci. *La Fuite des Heures*, un accord très nouveau, capiteux et tenace thym-jasmin est imaginé en 1949. Pour Balmain encore, elle fait *Jolie Madame* (1953) et *Monsieur Balmain* (1964), « un petit chef-d'œuvre en dix produits [15] ». Une *Eau d'herbes* pour Hermès et de nombreuses fragrances pour Elizabeth Arden, vendues aux États-Unis, font partie de ses compositions les plus connues.

Léon et Xavier Givaudan ouvrent, en 1895, à Zurich leur premier laboratoire. En 1905, Marius Reboul, un jeune chimiste, doté d'une excellente mémoire olfactive et d'une vive imagination, est engagé. Son rôle sera fondamental. Vêtu d'une blouse blanche et coiffé d'un béret basque, il veille à la fabrication des produits de synthèse et à l'orientation des recherches mais surtout, il crée des « bases » originales, facilitant l'élaboration des parfums, en mélangeant matières premières synthétiques et naturelles. Ainsi *Dianthilis* donne naissance à *Œillet Fané* (1910) de Grenoville, *Opoponax LG* à *Arlequinade* (1910) de Paul Poiret, *Sophora* à *Un Air Embaumé* (1912) de Rigaud, *Amarante* à *Amour-Amour* (1928) de Jean Patou et *Melittis* à *Moment Suprême* du même créateur, en 1931. À cette époque, Givaudan représente déjà la plus importante organisation mondiale pour la fabrication des produits chimiques intéressant la parfumerie et la savonnerie. L'entreprise possède trois usines : à Vernier, près de Genève, à Lyon et aux États-Unis. C'est à Vernier que sont menés les travaux scientifiques conduisant à la découverte des corps odorants nouveaux. Dans de vastes laboratoires travaillent une vingtaine de chimistes affectés à la création des produits de synthèse : hydroxycitronnellal, coumarine, vanilline, héliotropine, acétates de benzyle, de géranyle, de linalyle, aldéhydes amyl-cinnamique et phénylacétique, moskène, aldéhyde cyclamen, jasmonis, ophris, réséda base, prunolide, ambre gris synthétique, etc.

Fils d'un chimiste qui avait créé près de Genève une société de fabrication de produits destinés à la parfumerie, Hubert Fraysse, lui aussi chimiste, fonde en 1923, à Asnières, la société Synarome. Cette maison s'est imposée très vite par ses produits de synthèse évoquant des notes animales. Ainsi est commercialisé dès 1926 l'ambrarome absolu, destiné à remplacer l'ambre gris. Jacques Guerlain en est l'un des tout premiers utilisateurs. Les difficultés rencontrées, à partir de 1973, pour se procurer du musc et la réticence grandissante à utiliser l'ambre, la civette, le castoréum favoriseront plus tard le recours aux substituts mis au point par Synarome. *Opium* et *Kouros* d'Yves Saint Laurent, *Poison* de Christian Dior[16], contiennent, par exemple, de l'animalis SP, une note puissante et chaude qui rappelle le musc tonkin.

En 1905, la société Naarden est créée aux Pays-Bas. Elle se spécialisera dans la recherche de corps odorants chimiques : diméthyloctanol, dihydrocarvéol, diméthylbenzylcarbinol, diacétate de phénylglycol, méthylnonylacétaldéhyde, tétrahydroparaméthylquinoléine... Autant de nouveautés dont les noms interminables illustrent symboliquement la distance qui se creuse désormais entre la parfumerie et la nature.

Une activité scientifique et artistique

Pour le parfumeur chimiste Villon, les découvertes synthétiques ne sont dues ni au simple hasard, ni à la bonne fortune d'une réaction fortuite dans un laboratoire. Elles sont le résultat d'un travail éminemment intellectuel. Comme le mathématicien, le chimiste jongle avec les formules. Son travail se fait d'abord sur le papier. « Une fois la possibilité de faire la synthèse d'un corps donné par plusieurs voies différentes, par plusieurs chemins, c'est alors seulement que le chimiste pénètre dans son laboratoire et cherche à obtenir par les faits ce qu'il a obtenu théoriquement dans son cabinet [17]. »

Ce modèle du chimiste, confronté d'abord à la théorie, confère un caractère plus intellectuel, plus abstrait, au métier de parfumeur. Les produits de synthèse, d'abord mal acceptés, car accusés d'être vulgaires et de dénaturer les naturels, ne tarderont pas à s'imposer.

Guy de Maupassant, un grand olfactif qui se vante de reconnaître comme un chien le passage d'un renard ou d'un sanglier dans un bois, flaire toutes les réalisations de son époque. La fragrance basée sur la coumarine, lancée en 1882 par Houbigant, suscite son enthousiasme. « Respirez la *Fougère Royale* — l'eau de toilette de préférence à l'essence — et vous me direz qu'il y a une prodigieuse évocation des forêts ou des landes, non de leur flore mais de leur verdure. Il fait aussi le chypre comme personne. Ses produits sont clairs, bien révélateurs de leur origine [...]. Pardon pour cette dissertation, vous avez touché, peut-être, à ma plus grande passion [18] », écrit-il au docteur Maurice de Fleury.

La composition olfactive, enrichie de l'apport des notes chimiques qui élargissent le registre du parfumeur, devient un art comparable à la musique. Harmonie olfactive et musicale se répondent. Comme la musique, le parfum se déroule dans le temps et comme le musicien, le parfumeur cherche des « accords » et compose à partir de « notes » de tête, de cœur et de fond qui constituent la partition de sa création. « Il y a des odeurs qui n'admettent ni dièses ni bémols et il y en a d'autres qui feraient presque une gamme à elles seules, grâce à leurs diverses nuances [19] », affirme, à la fin du XIXe siècle, Septimus Piesse. Et ce chimiste parfumeur anglais entend aller plus loin et imagine de secrètes correspondances. Ainsi, dans une clef de sol, la civette correspondrait au fa, la verveine au mi, la citronnelle au ré, la menthe poivrée au si, la lavande au la, le magnolia au sol... Pour faire un « bouquet accord de do », il faut du santal, du géranium, de l'acacia, de la fleur d'oranger et du camphre, tandis qu'un « bouquet accord de fa » nécessite musc, rose, tubéreuse, fève tonka, camphre et jonquille. Solfège très personnel mais révélateur : musique et parfum conjuguent leurs nuances infinies et, par leur évanescence mêmes, se prêtent à l'expression et à la transmission des émotions les plus subtiles.

Admirateur de Septimus Piesse, l'écrivain Joris Karl Huysmans, célèbre dans son roman *À rebours*, l'avènement du parfumeur créateur, qui s'aventure à s'écarter de la nature : « Presque jamais, en effet, les parfums ne sont issus des fleurs dont ils portent le nom ; l'artiste qui oserait emprunter à la seule nature ses éléments, ne produirait qu'une œuvre bâtarde, sans vérité, sans style, attendu que l'essence obtenue par la distillation des fleurs ne saurait offrir qu'une très lointaine et très vulgaire analogie avec l'arôme même de la fleur vivante, épandant ses effluves, en pleine terre. Aussi, à l'exception de l'inimitable jasmin, qui n'accepte aucune contrefaçon, aucune similitude, qui repousse jusqu'aux à peu près, toutes les fleurs sont exactement représentées par des alliances d'alcoolats et d'esprits, dérobant au modèle de sa personnalité même et y ajoutant ce rien, ce ton en plus, ce fumet capiteux, cette touche rare qui qualifie une œuvre d'art. En résumé, dans la parfumerie, l'artiste achève l'odeur initiale de la nature dont il taille la senteur, et il la monte ainsi qu'un joaillier épure l'eau d'une pierre et la fait valoir [20]. »

Habile dans la « science du flair », persuadé que la parfumerie est un art authentique, son héros, Des Esseintes, découvre la syntaxe des odeurs et se familiarise avec les créations des grands parfumeurs. « Langue variée aussi insinuante que celle de la littérature [...] d'une concision inouïe sous son apparence flottante et vague » et dont l'histoire suit pas à pas l'évolution de la société, le parfum est, en effet, toujours l'expression d'une époque et exhale l'âme des siècles défunts.

Ainsi, poudre d'iris, musc, civette, eau de myrte reflètent mœurs un peu crues et « grâces cavalières » de la période Louis XIII. La myrrhe et l'oliban, senteurs mystiques, puissantes et austères, sont l'expression de l'art oratoire et des fastes du grand siècle. Parfum à la frangipane et poudre à la Maréchale interprètent le style Louis XV, fatigué et savant. Eau de Cologne et préparations au romarin offrent une subtile synthèse de l'incuriosité et de l'ennui qui gagnent le Premier Empire. Notes orientales et épicées traduisent l'attirance du romantisme pour les pays du soleil.

Pour échapper à une obsédante odeur de frangipane qui fait tournoyer devant ses yeux falbalas, robes à paniers et « Vénus » roses et dodues du XVIIIe siècle, Des Esseintes respire une puissante essence de nard indien. Libéré par ce choc olfactif violent, il injecte dans son cabinet de toilette, à l'aide de ses vaporisateurs, toutes sortes d'odeurs qui font surgir successivement bosquets de tilleul et de lilas, usines de produits chimiques dardant de formidables cheminées, prés parsemés de gerbes de foin. Puis dans la touffeur exaspérée de la pièce, il disperse des senteurs exotiques, lâche bride à tous ses baumes et fait éclater alors « une nature démente et sublimée, forçant ses haleines, chargeant d'alcoolats en délire une artificielle brise, une nature pas vraie et charmante, toute paradoxale, réunissant les piments des tropiques, les souffles poivrés du santal de la Chine [...] des arbres d'essences diverses, des fleurs aux couleurs et aux fragrances les plus opposées, créant par la fonte et le heurt de tous ces tons, un parfum général, innommé, imprévu, étrange [21] ». C'est tout le programme de la parfumerie « abstraite » qui est annoncé ici.

Avec *Jicky* (1889), la « dénaturation » causée par les produits de synthèse est accueillie en tant qu'expression artistique. Lancée l'année de l'inauguration de la tour Eiffel, la création d'Aimé Guerlain est également contemporaine de l'impressionnisme. Au moment où la peinture s'éloigne du réel pour élaborer son propre univers, le parfum, œuvre d'art, prend les mêmes libertés. Telle une fiction littéraire ou poétique, il abandonne les anciennes dénominations descriptives du style *Eau de la Reine de Hongrie, Eau de Mille Fleurs, Eau de Cologne* pour adopter un « titre[22] ».

À base de vanilline, coumarine, bergamote, romarin, rose, jasmin, opoponax, civette, un produit qui a disparu aujourd'hui des catalogues de la maison[23], cette composition porte un nom qui est un clin d'œil d'Aimé à son neveu Jacques : *Jicky* était son surnom familier. C'est le premier parfum moderne car il ne ressemble pas, comme le voulait l'usage, à une photographie de fleur ou à un bouquet fraîchement cueilli.

Deux ouvrages, parus respectivement en 1927 et 1931, *Les Parfums. Chimie et industrie*[24] de Paul Jeancard et *Le Livre du parfumeur* de Félix Cola, sont révélateurs d'une nouvelle approche qui fait place à la fois à la science et à l'art.

De la multiplication dans la gamme des matières premières des composés synthétiques, il résulte, selon Jeancard, que « le parfumeur se trouve en présence d'une équation difficile à résoudre[25] » et qu'elle le sera d'autant plus s'il ne maîtrise pas les données scientifiques. Cola énonce, quant à lui, sans ambiguïté que « le parfumeur moderne doit avoir [...] des connaissances techniques et scientifiques étendues[26] ». Toutefois ce bagage technoscientifique ne saurait suffire, tant il est vrai que nombre de chimistes réputés sont « de très médiocres parfumeurs[27] ».

Les deux auteurs soulignent le caractère indispensable d'un sens artistique très développé. « Le bon parfumeur, écrit Jeancard, est un imaginatif qui traduit son inspiration en une langue odorante dont la nature et la chimie lui fournissent les mots[28]. » Et Cola de renchérir : « Un parfumeur, c'est un poète qui exprime ses vers en parfums. Les odeurs riment entre elles comme les mots et les rimes embaumées seront plus belles, plus riches et plus suaves si l'artiste peut les assembler au rythme de son rêve[29]. » Ainsi est étendue à la littérature l'analogie déjà affirmée par Huysmans au regard de la musique et de la peinture : « Il n'était pas en somme, plus anormal qu'un art existât, en dégageant d'odorants fluides, que d'autres, en détachant des ondes sonores, ou en frappant de rayons diversement colorés la rétine d'un œil[30]. »

De grandes maisons

Quelques grandes maisons, Coty, Caron, Chanel, Lanvin, Patou symbolisent la parfumerie française du XXe siècle. Toutes sont apparues à la Belle Époque ou durant les Années folles. Une seule fait exception, Guerlain, qui jouit d'une antériorité de près d'un siècle.

GUERLAIN

Une lignée prestigieuse

Installé depuis 1828 rue de Rivoli, Pierre François Pascal Guerlain transfère, en 1840, sa boutique au 11 rue de la Paix. Pionnier de l'internationalisation, il parfume toutes les cours d'Europe, de la reine Victoria à Sissi, impératrice d'Autriche. Quantité de plantes poussent dans l'immense jardin qui entoure son usine de Passy, au 4 de la rue Guerlain (actuellement rue Kléber)[31]. En Normandie, il possède un verger qui lui fournit d'autres matières premières. Son *Eau de Cologne Impériale* lui vaut, en 1853, le titre de « parfumeur breveté de sa Majesté » et renforce sa réussite.

Aimé Guerlain, son fils, lui succède en 1865. *Fleur d'Italie* (1884), *Skine* (1885), *Rococo* (1887), *Excellence* (1890), *Belle-France* (1892), *Cipricime* (1894) et le révolutionnaire *Jicky* (1889) font partie de ses nombreuses créations.

Jacques prend la suite de son oncle. *Jardin de mon curé* (1895), *Gavotte* (1897), *Tsao Ko* (1898), *Voilà pourquoi j'aimais Rosine* (1900), *Bon vieux temps* (1902), *Mouchoir de Monsieur, Voilette de Madame* (1904), *Parfum des Champs-Élysées* (1904), présenté dans un flacon en forme de tortue, sculpté par Baccarat, *Après l'Ondée* (1906) qui évoque le sous-bois mouillé, comptent parmi ses premières réalisations.

Admirateur des impressionnistes, ce fécond parfumeur crée, en 1912, *L'Heure Bleue*, en souvenir d'un moment heureux. Le flacon coiffé d'un bouchon en « chapeau de gendarme » contient une composition à base de bergamote, œillet, néroli, iris, vanille et des notes anisées et musquées[32]. Lancé en 1919, *Mitsouko*, une formule courte chyprée fruitée, doit son odeur de pêche à la présence de l'aldéhyde C. 14. *Shalimar* (1925) serait né d'une intuition et presque du hasard[33]. Pour essayer un échantillon de vanille de synthèse, l'éthylevanilline, Jacques Guerlain l'aurait versé en abondance dans du *Jicky*, engendrant un oriental chaud et capiteux avec un fond balsamique vanillé et animal (civette)[34] qui connaît tout de suite un grand succès. *Vol de nuit*, autre oriental, boisé et épicé, apparaît en 1933, en hommage à Saint-Exupéry. *Ode* est son dernier parfum, réalisé en collaboration avec Jean-Paul, son petit-fils et élève.

En formant Jean-Paul, Jacques Guerlain lui a transmis la devise du fondateur Pierre François Pascal : « Ayez des idées simples, appliquez-les scrupuleusement, faites de bons produits et ne trichez jamais sur la qualité [35]. » Il lui a légué également son propre goût pour les impressionnistes, les produits naturels, les boutades, la bonne cuisine et les savoir-faire artisanaux. La technique du ciseau, par exemple. Pour sentir les matières premières, il agitait les flacons afin d'en imbiber le bouchon et l'appliquait ensuite sur une petite languette de papier. Comme la quantité déposée sur cette « mouillette » était souvent trop importante, il la découpait avec un ciseau. En fin d'après-midi, les mouillettes ressemblaient à de la dentelle. « C'était cela la parfumerie ! On travaillait la matière de manière abrupte, sans "brief" marketing, sans contrainte, si ce n'est celle de notre imagination [36]. »

Un certain regard

Au départ pourtant, Jean-Paul Guerlain n'était pas destiné à prendre la succession. C'était Patrick, son frère aîné, qui s'y préparait en poursuivant des études de chimie. La règle suivie dans la famille était qu'un seul descendant par branche pouvait accéder à une responsabilité au sein de l'entreprise. Les graves problèmes de vue du jeune Jean-Paul, incapable de se déplacer seul et de poursuivre ses études, en décidèrent autrement. Son aïeul qui, à quatre-vingts ans, était toujours en activité, le prend sous sa protection et, pour l'occuper, l'initie au métier de façon empirique. À cette époque, il n'y a pas encore d'école de parfumerie et Jacques Guerlain installe son petit-fils au-dessus de son bureau dans l'usine de Courbevoie. Pendant des mois, le jeune homme apprend à reconnaître les matières premières naturelles et de synthèse, avec le seul secours de son nez. Des moments qu'il évoque aujourd'hui avec humour et un brin de nostalgie. « J'ai été témoin de l'avènement de la chromatographie en phase gazeuse qui a complètement changé les données du problème. Moi j'ai passé mes années d'apprentissage à faire des reconstitutions de parfum avec mes narines. Maintenant, on colle quelques gouttes du produit dont on veut faire la copie dans cette machine infernale qui permet de mettre en évidence 80 %, si ce n'est pas 90 %, des constituants. Alors ça a changé une chose : les parfumeurs n'apprennent plus leur métier car ils ne font plus de gammes [37]. »

Des années durant, Jean-Paul sent, pèse, formule et travaille d'une façon approfondie et patiente. C'est en 1955 qu'il passe du statut de stagiaire à celui de parfumeur. Des gels d'une sévérité inhabituelle sur la côte d'Azur ont ruiné la récolte de jonquille. Or Jacques Guerlain a un impérieux besoin d'essence de jonquille pour confectionner *Vol de nuit*. Ses amis Schlinger, propriétaires de la maison Bertrand Frères à Grasse, en trouvent à grand-peine trois cents grammes et les lui expédient à son usine de Courbevoie dans une caisse bourrée de fibres de bois à côté de quatre bidons de dix kilos de résinode d'iris. Mais le préparateur, après avoir retiré les quatre bidons, envoie l'emballage avec le reste de son précieux contenu à la chaudière !

Le lendemain, Jacques Guerlain, qui a le sens de l'humour, lance à son petit-fils : « Tiens, toi qui veux faire de la parfumerie, essaie de faire quelque chose qui sente la jonquille [38]. » En mélangeant à des produits de synthèse, des essences de feuilles de violette, de narcisse, de jasmin et de tubéreuse, Jean-Paul réussit une très bonne reconstitution. Si bonne d'ailleurs, que son grand père, incrédule, lui demande où il a déniché de l'essence de jonquille et lui fait repeser la formule. Impressionné par le résultat, il appelle son frère au téléphone : « J'ai l'honneur de t'annoncer que ce n'est pas ton fils aîné Patrick qui rentrera dans la boutique, c'est Jean-Paul. »

En 1958, l'heureux élu se voit confier un projet autour du vétiver, une racine longue et effilée offrant une facette fumée en accord avec les terrains volcaniques où elle croît [39]. Convaincu qu'un parfum original ne doit pas se surcharger d'une multitude de produits, il est habituellement partisan des formules courtes, justifiant cette concision par une boutade : « Je suis fainéant de nature et à cette époque-là, mon grand-père et moi nous pesions tout nous-mêmes. Donc, plus c'était court, plus ça allait vite et moins c'était fatigant. » Mais *Vétiver* va faire exception à la règle et c'est, paradoxalement, l'une des créations dont il est le plus fier [40]. Elle sera suivie de *Chant d'Arômes* (1962), *Habit Rouge* (1965), *Chamade* (1969), *Eau de Guerlain* (1974), *Nahema* (1979), *Jardins de Bagatelle* (1983), *Derby* (1985).

Souvenirs d'enfance, amour de la nature, des femmes et des voyages exotiques ont façonné sa sensibilité. Il se rappelle les effluves de la tarte aux fraises qu'en l'absence de son père prisonnier, sa mère lui avait préparée pour sa fête. Dotée jusqu'à la fin de sa vie d'un très bon odorat, elle testait toutes les nouveautés et, en particulier, tout ce que faisait son fils. L'évocation de l'appartement familial de la rue de Courty est étroitement liée pour lui à *Cachet Jaune* (1937) dont s'aspergeait Mme Guerlain. « Ce fil d'Ariane odorant me remet en mémoire sa salle de bains, univers secret s'il en est, mais dont le contenu émotionnel est très fort. Cet endroit magique pour un petit enfant, où le plaisir est fortement lié à la transgression, m'impressionnait... » Autre repère, la poudre contenue dans un récipient en cristal de Baccarat qu'elle faisait voleter avec une grosse houppette. « Fasciné, je la regardais disparaître dans un halo parfumé à la manière de ces fées dont les pouvoirs enchantés berçaient mes soirées[41]. » Contrastant avec ce sillage délicat, mais mémorisé aussi de façon indélébile, son premier contact avec la civette, ce produit animal à l'odeur fécale, que son oncle Jean-Pierre lui fit sentir à Londres. Convaincu que « le parfum est la forme la plus intense du souvenir », il retranscrira, en 1973, dans *Parure* toutes ses émotions olfactives enfantines.

Lui qui déteste les villes malodorantes a toujours considéré la nature comme une puissante source d'inspiration. Dans la plupart de ses parfums, on retrouve la rose et le jasmin, composants essentiels, avec la vanille, l'iris et la fève tonka, de la fameuse « guerlinade », le sceau olfactif de la maison. Les formules de Jean-Paul Guerlain ont contenu jusqu'à 80 % de produits naturels et il a beaucoup voyagé pour les choisir.

Il allait chercher la fleur d'oranger en Tunisie, la bergamote en Calabre, le jasmin dans le delta du Nil, le santal en Inde, le vétiver à la Réunion, le patchouli, dont la feuille a une odeur de mousse, de champignon et de poussière, en Malaisie, et à Mayotte, où il possède une plantation, l'ylang-ylang pour laquelle il a une passion particulière.

Cette fleur étrange au parfum délicieux, « malgré la présence de certaines facettes stridentes[42] » s'épanouit sur un arbre pouvant atteindre trente mètres de haut et dont on sectionne la tête pour faciliter la récolte. « Pendant toute sa croissance, elle est verte et ce n'est qu'au stade ultime de la maturité qu'elle optera pour le jaune. Un jaune solaire, éclatant, tropical, avec, cachée tout près du cœur, une tache discrète de rouge nuancée de fuchsia[43]. » Distillée sur place, son essence a été introduite dans *Mahora* et *Ylang & Vanille*.

Mais c'est sa rencontre avec le chef spirituel des réfugiés tibétains de la vallée de Katmandou où il était allé rechercher du musc qui lui a laissé les souvenirs les plus pittoresques. Assis dans la position du lotus dans une pièce saturée de fumée d'encens, incliné en avant et plongé dans la méditation, le regard lointain et serein, il avait fière allure dans sa robe aux reflets violets. Le « saint homme » qui avait vécu dans la contrée la plus déshéritée du Tibet invita tout de suite son hôte à partager le breuvage national : une mixture de thé, de beurre rance de yak et de sel où surnageaient de gros yeux jaunâtres. Après cette épreuve gustative, il dut suivre au pas de course un jeune moine, dans un dédale de couloirs aux murs ornés de fresques jusqu'à un coffre-fort qui renfermait dans de gros paquets emballés de papier journal, grossièrement ficelés, le précieux musc. Les moines l'avaient rapporté du Tibet, en contrebande « légale et sanctifiée[44] ». En échange de montres mécaniques très résistantes à de hautes altitudes, les soldats chinois qui surveillaient la frontière n'avaient pas regardé de trop près ce que cachaient les robes des religieux.

Jean-Paul Guerlain regrette le temps où la création n'était pas tributaire des contraintes administratives, budgétaires et marketing. « Mon grand-père, mon oncle, mon père ne se préoccupaient jamais du prix de revient d'un parfum. Cela permettait beaucoup plus de liberté et l'on faisait des choses bien meilleures. » Le métier, selon lui, a beaucoup changé car à son époque chaque grande maison avait un parfumeur intégré qui y entrait comme on entre en religion. « Il y passait sa vie. Maintenant les parfumeurs se baladent avec des paquets de formules qu'ils s'échangent les uns les autres et je crois que ça a tué tout effort créatif. Il y a aujourd'hui cinq maisons qui font les parfums de tout le monde avec des compositeurs de grand talent mais qui n'ont pas le temps de travailler. Créer, ça prend du temps. On ne fait pas un parfum en trois mois[45]. » Et lorsqu'on lui demande quel regard il pose sur la parfumerie d'aujourd'hui, le dernier représentant de la plus prestigieuse lignée de créateurs français répond, sans hésiter, « un regard triste ».

De nouveaux acteurs

En 1989, année du lancement de *Samsara*, un nouvel accord de jasmin et de santal, le marketing fait son entrée chez Guerlain. Viendront ensuite *Petit Guerlain* (1991), *Héritage* (1992), *Un air de Samsara* (1995). Une étape encore beaucoup plus décisive est franchie en 1994 : l'entreprise qui marchait bien[46] est vendue par la famille — divisée — à LVMH. Elle perd son indépendance.

Depuis ce rachat, les lignes de soins et de maquillages se sont considérablement développées et les lancements de parfums se sont multipliés : *Champs-Élysées* (1996), *Quand vient l'été* (1998), *Muguet* (1998), *Guerlinade* (1998), *Guet-Apens* (1999), *Pamplelune* (1999), *Ylang & Vanille* (1999), *Herba Fresca* (1999), *Lavande Velours* (1999), *Coriolan* (1999), *Flora Nérolia* (2000), *Cherry Blossom* (2000), *Too Much Champs-Élysées* (2000), *Metallica* (2000), *Philtre d'Amour* (2000), *Winter Delice* (2000), *Mahora* (2001), *Secret Intention* (2001), *Aroma Allegoria, vitalisant, exaltant, apaisant* (2002), *Lilia Bella* (2002), *Gentiana* (2002), *Lemon Fresca* (2003), *Foliflora* (2003), *Shalimar Eau Légère* (2003), *L'Instant* (2003), *With Love* (2003), *Precious Heart* (2004), *Vétiver eau glacée* (2004), *Cherry Blossom Glittering* (2004), *Anisia Bella* (2004), *Mentafollia* (2004), *L'Instant pour Homme* (2004), *Love is all* (2005), *Pivoine Magnifica* (2005), *Orange Magnifica* (2005)...

Mathilde Laurent, qui a travaillé avec Jean-Paul Guerlain, a réalisé plusieurs de ces produits. C'est dans l'exploration des classiques de la maison qu'elle trouve une incitation à l'audace. *Vol de nuit* lui apparaît comme une fragrance très originale et d'un raffinement extrême. « Sa formule est indevinable. Je l'ai porté et il est difficile de dire ce qu'il y a dedans parce que ça ne décrit pas l'odeur. » *Habit Rouge*, lui, semble tout aussi innovant par l'alliage des notes fraîches, hespéridées, très acidulées du citron, de la limette et, en fond, de notes cuirées, ambrées, vanillées. L'art moderne en parfumerie serait, selon Mathilde, d'utiliser sans exclusive le maximum d'odeurs, même celles d'essence, de crottin de cheval ou de « neuf ». Toutes ont quelque chose à dire. « J'ai réalisé des accords qui associent l'un, l'arôme du malabar et de la rose ou du *N° 5* de Chanel, l'autre, celui de la réglisse et de l'ylang-ylang. Pour moi, il n'y a pas de sous-odeurs [47]. » D'origine corse, cette parfumeuse, ouverte à toutes sortes de notes, a cependant une prédilection pour le lentisque et l'immortelle qui poussent dans son île.

Ses voyages avec Jean-Paul Guerlain lui ont permis de découvrir les matières premières sous leurs diverses formes. « On ne peut pas connaître le patchouli, par exemple, en n'ayant senti que l'essence. Il faut avoir vu la plante, vivante, sèche. Il faut avoir vu sa distillation, respiré différentes essences. L'avoir sentie aussi quand elle est abîmée ou brûlée. C'est tout un parcours [48]. »

Cette confrontation avec le produit brut, elle l'a connue également avec les synthétiques dans l'usine d'Orphin, près de Rambouillet. Manipuler la coumarine, un produit issu de l'absolue de la fève tonka qui a l'aspect du gros sel et une note de foin mouillé, est une expérience inoubliable. « Si vous ne la connaissez que diluée à 10 % dans l'alcool, vous ne pouvez pas la comprendre. Moi, je me suis trouvée devant des bacs de 100 kg. J'y ai mis les mains et là, on a une odeur complètement différente de ce qu'elle sent diluée dans l'alcool ou lorsqu'on a un petit pot de coumarine cristallisée sous le nez. On perçoit d'autres facettes de l'odeur [49]. »

La parfumeuse qui est aujourd'hui chez Cartier regrette que le parfum, devenu un produit de consommation, soit privé de sa dimension artistique. « Je ne suis pas contre une parfumerie plus accessible, plus facile à porter, mais j'aimerais qu'il y ait aussi une parfumerie de luxe. Dans la mode, les deux entités coexistent. Le public achète le prêt-à-porter mais l'innovation vient de la haute couture. Que le marketing laisse les parfumeurs faire des parfums d'auteurs est mon vœu le plus cher [50]. »

Jean-Paul Guerlain ayant pris une demi-retraite, en janvier 2002, ne signe plus tous les parfums et la société fait maintenant appel à des créateurs reconnus qui viennent des grandes sociétés de composition. Ainsi, c'est Maurice Roucel, parfumeur chez Symrise, qui a réalisé. *L'Instant* (2003) et Brigitte Piquet, parfumeuse chez IFF qui a créé *L'Instant pour Homme* (2004).

Le P-DG de Guerlain, Renato Semerani a passé treize ans au service marketing du grand lessivier Procter & Gamble avant de devenir chez Dior le directeur du marketing international. Dès son arrivée en 2002, il annonçait son intention d'ouvrir la maison à des talents extérieurs. « Ils ont tous eu envie un jour de créer pour Guerlain. Désormais, ils vont être appelés à travailler avec notre équipe de création interne, en utilisant les meilleures matières premières, une caractéristique incontournable des parfums Guerlain, sans oublier la Guerlinade qui signe la plupart des fragrances [51] ».

L'échec de *Mahora*, en 2001, et les dérives du marketing qui voulait « casser la vieille dame » avaient plongé la maison dans de grandes difficultés. Conscient que Guerlain « possède des valeurs fortes qu'il faut perpétuer et même renforcer tout en répondant aux besoins de la clientèle actuelle [52] », Renato Semerani affirme ne pas vouloir révolutionner une marque « mythique » qui a créé plus de sept cents parfums, mais la faire évoluer. Parallèlement à une politique de grande diffusion, Guerlain vise à ressusciter la haute parfumerie dans son magasin des Champs-Élysées [53].

COTY

Si l'histoire de Guerlain est d'abord une saga familiale, celle de Coty, fondé en 1904, est le roman d'un homme aussi ambitieux qu'inventif qui connut la plus extraordinaire réussite avant de sombrer dans une ruine retentissante.

François Coty naît en 1874 dans une vieille famille d'Ajaccio et compte parmi ses ancêtres une cousine germaine de Napoléon. Fils de Jean-Baptiste Spoturno et de Marie Coti, il prendra le nom de celle-ci pour se lancer dans la parfumerie. Sa mère meurt lorsqu'il a quatre ans et il en a huit lorsque son père disparaît à son tour. À l'âge de treize ans, il débarque à Marseille avec sa grand-mère qui l'a pris en charge. Ses débuts sont incertains et controversés : vendeur de rubans et d'épingles à chapeau, selon les uns, étudiant en médecine, selon son petit-fils [54]. C'est en 1900, année de l'Exposition universelle qu'il arrive à Paris où il devient secrétaire bénévole d'un parlementaire corse, Emmanuel Arène, auteur dramatique en vogue et académicien. Ce protecteur lui fournit le couvert et surtout lui procure une carte d'attaché parlementaire qui lui ouvre les portes des salons parisiens.

L'Exposition universelle qui se tient au Grand Palais offre un large panorama de l'industrie et du commerce de la parfumerie. Le jeune homme n'est pas emballé par les parfums exposés qu'il trouve, à quelques exceptions près, plutôt décevants et mal présentés. Mais la fréquentation d'un ami pharmacien qui confectionne sa propre eau de Cologne, lui fait prendre conscience de ses dons olfactifs. Venu à Paris pour faire de la politique [55], il se prend soudain pour la parfumerie d'une passion qui ne le quittera plus.

La moderniser, créer des senteurs audacieuses, en accord avec leur temps est immédiatement son ambition. Après un stage, à Grasse, chez Chiris, il se lance sans tarder dans la réalisation de ce projet. En 1904, furieux d'être éconduit par le responsable des achats des Grands Magasins du Louvre à qui il présente sa *Rose Jacqueminot*, Coty aurait brisé le flacon sur l'un des comptoirs. Ce geste de colère, peut-être prémédité, libère des senteurs qui attirent de nombreuses clientes et lui ouvre la voie d'une réussite fulgurante. L'année suivante sont lancés deux chefs-d'œuvre, l'*Ambre Antique* mais surtout l'*Origan*, composition qui fait appel à l'iralia (une ionone qui sent l'iris et la violette) et à la dianthine (une reproduction synthétique de l'œillet). Contemporains du « fauvisme », mouvement qui se constitue autour de Vlaminck, Derain, Matisse et privilégie l'éclat, la violence de la couleur, ces parfums ont toute l'audace et la force de ce courant pictural. Ils reflètent aussi le côté impulsif d'un homme au caractère complexe, étonnant mélange de timidité et de dureté, de générosité et d'exigences parfois despotiques. Un jour où il est à court de dianthine et d'iralia pour son *Origan*, il téléphone au patron de la maison Firmenich, son fournisseur suisse, pour qu'on les livre immédiatement. Hugo Firmenich, en personne, qui ne tient pas à perdre son plus important client, n'hésite pas à sauter dans sa voiture pour un Genève-Paris express [56].

Autres grands succès, réalisés à partir de formules courtes faisant appel à des produits naturels et de synthèse : *La Jacée* (1905), *Jasmin de Corse* (1906), *L'Effleurt* (1907), *Le Muguet* (1910), *Lilas blanc* (1910), *Le Styx* (1911), *Masques* (1911) (son flacon est décoré de masques), *Au cœur des calices* (1912) (le bouchon a la forme d'une abeille), *L'Or* (1912), *L'Entraînement* (1913), *Cyclamen* (1913), *Iris* (1913), *Chypre* (1917), l'*Eau de Coty* (1920), *Paris* (1922), *L'Aimant* (1927), *À Suma* (1934). Le lancement d'*Émeraude*, en 1921, année où Coty devient le patron du *Figaro*, montre son habileté à marier création et affaires. Mais à partir de 1924, trop occupé par le journalisme, il déléguera la création, tout en la supervisant, à un parfumeur venu des établissements Chiris : Vincent Roubert.

Proposer une parfumerie industrielle mais cependant artistique fut son défi. Il a été aussi le premier, en adoptant des tarifs abordables, à la démocratiser. Sa poudre de riz, d'une finesse inconnue jusque-là, inonde les marchés. En 1914, il se vend aux États-Unis plus de dix millions de ces petites boîtes rondes au décor de houppettes blanches et or. Il aime à répéter que « toute femme, quelle que soit sa condition, doit pouvoir se parfumer [57] ». Attentif à son époque et pressentant certains besoins, il comprend l'intérêt de la publicité, de la présentation et du rapport qualité-prix. « Donnez à une femme le meilleur produit que vous puissiez préparer, présentez-le dans un flacon parfait, d'une belle simplicité mais d'un goût impeccable, faites-le payer un prix raisonnable et ce sera la naissance d'un commerce tel que le monde n'en a jamais vu [58]. » Convaincu que le parfum est un objet d'art avant d'être une senteur et qu'il se regarde autant qu'il se sent, il confie, à partir de 1908, à des artistes comme René Lalique et Draeger le flaconnage et le cartonnage de ses produits. C'est encore Lalique qui décore à New York l'immeuble du 714 Fith Avenue, siège de la Coty Incorporated. Et ce souci constant de l'esthétique préside à la très moderne installation du luxueux magasin ouvert, en 1930, au 23 place Vendôme, où glaces et laques dessinent l'écrin approprié de ses parfums révolutionnaires.

Le *Chypre*, créé en 1917, invente un style très original ayant principalement pour base la mousse de chêne, le jasmin, le patchouli, le vétiver, le santal, la bergamote et bien sûr, des produits de synthèse comme la vanilline et la coumarine. Véritable archétype, qui va donner son nom à une famille et à sept sous-familles de parfums, sa descendance est considérable : *Crêpe de Chine* de Millot, *Femme* de Rochas, *Cabochard* de Grès, etc. C'est aussi une senteur non figurative, en parfait accord avec les théories de l'art abstrait et exactement contemporaine du célèbre *Manifeste* du peintre hollandais Mondrian : « La nouvelle plastique ne saurait avoir la forme d'une représentation naturelle ou concrète... elle doit au contraire trouver son expression dans l'abstraction [59]. »

Visionnaire talentueux, François Coty, qui ne craignait pas d'indiquer sur sa carte de visite « Artiste, industriel, technicien, économiste, financier, sociologue », sut mener la parfumerie sur des voies nouvelles. Mais la crise des années 1930 et surtout trois passions coûteuses : la politique, le journalisme et la Bourse, sans compter un divorce ruineux, auront raison de lui. Ayant collectionné les châteaux, les maîtresses, amassé une fortune colossale, créé des filiales à l'étranger, devenu patron de presse, le « Napoléon de la parfumerie » meurt, comme son illustre compatriote, dépouillé et abandonné.

En 1992, l'entreprise Coty est rachetée par la société allemande Benckiser qui crée, en 1996, le groupe Coty Inc, basé à New York. La diffusion internationale du groupe se fait sur plus de quatre-vingts pays.

CARON

La maison Caron apparaît en même temps que Coty, en 1904. Son fondateur Ernest Daltroff, né dans la bourgeoisie parisienne, a découvert l'attrait des senteurs lors de voyages au Moyen-Orient, en Amérique du Sud et au Panama. Lui aussi trouve dans l'Exposition universelle de 1900 l'envie de se lancer dans l'aventure du parfum. Mais, alors que Coty vise une clientèle englobant la moyenne et petite bourgeoisie, Ernest Daltroff va s'adresser essentiellement à la haute société des grandes capitales d'Europe et d'Amérique[60]. Il commence par acheter, à Asnières, la parfumerie Émilia qui devient son atelier de fabrication. Pour donner à son entreprise un nom plus porteur, il acquiert, en 1903, la mercerie-parfumerie Caron dont le nom lui plaît par sa concision, sa sonorité bien française et sa facilité à être prononcé en plusieurs langues. Deux pièces en étage, 10 rue de la Paix, lui serviront de bureaux.

Secondé, dès 1906, par Félicie Wanpouille, une ancienne modiste, qui préside au choix des précieux flaconnages et conditionnements, il lance une haute parfumerie, conçue surtout, en raison de son prix élevé, pour l'exportation : *Chantecler* (1906), *Le Narcisse Noir* (1911), *L'Infini* (1912), *N'aimez que moi* (1917). Créé en 1919, *Le Tabac Blond* est une évocation de ce tabac de Virginie introduit en Europe par les soldats américains[61]. Son odeur de cuir, due à l'isobutylquinoléine, et de mousse, séduit tout de suite les femmes qui revendiquent de nouvelles libertés et fument des cigarettes. Autres grands succès : *La Nuit de Noël* (1924), dans un flacon en cristal noir de Baccarat, *Acaciosa* (1929), *Bellodgia* (1929), *Les Pois de Senteur de chez moi* (1927), *En Avion* (1932), contemporain du développement de l'aviation civile, dont le flacon de cristal incrusté d'une vignette de métal représentant une boussole et un compas d'aviateur, est présenté dans un coffret imitant un colis de l'Aéropostale. Suivent *Fleurs de Rocaille* (1934), *Pour un Homme* (1934), à base de lavande et de vanille qui ouvre la voie d'une parfumerie masculine, *French Cancan* (1936), élaboré spécialement pour les États-Unis.

La montée de l'antisémitisme pousse Ernest Daltroff à quitter la France en 1939 pour le Canada. Il meurt d'un cancer à New York, en 1941. Après la Libération, son ancienne compagne devenue entre-temps Mme Bergaud, ouvre 10 place Vendôme de somptueux salons, lieux de vente mais aussi de rencontre et de flânerie « qui restent dans la légende de Caron[62] ». Conçus par le célèbre décorateur Jansen, ils resplendissaient sur 500 m² de dorures, miroirs, enluminures à l'ancienne, consoles Directoire, plumes d'autruche, appliques lumineuses, tapis de la Savonnerie. Accueillies par une « Diane » en marbre blanc, se dressant devant une grande glace, encadrée par deux portes dorées à l'or mat, incrustées de petits miroirs, les femmes venaient choisir des parfums et des fards. Pour essayer les maquillages, « tout un salon était meublé de coiffeuses et des éclairages savants "lumière du jour" et "lumière du soir" permettaient aux clientes un choix précis dans les coloris[63] ».

Dans ce cadre magnifique, avec l'aide de Michel Morsetti, un parfumeur formé par le fondateur de la maison, Félicie perpétue l'image de luxe attachée aux parfums Caron. En 1949, sont lancés *With Pleasure*, une senteur où prédominent le jasmin et la jacinthe, et *Or & Noir*, présenté dans un flacon de Baccarat, entièrement recouvert d'une feuille d'or. Parmi les derniers lancements de Mme Bergaud figurent *Le Muguet du Bonheur* (1952) et *Poivre* (1954), un parfum très épicé, sur une note d'œillet et de bois, dans une poire granulée.

Très âgée et très affectée par le décès de son mari, cette femme qui a joué un rôle capital dans le développement de Caron se retire en 1962. Commence alors une ère troublée, significative de l'évolution du monde de la parfumerie. En 1963, les nouveaux propriétaires, les Hottinger, des banquiers sans connaissance du métier de parfumeur, remettent les rênes de la maison au financier Jean-Paul Elkann. Après avoir vendu, en 1966, les salons de la place Vendôme à un laboratoire pharmaceutique américain et banalisé la marque, Jean-Paul Elkann s'en va en 1979. Partisan du faste et du raffinement d'antan, négligés par son prédécesseur, Henry Bertrand qui vient de chez Jean Patou prend alors les commandes. L'ouverture, en 1982, de la boutique de l'avenue Montaigne symbolise le retour aux valeurs traditionnelles : sol et colonnes en marbre gris de Carrare, auvents travaillés de manière artisanale, couverts de feuilles d'or, tentures, fontaines à parfum en cristal de Baccarat, gainées de bronze doré et titrées à l'or.

Mais, en 1986, Caron est acquis par le groupe de grande distribution Cora. Henry Bertrand, qui ne peut plus poursuivre la même politique de prestige est conduit, deux ans plus tard, à donner sa démission. Un nouveau président lui succède et une autre vente a encore lieu... Depuis 1998, le phytothérapeute Patrick Allès dirige la maison. Le maintien d'un parfumeur intégré, Richard Fraysse, fils d'André Fraysse, le créateur d'*Arpège*, et l'ouverture, au début du XXIe siècle, de deux luxueuses boutiques : l'une, à Paris, en face de l'Élysée, l'autre à New York, sur Madison Avenue, traduisent la volonté de maintenir la notoriété d'une grande maison malmenée par toutes ces tribulations et ces changements de cap.

CHANEL

L'alliance de la parfumerie et de la couture a de lointains antécédents dans l'activité des maîtres gantiers-parfumeurs disparus avec l'Ancien Régime. La première tentative pour ressusciter cette ancienne tradition est à mettre au compte du célèbre couturier Paul Poiret. Au début du XXe siècle, cet innovateur hardi qui a libéré la femme du traditionnel corset, a l'idée de lui proposer des parfums en complément de ses collections. Au cours de la Première Guerre mondiale, il lance même des produits inspirés par les circonstances : *Parfum de ma Marraine*, *Mademoiselle Victoire* et *Sang de France*, présenté dans un cœur de verre rouge. Mais ses *Parfums de Rosine* reçoivent, en raison sans doute d'une formulation approximative, un accueil mitigé et la tentative va tourner court.

C'est à Gabrielle Chanel que revient le mérite d'avoir réellement tracé cette voie avec le succès que l'on sait, puisque actuellement 98 % des parfumeurs sont des couturiers. Personne ne s'étonne plus aujourd'hui d'entendre l'Américain Narciso Rodriguez déclarer lors du lancement de *For her*, que son premier parfum fait autant partie de lui et de son travail que ses robes ou ses escarpins. Mais, à l'époque, l'idée que ceux qui habillent les corps peuvent trouver dans une senteur le prolongement invisible de leur création et une sorte de signature de leur style est loin d'être évidente.

L'ascension d'une jeune fille pauvre

Née à Saumur, le 19 août 1883, Gabrielle Chanel perd sa mère à l'âge de douze ans et est confiée à un orphelinat. Cette période de sa vie marquera profondément sa sensibilité : robes noires des pensionnaires, longs couloirs aux murs beiges contrastant avec les lourdes parures scintillantes des ornements d'église, ce lieu clos sera le creuset de son inspiration créatrice. Elle lancera la robe noire, le beige et les faux bijoux.

Sa rencontre décisive, en 1909, avec Étienne Balsan, dilettante issu de la haute bourgeoisie française, aimant les femmes, les chevaux, le vin, la bonne chère, lui fait découvrir une vie luxueuse et insouciante. Elle, qui a souffert de la pauvreté, fréquente désormais les fêtes, les champs de courses et les « cocottes » comme la célèbre Émilienne d'Alençon qui la fascine. À Longchamp, celle que l'on appelle alors « Coco » prend le contre-pied des élégantes engoncées dans les robes étouffantes héritées du XIXe siècle et fait sensation dans un strict tailleur ou un pantalon de lad [64]. Et c'est encore sur les champs de courses de Deauville qu'elle rencontre les frères Wertheimer, des industriels avec lesquels elle s'associera pour fonder les Parfums Chanel [65].

En 1910, elle s'éprend de Boy Capel, un riche homme d'affaires anglais, qui l'encourage à ouvrir un magasin et lui prête de l'argent. Elle commence par créer des chapeaux à Paris, ouvre, en 1913, sa première boutique de mode à Deauville, fabrique des accessoires de tricot et impose le jersey. Par un trait de génie, elle a compris, la première, que la modernité allait de pair avec un vêtement confortable, jamais gênant. Elle s'installe définitivement, 31 rue Cambon, en 1921, d'où sortiront les fameux tailleurs qui feront la conquête du monde. Quand éclate la guerre, en 1939, elle ferme son entreprise qui occupe alors cinq immeubles de la rue et emploie 4 000 personnes. Seule reste ouverte la boutique du 31.

À la Libération, elle quitte la France pour échapper aux représailles que pourrait lui valoir une relation amoureuse avec un Allemand. Lorsqu'en 1953, à soixante et onze ans, elle revient, après huit ans d'absence, elle organise un défilé, accueilli de façon glaciale par les journalistes qui titrent : « Chanel, c'est Fouilly-les-Oies [66]. » Mais ce camouflet ne l'empêchera pas de refaire surface. À quatre-vingt-huit ans, elle quittera la vie, auréolée d'une célébrité mondiale, reposant sur la mode et sur le parfum. L'actrice Marilyn Monroe avait porté aux nues la notoriété de sa signature odorante en répondant à l'indiscrète question d'un journaliste : « Que portez-vous lorsque vous dormez ? — Quelques gouttes de Chanel *N° 5* ! » La créatrice de mode la plus novatrice pouvait se targuer d'habiller la plus belle femme du monde... de son parfum.

Un style abstrait

Best-seller encore incontesté après plus de quatre-vingts ans de règne, le *N° 5* apparaît, en 1921, dans l'ivresse des Années folles, lors de l'ouverture de sa maison de couture, 31 rue Cambon. Gabrielle Chanel, qui confiera à l'écrivain Paul Morand s'être lancée dans ce métier non pas pour créer ce qui lui plaisait « mais bien pour démoder ce qui lui déplaisait [67] », décide d'alléger son premier parfum du poids du passé de la même façon qu'elle avait débarrassé les femmes des vieilles contraintes vestimentaires. Reprenant à son compte la boutade de Paul Valéry : « Une femme qui ne se parfume pas n'a pas d'avenir », elle demande au parfumeur Ernest Beaux une fragrance unique, ne ressemblant à aucune autre, « un parfum de femme à odeur de femme [68] ».

La sobriété du flacon, la netteté graphique de l'étiquette, le choix d'un nombre pour désigner cette senteur indéfinissable sont en accord avec le style dépouillé de sa couture. Ernest Beaux a raconté la manière dont les choses se sont passées. « Je suis venu lui présenter mes créations, deux séries : 1 à 5 et 20 à 24. Elle en choisit quelques-unes, dont celle qui portait le n° 5 et à la question : "Quel nom faut-il lui donner ?", Mlle Chanel m'a répondu : "Je présente ma collection de robes le 5 du mois de mai, le cinquième de l'année... ce numéro 5 lui portera bonheur [69]." » Juste prémonition... À sa sortie, ce nom tranche délibérément sur les appellations descriptives des parfums de Coty *Jasmin de Corse*, *La Rose Jacqueminot*, *La Violette pourpre*, *Violette ambrée* ou *Lilas blanc*. Décrit par Gabrielle Chanel comme « un bouquet de fleurs abstraites [70] », le *N° 5* fait appel à beaucoup de notes florales sans renvoyer précisément à aucune. À partir de ce lancement mémorable, François Coty abandonnera les dénominations concrètes.

L'utilisation importante des aldéhydes aliphatiques [71] confère au *N° 5* un caractère absolument inédit. Ces corps de synthèse, à l'odeur intense, pourtant connus depuis longtemps, trouvent pour la première fois leur pleine utilisation[72]. Selon John Emsley, auteur du *Guide des produits chimiques à l'usage du particulier*[73], la formule comportait :

Notes de tête :

Majeure : aldéhyde.

Mineures : bergamote (un agrume), citron et néroli (l'essence de Néroli provient de l'oranger amer. Elle a une odeur épicée, amère-sucrée.)

Notes de cœur :

Majeure : ylang-ylang.

Mineures : jasmin, rose, muguet et iris (l'iris pallida qui pousse dans les environs de Florence).

Notes de fond :

Majeure : vétiver (qui donne une superbe odeur de terre et de bois).

Mineures : santal, cèdre, vanille, ambre, civette, musc (ces deux derniers produits animaux ne sont plus, aujourd'hui, présents dans la formule).

Les grands collaborateurs

À une époque où les maisons de parfums ont été intégrées au sein de grands groupes et sous-traitent l'élaboration de leurs fragrances, Chanel est la seule à avoir gardé son indépendance. Elle a aussi la particularité d'avoir conservé jusqu'à aujourd'hui, où cette pratique est devenue rarissime, un parfumeur maison qui a la haute main sur la création. Trois hommes, Ernest Beaux, Henri Robert, Jacques Polge, se sont succédé à ce poste clé.

C'est par l'intermédiaire du grand duc Dimitri Pavlovitch, cousin germain du tsar Nicolas II, que « Mademoiselle » avait rencontré Ernest Beaux. Ce « parfumeur venu du froid[74] » est né, le 8 décembre 1881, à Moscou, de père français. En 1898, il est engagé chez Rallet, une importante société française de parfumerie installée en Russie qui possède les méthodes et les matériels de fabrication les plus modernes. Son frère aîné, Édouard Beaux, est l'administrateur de cette entreprise qui fait travailler près de deux mille personnes, fournit les tsars, les grandes cours d'Europe et exporte aux confins de l'Asie occidentale et orientale l'*Eau de Cologne Russe*, conditionnée dans un flacon à vodka, et de célèbres savons, à la fraise et au citron. Produit phare, le savon est fabriqué chez Rallet « avec du saindoux russe et du beurre rejeté par les inspecteurs des circuits alimentaires[75] ». Ernest Beaux devient, en 1911, directeur adjoint et chef du laboratoire. Il réalise, l'année suivante, pour la commémoration du centenaire de la bataille de Borodino, son premier grand succès, le *Bouquet de Napoléon*. Mais ses relations avec le personnel sont houleuses. Un jour, il échappe par miracle à la vindicte des ouvriers qui veulent « le jeter dans une cuve de savon bouillant[76] ». Heureusement pour lui, la déclaration de guerre l'oblige à regagner la France. Contrairement à François Coty qui, victime d'un accident, est démobilisé en 1915, il n'échappe pas au conflit de 1914-1918 et y aura une conduite héroïque.

À la révolution russe, Rallet est nationalisé par les bolcheviks et rebaptisé « Usine moscovite de savons et de produits cosmétiques — La Liberté ». Les dirigeants et le personnel étrangers sont expulsés. La société quitte donc la Russie et s'installe près de Grasse dans une vaste usine que rachètera François Coty. Ernest Beaux y passe trois ans, mettant au point de nouveaux accords. Ce n'est qu'en 1924 qu'il entre chez Chanel. Il deviendra le directeur technique des parfums de la maison qui lui doit, outre le *N° 5*, d'autres créations célèbres comme le *N° 22* (1922), *Cuir de Russie* (1924), *Gardénia* (1925), *Bois des Îles* (1926).

Ernest Beaux appartient à cette génération de parfumeurs qui va savoir tirer parti de la révolution de la synthèse. En 1898, date de son entrée dans la parfumerie, tout l'art consistait encore essentiellement à préparer et à mélanger un nombre assez restreint de produits. « Nous disposions d'infusions qui, d'ailleurs à cette époque, avaient une extrême importance et se préparaient avec des soins tout particuliers, de résines et gommes et de lavages des pommades de fleurs que nous envoyait Grasse. Jusqu'à la création industrielle de la Vanilline, de l'Héliotropine, de la Coumarine, du Musc Baur [...]. Les formules étaient très simples et paraîtraient à un parfumeur d'aujourd'hui naïves et surtout peu variées. L'on y voyait revenir : Rose, Géranium, Bois de Rose, Patchouli, Girofle, Bergamote, Citron, Néroli, Petitgrain, Lavande, les infusions classiques, les résines de Galbanum, Styrax, Tolu, Pérou, Benjoin, Myrrhe, Opoponax, Encens [77]. »

Les parfums s'abîmaient vite malgré les traitements et glaçages qu'on leur faisait subir et avaient souvent un côté gras. La synthèse offrait à cet esprit original qui n'avait jamais voulu suivre la routine de la vieille école, l'occasion d'y introduire des notes inexploitées. Il a voulu, par exemple, mettre dans le *N° 5* celles qu'il avait humées au-delà du cercle polaire et qui s'élèvent des lacs et des fleuves sous le soleil de minuit. Elles lui demandèrent beaucoup de patience et furent réalisées « non sans peine, confiait-il, car les premières aldéhydes que j'ai pu trouver étaient instables et d'une fabrication peu régulière [78] ».

Après son départ, en 1954, Henri Robert devient le second créateur des parfums Chanel. En 1955, il lance *Pour Monsieur* et, en 1970, le *N° 19*, en hommage à la « Grande Mademoiselle », née un 19 août. Celle-ci disparaît l'année suivante, mais Henri Robert créera encore *Cristalle* en 1974.

Jacques Polge est le troisième parfumeur à prendre les commandes de la création. À une époque où le métier n'était pratiquement connu que des Grassois et où l'on était « nez » de père en fils, il est venu à la parfumerie par hasard et non par tradition familiale. Alors qu'il commence une licence d'anglais à l'université d'Aix-en-Provence, il se laisse tenter par les propositions de Roure qui recherche des parfumeurs pour sa filiale américaine. Après avoir suivi une formation pendant trois ans dans la célèbre école où enseigne Jean Carles et fait ses preuves à New York. De retour en France, il revient chez Roure — mais à Paris — puis quitte cette maison pour Dragoco travaillant là encore pour le marché américain et la marque Jovan. C'est en 1978 qu'il entre chez Chanel.

Supervisant la création avec François Demachy, il est en outre chargé de contrôler les matières premières et la fabrication des produits. Ses réalisations les plus connues sont *Anteus* (1981), *Coco* (1984), *L'Eau de Parfum N° 5* (1986), *Égoïste* (1990), *Égoïste Platinum* (1993), *Allure* (1996), *Coco Mademoiselle* (1998), *Allure pour Homme* (1999), *Chance* (2002).

« Mon rôle, souligne Jacques Polge, est de faire ressortir la dimension artisanale de ce métier face à la banalisation et à la formidable industrialisation que tout cela est devenu [79]. » À partir de ce postulat, il s'agit de décliner le style Chanel, de le faire évoluer sans tomber dans les modes du moment. Pas question, par exemple, de suivre la vogue des notes « gourmandes » ou marines. « C'est très dangereux. Je considère que les parfums qui prétendent sentir la mer ne la sentent pas. La mer sent bien autre chose. Il ne faut jamais se mettre en compétition avec la nature car avec elle on perd toujours. Cette conception de Chanel, je l'ai faite mienne. Elle préférait le produit le plus épuré, le plus abstrait. Là où Guerlain aurait utilisé le vétiver, elle n'aurait même pas choisi l'acétate de vétiveryle mais une matière première encore plus éloignée du naturel [80]. » Pour elle qui affirmait « il faut se méfier de la mode qui se démode », l'abstraction était le meilleur moyen de soustraire les parfums à son emprise.

S'effacer derrière le style Chanel, sans faire part de ses goûts olfactifs personnels, s'impose à lui comme une évidence. « Les compositeurs de parfums n'existent pas. C'est Monsieur Saint Laurent, Patou, Dior, mais ce n'est pas Monsieur le parfumeur X... Voilà l'une des particularités de ce métier par rapport aux autres domaines de la création. Le seul parfumeur dont les produits portent le nom, c'est Guerlain, et il n'y en a pas d'autres [81]. » Le créateur de parfums se situe, pour Jacques Polge, dans un registre différent de celui de l'artiste et ne perçoit, d'ailleurs, pas de droits d'auteur.

Cependant, de la même façon que le peintre apprend l'histoire de la peinture, le parfumeur, selon lui, doit connaître celle du parfum. La parfumerie française, contrairement à la parfumerie américaine, a une très ancienne et très grande tradition. Les parfums découlent les uns des autres et « s'appuient sur des classiques et sur une culture [82] ». Dans son bureau, une porte blindée abrite toute une « bibliothèque » de fragrances et lorsqu'il imagine une nouvelle senteur, il a en tête les grands parfums d'hier et d'aujourd'hui. « Pour faire quelque chose de nouveau en parfumerie, il faut avoir intégré ce qui existe déjà [83]. » *Aramis*, d'Estée Lauder, n'aurait pu naître s'il n'y avait eu *Bandit* de Piguet, et *Cabochard* de Grès. *Fidji* de Laroche et *Rive Gauche* d'Yves Saint Laurent n'auraient pu voir le jour sans *L'Air du temps* de Nina Ricci et sans *Calandre* de Paco Rabanne. Toute l'histoire de la parfumerie alcoolique depuis le début du XXe siècle se présente à lui comme une progression par bonds avec de grandes créations qui ne sont pas toujours des succès commerciaux, suivies de déclinaisons plus ou moins réussies. On crée en puisant dans l'environnement culturel (expositions, concerts, ballets, théâtre, lectures) ou au gré de découvertes... parfois inattendues.

Ainsi, la visite de l'appartement de Gabrielle Chanel, rue Cambon, un lieu chargé de dorures, de tentures, de miroirs, lui a révélé une autre facette de l'univers de la créatrice, en opposition avec son style « abstrait » et la simplicité qu'elle avait introduite dans le vêtement. *Coco* qui contient beaucoup d'épices et de bois a été conçu dans cette veine baroque qu'il avait déjà rencontrée en rééditant d'anciens parfums d'Ernest Beaux : *Bois des Îles*, *Cuir de Russie*, *Gardénia*.

Gardien du temple, Jacques Polge est le garant de la qualité des matières premières utilisées et veille avec Jacques Helleu, directeur artistique, à la continuité des méthodes de fabrication artisanale. Ainsi, même si la forme du flacon du *N° 5*, contrairement aux apparences, n'a cessé d'évoluer au fil du XXe siècle (la bouteille s'est épaissie, l'étiquette s'est élargie, le bouchon a pris de l'ampleur et son double « C » gravé a disparu), le « baudruchage » s'est maintenu [84]. Dans l'usine, près de Compiègne, six femmes formées spécialement pendant plusieurs mois perpétuent cette tradition. Assises les unes en face des autres autour d'une grande table, revêtues de blouses blanches et coiffées de charlottes, elles enrobent le flacon d'une membrane fine et translucide, hier d'origine animale, aujourd'hui synthétique. « Puis, avec une dextérité de dentellière, elles lient le bouchon au col par un fin cordon noir et enlèvent le surplus de baudruche qui est resté sur la bouteille. » Un cachet de cire noire, portant les initiales de la marque, coulé à la main sur le nœud du cordon assure aussi la parfaite étanchéité et garantit l' « inviolabilité » de la bouteille. Quand la cliente l'ouvre, la baudruche se déchire d'un coup sec. « Alors elle sait que même si Marilyn Monroe, Catherine Deneuve et bien d'autres sont passées avant elle, ce flacon-là n'appartient qu'à elle [85]. » Des survivances artisanales qui sont un défi à l'industrialisation massive...

La défense de la tradition se traduit aussi par une exigence de qualité hautement revendiquée. « Nous utilisons des produits très chers. Le produit le plus précieux auquel nous faisons appel et que nous mettons dans le *N° 19* est l'absolue d'iris. Il est fait avec d'excellents rhizomes florentins. On ne peut aller plus loin dans le taux d'irone et c'est un produit qui coûte 60 980 euros le kilo [86]. »

L'ylang-ylang présent dans le *N° 5* est le plus beau que l'on puisse rencontrer car les aldéhydes entrant dans la formule ne sont intéressants que s'ils s'appuient sur des produits naturels irréprochables. À l'origine, il venait des Philippines. Lorsque ce pays a cessé d'en fournir, Chanel l'a fait venir de Madagascar et de Bombao. Pour maintenir la qualité originelle de cette senteur, l'ylang-ylang de la seconde provenance, considéré déjà comme d'excellente qualité, est séparé en dix-huit fractions par des procédés de distillation très particuliers. Puis toutes les fractions sont réassemblées en fonction d'un standard. « C'est un travail que la plupart des parfumeurs ne connaissent pas, parce qu'ils n'ont jamais été dans des boîtes comme ça et ne savent pas ce que c'est que le souci de la qualité poussée à ce point. Il n'y a que Chanel qui fasse cela [87] », rapporte Maurice Roucel qui y a travaillé six ans.

Cette recherche ne va pas toujours sans risques. L'utilisation d'une autre substance coûteuse, l'essence de bois de rose, a donné bien des soucis : une campagne virulente dans la presse mondiale a accusé Chanel de dévaster la forêt amazonienne pour fabriquer le *N° 5*. La maison a répondu à ces attaques en expliquant qu'elle « consommait douze arbres par an — non une forêt [88] ».

Autre produit luxueux présent dans ce parfum dès l'origine : le jasmin grassois. Il fait référence. Sa senteur incomparable a « un volume, une profondeur, une richesse inégalés [89] ». Mais sa cueillette est extrêmement longue. En une heure, une bonne cueilleuse collecte 6 à 7 kg de roses de mai, alors que, dans le même laps de temps, elle ne ramasse que 500 g de fleurs de jasmin. Pour des raisons financières, sa culture se développe désormais essentiellement à l'étranger (Maroc, Égypte, Inde, Chine), là où la main-d'œuvre coûte parfois dix fois moins cher.

Pour maintenir la qualité du jasmin entrant dans la formule du *N° 5* [90], Chanel a fondé, près de Grasse, à Pégomas, la société Sotraflor qui traite 20 à 25 tonnes de jasmin par an réservés au parfum emblématique de la maison. Une étude publiée en juin 2004 par ACNielsen, du groupe VNU Marketing Information, et portant sur la France, les États-Unis, la Grande-Bretagne, l'Italie, l'Allemagne, l'Espagne, révèle que c'est le plus porté. Trente-cinq millions de femmes, dans ces six pays, en posséderaient un flacon !

Si Jacques Polge veille de façon obsessionnelle au choix des matières premières naturelles, c'est qu'elles ont un côté riche irremplaçable qu'elles communiquent à la composition, protégeant en même temps le *N° 5* de la copie. Alors qu'une molécule de synthèse présente un seul pic sur la feuille enregistreuse du chromatographe, un produit naturel peut en présenter quatre-vingts, de quoi brouiller les pistes. Le prix des naturels écarte aussi les plagiaires. « Aujourd'hui, quelqu'un détiendrait-il la formule du *N° 5*, qu'il n'aurait sans doute pas les moyens matériels de s'offrir les produits entrant dans sa formule [91]. » Les naturels, travaillés par l'homme, sont pétris d'« humanité » et confèrent au parfum des vertus que les synthétiques, élaborés par des robots, n'auront jamais. « Le jour où, dans la chaîne qui unit la fleur au parfum, le geste de cueillir la fleur disparaîtra, le parfum aura perdu de son pouvoir. » Jacques Polge dit encore : « Je suis peut-être un incorrigible sentimental, mais, pour moi [...] il importe qu'à un moment on cueille une rose pour construire, sur cette odeur, un parfum [92]. »

LANVIN

Grande rivale de « Coco » Chanel, Jeanne Lanvin est novatrice dans la technique de la coupe, le dépouillement des accessoires. Louise de Vilmorin disait de son style : « C'est une idée de la féminité qui n'appartient qu'à elle [93]. » Née le 1er janvier 1867 à Paris, elle est l'aînée de onze enfants. Sa vie offre des points communs avec celle de Gabrielle. L'argent est également une denrée rare dans sa famille qui vit très modestement du salaire de journaliste du père et, à l'âge de treize ans, elle commence à travailler comme apprentie chez une modiste. À dix-huit ans, elle ouvre un petit atelier dans une chambre de service, rue du Marché-Saint-Honoré et débute en confectionnant des chapeaux. À une époque où personne ne sort non chapeauté, les siens ont du chic et du succès. Jeanne Lanvin fréquente, elle aussi, les champs de courses, en particulier Longchamp, où elle observe l'élégance parisienne et rencontre le comte Emilio di Pietro. Elle devient l'épouse de cet homme séduisant et capricieux qui, après lui avoir fait un enfant, la quitte.

Modiste renommée, elle coud pour sa petite Marie-Blanche des robes en broderie anglaise qui mettent en valeur son charme et son innocence. Comme l'écrit Louise de Vilmorin : « Pour émerveiller sa fille, de fil en aiguille, elle émerveilla le monde [94]. » Ses clientes, admiratives, lui demandent des vêtements pour leurs fillettes, puis pour elles-mêmes. Et la voilà lancée dans la couture...

Après l'ouverture, en 1900, de sa maison qui rapidement marche très bien, la couturière pense au parfum. Elle engage, en 1920, Mme Zed, une Russe chassée par la révolution d'Octobre. Dans les laboratoires de Nanterre, près de l'usine où les tissus sont teints et imprimés, celle-ci lui compose : *Irisé*, un accord d'iris et de violette que Jeanne Lanvin portera toute sa vie, *Niv Nal*, *Kara Dujanum*, *Le Sillon*, *La Dogaresse*, *Où fleurit l'oranger ?*, *Comme ci comme ça*, *J'en raffole*, *Géranium d'Espagne*,

Le Chypre, Cross country, Après Sport et *Lajea*. En 1925, *Mon Péché*, un bouquet de fleurs capiteuses qui remporte sous le nom *My Sin* un grand succès aux États-Unis, est la dernière création de cette parfumeuse. Paul Vacher et son assistant André Fraysse, un chimiste-parfumeur qui n'a que vingt-cinq ans, deviennent l'année suivante les « nez » de la maison.

Pour les trente ans de sa fille unique devenue Marie-Blanche de Polignac, Jeanne décide de lui offrir, en 1927, un cadeau exceptionnel. Comme le fait remarquer Jeannine Mongin, elle « qui utilise toujours les plus beaux tissus pour réaliser ses collections, sait que les plus belles essences naturelles sont indispensables à la création d'un grand parfum et laisse carte blanche pour sélectionner et acheter les plus belles matières premières. Elle sait aussi qu'il faut du temps au parfum comme à toute œuvre d'art [95] ».

Somptueux message d'amour maternel à sa destinataire qui est musicienne, *Arpège* fait appel à une soixantaine de notes florales, provenant des plus coûteux ingrédients, et à un accord final d'ambre, d'iris et de vanille. Imaginé par Armand Ratteau, un dessinateur art déco qui avait décoré l'appartement de Jeanne, rue Barbet-de-Jouy, et le stand Lanvin à l'exposition des Arts décoratifs de 1925, le flacon, une boule de verre noir coiffée d'un bouchon sphérique émaillé d'or, représente Jeanne Lanvin, en robe de bal, penchée sur son enfant. Paul Iribe a gravé à l'or fin cet emblème de la maison. La fragrance séduit Louise de Vilmorin qui la décrit comme sentant « à la fois les fleurs, les fruits, la fourrure et les feuilles [...] un parfum musical qui murmure une chanson heureuse. Les fées vous le conseillent [96] ».

En 1928, Paul Vacher et André Fraysse élaborent *L'Âme perdue* et *Pétales froissés*, un bouquet floral avec des notes santal, en 1932, *Rumeur*, un chypre fruité, en 1933, *Scandal*, un cuiré, très audacieux et *Eau de Lanvin*, un hespéridé épicé. André Fraysse reste, à partir de 1935, le seul compositeur de Lanvin et fera encore, en 1937, *Prétexte*, une fragrance fleurie, ambrée et boisée. Dernier parfumeur intégré de la maison, il continuera à veiller à la qualité d'*Arpège* mais après sa disparition, les matières premières entrant dans la formule ont beaucoup évolué et elle s'en est trouvée transformée. Elle a été refaite, par François Robert, en 2004, avec les produits d'origine, à l'exception des matières animales, et vendue en édition limitée.

JEAN PATOU

Jean Patou est né en 1887 en Normandie, de parents qui exploitaient une entreprise de tannerie. À l'âge de vingt ans, il commence à travailler chez un oncle fourreur et sept ans plus tard, en 1914, il ouvre dans un hôtel particulier, 7 rue Saint-Florentin, près de la place de la Concorde, sa maison de couture. Mais la guerre éclate et, engagé volontaire, il est envoyé comme capitaine des zouaves dans les Dardanelles. Dès sa démobilisation, il vaque, avec une grande efficacité, à ses affaires et présente, en 1919, sa première collection. Le succès est immédiat. Après ces années terribles, Paris aspire au plaisir et s'ouvre aux innovations.

Profondément marqué par la guerre, cet homme de talent cherche à profiter pleinement et avec humour de la vie. Sa limousine noire conduite par un chauffeur blanc et sa limousine blanche conduite par un chauffeur noir sont révélatrices de ce goût pour le luxe et la fantaisie qui marquera son style. Soucieux de libérer le corps, il s'intéresse aux vêtements de sport et lance le sportwear, le cardigan, la jupe de tennis, le maillot de bain en tricot. En 1925, ce couturier de l'aristocratie européenne, des reines d'Espagne et de Roumanie, des stars telles que Louise Brooks, Gloria Swanson, engage le parfumeur de Paul Poiret, Henri Alméras, pour faire du parfum le reflet de sa couture somptueuse ou sportive. *Amour-Amour*, *Que sais-je ?*, *Adieu Sagesse* sont très bien accueillis et l'incitent à poursuivre.

Pour exorciser la crise de 1929 qui a ruiné un grand nombre de ses clientes américaines, Jean Patou demande à Henri Alméras une fragrance qui, dans cette période particulièrement difficile, soit un symbole d'optimisme et de joie de vivre. *Joy* (1930), le cadeau qu'il veut offrir à ses clientes et amies, ne tient pas compte du prix des matières premières. Fondé sur un accord fastueux de rose de Mai, de rose bulgare et de jasmin grassois, présenté dans un flacon de Baccarat fermé par un bouchon serti au fil d'or, c'est le parfum le plus cher du monde. Pour en réaliser une once (28,35 grammes), il faut 10 600 fleurs de jasmin et 28 douzaines de roses. La presse fait un triomphe à « ce philtre magique, ce pur diamant, cette réussite merveilleuse[97] ». *Cocktail* 1930), *Le Sien*, *Moment Suprême* (1929), *Invitation* (1932), *Divine Folie* (1933), succéderont à ce « parfum de roi ». D'autres créations sont en symbiose avec l'actualité. *Normandie* (1935) commémore la première traversée du fameux transatlantique, *Vacances* (1936) célèbre l'avènement des congés payés, l'année même de la disparition brutale de Jean Patou.

Son beau-frère et plus ancien collaborateur, Raymond Barbas, devient alors président de la maison et dans le même esprit de raffinement et de qualité en perpétue l'esprit. *Colony* (1938) est contemporain de l'exposition coloniale de la France d'outre-mer et *L'Heure Attendue* (1946) marque la fin de la guerre et la libération de Paris. En 1960, Henri Giboulet succède à Henri Alméras jusqu'à l'arrivée, en 1967, de Jean Kerléo. Ancien parfumeur d'Helena Rubinstein, ce Breton sera le « nez » de Patou jusqu'en 1999 et est à l'origine de nombreuses créations. Parmi les plus célèbres : *1000* (1972), alliance subtile d'osmanthus de Chine et de rose, *L'Eau de Patou* (1976), *Patou pour Homme* (1980), *Ma Liberté* (1987), *Sublime* (1992), *Voyageur* (1995), *Patou For Ever* (1998). Il a aussi réalisé, à la demande de Jean de Moüy, succédant à son grand-père, Raymond Barbas, en 1980, *Ma Collection* (1984), une réédition de douze grands parfums mis au point par Henri Alméras et Henri Giboulet, témoignant de la qualité et du savoir-faire de la marque.

Cette attention aux formules anciennes préfigure la fondation, en 1990, de l'Osmothèque de Versailles par Jean Kerléo et un groupe de parfumeurs. Son départ à la retraite précède de peu le rachat, en 2001, de Jean Patou par Procter & Gamble. Moins soucieux de son précieux héritage, ce grand lessivier américain, aujourd'hui un des leaders du marché mondial de la parfumerie (il possède plus d'une dizaine de marques), n'a conservé que *Joy*, *Mille*, *Sublime*.

La continuité est néanmoins assurée par Jean-Michel Duriez qui travaillait depuis 1997 avec Jean Kerléo, élaborant notamment *Un Amour de Patou* (1998), *Lacoste for Woman* (1999), *Yohji Homme*, *Patou Nacre* et *Paname de Patou*. Ce jeune compositeur a plusieurs fonctions. La première consiste à sélectionner et à acheter les matières premières qui entrent dans les formules, une activité très importante pour continuer à produire à l'identique des parfums comme *Joy*, très riche en produits naturels. Mais il supervise également la fabrication des fragrances et a en charge la création. En outre, depuis octobre 2004, dans la nouvelle boutique Jean Patou, rue de Castiglione, il reconduit une tradition de haute parfumerie en composant des parfums sur mesure [98].

Sa démarche est marquée par le souci d'une ouverture polysensorielle. Passionné de photographie et de cuisine, il cultive cette « infidélité programmée constructive [99] » pour mieux comprendre ce qui se passe au niveau de l'olfaction. L'un de ses premiers parfums, *Yohji Yamamoto pour Homme*, contenait déjà du rhum, de la réglisse et du café, odeurs qui l'avaient ému ailleurs que devant son orgue à parfums. *Enjoy* (2003), sa dernière réalisation, est un oriental traditionnel modernisé par des notes gustatives de cassis, banane verte et poire.

Détentrice d'un exceptionnel savoir-faire, la maison Parfums Jean Patou transformait naguère, selon ses propres méthodes, les matières premières naturelles de concrètes en absolues et pratiquait le baudruchage des flacons, coiffés par un fil d'or. Seuls aujourd'hui les extraits de *Joy* et de *1000* sont baudruchés à l'ancienne et leurs noms toujours inscrits sur une feuille d'or de 18 carats coulée à chaud sur le cristal de Baccarat. Désormais intégré dans l'énorme organigramme d'un grand fabricant de lessives, ce symbole de l'artisanat d'art possède encore des champs de rose et de jasmin à Grasse mais n'a pas conservé l'usine de Saint-Ouen où étaient fabriqués ses parfums. Une évolution qui n'est pas anodine.

CHAPITRE VIII

L'industrie contre l'esthétique

Si l'arrivée des produits de synthèse est un apport capital pour la parfumerie, elle induit en contrepartie un changement profond dans les structures de la profession. La recherche et l'industrialisation de nouvelles molécules sont devenues les impératifs majeurs du développement. Elles supposent des laboratoires performants dont le coût de fonctionnement élevé (pour une nouvelle molécule, il faut compter actuellement deux millions de francs suisses [1]) se justifie d'autant mieux qu'il est en phase avec des unités de production de plus en plus importantes.

Cette mutation est amplifiée par l'apparition, dans les années 1970, d'un nouvel acteur venu des États-Unis : le marketing. L'évolution des méthodes de vente s'était amorcée de longue date et François Coty, par exemple, avait beaucoup innové en ce domaine. Mais le marketing qui entend orienter non seulement le choix du consommateur, mais aussi la création du parfumeur, dans le cadre d'une approche globale, va très au-delà. Il concerne aussi bien les produits courants que haut de gamme et touche tant à leur conception qu'à leur développement en passant par la communication. Comme l'observe le parfumeur Jean-Claude Ellena : « La parfumerie de luxe passe d'un marketing intuitif qui se caractérise par le choix d'une classe dominante en fonction de son mode de vie, du culte du nom et de l'objet, d'une création rare et d'une production limitée, à un marketing scientifique. Celui-ci analyse la concurrence, le marché, l'environnement culturel, économique et social [2]. » Démarche nouvelle qui relègue à l'arrière-plan ce qui fut longtemps l'objectif récurrent des grands créateurs : la recherche du beau parfum.

Le marketing au pouvoir

SUZANNE GRAYSON ET LA DÉMYTHIFICATION DU PARFUM

« Ce n'est plus le produit qui a désormais le rôle clé mais bien le marketing[3]. » Cette déclaration péremptoire donne le ton d'un article intitulé « Le mythe du beau parfum » et publié en 1972 dans la revue *American Cosmetics and Perfumery*. Véritable manifeste du « marketing parfumistique », il se veut également l'oraison funèbre de la parfumerie « à la française ».

Pour son auteur, Suzanne Grayson, tous les termes qui servent traditionnellement à définir le « beau » parfum (équilibre, rondeur, stabilité, matières coûteuses) sont des « foutaises (*dogwash*)[4] ». Cela relève d'une « mystique » existant essentiellement chez les parfumeurs épris d'esthétisme et non chez les consommateurs soucieux uniquement de ce que « cela sente bon ». Le parfum échappe à son créateur pour tomber entre les mains du marketing, seul capable de l'élever au rang des très grands ou de le laisser dans l'ombre. Un parfum très médiocre peut avoir du succès si le marketing le décide et un « bon » parfum n'en avoir aucun sans son aide...

Le travail du marketing consiste à décrypter les besoins insatisfaits du consommateur pour mieux positionner les produits et donner au parfum une signification bien particulière, en relation avec l'idée que le client se fait de lui-même et de son style de vie. Sa force de manipulation est telle que lors de tests faits « à l'aveugle », *Arpège* a la préférence sur le *N° 5*, mais les positions respectives des deux parfums s'inversent quand ils sont « marketés », c'est-à-dire présentés avec leur nom. Autre exemple de ce pouvoir : alors qu'elles déclarent vouloir porter un parfum naturel et léger, les jeunes Américaines achètent *Shalimar*, à l'opposé des goûts olfactifs qu'elles affichent.

Le consommateur étant si aisément manipulable, demander aux parfumeurs de l'originalité devient totalement inutile. En attendant que de nouvelles demandes se précisent, les vieilles formules à succès, un peu retravaillées, feront l'affaire !

Ces nouvelles convictions qui font du parfum un produit de consommation comme les autres conduisent à rechercher l'abaissement des coûts de production au profit d'une augmentation du budget marketing. Elles portent aussi une déclaration de guerre qui sonne le glas de l'hégémonie française : « Le marketing du parfum ne sera plus un club privé composé d'une élite française parlant à une autre élite française qui maintient la mystique. Regardez le marketing du parfum américain. Il est assez puissant pour changer le monde [5]. »

LE PARFUM « STYLE DE VIE »

La révolution marketing entraîne une modification fondamentale des règles publicitaires. Le parfum doit désormais raconter un « style de vie » qui, d'emblée, le destine à une clientèle bien définie. Avec ses « slogans vagues et uniformes, la publicité traditionnelle était devenue inadéquate. Le *Life Style Perfume* met sans équivoque en lumière pour quel type de personne et pour quelle occasion ou quelle ambiance il est conçu [6] ».

Le lancement, en 1973, aux États-Unis, de *Charlie* (Revlon), une fragrance « jeune et sexy », distribuée en grandes surfaces qui s'adresse aux femmes actives engagées dans la vie professionnelle, met en application cette nouvelle stratégie. Le premier parfum-marketing européen est *Opium*, « un parfum de dépendance », répondant aux désirs et fantasmes de la bourgeoisie marginale. Il est lancé, en 1977, « à l'américaine » avec un important budget publicitaire, par Yves Saint Laurent qui appartenait à cette époque à la maison américaine Charles of The Ritz. À partir de cette date, les parfums apparaîtront sur le marché avec d'importantes sommes d'argent consacrées à la publicité. Et elles ne cesseront d'augmenter. « Tout cela, c'est au détriment du parfum [7] », note la parfumeuse Jeannine Mongin.

Autre archétype du *Life Style Perfume*, le fameux *CK One* s'adresse aux jeunes. Il sort en 1994, année où l'édition américaine de Vogue proclame que l'androgynie est à la mode. Une présentation très simple (flacon minimaliste en forme de bidon avec bouchon d'aluminium), une publicité en noir et blanc montrant une dizaine de garçons et filles sexuellement peu différenciés, portant des jeans déchirés (le « grunge » est en vogue), et c'est un succès mondial pour cette eau de toilette « unisexe », vendue à des millions d'exemplaires [8].

Le marketing entend donner *a priori* à chaque création une signification bien particulière. Il inverse la hiérarchie des données traditionnelles. « Avant, il y avait un parfum, un flacon, une histoire. Maintenant, il y a une histoire, un flacon, un parfum », observe Jean-Claude Ellena. La communication tient le premier rôle. « Je ne vois pas très bien, note encore ce parfumeur, le rapport qu'il y a entre *Poème*, l'eau de toilette de Lancôme et Juliette Binoche. Là, le discours est plus fort que le parfum [9]. » Il le transforme en un produit de consommation lié au style de vie d'une actrice.

Divers autres facteurs concourent à faire reculer la tradition : apparition des emballages plastique, recherche d'un abaissement considérable du coût des ingrédients (demande de concentrés de parfum 50 % moins chers, voire même plus), utilisation surabondante des produits de synthèse. Les compositions actuelles qui font couramment appel à des matériaux également présents dans les lessives ont perdu « le caractère gras, épais, riche et moelleux des parfums antérieurs [10] ».

Si l'appauvrissement de l'image du parfum qui en résulte apparaît à beaucoup comme une fatalité, tous ne se résignent pas. Un parfumeur, Edmond Roudnitska, va brandir l'étendard de la révolte contre « l'esprit marketing ». Dès 1972, dans une communication intitulée « Veut-on oui ou non sauver le parfum français ? », il dénonce la tyrannie des tests qui subordonnent le choix d'une nouvelle composition à l'avis d'un échantillon de consommatrices et les pressions subies par les créateurs qui n'osant plus exprimer leurs talents sont contraints à des productions médiocres. « Tout se passe actuellement en France comme si on voulait supprimer la belle parfumerie, voir disparaître le dernier parfumeur authentique. [...] Croire que le client achète un beau parfum comme il achète une marque de lessive ou un produit ménager, voire un produit cosmétique, est une erreur profonde [...]. Il est grand temps de nous réveiller si nous tenons à ce que le "parfum" demeure synonyme de Paris [11]. »

La croisade d'Edmond Roudnitska

UN TÉMOIN PRIVILÉGIÉ

Héritier du caractère fougueux d'un grand-père officier russe, Edmond Roudnitska a dédié soixante-dix années de sa vie à défendre avec ferveur le beau parfum. Sa première création est *It's You* pour Elizabeth Arden, en 1938, et sa dernière *Ocean Rain* pour Mario Valentino, en 1989. Né en 1904 et entré à l'âge de vingt-deux ans dans le métier, ce « parfumeur-compositeur », comme il se définissait lui-même fut, jusqu'à sa disparition en 1996, un observateur privilégié de l'évolution de la parfumerie. Il a connu l'âge d'or où elle était encore aux mains de parfumeurs luxueusement installés (les Guerlain, Caron, Coty, Bourjois, d'Orsay, Gellé-Frères, Houbigant, Lenthéric, Lubin, Roger et Gallet, Rigaud, Mollinard), mais aussi son déclin.

Ses débuts ont lieu à Grasse, en 1926, dans un laboratoire d'analyse où il passe en revue toutes les matières premières naturelles et synthétiques. De 1927 à 1934, il acquiert dans la société Roure et Justin Dupont, à Argenteuil, de très solides connaissances et la technique de composition auprès d'un parfumeur chevronné. Se souvenait-il de l'ultime regret de François Coty : « Une seule chose m'a échappé, la seule vraiment qui me faisait rêver : l'odeur du chèvrefeuille [12] », lorsqu'il réalise, en 1932, le « cinnamylal » qui imite l'arôme de cette fleur ?

À l'âge de trente ans, il entre dans la société De Laire, réputée internationalement pour ses produits chimiques tels l'hydroxycitronnellal, l'heliotropine et pour ses bases comme l'ambre 83, la mousse de Saxe, le bouvardia. Alors que dans les années 1930, les produits synthétiques proposés aux parfumeurs sont souvent violents et sans nuances, ces bases ou compositions d'une dizaine d'éléments autour d'un corps de synthèse caractéristique, cherchent à les apprivoiser. Chez De Laire, il se familiarise avec des centaines de bases et de nombreux produits chimiques comme les méthylionones pour lesquels il montrera une attirance particulière et une parfaite maîtrise. « Maîtrise encore enviée de nos jours par de nombreux compositeurs de parfums [13] », souligne Jean-Claude Ellena.

À la demande de Marcel Rochas, il crée, pendant l'Occupation, malgré la pénurie de matières premières, *Femme*, en accord avec les goûts olfactifs sensuels et opulents des années 1940. « Ce n'est pas un chypre, proclame-t-il, comme on a tendance à le cataloguer, car la plupart des parfums contiennent de la Mousse de Chêne aujourd'hui. [...] *Femme* est un parfum fleuri, aldéhydé, très fruité, avec une double caractéristique boisée et confite. Tel est son profil sommaire qui n'est pas celui d'un chypre et encore moins celui du prototype de Coty [14]. » Ce parfumeur chez qui il admire l'alliance d'un goût parfait et d'une intuition infaillible est son modèle, raison de plus pour s'en démarquer !

Devenu indépendant, il fonde, en 1946, dans la banlieue de Paris, à Bécon-les-Bruyères, Art et Parfum. Toujours pour Rochas, il crée *Chiffon* (1946), *Mouche*, *La Rose* (1948) et sur une idée de sa femme Thérèse, ingénieur-chimiste rencontrée chez De Laire, le célèbre *Moustache* (1948). Un an après, il s'installe avec sa société dans les Alpes-Maritimes, à Cabris. Dans ce décor sauvage, face à la mer, il formulera ses principes esthétiques et continuera de composer.

En pleine époque de l'existentialisme et du « new-look », période fiévreuse où les femmes accèdent au droit de vote et où les jupes raccourcissent, il crée l'*Eau d'Hermès* (1951) et rencontre Serge Heftler-Louiche. Cet ancien directeur financier de François Coty, fondateur des parfums Christian Dior, a déjà confié à Paul Vacher *Miss Dior* (1947), un chypre vert, caractérisé par des notes de tête fraîches et vertes (herbe coupée, feuilles froissées) contrastant avec un fond chaud. Pour la société Dior, Edmond Roudnitska fera *Diorama* (1949), l'*Eau Fraîche*, inspirée encore du *Chypre* de Coty (1955), *Diorissimo* (1956), la célèbre *Eau Sauvage* (1966), *Diorella* (1972), *Dior Dior* (1976).

C'est donc un homme du sérail et non un observateur extérieur qui pose un regard sans indulgence sur l'évolution du métier : « État dans l'État [15] », le marketing tend à dépouiller la parfumerie de son aspect artistique, en subordonnant la création à des études de marché censées évaluer les besoins du consommateur. Les parfumeurs parisiens sont trop soumis aux diktats d'un marketing orienté vers le profit et les sociétés de composition ont le tort d'encourager les imitations.

De 1905 à 1940, époque de l'apogée de la parfumerie française, les parfums étaient le fait d'un petit nombre de compositeurs qui se donnaient le temps et les moyens de créer des chefs-d'œuvre mondialement reconnus. Guerlain, Houbigant, Coty, Caron, Chanel, Lanvin, avaient à leur tête des responsables qui étaient aussi des artistes. Si le nombre des maisons s'est considérablement accru, celles-ci sont maintenant dirigées par des gestionnaires qui traitent la parfumerie comme une matière industrielle.

Concoctés par des équipes de « mélangeurs » obéissant à la consigne de produire vite et beaucoup, la très grande majorité des parfums sont des copies, et même des copies de copies. « La copie est tellement devenue une seconde nature que dès qu'une marque sort un parfum, et avant même de savoir s'il aura le moindre succès, les plagiaires sont à l'œuvre. » Cet état de fait explique la cacophonie olfactive actuelle, le déclin des parfums français et le petit nombre d'entre eux qui connaissent un réel succès. Faute de savoir opérer une distinction entre production « de masse » qui vise le profit et création « élitiste » qui travaille dans l'optique du beau, la parfumerie française, en s'industrialisant, est menacée de banalité et à plus longue échéance de disparition.

Ce constat alarmant n'est pas cependant, pour Edmond Roudnitska, celui d'une défaite définitive. Durant toute sa vie, à travers livres et articles, il va plaider pour la réhabilitation du « beau parfum » et ouvrir les voies du redressement.

UNE THÉORIE DE LA CRÉATION

Condition préliminaire : considérer le parfum non comme un produit de consommation mais comme une œuvre d'art et revaloriser l'activité du parfumeur.

À l'encontre de toute une tradition philosophique faisant de l'odorat un sens inférieur inapte à l'abstraction et incapable de donner naissance à un art [16], Edmond Roudnitska affirme que c'est un sens noble, capable d'abstraire et faisant appel à la mémoire et à l'imagination. Premier esthéticien parfumeur, il revendique haut et fort le titre d'intellectuel et d'artiste et le droit de philosopher, soulignant avec une pointe d'humour qu'« il est plus facile à un artiste de s'initier à la philosophie et à la psychologie qu'à un philosophe de devenir artiste s'il ne l'est dès le départ [17] ».

Cette sacralisation de l'olfaction n'allait pas de soi. La plupart des philosophes qui ont réfléchi sur les rapports de l'odorat et de l'art n'ont pas « préparé de couronne pour ce sacre [18] ». Pour beaucoup d'entre eux, l'odorat est un sens du besoin, primitif, archaïque, davantage au service du plaisir sensuel que de la connaissance et incapable de donner naissance à un art. Platon et Aristote estiment, par exemple, qu'il procure des plaisirs moins purs, moins nobles, que la vue et l'ouïe, Kant le juge inutile et ingrat, Hegel et Bergson l'excluent de la sphère esthétique. Inutile aussi de chercher une revalorisation du côté des psychanalystes. Pour Freud et ses héritiers, c'est un sens archaïque, lié à la sexualité anale, et dont l'effacement est indispensable à la vie en société et à l'accession à la dimension esthétique.

Pour réhabiliter l'odorat, Nietzsche avait choisi d'exalter son animalité. Edmond Roudnitska adopte une démarche inverse et le réintellectualise. Proche en cela de Feuerbach qui jugeait l'odorat susceptible d'« actes spirituels et scientifiques [19] », il veut aller plus loin encore en prouvant que l'activité du véritable créateur de parfum est essentiellement intellectuelle et artistique.

Cette démonstration repose sur une analyse du processus de création dont il ressort que l'organe nasal passe après l'intellect et l'imagination. Comme le burin du sculpteur, l'odorat du parfumeur n'est qu'un simple outil. Il ne crée pas la fonction, il est seulement éduqué. Discrimination et mémorisation sont à la base de cette éducation. Grâce à des exercices de composition répétés, le parfumeur va commencer à « penser odeur ». Lorsque, muni d'un bloc et d'un crayon, il se met à rédiger ses formules, il ne le fait pas à partir de sensations, mais « de souvenirs de sensations, c'est-à-dire avec des abstractions d'abstractions [20] ».

Dans cette activité créatrice, les molécules de synthèse sont des alliées précieuses. Nullement passéiste, Edmond Roudnitska, qui avait le projet de ne travailler qu'avec elles, célèbre « la belle et grande chimie [21] » qui permet de transcender le naturel. Les matériaux de synthèse ne sont pas des ersatz. Ils autorisent des combinaisons beaucoup plus riches, beaucoup plus amples (à côté d'une centaine à peine d'essences naturelles, il existe plusieurs milliers de produits synthétiques dégageant des odeurs fines, délicates et infiniment variées). Grâce à eux, le parfum a cessé d'être une « mixture », un mélange plus ou moins réussi d'ingrédients naturels et est devenu une véritable construction artistique d'odeurs, une

« forme olfactive » pensée. Et pour ce créateur, la plupart des compositions de son époque sont de pures inventions qui ne cherchent aucunement leur inspiration dans la nature.

Même lorsque les parfums se rattachent à une tradition figurative ou évocatrice, ils restent des produits intellectuels. *Diorissimo*, par exemple, plutôt qu'au muguet, renvoie à un « contrepoint fleuri, de verdeur et de fraîcheur, évoquant la nature, le printemps, la jeunesse[22] ». Et il a fallu créer cette composition « de toutes pièces à partir d'éléments hétérogènes n'ayant aucun rapport direct avec l'odeur du muguet. Il s'agit d'ailleurs moins d'une reproduction que d'une stylisation ». Pour Edmond Roudnitska, un parfum qui s'inspire de la nature, n'en reste pas moins dans l'abstraction.

Suivant la piste ouverte par Poncelet au XVIIIe siècle et tracée par Huysmans et Septimus Piesse[23] à la fin du XIXe, Roudnitska rapproche les parfums des formes musicales : parfum et musique se déroulent tous deux dans le temps et il y a quelque analogie entre les accords de notes et les combinaisons odorantes. Mais c'est pour souligner immédiatement les limites de cette comparaison. Le son est, en effet, une matière infiniment moins complexe qu'une odeur. On connaît toutes ces caractéristiques car il répond à des données physiques et mathématiques. L'odeur n'est pas une, elle est multiple. Variable, elle a un commencement, un déroulement, une fin. « Au cours de ses différents stades d'évaporation, une odeur aussi simple que celle du Linalol (corps pur en C_{10} H_{18} O) évolue, se modifie [...]. Le do dièse, lui, n'est qu'un do dièse quel que soit le temps pendant lequel vibre la corde, et pour toutes les oreilles qui l'entendent. Notre Linalol ce sera pour vous une odeur herbacée ou douce ou poivrée, selon le moment de son évaporation[24]. »

La notion de forme olfactive est essentielle dans la théorie d'Edmond Roudnitska. Il souhaite que les juristes étendent aux créations de la parfumerie l'application de la loi du 11 mars 1957 sur la propriété littéraire et artistique pour faire échec aux plagiaires. Mais la protection ne sera effective que si ces formes peuvent être réellement et utilement comparées à celles qui sont taxées de contrefaçon. Il est donc préférable qu'elles soient descriptibles.

Or, en matière de parfum, l'exigence de descriptibilité est particulièrement difficile à satisfaire. À la différence d'une partition musicale, la formule d'un parfum ne donne pas, loin de là, une transcription complète de l'œuvre. En particulier, l'évolution des volatilités des matières premières entrant dans la composition n'est pas traduite par la formule. Les moyens scientifiques d'analyse actuels (chromatographie gazeuse ou liquide, spectrométrie de masse, résonance magnétique nucléaire) ne renseignent que sur les éléments principaux de la composition olfactive.

En parfumerie, les composants les plus infimes ne sont pas les moins importants.

En fait, ces techniques sophistiquées sont, paradoxalement, plus utiles aux plagiaires qui se contentent d'une approche approximative du modèle original. Edmond Roudnitska s'en indigne avec véhémence : « Jusqu'ici tous les beaux parfums créés ont été outrageusement et impunément copiés de multiples fois dès leur apparition sur le marché. Ce qui est devenu d'autant plus facile que la chromatographie et des méthodes d'investigation analytique de plus en plus subtiles permettent d'en violer la formule avec une précision inconnue jusque-là [...]. Il est intolérable qu'un créateur authentique voie son travail pillé par des mercenaires de la composition qui violent ce travail grâce à des machines et qui n'hésitent pas, ensuite, à usurper le titre de *créateur*[25]. »

Cette constatation va le conduire à agir dans diverses directions. Il cherche à mettre en évidence des « qualia », c'est-à-dire des concepts d'odeurs. Le qualia rose, par exemple, serait l'âme commune de toutes les odeurs de rose, le concept « odeur de rose ». En 1980, il crée une fondation destinée à promouvoir les recherches sur l'olfaction, en particulier en ce qui concerne l'établissement d'un vocabulaire olfactif spécifique, propre à décrire la forme d'un parfum. Et surtout, il va s'intéresser aux applications possibles de l'informatique et de la cybernétique ainsi qu'à certains travaux des neurophysiciens qui « montrent que la sensation olfactive s'apparente bien à une forme[26] ». Ces découvertes lui font espérer que se développera une « olfactique » permettant un classement et un codage des formes olfactives par des machines comparables aux nez humains.

Inlassable croisé du « beau parfum », véritable construction artistique complexe bien éloignée de l'« agréable », c'est néanmoins un bilan désabusé que dresse, en définitive, Edmond Roudnitska : « Si le début du siècle nous faisait sortir de l'ère du "sent-bon", sa fin nous fait entrer dans celle du "sent-fort" et du vulgaire[27]. » En 1996, l'année même de sa mort, il déplore que, traité comme « une marchandise de luxe, sans plus[28] », le parfum soit tombé entre les mains d'hommes d'affaires habiles mais ignorants la parfumerie. Celle-ci « a été déviée de ses tâches nobles et belles vers des activités à but essentiellement lucratif... Le plus dramatique est que cette situation n'entraîne pas que la disparition de beaux parfums, mais, en même temps, celle de ceux capables d'en faire, c'est-à-dire celle des formateurs des grands compositeurs du futur[29] ».

LE PARFUM COMME PRODUIT CULTUREL

Le combat mené par Edmond Roudnitska n'aura-t-il été qu'une joute désespérée contre les moulins à vent, un cri dans le désert demeuré sans écho ? La publication en 1988 d'un livre intitulé *Questions de parfumerie*, et d'ailleurs dédié au vieux maître, atteste du contraire. Réflexion sur la création en parfumerie et sur la place des créateurs dans le système de production actuel, il est l'œuvre d'une dizaine de parfumeurs rassemblés au sein du « Groupe du Colisée [30] ».

Des théories d'Edmond Roudnitska, ils retiennent d'abord la dimension esthétique du parfum. Le travail du compositeur ne se réduit pas à l'utilisation talentueuse d'un organe exceptionnel et ils récusent ce nom cyranesque de « nez » dont la tradition a affublé les parfumeurs. « Le nez d'un *nez* n'est pas plus long [...] la différence s'établit dans la capacité et la volonté d'attention aux sensations olfactives [31]. »

De la même manière, une grande importance est accordée à la notion de forme olfactive et à la valorisation des parfums abstraits. Les membres du Groupe du Colisée considèrent, néanmoins, que la composition « de figuration », empruntant à la nature, par exemple, *Bellodgia* (Caron, 1927) ou *Tea Rose* (Perfumer's Workshop, 1976) qui magnifient le contraste fleuri épicé de l'œillet ou la grâce de la rose, a encore sa place. Elle est même parfois une exigence absolue puisqu'il s'avère difficile d'extraire du règne végétal certaines de ses plus belles odeurs comme le lilas, le muguet ou le chèvrefeuille. « S'abstenir de les reconstituer... priverait de sonorités essentielles à la création [32]. » Les compositions « de suggestion » traduisant des états émotionnels, telles *Gentleman* (Givenchy, 1974), variation autour du patchouli, ou *Macassar* (Rochas, 1980), à l'odeur de bois d'église, sont tout aussi justifiées.

Mais la composition « d'invention » qui « coïncide avec la dislocation de ce que les hommes avaient cru être la représentation millénaire des choses » est considérée comme le sommet de la créativité. *Mitsouko* (Guerlain, 1916), *Canoe* (Dana, 1935), *Cabochard* (Grès, 1959), *Paco Rabanne* (Rabanne, 1973), sont représentatifs de cette démarche. « La forme olfactive abstraite ou fantastique marque sans doute le niveau le plus élevé de la pensée créatrice [33]. »

Sur les conditions d'exercice et l'avenir de la profession, le constat est, en revanche, beaucoup plus nuancé. Les parfumeurs du Groupe du Colisée sont parfaitement conscients des dangers qui guettent leur profession. La mise en place de nouveaux circuits de distribution contribue à vider le parfum de son sens. Sous la « noble intention » affichée par les grandes unités de vente de contribuer à la démocratisation du parfum, en brisant certains monopoles de distribution, se cache, en fait, le désir d'accroître le profit. « Le discount n'a pas vocation historique à la défense de l'art. Le parfum n'est pour lui qu'un produit de plus à distribuer. Et c'est vrai, il y a quelque chose de dérisoire à découvrir pêle-mêle dans le caddie du client d'un centre commercial : Baudelaire, le *N° 5*, la moutarde Amora et les couches Pampers [34]. »

Mais, en ce qui concerne le marketing, par exemple, leur analyse est moins pessimiste que celle d'Edmond Roudnitska. En orientant le travail du parfumeur vers les besoins du consommateur, il peut jouer, selon eux, un rôle négatif ou positif. Négatif, lorsqu'il bannit dès le stade de la genèse l'idée même de l'inédit et contraint le parfumeur à reproduire des formes olfactives connues. Positif, quand ses investigations parviennent à cerner avec justesse les comportements et les modes de pensée de la catégorie d'individus à laquelle s'adresse telle ou telle fragrance. Positif encore, lorsqu'il coordonne toutes les activités qui entourent son lancement et crée une liaison entre le créateur, le verrier, le cartonnier et le publicitaire.

Dans ce sillage, certaines sociétés comme Hermès ou Cofinluxe veulent même concevoir, en opposition avec le marketing des besoins, un marketing de l'offre porteur de la tradition d'une maison ou des valeurs d'un artiste. Pour Jean-Pierre Grivory, fondateur des marques Salvador Dali et Andy Warhol, ce marketing « du désir » doit raisonner de cette façon : « Qui a besoin d'une nouvelle toile ? Personne, mais devant un tableau qui procure une émotion, on a envie de l'acheter. C'est la même chose avec le parfum. Il faut le penser de manière à ce qu'il suscite une envie [35]. »

Si le parfum se revendique comme un élément de la culture, il est bien évident qu'en tant que produit culturel, il est indissociable de la société dans laquelle il apparaît. Son évolution est en synchronisation avec les grands mouvements sociaux. C'est aux États-Unis, à une époque d'augmentation de la violence, que naît *Brut de Fabergé* (1964). De même, la mode hippie et l'engouement pour l'Orient se sont accompagnés d'un retour des notes musquées : *Musk Oil* (1972), *Dana* (1972), *Tigress Musk* (1975). Quant à *Opium* (Yves Saint Laurent, 1977), *Kif* (Lamborghini, 1980) et *Haschisch* (Veejaga, 1980), ils sont contemporains de l'accentuation du phénomène de la drogue.

Pas plus que sa création, le créateur n'échappe aux contraintes sociales. C'est ainsi que l'accumulation des législations de sécurité, la généralisation du principe de précaution, l'obligent à tenir compte de données extra-esthétiques. « Imaginer le parfumeur de la fin du siècle, assisté d'un toxicologue, d'un dermatologue, d'un psychologue, d'un juriste international et d'une section d'évaluateurs, n'est pas une fiction invraisemblable [36]. » Dans un tel contexte, le problème est évidemment celui de la part de liberté indispensable à tout épanouissement.

CHAPITRE IX
Le poids de l'économie

L'affrontement passionné autour de la mort ou de la survie du « beau parfum » ne peut ignorer les pesanteurs économiques. Il a lieu sur fond de grands mouvements industriels, financiers, et de politiques commerciales visant à concilier une diffusion maximale avec un prix de revient minimal. Les marques, à l'exception de Chanel et de quelques autres dites de « niche », restées indépendantes, sont regroupées aujourd'hui dans des grands groupes internationaux et font fabriquer leurs produits odorants par des sociétés de composition qui vont de l'entreprise familiale à celle, multinationale, cotée en Bourse.

Concentrations, sociétés de composition, stratégies lessivières, mondialisation, inflation publicitaire, autant de facteurs qui risquent d'avoir un rôle décisif sur l'issue du débat.

Concentrations

À partir de la fin des années 1980, de nombreuses sociétés de parfums et de cosmétiques se sont regroupées en grands pôles qui se répartissent marques de prestige et de consommation courante de la façon suivante[1] :

• *Alès Groupe* (France) : parfums et maquillage Caron, lignes capillaires Phyto.

• *Beiersdorf* (Allemagne) : Juvena, La Prairie, Nivéa.

• *Bristol Myers Squibb* : Clairol, Herbal Essence, Aussie, Phytoervas.

• *Clarins* (France) : Clarins, Parfums Azarro, Thierry Mugler.

• *Coty* (États-Unis) : Lancaster, Monteil, Davidoff, Jil Sander, Joop !, Vivienne Westwood, Isabella Rossellini.

• *Estée Lauder* (États-Unis) : Estée Lauder, Clinique, Aramis, Prescriptives, Origins, Bobbi Brown, La Mer, Tommy Hilfiger Natural Resources, Jane, Aveda, Donna Karan, Bumble & Bumble, Stila, M.A.C.

• *Henkel* : Fa, Le Chat, Diadermine, Mont Saint-Michel, Aapri, Scorpio, Kaloderma, Bac, Schwarzkopf, La Perla, Morris, Sergio Tacchini.

• *Hevige Groupe* (Espagne) : Costume National, Emanuel Ungaro, Gianfranco Ferré, Helmut Lang, Le Petit Prince, Salvatore Ferragamo, Yohji Yamamoto.

• *Inter Parfums* (France) : ST Dupont, Molyneux, Burberry, Christian Lacroix, Céline, Regine's, Paul Smith.

• *Jacques Bogart Groupe* (France) : Balenciaga, Chevignon, Façonnable, Jacques Bogart, Ted Lapidus, Méthode Jeanne Piaubert, Stendhal.

• *Johnson & Jonhnson* (USA) : Clean & Clear, Penaten, Neutrogena, Roc.

• *L'Oréal* (France) : Lanvin, Lancôme, Armani, Ralph Lauren, Cacharel, Helena Rubinstein, Paloma Picasso, Guy Laroche, Biotherm, Vichy, Phas, La Roche-Posay, La Scad, Garnier, Gemey, Jade, Maybelline, Kerastase, Redken, Ombrelle.

• *LVMH* (France) : Christian Dior, Guerlain, Givenchy, Kenzo, Loewe, Tartine et chocolat.

• *Procter & Gamble* (États-Unis). Ce grand lessivier contrôle : Laura Biagiotti, Hugo Boss, Giorgio Beverley Hills, Valentino, Old Spice, Max Factor, Vidal Sassoon, Cover Girl, Ellen Betrix, Pantene, Head and Schoulders, Monsavon, Prell, Oil of Olaz. Et depuis septembre 2001, Jean Patou, Lacoste.

• *Puig Groupe* (Espagne) : Carolina Herrera, Paco Rabanne, Nina Ricci.

• *Revlon* (États-Unis) : Revlon, Almay, Colorsilk, Ultima II, Jeanne Gatineau.

• *Sanofi* (France). Cette firme pharmaceutique qui fait partie du groupe pétrolier Elf-Aquitaine, a acheté : Yves Saint Laurent, Nina Ricci, Van Cleef & Arpels, Oscar de la Renta, Fendi, Krizia, Roger et Gallet, Yves Rocher (61,91 %) avec Daniel Jouvance et Docteur Ricaud.

• *Selective Beauty* (Italie) : Torrente, Elizabeth Arden, Sonia Rykiel, Jil Sander, Léonard, Grès, Chopard, Balmain.

• *Shiseido* (Japon) : Shiseido, Serge Lutens, J. P. Gaultier, Issey Miyaké, Carita, Décléor, Clé de Peau.

• *Unilever* (Angleterre/Pays-Bas). Ce géant lessivier possède : Karl Lagerfeld, Cerruti, Calvin Klein, Fabergé, Helen Curtis, Elizabeth Taylor, Cloé, Nautica, Elida Gibbs, Atkinsons, Timotei, Sunsilk, Rexona.

• *Wella* (Allemagne) : Gucci, 4711, Rochas, Tosca, Gabriella Sabatini, Priscilla Presley, Puma, Charles Jourdan, Alfred Dunhill, Anna Sui, Ghost, Naomi Campbell, Montblanc.

• *YSL Beauté* (France) dépend de *Gucci Groupe* (Italie) qui appartient à *Pinault Printemps Redoute* (France). YSL Beauté possède : Boucheron, Parfums Yves Saint Laurent, Fendi, Oscar de la Renta, Roger & Gallet, Van Cleef & Arpels, Alexander McQueen, Stella McCartneys, Ermenegildo Zegna.

Ce phénomène de concentration induit aussi une fragilisation du marché. Beaucoup de marques cherchent des acquéreurs. Selon la société d'études stratégiques et financières Eurostaf, spécialiste de l'étude de marché sectorielle, en 1997, près d'un tiers des parfumeurs français étaient à vendre, du jamais vu...

Autre problème : de nombreuses maisons récemment rachetées sont dirigées sans aucune vision à long terme. Ce qui provoque des défilés de présidents. Yves Saint Laurent, par exemple, en a vu passer dix en quinze ans. Cette instabilité s'explique aussi par l'arrivée, dans le secteur de la parfumerie, de sociétés qui n'ont aucune expérience dans ce domaine et qui, déçues dans leur pari de rentabilité... revendent. « Ce qui est dramatique, confie Jean Kerleo, l'ancien parfumeur des Parfums Jean Patou, vendus en 2001, à Procter & Gamble, c'est qu'aujourd'hui les groupes achètent des maisons pour le présent, pour le futur, mais le passé, les parfums qui ont pu faire la notoriété d'une maison, ils en font table rase. Ils ne tiennent pas compte du patrimoine de la parfumerie [2]. »

Les sociétés de composition

En dehors des très rares marques qui fabriquent elles-mêmes leurs fragrances, la plupart confient cette tâche à des sociétés de composition. La première est apparue un peu avant la Seconde Guerre mondiale. Jean Carles avait eu l'idée, en 1938, d'ouvrir chez Roure, fabrique de matières premières, une école formant des parfumeurs. Placés ensuite dans des maisons de parfums et de cosmétiques, en France et à l'étranger, ils devenaient des clients. Jusqu'au jour où Louis Amic, le propriétaire, et Pierre Vidal, le directeur commercial, décidèrent de garder les parfumeurs et de faire des parfums pour les couturiers qui n'avaient pas de laboratoires. Cela a été le point de départ du développement des sociétés de composition et d'un grand changement. Aujourd'hui, l'immense majorité des produits parfumés se fait dans ces sociétés spécialisées qui attirent les compositeurs par leurs collections très importantes de matières premières. Souvent cotées en Bourse, elles fabriquent aussi bien des parfums de luxe que de supermarché.

Lorsqu'une marque veut lancer un nouveau produit odorant, les décideurs matérialisent leur réflexion par un « brief » qui est présenté à plusieurs sociétés de composition. Comme les architectes, elles sont mises en concurrence sur un même projet. Mais la première bataille à gagner est d'abord interne puisque, au sein de ces grands groupes, les parfumeurs sont déjà en situation de compétition.

Le gagnant, tout au long de son travail, sera accompagné par un partenaire privilégié : l'évaluateur. Sa fonction, née aux États-Unis chez IFF[3], consiste à aider le parfumeur à développer son projet et à veiller à ce qu'il évite des produits que le consommateur n'apprécie pas. L'évaluation consiste aussi à trier l'ensemble des formules disponibles dans la société de composition pour les adapter, ensuite, aux nouvelles attentes des clients. Dans 98 % des cas, l'évaluateur est une évaluatrice et acquiert ses connaissances soit par une formation spécifique, soit en étant l'assistant d'un parfumeur et en pesant ses formules.

Toutes ces entreprises vendent aussi des matières premières aromatiques, naturelles et/ou chimiques, et réalisent des compositions parfumées pour les cosmétiques, les produits de toilette (savons, dentifrices, shampoings, déodorants, gels douche, cristaux, sels pour le bain, après-rasage, etc.), des produits odorants pour les lessives, les détergents, les produits ménagers et des arômes pour les produits alimentaires.

Grasse, berceau de la parfumerie française possède encore d'anciennes entreprises familiales très actives comme Robertet et Mane. Mais aujourd'hui les sociétés de composition les plus puissantes sont d'origine étrangère.

ROBERTET

Après avoir obtenu une médaille d'or à l'Exposition universelle de 1900, Robertet a développé des procédés nouveaux d'obtention de produits naturels odorants comme les « incolores » naturels (1935) et les « butaflors » (1950) (issus d'une technique d'extraction au gaz butane). Ses avancées technologiques sont alors reconnues par les plus grandes maisons du marché parisien, Guerlain, Patou, Caron, Chanel.

L'entreprise qui de vient de fêter ses cent cinquante ans a toujours pour stratégie d'affirmer sa position de leader mondial dans le domaine des matières premières naturelles aussi bien pour la parfumerie que pour les arômes alimentaires. Tous les extraits et huiles essentielles certifiés par le label « Expertise » de Robertet sont géographiquement, chimiquement et botaniquement définis afin d'assurer une traçabilité et une qualité irréprochables. L'acheteur sait ainsi si son produit est issu de l'agriculture biologique ou de la cueillette sauvage, ou encore s'il a subi un traitement visant à la réduction de certains constituants considérés comme allergènes. Lorsqu'il achète, par exemple, de l'huile essentielle d'encens de Somalie, le principal pays producteur (mille tonnes de gomme par an), une fiche lui apprend que l'encensier pousse à l'état sauvage dans « la vallée de l'encens » et que son huile essentielle, d'un jaune pâle ambré, a une teneur réduite en limonène (0,1 % au lieu de 15 %). De même l'huile essentielle de laurier de Croatie vendue par Robertet ne contient que 0,02 % de méthyl eugénol au lieu de 2,5 %. Aujourd'hui où les huiles essentielles contenant des molécules allergènes sont soumises à un étiquetage obligatoire sur les flacons des parfums, ces informations prennent tout leur sens.

Le naturel reste la cible majeure des efforts de recherche et de développement du groupe, convaincu du souhait du consommateur de privilégier son utilisation dans sa vie quotidienne. « Pas de produits de synthèse, déclare son président Philippe Maubert, car Robertet aime le naturel depuis ses débuts et continue de miser sur son retour en force[4]. » La société a découvert la faculté de certaines matières aromatiques à inhiber la croissance de micro-organismes responsables des odeurs corporelles, ce qui lui permet de commercialiser un actif (le « Déomix ») que l'on peut associer aux déodorants corporels et aux désodorisants d'ambiance. Depuis trois ans, Robertet poursuit un programme de recherches concernant l'action physiologique et dermatologique des huiles essentielles. Les propriétés antiradicalaires, anti-inflammatoires d'un certain nombre d'huiles essentielles ont pu ainsi être mises en évidence. Ces « parfums actifs » sont utilisés par les cosméticiens.

Ainsi l'extraction au solvant de la fève de cacao, donne l'Actiflor Cacao SR 078, à l'odeur chocolatée, un peu fumée. C'est un inhibiteur des radicaux libres, générés par les UV, l'ozone et les métaux lourds présents dans l'environnement urbain pollué et qui jouent un grand rôle dans le vieillissement cutané. Pour lutter contre eux, Robertet a conçu d'autres antiradicalaires provenant de produits naturels :

— Actiflor Jasmin GP 540, obtenu par extraction des fleurs fraîches de jasmin par solvant volatil, a aussi une action génoprotectrice sur les kératinocytes humains. Son odeur, fraîche au départ, devient ensuite lourde et animalisée.

— Actiflor Olive SR 180 est le premier extrait d'olive destiné à la cosmétique. Jusqu'à présent, seuls étaient utilisés dans les produits de beauté des extraits tirés de sa feuille et de son huile. Ce puissant inhibiteur de radicaux libres dégage des notes florales et rosées avec un effet « tapenade » et un côté vin.

— Actiflor Romarin SR 435 est un antiradicalaire et inhibiteur de l'élastase leucocytaire humaine. Il est presque inodore.

— Actiflor Rose GP 642, que l'on obtient par hydrodistillation des fleurs fraîches de Rosa damacena a, en revanche, une odeur exceptionnelle. Il possède des propriétés génoprotectrices (contre les dommages de l'ADN induits par les rayons UV) et une activité antiradicalaire. Il protège les membranes cellulaires.

D'autres ingrédients actifs extraits du rhizome du gingembre, de l'immortelle, du myrrhier, du cèdre de l'Himalaya et de l'Atlas, du tournesol, du cabreuva (un grand arbre tropical utilisé par les indigènes pour guérir les blessures, les ulcères, atténuer les cicatrices) ont des pouvoirs apaisants sur la peau et dégagent d'agréables effluves. Ces produits concernent les cosméticiens mais aussi les phytothérapeutes, les aromathérapeutes et les aromachologues, persuadés des effets des odeurs sur les humeurs et les comportements.

Depuis la Seconde Guerre mondiale, Robertet crée aussi des parfums. Le Grassois **Michel Almeirac**, son parfumeur principal, est partisan des formules ultracourtes et spécialiste des orientaux (*Casmir* de Chopard, *Minautore* de Paloma Picasso, *Zino* de Davidoff, *Burberry London* de Burberry, *Rush* de Gucci, *L'Eau de Rubylips* de Salvador Dali). Cet homme très reconnu dans la profession, mais extrêmement discret et peu soucieux d'être médiatisé, a formé et marqué beaucoup de grands professionnels comme Christine Nagel, Annick Ménardo, Anne Flipo.

Son *Escada Magnetism for Men* (2004) comporte un ingrédient encore peu utilisé dans la parfumerie : le fruit du « schinus molle » ou « faux poivrier ». Cet arbre toujours vert, de six à quinze mètres de haut, pousse en Amérique du Sud et produit des petites baies rouges charnues que l'on cueille à la main de mars à septembre. Plusieurs centaines de tonnes de baies peuvent être récoltées pendant la période propice sur les hauts plateaux boliviens. Robertet en extrait une huile essentielle dont émane une senteur chaude poivrée-épicée.

MANE

Cette maison grassoise symbolise la rencontre d'une famille et d'une région. En 1871, Victor Mane lance une activité de production de compositions parfumantes à base de fleurs et de plantes régionales. Ses fils Eugène et Gabriel développent l'entreprise à travers le monde de 1916 à 1958. En 1959, Maurice Mane succède à son père Eugène. Il accroît la capacité de production de l'entreprise, crée des laboratoires de recherche et d'analyses, diversifie son activité dans le secteur des arômes pour l'industrie alimentaire et développe son réseau international de filiales. En 1995, il se retire et ses deux fils continuent son œuvre. Entreprise familiale indépendante depuis quatre générations, Mane poursuit une stratégie de développement international.

Expert depuis des décennies dans l'élaboration des matières premières naturelles, ce groupe a mis en œuvre des techniques d'analyses non destructives pour mieux connaître la composition moléculaire des mélanges odorants diffusés par les végétaux, les fruits et les bois. D'autres techniques industrielles sophistiquées comme l'hydrogénation sous haute pression, l'ozonolyse, la cristallisation en continu, doivent garantir sa compétitivité sur tous les marchés.

Fabrice Pellegrin : *Calèche, Eau Délicate* (Hermès), *Bois Passion* (Dior), **Gilbert Apollon** : *Patchouli* (L'Occitane), *Divine* (Revlon), **Karine Dubreuil** : *Eau d'Ambre, Mûre & Musc Extrême* (L'Artisan Parfumeur), *PM* (Poppy Moreni), *Éclat d'Arpège* (Lanvin), **Christian Vermorel** : *Brut Rouge* (Fabergé), *Love Her Madly* (Revlon), **Daniel Molière** : *Insensé* et *Fleur d'Interdit* (Givenchy), *Tamdao* et *Jardin Clos* (Diptyque), **Édouard Fléchier** : *Lys Méditerranée* et *Une Rose* (Éditions de Parfums Frédéric Malle), font ou ont fait partie de ses trente-sept parfumeurs.

GIVAUDAN

Depuis 2003, cette société fondée en 1835, qui a son siège à Vernier, en Suisse, arrive en première position. Son nom, à partir de 1991, est associé à celui du frère ennemi Roure et à la célèbre école de parfumerie, fondée par **Jean Carles** qui avait mis au point une méthode pour apprendre à sentir[5]. Auteur de maints et maints classiques (*Canoe* de Dana, *Schocking* de Shiapparelli), ce grand compositeur a formé de nombreux et talentueux élèves comme Germaine Cellier. En 2000, la nécessité d'alléger sa raison sociale pour entrer en Bourse conduit Givaudan à se séparer de son partenaire dont les productions de matières premières naturelles et synthétiques étaient devenues insignifiantes.

Givaudan compte soixante-dix parfumeurs, spécialisés dans l'élaboration de produits de luxe et de grande consommation, répartis dans le monde entier. À Paris et à New York se fait la création des parfums haut de gamme. Au nombre des créateurs de « Fine Fragrance », on trouve notamment :

— Le Grassois **Jean Guichard** dont les parents possédaient des cultures de jasmin et de rose. Il a fait toute sa carrière chez Roure et Givaudan et est l'auteur de grands succès : *Amazone* (Hermès), *Kouros* (Yves Saint Laurent), *Les Belles* et *Loulou Blue* (Cacharel). Pour traiter très naturellement les fleurs et les fruits dans *So Pretty* de Cartier et *Deci-Dela* de Nina Ricci, il s'est servi du « Head Space[6] ». En 2004, il a créé *Love Fills, L'Air du Temps* (Nina Ricci)...

— **Ursula Wandel** : *Boss intense* (Hugo Boss), *Cerruti 1881, Summer eau d'été* (Cerruti), *Eau de luxe* (Vanderbilt)...

— **Nathalie Feisthauer** : *Must, Must-Clair de jasmin, Must pour homme* (Cartier), *Orange Tonic, Eau Belle* (Azarro) et en duo avec Ralph Schwieger : *Eau des Merveilles* (Hermès)...

— **Nathalie Gracia-Cetto** : *Burberry Brit* (Burberry), *Higher Energy* (Dior), *Bazar Summer Fragrance* (Christian Lacroix)...

— **Dave Appel** et **Pierre Negrin** : *Ralph Lauren Blue, Ralph Cool* (Ralph Lauren)...

— **Daniela Andrier** : *Attraction* (Lancôme), *Angélique Noire* (Guerlain)...

— **Antoine Maisondieu** : *L'Eau* (S. T. Dupont), *Eau de Parfum II* (Gucci)...

IFF

Longtemps en première position, IFF (International Flavors and Fragrances), apparu en 1959, est passé au second rang. Son siège social est à New York. Depuis bientôt quarante ans la société consacre des sommes importantes à la recherche fondamentale. Des spécialistes mondiaux en matière de molécules odorantes et d'études des plantes travaillent dans cette société.

IFF emploie trente-cinq parfumeurs répartis dans le monde entier. Parmi les plus connus :

— **Sophia Grojsman** est la créatrice de grands succès : *White Linen, White Linen Breeze* et *Spellbound* d'Estée Lauder, *Trésor* et *Trésor d'été* de Lancôme, *Eternity* de Calvin Klein, *Organza* de Givenchy avec Sophie Labbé. Et pour Yves Saint Laurent : *Yvresse, Paris, Paris Premières Roses* avec Laurent Bruyère et Dominique Ropion[7], *Paris Roses des Bois* avec Laurent Bruyère...

— **Pierre Wargnye** a fait ses classes dans l'école de Roure à Grasse. Il a travaillé chez Roure et Firmenich, avant d'aller chez IFF. C'est la création d'un grand classique qui l'a fait connaître. Conçu pour Guy Laroche, *Drakkar noir* (1985) est resté pendant sept ans le numéro 1 des parfums masculins, répondant pleinement à l'attente de son créateur : « Pour qu'un parfum devienne un grand succès, il doit être adopté aux États-Unis[8]. » *Drakkar noir* fait appel au patchouli comme d'autres réalisations très sensuelles, *La Perla* de la Perla, *Boss Classic* et *Baldessarini*[9] d'Hugo Boss. Pierre Wargnye a aussi réalisé *Pleasures for men* (Estee Lauder) et, avec Carlos Benaïm, *Contradiction for men* (Calvin Klein)...

— **Laurent Bruyère** est un autodidacte. Attiré très jeune par le parfum, il contacte des professionnels qui lui envoient des échantillons de matières premières et étudie les thèmes olfactifs des grands classiques comme *Jicky, Shalimar, Vol de nuit, Vétiver*. En 1993, il est engagé par la société de composition Charabot et commence à signer des succès comme *Angel Innocent* (Thierry Mugler), *Le Baiser de Lalique* (Lalique), *Azzura* et *Pure Vétiver* (Azzaro). Depuis 2000, il est chez IFF et a créé : *Scent* (Costume National), *Fatale* (Vanderbilt), *Paris Premières Roses* (Yves Saint Laurent) et avec Dominique Ropion [10], *Sexy Graffiti, Sentiment pour homme* (Escada), *Alien* (Thierry Mugler)...

Les matières naturelles ont sa préférence et le rachat des Laboratoires Monique Rémy [11] par IFF est tombé pour lui à point nommé, car « s'amuser avec les naturels haut de gamme et les nouveaux corps captifs d'IFF (des produits de synthèse que les sociétés de composition gardent quelques années en exclusivité pour leurs parfumeurs) est un vrai bonheur ». La dérangeante odeur de la civette a sa prédilection. « Il n'y a pas dans notre métier de matière première qui sente mauvais. La civette est d'une sensualité extrême et sent la femme tout comme le musc Tonkin peut évoquer des odeurs de peau d'hommes bruns. *Shalimar* et *Jicky* sont les plus belles illustrations du bon usage des produits animaux. Les parfums Guerlain, pour moi, c'est la base [12]. »

Ces grands classiques du parfum français, il les a décortiqués pour en comprendre la structure et le succès. De sa rencontre, en 1986, avec l'assistante de Jean-Paul Guerlain, il a tiré beaucoup d'enseignements. « C'était quelqu'un de très intelligent. Ses remarques m'ont fait gagner dix ans. Une idée simple, une bonne technique, voilà le secret. Un parfum, c'est comme un puzzle avec un minimum de produits et un maximum de rappels dans la composition. L'harmonie doit durer jusqu'au soir pour que l'idée forte conserve sa forme jusqu'à la fin [13]. »

— **Anne Flipo**, après être entrée à l'ISIPCA, a appris son métier avec Jean-Louis Sieuzac, chez Florasynth, et Michel Almeirac, chez Créations aromatiques. Sa parfumerie « figurative » qui s'inspire de la nature, des fleurs, des odeurs des jardins a conservé l'empreinte de son enfance. Ses principales créations : *Un été en Provence, Chiffon Sorbet* (Escada), *La Chasse aux papillons, Verte Violette, Jacinthe des Bois, Œillet sauvage, Un zeste d'été* (L'Artisan Parfumeur), *Skin, Jeans for Women* (Trussardi), *Rykiel Woman* (Sonia Rykiel), *Essence Pure Femme* (S.T. Dupont), *Tendre Kiss* (Lalique), *Poupée* (Rochas), *Barbara Bui Le Parfum* (Barbara Bui)...

Cette pléiade de créateurs compte également :

— **Alain Astori** : *Dark Blue, Deep Red* (Hugo Boss)...

— **Carlos Bénaïm** : *Polo, Polo Blue* (Ralph Lauren), *Eternity for men* (Calvin Klein) et en collaboration avec Sophie Labbé et Dominique Ropion : *Very Irresistible* (Givenchy)...

— **Sophie Labbé** : *G* (Romeo Gigli), *Jardin de Soleil* (Escada), *Emporio Armani pour Homme* (Armani), *Organza* (Givenchy), *Boss Woman* (Hugo Boss), *Premier Jour* (Nina Ricci)...

— **Jean-Charles Niel** : *Magie Noire* (Lancôme), *Snuff* (Schiaparelli), *Silence* (Jacomo), *Red* (Giorgio)...

— **Béatrice Piquet** : entrée à dix-sept ans chez IFF, elle a gravi tous les échelons et a signé *L'Instant pour homme* Guerlain (2004), *1881 Summer Fragrance* (Cerruti), et avec Nathalie Lorson, *Petits et Mamans* (Bulgari), avec Alain Astori, *Aroma Tonic* (Lancôme) et *Deep Red* (Hugo Boss)...

— **Olivier Polge**, fils de Jacques Polge, a réalisé en collaboration avec Carlos Bénaïm *Emporio White for men* (Armani) et avec Carlos Bénaïm et Dominique Ropion : *Pure Poison* (Dior), *Cuir Beluga* (IFF), *Dior Homme*...

QUEST

De talentueux parfumeurs travaillent dans cette société mi-hollandaise, mi-anglaise, créée en 1986 par la fusion de Naarden et de Proprietary Perfume & Flavors et acquise en juin 1997 par Imperial Chemical Industries.

Françoise Caron

Née à Grasse, dans une famille de négociants en matières premières naturelles, Françoise Caron a fait l'école de Roure et a été parmi les premières femmes parfumeurs. Très à l'aise dans le maniement des fleurs blanches (son père avait des plantations de jasmin), elle préfère les chypres et les « fraîcheurs » aux épices et vanilles. Élevée dans la grande tradition de la parfumerie, les nouvelles molécules synthétiques, au départ, l'ont perturbée. « J'ai passé des années difficiles, c'était troublant tous ces produits qui n'existaient pas quand j'ai appris la parfumerie. Maintenant je les ai apprivoisés [14] ». Parmi ses créations les plus connues : l'*Eau d'Orange Verte* (Hermès), bourrée de produits naturels et faite d'un jet, *Ombre Rose* (Jean-Charles Brosseau), *Cuiron*, inspiré du cuir de Russie et du tabac blond (Helmut Lang), *Gio* et *Aqua di Gio* (Armani), *Ça sent beau* (Kenzo), *Choc* et *Rose* (Cardin), *Just Me* (Montana), *Exciting* (Versace), *Le b d'Agnès B.*, *Donna* (Trussardi), *Echo Woman* (Davidoff) et en duo avec Françis Kurkdjian, *Iris Nobile* (Acqua di Parma), *Apparition*, en duo avec Christine Nagel (Ungaro)...

Elle regrette le temps où les briefs demandaient simplement de composer un oriental, un chypre ou un floral. Les parfumeurs étaient libres ensuite de faire ce qu'ils voulaient. Aujourd'hui, les directives sont beaucoup plus précises et contraignantes. Son souhait : voir la parfumerie sortir de son asepsie. « Qu'on revienne à la belle parfumerie en osant redoser les produits généreusement. Maintenant, quand on fait une formule, rien ne doit dépasser. Pas de notes trop orangées, pas de notes trop "animales", tout est trop lisse. »

Christine Nagel

De nationalité suisse, elle travaille chez Firmenich à Genève, après des études de chimie organique. Pendant neuf ans, elle y acquiert les bases techniques du métier par l'étude de tous les parfums qui sortent sur le marché et le décryptage de leurs formules. Suit un passage de onze ans chez Créations Aromatiques, sous la direction de Michel Almeirac qui lui enseigne qu'une formule tourne autour de quelques matières premières et qu'il faut aller à l'essentiel. C'est en 1998, riche de vingt ans d'expérience, qu'elle entre chez Quest.

Dans sa conception, le compositeur est un interprète qui maîtrise une technique le rendant à même de retranscrire ce qu'un couturier, un joaillier ou un artiste mettent dans leur art. « Quand on est parfumeur dans une grande société comme la nôtre, on peut travailler à la fois pour un designer hypermoderne, pour un client très traditionnel, pour un couturier très haut de gamme ou pour un fashion complètement fou-fou. Et moi, je ne suis que moi, je dois être capable de rentrer dans des univers très différents [15]. » Il faut, comme une éponge, s'imprégner du monde de son client.

Les baumes, les bois, les matières qui évoluent sur la peau ont sa préférence. Mais les produits de synthèse, en donnant des inflexions et des sensations différentes forcent la nature, changent le cours des choses et modernisent le naturel. On parvient, par exemple, à faire en sorte que des notes boisées ou ambrées, qui sont des notes de fond, arrivent en tête. Dompter la matière et l'amener dans un autre registre est son ambition. « Moi, ce qui me plairait ce serait de faire un bois crémeux, le rendre tellement souple qu'il devienne comme un vieux cuir. » En symbiose avec les recherches de Quest sur la sensation, la texture des odeurs, Christine Nagel visualise les parfums quand elle les sent : « Certains peuvent être doux et ressembler à du satin, d'autres sont rêches ou comparables à du daim. »

Un inconnu croisé dans la rue qui porte l'une de ses fragrances, « un petit bout d'elle », la bouleverse. « Arriver dans l'intimité de personnes dont je ne connais rien, avec mes odeurs, est très troublant.

Un parfumeur qui ne met pas son cœur et ses tripes dans ses parfums ne peut avoir de succès. C'est un métier très affectif, très émotionnel. Lorsque notre parfum n'est pas accepté, on se sent rejeté. »

À son actif figurent de nombreuses créations :

Les Larmes Sacrées de Thèbes, Un Certain Été à Livadia, Une Nuit Étoilée au Bengale, trois orientaux pour Baccarat, *Eau de Cartier* et *Cartier Intense* (Cartier), *Histoire d'Eau* (Mauboussin), *Mémoire d'Homme* (Ricci), *2000 et une Rose* (Lancôme), *Versace Women* et *Metal Jeans* (Versace), *Eau Torride* (Givenchy), *Fantasia, Summer, Theorema* (Fendi), *Lyra 2, Samouraï* (Alain Delon), *Pour l'Amour de l'Inde* (Le Monde en Parfum). Et en duo avec Francis Kurkdjian : *Rêverie* (Vanderbilt), *For Her* (Narciso Rodriguez), *Ambre Soie* (Giorgio Armani)...

Christopher Sheldrake

Est né en Inde, à Madras. De son père, spécialisé dans l'extraction des matières premières naturelles, lui vient son intérêt pour les senteurs. À dix-huit ans, il fait un stage chez Charabot, à Grasse afin de perfectionner son français. C'est là que Georges Cœur l'initie à la parfumerie et lui révèle qu'il est un « nez ». Abandonnant son projet de devenir architecte, il travaille de 1974 à 1981 dans cette société, puis chez Robertet et passe ensuite trois ans chez Chanel auprès de Jacques Polge et François Demachy. C'est l'époque du lancement de *Diva, Anteus, Coco* et dans cette maison de prestige, il apprend beaucoup de choses sur les ingrédients nobles tels que l'ambre gris, le jasmin et l'iris. En 1984, Christopher Sheldrake entre chez Quest, à Ashford, près de Londres, où sont élaborées des molécules de synthèse. Il voyage beaucoup et découvre au Maroc l'odeur du cèdre de l'Atlas. Cette attirance, il la partagera plus tard avec Serge Lutens, qui l'a élu comme sa « main d'or ».

Dans son partenariat avec ce créateur, il pratique des overdoses de produits naturels : quantité de fleurs d'oranger dans *Fleur d'Oranger*, de labdanum dans *Ambre Sultan*, d'ylang-ylang dans *À la Nuit*, de sauge sclarée dans *Chergui*. Certains de ses parfums contiennent plus de 70 % d'ingrédients naturels. « Je fais appel à la nature pour *allumer* mes créations, mettre des étincelles de vie [16]. »

Il trouve un dérivatif aux demandes commerciales de produits non dérangeants dans des travaux stimulants comme ceux réalisés en Italie, pour l'architecte Philippe Rahm, sur *la bonne odeur du Christ* (odeurs de transpiration, de pain, de cumin, de myrrhe, de nard), ou pour l'exposition de Serge Lutens à Lille (arômes d'épluchures de mandarine sur le fourneau, de café, des fleurs sous la pluie). Ce passionné aime réaliser des parfums qui prennent le risque de déplaire... ou de plaire addictivement.

Francis Kurkdjian

Après avoir étudié le piano, pratiqué la danse classique, suivi les cours de L'ISIPCA, ce parfumeur d'origine arménienne entre, en 1993, chez Quest. À l'âge de vingt-cinq ans, il crée *Le Mâle* pour Jean Paul Gaultier. Suivront : *Fragile* (Jean Paul Gaultier), *Green Tea, Iced Green Tea, Spiced Green Tea* (Elizabeth Arden), *Holy Water* et *Pruning Shears* (Demeter), *Miracle Homme* (Lancôme), *Lily Chic* (Escada), *Kenzoki Lotus* (Kenzo), *Apparition*, en duo avec Françoise Caron (Emanuel Ungaro), *Aquazur* (Lancaster), *Armani Mania* (Armani), *Cologne Blanche* et *Eau Noire* (Christian Dior), *Eau d'été* et *Eau d'automne* (Van Cleef & Arpels), *For Her*, en duo avec Christine Nagel (Narciso Rodriguez), *Iris Nobile*, en duo avec Françoise Caron (Acqua di Parma), *Jean's couture glam* (Versace), *Rose Barbare* (Guerlain)...

Créer un parfum pour une marque qui le distribue dans le monde entier est une idée qui le séduit mais, dans son laboratoire privé, il compose aussi des parfums sur mesure [17] pour une poignée d'amateurs de fragrances rares.

On terminera ce panorama forcément très incomplet des parfumeurs de Quest avec **Calice Becker**. Née en France de parents russes, cette parfumeuse polyglotte qui a fait l'école Roure, vit à Manhattan. Elle est l'auteur de *Tommy Girl* (Tommy Hilfiger), *What about Adam* (Joop), *Women of earth, Dreamlife* (Avon) et du célébrissime *J'Adore* de Dior, ainsi que de *Beyond Paradise* et *Beyond Paradise Men* pour Estée Lauder...

FIRMENICH

Fondée en 1895, à Genève, cette société a une longue expérience dans la synthèse des produits aromatiques et compte soixante-dix parfumeurs, basés à Genève, Paris et New York. Parmi les plus connus figurent :

— **Gérard Anthony** : *Azzaro pour homme* (1978), *XS homme* de Paco Rabanne (1993), *XS pour elle* de Paco Rabanne (1993), *Ming Shu* d'Yves Rocher (1997), *Boss Blue Edition* d'Hugo Boss (2004)...

— **Annie Buzantian** : *Pink* de Victoria Secret (2001), *D* de Diane of Furstenberg (2003)...

— **Jacques Cavallier**, récompensé, en 2004, par le prix François Coty, a créé : *L'Eau d'Issey* d'Issey Miyake (1991), *Jean Paul Gaultier classique* (1993), *Issey pour Homme* (1994), *Acqua di Gio* avec Alberto Morillas (1996), *Truth* de Calvin Klein (2000)...

— **Olivier Cresp** : *Angel* (1992), *Dune pour homme* avec Jean-Pierre

Béthouart (1997), *Noa* de Cacharel (1998), *Light Blue* de Dolce Gabbana (2001), *Lacoste pour femme* (2003)...

— **Harry Frémont** : *Polo Sport for men* de Ralph Lauren (1993), *CK One* de Calvin Klein avec Alberto Morillas (1994), *Romance for women* de Ralph Lauren (1998), *Michael for men* de Michael Kors (2001), *Purple Label* de Ralph Lauren (2003)...

— **Annick Menardo** : *Lolita Lempicka pour femme* (1997), *Hypnotic Poison* de Dior (1998), *Boss Bottled* d'Hugo Boss (1998), *Visit* d'Azzaro (2003), *Lacoste Red pour homme* de Lacoste (2003), *Miss Me* de Stella Cadente (2003)...

— **Alberto Morillas** : *CK One* de Calvin Klein avec Harry Frémont (1994), *Bulgari pour homme* avec Jacques Cavallier (1995), *Acqua di Gio* avec Jacques Cavallier (1996), *Flower by Kenzo*, de Kenzo (2000), *Cologne* de Thierry Mugler (2001), *Le Baiser du Dragon* de Cartier (2004)...

Inconnus pour la plupart du grand public qui porte les parfums des grandes marques sans jamais savoir qui les a élaborés, tous ces « nez » sont pourtant l'âme de la parfumerie. Qu'ils se revendiquent comme artistes, artisans d'art, ou simplement comme techniciens du parfum, c'est d'eux que dépend en grande partie toute évolution et toute innovation. Mais de nombreux paramètres leur échappent. Si les sociétés de composition dont ils dépendent mettent souvent à leur disposition des moyens de travail remarquables, ils doivent cependant s'exprimer en tenant compte des exigences des clients. Or les maisons de parfums sont obligées, qu'elles le souhaitent ou non, de s'inscrire dans la logique commerciale des groupes auxquels elles appartiennent. Les stratégies développées par ces derniers induisent des exigences souvent percues par les compositeurs de fragrances comme bridant une création qui se voudrait, sinon libre de toute entrave, du moins disposant d'une plus grande marge de manœuvre.

Stratégies lessivières

Dans les années 1970, de nombreuses maisons de parfums sont rachetées par des groupes pharmaceutiques. Ironie du sort, les parfumeurs qui s'étaient évertués pendant des siècles à s'émanciper des apothicaires faisaient retour dans le giron initial ! Mais, souvent déçus des résultats, les pharmaciens modernes passent rapidement le relais à des lessiviers qui vont appliquer à la parfumerie les méthodes du marketing et utiliser les matières premières éprouvées dans le lancement de leurs produits de grande consommation. Unilever (lessive Omo), Procter

(Ariel), Calgon, sont en mesure d'appliquer à Calvin Klein, Hugo Boss ou Lancaster [18], les stratégies lessivières, déjà dénoncées par Edmond Roudnitska. Elles font largement appel aux *briefs* et aux tests-consommateurs. « Le parfum n'est plus un objet de luxe, mais de mass market, déplore Bertrand de Préville, directeur commercial de Biolandes. Les jus aujourd'hui sont de plus en plus standardisés, on a quitté le monde du luxe pour se diriger vers la vente de produits du genre lessives [19]. »

LES *BRIEFS*

Sorte de cahier des charges imposé au créateur, le *brief* est, en général, fourni par le service marketing de la maison qui passe commande du parfum (Dior, Kenzo, Cacharel, etc.) à la société de composition chargée de le fabriquer (Givaudan, Robertet, Firmenich, IFF...). Celle-ci présente à son client les nouveaux produits ou concepts (par exemple des associations d'odeurs et de couleurs) qu'elle est en mesure de lui proposer. Une réunion a lieu avec les parfumeurs qui prennent connaissance des désirs du client. À travers une série d'indications concernant notamment la direction et les caractéristiques olfactives souhaitées, le prix du concentré de parfum au kilo, la clientèle visée, l'image du produit final recherchée, le *brief* propose une histoire que le parfum doit raconter avec des odeurs.

Il peut tenir en quelques lignes lapidaires (« Jeune femme, ayant deux enfants, aimant le golf et conduisant une *Smart* »), ou constituer un véritable dossier. « Ce qu'il faut connaître avant tout, c'est la marque et ce qu'elle dit à ses consommateurs. Derrière, il y a un style de vie, un style de femme. On ne fait pas les mêmes parfums pour le classique Pierre Balmain et pour l'excentrique Jean Paul Gaultier [20] », explique Jean Guichard. Ce compositeur de Givaudan considère que si le parfumeur d'aujourd'hui bénéficie de moyens technologiques qui lui facilitent la tâche, il supporte de nouvelles contraintes comme celles d'écrire des histoires avec ses notes odorantes. « *Pour Loulou*, par exemple, les gens de Cacharel nous avaient demandé un parfum plus sensuel car la jeune fille naïve et tendre d'*Anaïs* avait grandi, tout en restant romantique. »

Mais les *briefs* peuvent être beaucoup plus directifs avec des références explicites aux grandes tendances illustrées par les chefs de file de la parfumerie. Patricia de Nicolaï, qui a travaillé pendant sept ans dans des sociétés de composition avant de monter sa propre affaire s'en souvient : « Les *briefs* nous disaient : telle société veut lancer un parfum, mais il faudrait qu'il ait un petit peu de *Trésor* avec un départ *Samsara* et un fond *Pleasures*. Finalement, nous tournions en rond et ne faisions pas des choses créatives[21]. » Le marketing est souvent catastrophique, renchérit un très grand parfumeur qui désire garder l'anonymat. « Un parfum comme *Angel* a eu un gros succès, alors il faut faire systématiquement du *Angel* avec un petit coup de *Shalimar* ou un petit coup de *Coco*, voilà les *briefs* qu'on reçoit[22]. »

Pour ne pas dépayser le consommateur, les *briefs* jouent aussi sur le registre des notes gustatives, renvoyant à des souvenirs positifs largement partagés qui leur confèrent une familiarité rassurante. Cela permet d'obtenir des produits qui ne suscitent aucune réticence. Une nouvelle ligne de soins *Dessert Beauty* a lancé des crèmes parfumées aux bonbons et au caramel[23]. Les quatre eaux de toilette : *Woodcoffee, Stickycake, Nomadtea, Burntsugar*, de la ligne *Sweet* de *Comme des Garçons*, sont présentées dans des étuis très colorés évoquant ceux des bonbons. Dans des sociétés « stressées », ce type de fragrances rappelle l'enfance, la récompense des friandises. « Cette nostalgie [...] s'exprime parfaitement à travers les senteurs caramel, chocolat et barbe à papa d'*Angel* de Thierry Mugler ou la facette réglisse de *Lolita Lempicka*[24] », relève Fabienne Antoniewski. Savons, exfoliants, sprays qui dégagent des effluves de chocolat au lait, blanc ou noir, sont en vente et la « chocolathérapie » aux vertus relaxantes se développe dans les « spas » en Angleterre et au Canada. À Genève, celui de l'hôtel Mandarin propose à ses clients des enveloppements chocolatés et des bains au chocolat noir. Le produit est fondu au bain-marie et dilué dans l'eau de la baignoire. « Ce n'est pas si extravagant, explique la propriétaire, l'odeur du chocolat est euphorisante et requinque[25]. » Les parfums d'ambiance aux odeurs de légumes, de fruits, de pain d'épice, de pop-corn, de salade de fruits, de tarte Tatin, en phase avec la vogue du cocooning, se multiplient. Ils doivent apporter au consommateur plaisir et réconfort, sans le désorienter.

C'est à partir de 1980, que les *briefs* concoctés par des chefs de produits, sortant d'écoles commerciales et ignorant souvent la parfumerie, seraient devenus très contraignants. Avant cette date, les parfumeurs recevaient des consignes beaucoup plus souples. « Aujourd'hui, les *briefs* sont de moins en moins enthousiasmants et les parfums actuels sont de niveaux relativement bas, affirme le parfumeur Jean-François Latty, on fait de plus en plus du bon marché acceptable momentanément par le plus grand nombre[26]. » Dans les grandes sociétés, les risques sont si importants que ce n'est pas une personne mais toute une équipe qui décide de la composition qui sera retenue. Difficile, dans ces conditions, de lancer de véritables nouveautés. Pour gagner les *briefs*, les parfumeurs doivent suivre les directives du marketing. Et si leur produit est accepté, encore faut-il qu'il subisse avec succès un certain nombre de tests.

LES TESTS-CONSOMMATEURS

« C'est Firmenich et L'Oréal qui ont eu, il y a une dizaine d'années, l'idée des tests-consommateurs, et qui ont introduit le ver dans le fruit [27] », déclare le parfumeur Édouard Fléchier. Mais bien avant eux, François Coty en avait eu l'idée, évidemment pas sur une aussi grande échelle. « Au moment des fêtes carillonnées, époque où les gens achètent des cadeaux, il lançait son parfum dans un petit flacon ordinaire avec un packaging tout à fait simple et attendait de voir comment ça allait marcher [28]. »

Aujourd'hui, les tests ont pris une importance d'autant plus grande qu'ils interviennent à plusieurs stades. Les sociétés de composition testent d'abord l'odeur des produits qui marchent le mieux dans le but de comprendre les secrets des leaders. Puis, en cours de composition, des tests sont faits pour déterminer parmi plusieurs versions possibles celle qui retient le plus l'attention et orienter en conséquence le travail du créateur. Au stade final, enfin, lorsque le client effectue son choix entre deux candidats en compétition, on en réalise dans plusieurs pays à la fois et sur un minimum de cent personnes par pays.

Ils ont bien évidemment un poids décisif au moment du choix. « Même si les clients nous disent : nous voulons des parfums qui aient du caractère, ils choisissent, en définitive, ceux qui passent le mieux les tests. On fait donc des parfums testeurs [29] », confie une parfumeuse d'une grande société de composition. Le marketing demande aux parfumeurs de créer des produits qui, selon l'expression de Jean-Michel Duriez, parfumeur de Jean Patou, sont de « belles mécaniques de compétition, des formules 1 [30] », censées passer avec succès les tests des consommateurs.

Objets et souvent « victimes » des tests, les fragrances, dans leur grande majorité, visent à plaire au plus grand nombre. On conçoit, selon l'expression d'Yves de Chiris, ancien P-DG de la société de composition Quest, des produits « évidents », c'est-à-dire « dans lesquels le consommateur va se trouver à l'aise d'emblée [31] ». Cette orientation est critiquée par de nombreux compositeurs comme étant à l'opposé de la prise de risque inhérente à toute création originale. Elle aboutit à des parfums « lisses », comme noyés dans une espèce de solvant d'où rien ne dépasse. « Au lieu de lancer un grand jet de peinture, tout est trop finement dosé pour que rien ne choque. Toute la parfumerie aujourd'hui se ressemble. Elle est aseptisée, pasteurisée, sans identité [32] », déplore la parfumeuse Françoise Caron. Constat que confirme Pierre Wargnye, parfumeur chez IFF : « Commercialiser un parfum coûte des millions de dollars, aussi les parfums sont testés et retestés jusqu'à devenir des “Me too” qui ont une vie très courte à l'opposé des classiques qui ont une identité [33]. »

Plusieurs exemples montrent pourtant que l'attitude prudente voire frileuse engendrée par la soumission aux tests n'est pas toujours justifiée même sur un plan strictement commercial. *Cool Water Man* (1988) de Davidoff, créé par Pierre Bourdon, a été extrêmement bien accueilli par le public alors qu'il avait été refusé par les tests un nombre considérable de fois. Et de l'aveu même de Vera Strübi, P-DG des Parfums Thierry Mugler, *Angel* (1992), l'un des plus remarquables succès de ces dernières années, aurait certainement été rejeté par les tests, s'il en avait passé. Son parti pris audacieux, celui d'un parfum provoquant instantanément l'adhésion ou le rejet, a finalement rapporté beaucoup d'argent puisque douze ans après son lancement, c'est le féminin le plus vendu en France. Maurice Roger, un ancien P-DG des parfums Christian Dior qui a pris le risque de lancer *Poison* (1985) et *Fahrenheit* (1988), deux parfums très innovants, jugeait les tests contraires à la création qui demande de l'audace et aimait répéter : « Moins de tests, plus de testicules [34]. »

LES TESTS D'INNOCUITÉ

Comme les lessives, les parfums, les eaux de toilette, les produits d'hygiène corporelle et de cosmétique, subissent encore toute une batterie de tests visant à s'assurer de leur innocuité. Ils ne passent pas de l'imagination du parfumeur aux rayonnages des parfumeries sans que s'écoulent plusieurs mois. Des essais de cytotoxicité (toxicité sur des cellules en culture), puis de phototoxicité (toxicité cutanée provoquée par l'exposition aux UVA), autrefois réalisés sur l'animal, sont pratiqués sur culture de fibroblastes. Enfin, des patch-tests sont effectués sur des volontaires pour évaluer le potentiel d'irritation cutanée. Le produit est appliqué dans le dos, sous occlusion, après évaporation de l'alcool, et laissé en place quarante-huit heures. Au bout de ce laps de temps, le dermatologue enlève le pansement occlusif, examine la peau et note la présence éventuelle d'un érythème et/ou d'un œdème. Un ultime test destiné à évaluer la propension à provoquer une réaction allergique est pratiqué sur cent volontaires. « Ce n'est donc qu'à l'issue de ce parcours, s'il a franchi chaque étape, que le parfum pourra, du point de vue de la sécurité, être accepté pour sa commercialisation [35] », explique le toxicologue Jacques Bouffechoux.

L'industrie des parfums ne saurait cependant se satisfaire de ce seul contrôle *a posteriori*. S'apercevoir à ce stade que le produit présente une nocivité entraîne, en effet, une perte de temps et d'argent importante. Aussi cherche-t-elle à se prémunir contre cet aléa en recourant à des contrôles exercés en amont de la création sur les matières premières qu'elle emploie. À cette fin, elle s'appuie sur deux organismes clés : le RIFM et l'IFRA.

LES CONTRÔLES EN AMONT, LE RIFM ET L'IFRA

De plus en plus de matières premières odorantes utilisées dans la parfumerie font l'objet d'attaques, de recommandations et d'interdictions. Pour évaluer leur toxicité ou innocuité, le Research Institute Fragrance Materials (RIFM), une organisation internationale à but non lucratif, a été fondée, en 1966, aux États-Unis, par les industriels de la parfumerie et de la cosmétique. Un groupe d'experts en toxicologie, pharmacologie, dermatologie n'ayant aucune connexion avec l'industrie, a déjà fait des évaluations sur plus de 1 300 matières premières.

L'Internationale Fragrance Association (IFRA), créée en 1973, examine ensuite leurs travaux. Tous les pays qui le désirent peuvent en être membres. Selon Philippe Racine, membre de l'IFRA, « sa mission est d'encourager les fabricants de parfums à mettre leurs pratiques et leurs produits en accord avec les réglementations nationales ou internationales et à appliquer son code de bons usages [36] ». Elle édicte des recommandations prônant l'interdiction ou la limitation de l'emploi de certaines matières aromatiques afin d'assurer les plus hauts standards de sécurité possibles. Les producteurs de parfums et de matières premières s'engagent à respecter ses consignes car la peur des procès, désastreux pour leur renommée et leurs finances, est vive. « Si une marque lance un produit parfumé et qu'un client se retourne contre elle en lui disant : “J'ai eu des boutons ou un cancer de la peau, dans ce que vous m'avez vendu il y a tel composant et l'on sait que cela rend malade, vous êtes donc responsable et vous devez payer”, la situation n'est pas drôle [37]. » L'IFRA a déjà interdit une soixantaine de matières premières et restreint l'emploi d'une cinquantaine.

Les recommandations des organismes d'autorégulation de la parfumerie, créés pour éviter de perdre de l'argent dans des procès et protéger les consommateurs, se doublent encore de celles des grands groupes eux-mêmes. Pour devancer une réglementation de plus en plus stricte (cent millions de dollars ont déjà été consacrés par l'industrie du parfum à cet objectif [38]), ils font appel à des toxicologues qui émettent des règles allant plus loin que celles de l'IFRA. « On nous interdit une quantité de matières premières. Je passe ma vie à être enquiquiné par les gens qui s'occupent de cela dans ma société [39] », avoue confidentiellement un grand parfumeur. LVMH, Coty, Lancaster, ont autorisé, par exemple, le recours aux muscs polycycliques et nitrés, critiqués par Greenpeace et les écologistes allemands, alors que Procter & Gamble demandait de les exclure. D'où des interdits supplémentaires et contradictoires imposés aux compositeurs.

Souvent déconcertés par ces fluctuations, ils travaillent aujourd'hui avec des ordinateurs qui leur indiquent les desiderata variables de leurs clients et, au détriment de la création, raisonnent et calculent. « On passe beaucoup de temps dessus à checker les safety, à vérifier que nos formules sont conformes[40] », raconte Françoise Caron. Et Michel Almeirac qui travaille chez Robertet s'énerve : « Où est la vérité ? Moi, je veux bien admettre qu'un produit soit toxique mais à condition qu'il le soit pour tous. Pour le tabac, on est tous d'accord : il tue. Si dans la parfumerie, il n'y a pas une véritable règle unique, on va droit dans le mur[41]. » Ferdinand Storp, président de Drom, une entreprise allemande centenaire, regrette qu'aujourd'hui on se préoccupe davantage d'obéir à la législation que de créer[42].

Toutes ces mesures qui limitent la palette du parfumeur et entravent la création laissent les créateurs dubitatifs. « On a eu raison d'obliger les fabricants à traiter la bergamote pour qu'il n'y ait plus de photosensibilisants mais j'ai quarante-neuf ans de métier, je n'ai vu qu'extrêmement rarement dans ma maison des réclamations concernant des produits allergisants. Le benzène, paraît-il, cancérigène est totalement interdit. Au Maroc, je connais un mécanicien qui s'en est servi pour se laver le soir pendant quarante ans. Je l'ai vu l'année dernière, il a soixante-quinze ans et se porte comme un charme. Quantité de produits sont défendus maintenant. Je ne sais avec quoi mes successeurs travailleront. C'est absolument catastrophique[43]... », déplore Jean-Paul Guerlain. Pessimisme qu'aggravent de nombreuses attaques.

Les Californiens, les Canadiens, les Scandinaves, persuadés que le parfum pollue, voudraient le faire interdire dans les lieux publics comme cela a été le cas pour la cigarette. « On est attaqué sur tous les fronts, dit Pierre Bourdon, P-DG de Fragrance Resources France. Les menaces sont quasi quotidiennes surtout sur les matériaux naturels. On s'attend à ce qu'un jour on nous supprime complètement le goudron de bouleau et la mousse de chêne. Cela va tuer le patrimoine. Comment faire un *Mitsouko* ou une *Eau Sauvage* sans mousse de chêne ? L'avenir est plein d'incertitudes[44]. »

De plus en plus de beaux produits disparaissent ou sont en voie de disparition. C'est le cas de l'essence de rose (la présence de méthyl eugénol la discrédite), du costus, de la bergamote (débarrassée des produits photosensibilisants qu'elle contient, son odeur n'est plus la même), du lyral (une note synthétique de muguet indispensable puisqu'on ne peut obtenir de muguet naturel), ou de l'octine carbonate de méthyle (une note violette fondamentale dans certains accords).

Après avoir interdit, en 1995, l'usage du musc ambrette[45], l'Union européenne avait pris, trois ans plus tard, la décision de faire interdire, en 2010, les muscs xylène et kétone. Ces produits, présents dans les savons, les cosmétiques, les détergents, représentent 90 % de la production globale des muscs nitrés, une production évaluée entre 1 000 et 2 500 tonnes par an[46]. Le projet d'interdiction totale a été abandonné, des études récentes ayant montré que ces muscs xylène et kétone, à l'odeur musquée, ne présentaient pas de dangers pour les consommateurs. L'Union européenne a néanmoins fixé des seuils pour l'utilisation du musc xylène dans les déodorants, les soins pour la peau, les after-shaves, mais n'en a établi aucun pour les parfums. Dénoncé par Greenpeace comme cancérigène à haute concentration chez la souris et soupçonné de passer dans le corps du bébé par le lait de la mère allaitante, le musc xylène a néanmoins été encore utilisé en Espagne dans les eaux de Cologne (son odeur fait partie de la culture espagnole) alors que les autres pays, dans le doute, n'y avaient plus recours. Greenpeace préconise le retrait des muscs polycycliques et nitrés et suggère de les remplacer par des produits naturels.

Pour être conformes aux normes IFRA et à la réglementation européenne, bon nombre de parfums doivent être reformulés. Mais le remplacement des produits proscrits conduit à en mettre d'autres en quantité plus grande et le surdosage peut les rendre à leur tour allergisants. « Ainsi l'isoe super (des notes boisées provenant d'une transformation chimique de l'essence de cèdre) était auparavant utilisé à 3 %. Il l'est maintenant à 25 % ou 30 %, ce qui peut induire des allergies. Boire un verre de vin ne fait pas mal, en avaler plusieurs litres, est moins bon[47] », note, avec humour, Michel Almeirac.

Les ingrédients déconseillés laissent généralement la place à des reconstitutions de synthèse, ce qui change leur senteur, déconcerte les clients et désole certains parfumeurs. Impossible de reproduire à l'identique certains chefs-d'œuvre avec des quantités très réduites de mousse de chêne. « Des formules qui en contenaient 15 % ne peuvent plus aujourd'hui en comporter que 1 %. Avec la suppression ou la limitation de certaines molécules, l'introduction de nouvelles, les odeurs ne sont plus les mêmes et cela transforme profondément la parfumerie[48] », constate Pierre Bourdon.

Ces changements dans la composition contribuent aussi à faire évoluer les habitudes des consommateurs. Ceux-ci ne perçoivent plus le parfum comme un faire-valoir qui doit laisser une aura, une signature. D'ailleurs les teintures animales, les teintures de baumes qui donnaient du sillage ne sont quasiment plus utilisées. Les femmes actuelles ont volontiers une garde-robe de parfums, pour aller au marché, au bureau, se promener, dîner au restaurant, sortir avec des amis, chercher les enfants à l'école, etc. Les grands classiques comme *Shalimar* de Guerlain, le *N° 5* de Chanel, l'*Eau Sauvage* de Dior, ont été conçus, reconnaît Patrick Choël, président des parfums et cosmétiques de LVMH et P-DG des parfums Christian Dior, « à une époque où l'on était très fidèle à sa fragrance, où l'on transmettait son goût pour un jus ou une maison à ses proches, à ses enfants. À présent, nos clients sont multi-utilisateurs [49] ».

La superposition de différentes fragrances sur la peau ou les vêtements implique qu'elles aient en commun des fonds qui sentent la même chose : des muscs polycycliques qui viennent de la détergence. Il y a là un facteur supplémentaire d'uniformisation et Jeannine Mongin, créatrice de *Fashion* (Léonard), *Théma* (Smalto), l'*Eau du Soir* (Sisley), considère même que la parfumerie, tout en initiant des recherches de plus en plus pointues, n'a cessé de décroître du point de vue artistique. « Et ce n'est pas la faute des parfumeurs qui doivent faire ce qu'on leur demande [50]. » Cet appauvrissement de la parfumerie est renforcé par la tendance au minimalisme et la mondialisation.

La tendance minimaliste

La banalisation entraînée par les *briefs* est accentuée par une tendance au minimalisme déjà observable dans le choix des noms : *2020, XS, Just me, CK One, 2 be 3, M7, 24.8.* Lancés par la marque de prêt-à-porter French Connection United Kingdom, *Fcuk Her, Fcuk Him* doivent « faire réagir autour d'une confusion sémantique [51] » et sont aux antipodes, par leur brutalité, de la tradition raffinée du parfum.

Le flaconnage lui-même devient évocateur d'objets usuels. En 2003, M.A.C. Créations a lancé trois parfums autour de la vanille, baptisés *MV1, MV2, MV3,* dans de petits contenants semblables à des briquets. La même année Comme des Garçons a fait paraître *Sherbet series 5,* des eaux fraîches enveloppées dans un sachet plastifié étanche ayant l'allure d'« un prêt-à-boire vendu en grande surface [52] ». Carolina Herrera avec *212 heures 20* opte pour une bouteille de limonade, exposée sur certains points de vente dans un réfrigérateur factice pour souligner son effet rafraîchissant. *Éther* de Iunx est présenté dans une sorte de souris d'ordinateur où s'étale la formule chimique de l'éther et *Diesel Green,* dans une copie de burette à huile utilisée par les garagistes. Le packaging en plastique de *Crave* (Calvin Klein) imite un téléphone portable. Les eaux de toilette *Cavaparfums* s'inspirent de l'évolution du conditionnement alimentaire [53] (mini-bouteille de bourgogne portant l'étiquette « grand cru millésimé »), ou poche aluminium orange baptisée *Les Kiffies de Kiffy-Kiffy*.

Apogée de cette tendance, la nouvelle série de « parfums anti-parfums », lancés en 2004, par Comme des Garçons. Dans leurs contenants en plastique, cinq eaux de toilette « socialement incorrectes, basées sur des matériaux et des endroits de la vie quotidienne [54] », affichent résolument la volonté de ne pas faire rêver de façon traditionnelle... *Garage*, clin d'œil à la graisse, à l'huile, au caoutchouc, revendique des traces de kérosène et des plastiques. *Tar* qui fait surgir une image de « jungle d'asphalte et de bitume blues », fait appel aux vapeurs de bitume, aux cigarettes grillées, aux notes pyrogénées, au gaz de ville. *Soda*, une « effervescence fluorescente », contient du galaxolide, de l'iso-eugénol, du lilial, du piménal, du citral, du rhum acétal et des aldéhydes. *Dry Clean*, un « paradis chimique » accueille de l'ozone et des vapeurs de dissolvant. *Skai*, symbole du « faux et de l'imitation cuir », n'est pas en reste avec ses notes PVC et son goudron de charbon...

Significative d'une perte de sens du parfum et de la volonté d'en faire un produit de consommation courante, cette banalisation correspond à une mutation profonde de la parfumerie dans son ensemble. « À la base, c'est un art mais qui évolue dans un milieu industriel. Ses changements sont donc liés à ceux de l'industrie », constate Jean-Michel Duriez. Mais ne seraient-ils pas liés également au fait que « l'industrie du parfum souffre d'un manque de conviction artistique [55] » ? Le temps n'est plus où les fournisseurs d'emballages recevaient couramment des bons de commandes comportant des mentions du style : « Livrez-moi tant de boîtiers en or [56]. » Ces livraisons luxueuses existaient encore il y a une vingtaine d'années. Elles ne sont aujourd'hui qu'un souvenir...

La mondialisation

Le rachat des grandes maisons par des multinationales, les recherches, les développements, les lancements internationaux des parfums (« La recherche, le développement et le marketing se font à l'échelle mondiale [57] », constate Patrick Choël, président de la branche Parfums et Cosmétiques de LVMH), conduisent à une mondialisation de la parfumerie. Les stratégies des sociétés de composition renforcent ce processus. IFF, par exemple, est implanté par ses filiales commerciales, ses unités de production, ses laboratoires de création dans 33 pays avec plus de 4 500 personnes [58]. Même politique chez Givaudan. Ses 70 parfumeurs se répartissent entre Paris, New York, Bangalore, São

Paolo, Shanghai, Singapour, pour être capables de répondre aux demandes des consommateurs du monde entier.

Avant la Seconde Guerre mondiale, la parfumerie connaissait des développements nationaux différents, orientés vers des marchés spécifiques. Si Guerlain, Chanel, Coty, Patou, étaient représentatifs de la parfumerie française, Floris, Yardley, Penhaligon's caractérisaient la parfumerie anglaise. Aujourd'hui ce n'est plus le cas. La mondialisation est devenue le maître mot dans le domaine économique et le parfum a désormais une vocation internationale avouée.

Jacques Polge, le parfumeur de Chanel, indique certaines conséquences de cette évolution. « Avant l'apparition de la parfumerie américaine, en 1952, avec *Youth Dew* d'Estée Lauder, la parfumerie était française et les choses étaient plus simples. Quand on voulait un parfum, il suffisait de le faire et de le mettre dans un flacon. Ce qui se fait aujourd'hui n'a plus rien à voir. La parfumerie est mondiale et l'on est dans de l'industrie lourde par rapport à l'artisanat d'autrefois. Il y a des budgets et des enjeux colossaux. Il y a aussi des risques. Tout le monde a peur. En même temps, un bon parfum a une audience qui n'a rien de comparable avec celle qui était la sienne auparavant [59]. »

Significatifs de ce mouvement : *CK One* de la marque américaine Calvin Klein a été créé, en France, par le parfumeur espagnol Alberto Morillas qui travaille dans la société de composition suisse Firmenich. Ce parfum a eu un succès mondial. Quant à *Chance*, le dernier Chanel, il a d'abord été lancé à New York avant de l'être à Paris. Si le centre de la création de la parfumerie est encore dans cette capitale, il a tendance, au fil du temps, à se déplacer vers le continent américain.

Depuis les années 1990, les groupes de l'industrie parfums et cosmétiques mènent une conquête systématique de nouveaux marchés pour assurer cette internationalisation. La prise de contrôle de marques locales permet aux groupes acquéreurs de bénéficier d'une implantation préexistante qui va faciliter celle de leurs autres marques. Selon Eurostaf, « cette stratégie a permis également à la majorité d'entre eux de pénétrer plus rapidement certains marchés matures (États-Unis, Europe) déjà fortement concurrentiels. L'Europe, en particulier la France et l'Allemagne, et les États-Unis ont ainsi été les cibles privilégiées de ce mouvement de fusions-acquisitions [60] ».

Le rapprochement des goûts des Japonais et des Arabes n'est sans doute pas pour demain mais, toujours d'après Eurostaf, « même si la demande devait être encore variée, l'homogénéisation de l'offre est une telle réalité que le marché est bien forcé de suivre [61] ». La mondialisation de la parfumerie va de pair avec celle de la consommation. Les grands groupes désirent créer des parfums à vocation transcontinentale, donc des produits « consensuels » qui ne heurtent aucune sensibilité. « Si l'on veut faire un produit qui marche aux États-Unis, au Japon, en Europe et au Moyen-Orient, il faut faire quelque chose de tiède qui passe partout et le lancer avec une très grande campagne de publicité [62] », déplore Vera Strübi, présidente des Parfums Thierry Mugler. Mais la recherche d'un goût universel fait disparaître les caractéristiques propres à chaque pays et l'image des marques institutionnelles qui font trop de compromis s'effrite. La mondialisation du parfum le nivelle.

Les perspectives de progression de cette stratégie se situent dans l'ouverture de nouveaux marchés émergents comme la Chine, l'Asie, la Russie. « Un formidable glissement est en train de s'opérer. Les grands groupes s'efforcent de toucher des gens qui n'ont pas les moyens de comprendre l'évolution de la qualité des produits [63]. » Mais ce glissement ne serait pas possible sans un levier puissant, celui d'une communication publicitaire omniprésente, adaptée à l'importance des enjeux économiques.

L'inflation publicitaire

Les budgets publicitaires ont connu une augmentation considérable avec l'entrée en lice du marketing, riche des leçons de Suzanne Grayson [64]. Alors qu'en 1972, il suffisait de 10 millions de francs pour lancer un parfum, en 1989, année de l'apparition du marketing chez Guerlain, 50 millions de dollars ont servi au lancement de *Samsara*. Et cette croissance n'a cessé de se poursuivre. De 70 à 100 millions de dollars ont été engloutis pour lancer *CK One* de Calvin Klein, en 1995. Selon Eurostaf, un investissement de 400 à 500 millions de francs était déjà nécessaire, en 1997, pour le lancement mondial d'un grand parfum [65] et 10 % seulement de ce budget représentait le parfum proprement dit.

Jean-Pierre Petitdidier, spécialiste des produits animaux de la société Hasslauer, déclarait, en 1999, que ce pourcentage était même bien inférieur. « La politique des parfumeurs n'est plus du tout ce qu'elle était. Avant, on privilégiait surtout la qualité. Il y avait peu de publicité, pas de marketing, mais désormais plus de 80 % du prix de vente d'un parfum est représenté par la publicité et le marketing. Ce qui sent quelque chose dans un parfum, la composition parfumante, ne représente, à peu près, que 2 %. En fait, il y a 98 % de présentation, de flacon, de carton et surtout de belles histoires, du vent. Appelons ça comme on veut. Donc, à partir du moment où ça ne représente plus que 2 %, quand vous achetez une eau de toilette à 80 francs, ça fait 1,60 franc. S'il y a 1,60 franc de produits parfumants, on ne peut pas, à l'évidence, mettre des produits coûteux. Pas de rose, pas de jasmin mais des produits de synthèse pas chers. Et cette évolution qui existe depuis plusieurs décades touche d'abord les produits animaux qui sont les plus onéreux[66]. »

Peu de temps avant sa disparition, en 1999, la parfumeuse Annick Goutal déplorait elle aussi l'inflation publicitaire et les contraintes draconiennes de prix de revient imposées aux créateurs. « Comment voulez-vous faire un parfum de qualité avec un budget de 280 francs le kilo ? Qu'est-ce qu'on peut inventer avec 280 francs le kilo ? Moi, mes parfums font au moins 1 500 francs le kilo. Ce qui est triste, c'est l'intervention de l'immense part faite à la publicité, à l'endoctrinement et au bourrage de crâne, au détriment de la qualité des ingrédients, dans le coût d'un parfum. On pourrait envisager une parfumerie mondiale plus belle. Supposons qu'un kilo de concentré coûte 40 francs de plus au kilo, ce qui n'est rien du tout (on ajouterait un peu d'essence de rose ou d'essence de tubéreuse), ça ferait une très grosse différence de qualité, ça serait meilleur et en plus, ça ferait travailler des milliers de personnes, dans des pays d'Afrique, dans des îles lointaines. [...] Si les parfumeurs arrivaient à obtenir un budget un peu plus large pour avoir la possibilité de mettre un peu plus de matières premières naturelles, les répercussions seraient gigantesques. C'est le consommateur qui au bout du compte est lésé[67]. »

Aujourd'hui, alors que la part du « jus » tombe parfois à moins de 22 euros le kilo, le budget publicitaire d'un parfum peut se situer entre 60 et 122 millions d'euros, voire même davantage. Films, spots télévisés, CD, sont les ingrédients indispensables de la communication des grands groupes. Pour maintenir le *N° 5* dans lequel entrent pourtant de très beaux ingrédients naturels, à la première place des fragrances les plus vendues dans le monde, Chanel mobilise les talents des créateurs les plus en vogue : film du réalisateur Luc Besson pour le grand écran et la télévision, campagne d'affichage orchestrée par Jean-Paul Goulde. « Nous sommes de gros investisseurs en pub, déclare Andrea d'Avack, directeur général des parfums Chanel. S'il y a une recette dans le *N° 5*, c'est la communication renouvelée très régulièrement et à laquelle nous consacrons des sommes comparables à celle d'un lancement de parfum. La communication *print* change presque tous les ans et les films tous les trois ans[68]. » Dans le dernier film publicitaire, passé sur les petits et les grands écrans en novembre 2004, le flacon qui tenait une place centrale n'est qu'évoqué et l'humour a cédé la place au romantisme. Chanel a magnifié l'actrice australienne Nicole Kidman avec des robes haute couture créées spécialement par Karl Lagerfeld et des bijoux de haute joaillerie, notamment un médaillon composé de 687 diamants à la gloire du *N° 5*. Tourné en réalité à Sydney, le film se déroule dans une ville imaginaire couverte du double C, emblème de la célèbre maison. Pour atteindre le « top 15 » (les 15 parfums les plus vendus dans le monde), *Beyond Paradise*, d'Estée Lauder, paru en 2004, a eu le soutien d'un très onéreux dispositif média faisant appel à Madonna [69] et Chanel a reconduit son contrat avec Kate Moss pour représenter *Coco Mademoiselle*.

Qu'un parfum reconnu comme un grand classique ne puisse garder son rang sur la seule base de sa qualité, sans un puissant support publicitaire, n'est pas fait pour inciter les décideurs à changer de politique. Dans la très grande majorité des cas, les énormes budgets consacrés à la publicité, sont incompatibles avec l'introduction dans la composition parfumante de produits naturels, autrement qu'à l'état de traces. « Dans le budget de lancement des directeurs de marketing des marques il y a d'abord la pub, le flacon, l'étiquette et il reste très peu d'argent pour le parfum, donc pas de produits naturels », constate Monique Rémy qui a été à la tête d'un laboratoire spécialisé dans le naturel.

Les mésaventures du naturel

Jusque dans les années 1960, les parfums contenaient environ 75 % de produits naturels et 25 % de produits de synthèse. Aujourd'hui, le pourcentage des naturels dans les formules est très largement inférieur à 25 %. Il se situe habituellement entre 0,5 et 5 %. Souvent même, ils sont complètement absents. À Grasse, jadis fournisseur renommé d'ingrédients naturels, il ne reste plus aujourd'hui qu'un très petit nombre de gens concernés par cette activité. Les raisons de cette chute vertigineuse sont multiples. Il y a bien entendu le « laminage » consécutif aux progrès de la synthèse, mais aussi d'autres causes tenant aux conditions mêmes de ce type de production, à son prix de revient, voire à l'évolution des réglementations.

IL ÉTAIT UNE FOIS...

Au cours du XIXe siècle et jusqu'à la Seconde Guerre mondiale, une petite région de France, le pays de Grasse, avait réussi à devenir la plaque tournante mondiale des matières premières naturelles utilisées en parfumerie. Cette situation privilégiée résultait de la conjonction d'une longue tradition artisanale et industrielle, de l'esprit d'entreprise des professionnels locaux et des avantages d'un climat et d'un terroir merveilleusement propices à la culture des plantes aromatiques. Toute l'agriculture était tournée vers cette production au point « qu'on imagine difficilement aujourd'hui le paysage, les odeurs se mélangeant dans la nature à l'aube et au crépuscule [70] ». À la fin du XIXe siècle, les industriels grassois qui ont acquis quantité de brevets, ont fait de leur ville, comme l'a montré Georges Vindry, « un lieu de recherche de très haut niveau [71] ». Mettant à profit un nouveau procédé d'extraction, ils étendent considérablement leur champ d'action, installent des extracteurs dans des contrées lointaines et font envoyer les concrètes à Grasse où elles sont affinées. Un homme exceptionnel a joué un rôle capital dans la construction de cette suprématie.

Tirant parti de sa position de sénateur et profitant de la politique résolument coloniale de la France, après l'ouverture du canal de Suez, Léon Chiris (1839-1900) construit un véritable empire commercial. En Algérie, il exploite les orangers, cassiers, géraniums, eucalyptus qui couvrent huit cents hectares du superbe domaine de Sainte-Marguerite, dans la plaine de la Mitidja. En 1868, une usine de trois mille mètres carrés est édifiée dans le style arabe, à Boufarik. Il établit des comptoirs en Tunisie, en Calabre, en Bulgarie, à Cayenne, à la Réunion, à Mayotte, au Viêt-Nam, aux îles Comores, au Congo, à Madagascar, en Inde, en Indonésie, aux Philippines, dans l'océan Indien. Au Tonkin (dans le nord du Viêt-Nam actuel), il plante sur d'immenses territoires l'anis étoilé, utilisé en parfumerie et dans les apéritifs, et la badiane. En Cochinchine (sud du Viêt-Nam), il achète des terres où poussent les arbres à benjoin. La Chine lui fournit du musc, Madagascar de l'ylang-ylang, du vétiver, de la cannelle, du lemongrass, de la vanille...

En 1891, Léon Chiris reçoit à dîner la reine Victoria dans sa somptueuse villa Saint-Georges, sur les hauteurs de Grasse. Ce face-à-face entre le roi des produits naturels de la parfumerie et la souveraine qui règne sur le plus vaste empire colonial du monde est symbolique de sa prodigieuse réussite. Autres symboles : ses deux fils épouseront les filles du président de la République Sadi Carnot et l'un de ses descendants, Léon-Antoine, deviendra « de Chiris ». Pour accueillir et traiter les produits naturels qui arrivent en abondance dans ses établissements, il fait construire, en 1899, l'étonnante usine des « Parfums naturels », appelée aussi « La Mosquée ». Une mosaïque d'ouvertures évoquant les édifices orientaux aérait la partie haute des murs afin d'éviter leur destruction, en cas d'explosion des milliers de litres de solvants volatils, en particulier l'éther de pétrole, qui y étaient stockés.

L'entre-deux-guerres reste la période d'or de la parfumerie grassoise et à la veille de la guerre de 1939-1945, « elle n'a jamais aussi bien mérité son titre de capitale mondiale de la parfumerie. La plupart des substances odorantes incorporées dans les grands parfums vendus sur l'ensemble de la planète ont transité par Grasse [72] ». Néanmoins, une faille, lourde de conséquences, est apparue dans ce beau tableau. À partir de 1930, la production locale de plantes à parfum périclite. La production de jasmin qui s'élevait à 1 800 tonnes tombe à 600 tonnes en 1938. Le déclin des productions locales de plantes aromatiques va entraîner la rupture progressive avec un terroir qui est à l'origine de la réputation de la cité.

La Seconde Guerre mondiale qui prive les entreprises grassoises de leurs sources d'approvisionnement lointaines, les erreurs commises par les industriels grassois qui négligent la chimie, la multiplication des substances synthétiques qui concurrencent les produits naturels, la pénétration des grands groupes étrangers qui rachètent les entreprises, entraîneront la fin de leur monopole.

LE NATUREL AUJOURD'HUI

« Bien que la parfumerie devienne de plus en plus chimique, le produit naturel reste indispensable. » C'est la conviction de Jean Kerléo, ancien parfumeur de Jean Patou, qui l'appuie sur la constatation suivante : « Avec ses impuretés, le naturel donne une odeur différente qui exprime mieux la nature. Si vous voulez reproduire un jasmin avec des produits de synthèse, vous réussirez à moitié, parce qu'il n'aura pas la richesse, la verdure, l'impression “champ de jasmin”[73]. » Les machines d'analyse les plus performantes n'ont pu encore percer totalement la complexité des notes naturelles qui ajoutent aux créations une profondeur, une vibration incomparables.

Mais dans les conditions actuelles y a-t-il encore une place pour une telle production ? Quelques irréductibles le croient et perpétuent avec talent une activité de transformation dont beaucoup pensent qu'elle est vouée à une disparition inéluctable, tant sont nombreuses les difficultés qu'elle doit affronter.

Pôles de résistance

Quelques sociétés, en particulier Biolandes, fondée en 1980 et LMR, créée à Grasse, en 1983, par Monique Rémy et vendue à IFF en mai 2000, ont beaucoup œuvré pour redonner au naturel ses lettres de noblesse et sont des leaders mondiaux en ce domaine. Elles maintiennent à un haut niveau les procédés d'extraction et de distillation qui sont au cœur du traitement des matières naturelles.

Par extraction de la plante aux solvants volatils, l'on obtient une concrète, produit solide ou semi-solide, qui contient les cires du végétal. D'une plante à l'autre, la quantité de cire varie. Le traitement à l'alcool de la concrète, enlève les cires et donne l'essence absolue ou « absolue » qui est la quintessence même de la fleur. Selon les produits, les pourcentages d'absolue vont de 3 % à 90 %. Ainsi, la reprise à l'alcool de la concrète du mimosa de Grasse donne 28 % d'absolue. Et 65 % d'absolue sont obtenus par la reprise à l'alcool de la concrète de la rose *centifolia*. Le climat et le terroir particuliers de Grasse « font de cette rose un cru exceptionnel, sans équivalent[74] ».

Premier producteur mondial d'absolue de bourgeon de cassis, grâce à son partenariat avec les agriculteurs de Bourgogne, LMR le traite dans son usine d'extraction en Lozère ainsi que la fleur fraîche du narcisse d'Auvergne et une vingtaine d'autres plantes. Dans sa large gamme figurent encore des végétaux prestigieux comme l'iris. Le long processus de vieillissement de son rhizome fait partie des difficultés liées à cette production.

Le deuxième grand procédé, la distillation (ou hydrodistillation) est l'entraînement à la vapeur d'eau des matières premières odorantes dans un alambic pour obtenir une huile essentielle. Sans danger, ne nécessitant pas un matériel compliqué, tous les pays du monde l'emploient. La Chine et l'Inde, par exemple, distillent sur place la citronnelle, le lemongrass et vendent leurs huiles essentielles, en grande quantité, directement aux sociétés de composition.

En pratiquant la distillation fractionnée, Grasse « rectifie » encore les huiles essentielles pour répondre aux nouvelles tendances du marché et mieux les faire accepter par les évaluateurs. Ainsi l'Indonésie distille trois à quatre cents tonnes de patchouli par an et envoie une grande partie de l'huile essentielle à Grasse qui la modernise. Il y a vingt ans l'on pouvait utiliser le patchouli tel qu'il était, aujourd'hui, l'on vend des « cœurs ». Cet ingrédient qui joue, par exemple, un rôle important dans *L'Extrait Coco Mademoiselle* a été débarrassé de ses aspects les plus lourds. Il a été « réactualisé ». Une évolution confirmée par Jacques Polge. « La tendance de la parfumerie est à la transparence. Il faut qu'un parfum raconte quelque chose de simple, d'évident. Alors on tend à alléger les notes[75]. » De même une essence de vétiver brute, souvent jugée aujourd'hui démodée, est retravaillée. « Le parfumeur de Chanel m'a dit un jour, confie Monique Rémy : "votre vétiver brut, si je le mets dans une formule, les évaluatrices vont me dire : ça ne va pas, ce n'est pas assez léger, ce n'est pas assez moderne. Par contre, si vous me donnez un cœur de vétiver, je peux le mettre." » Grasse a donc beaucoup développé la fabrication de ces spécialités.

Biolandes, qui a un partenariat avec Chanel, possède des fermes et cinq filiales à l'étranger qui cultivent mille hectares de plantes aromatiques. Dans le sud de l'Espagne, au cœur de la plus vaste étendue de ciste labdanum d'Europe, la société a installé un site industriel fonctionnant vingt-quatre heures sur vingt-quatre afin de traiter jusqu'à dix tonnes de rameaux de ciste par jour. Biolandes est aussi le plus gros producteur de roses dans le monde. Il possède en Turquie dans la principale région productrice, des champs de *damascena*, une variété vendue cinq fois moins cher que la rose grassoise. De mi-mai à mi-juillet, mille tonnes de roses passent dans les extracteurs et les alambics. En Bulgarie, berceau de cette fleur, elle est cultivée sur cent hectares.

À Madagascar, les plantations d'ylang-ylang, vétiver, café, couvrent plus de huit cents hectares et entourent l'usine de distillation et d'extraction. Sur l'« île aromatique » sont aussi extraits et distillés la cannelle, le poivre, les clous de girofle, le gingembre, la vanille.

Sur plus de cent quatre-vingts hectares, Biolandes cultive au Maroc, à Khemisset, des orangers bigaradiers, du mimosa, du jasmin et du géranium. Les fleurs fraîches sont distillées et extraites dans une usine qui traite également les plantes méditerranéennes de collecte : camomille sauvage, lentisque, laurier, thym. Dans la vallée du Dadès, à El Kelaa, elle dispose d'une usine qui extrait des cires d'abeille, produit des concrètes de roses et diverses spécialités locales comme la mousse de cèdre et de chêne ou l'armoise.

Pour enrichir la palette du parfumeur et répondre aux réglementations européennes et mondiales, Biolandes, concerné par 250 matières végétales, consacre des investissements élevés à la recherche et au développement. Elle vient de créer une fleur de café et un extrait de paprika pour la haute parfumerie. « Vous ne pouvez pas faire du luxe à grande échelle, affirme Bertrand de Préville, directeur commercial, les grands lancements, c'est du mass market. Mettre de la rose dans ce genre de produits est une aberration. Les marques de mass market nous demandent des baisses de prix que nous ne pouvons pas accorder et nous n'avons pas les volumes pour pouvoir les suivre[76]. » Volumes et coûts de production sont, en effet, au cœur du problème.

Coûts prohibitifs et récoltes aléatoires

Même s'il est vrai qu'il existe quelques huiles essentielles bon marché comme celles de citronnelle, de romarin ou de patchouli (leurs prix sont compris à l'heure actuelle entre 8 et 30 euros le kilo), le coût du naturel joue en sa défaveur. La culture des plantes aromatiques implique le recours à une main-d'œuvre importante, d'où sa régression dans la région grassoise. Le temps n'est plus où les cueilleurs, nourris et logés dans des cabanons, se contentaient de salaires très modestes. Aussi les cultures se font-elles maintenant dans des pays où le travail a un coût beaucoup plus faible. Comment la rose *centifolia*, la fameuse rose de mai qui fit la gloire de Grasse, pourrait-elle lutter contre la rose *damacesna* de Bulgarie ou de Turquie ? Aujourd'hui le jasmin vient d'Égypte où la main-d'œuvre est infiniment moins chère qu'en France.

Le phénomène se trouve encore accentué par la pression immobilière qui se fait sentir sur les terrains occupés par les plantations. « Planter du béton est beaucoup plus rentable que planter des fleurs [77]. » C'est ainsi qu'à la suite des gels de 1956, la fleur d'oranger a quasiment disparu de la région grassoise. Les plantations touchées, explique Jean-Paul Guerlain, « étaient sur le versant bien exposé de la Côte d'Azur et les petits producteurs ont préféré vendre leur terrain plutôt que de replanter des orangers et d'attendre dix ans pour rentrer dans leurs frais. On s'est rabattu sur nos orangers en Tunisie [78] ».

Mais, où qu'elles soient situées, les cultures sont soumises aux aléas de la nature. Selon les années, le produit sera plus vert ou plus fleuri et surtout la régularité du volume d'approvisionnement n'est jamais garantie. Ainsi, en 2003, malgré l'augmentation des surfaces cultivées, les quantités de bourgeons de cassis bourguignon, n'ont pas été celles que l'on attendait, à cause de l'insuffisance des pluies. La même année, du fait de la sévère sécheresse, il n'y a pratiquement pas eu de récolte d'iris en Italie [79]. Les rhizomes, récoltés en août et septembre 2004, ne seront disponibles qu'en 2006, après deux années de séchage. Plus grave encore : les tremblements de terre de l'hiver 2004, ont dévasté le galbanum, une gomme-résine à l'odeur épicée, verte et térébenthinée recueillie sur les plateaux iraniens.

La production du naturel apparaît inadaptée à la cadence et à l'importance des lancements de l'industrie moderne. Observatrice privilégiée de l'évolution de la parfumerie où elle a travaillé pendant quarante-quatre ans, Jeannine Mongin souligne qu'il n'y a pas assez de fleurs et de plantes aromatiques pour faire face aux fabrications actuelles de produits parfumés. « Quand j'ai commencé, en 1956, à travailler, on utilisait 20 % de synthèse et 80 % de naturels. Aujourd'hui, ces derniers sont très, très, loin. La raison est simple : lorsqu'on avait fabriqué, pour un parfum de luxe, 80 kg de concentré dans une année, on était ravis. Mais maintenant, un lancement dans une grande maison haut de gamme, démarre avec une tonne de concentré. En cinquante ans, on est passé de quatre-vingts kilos à une tonne. Il est évident que vous ne pouvez pas utiliser le naturel pour une quantité pareille. Les fleurs, les plantes, ont une saison. Il faudrait que la terre entière soit couverte de fleurs. Si vous mettez 10 % de roses dans la première fabrication dont vous faites une tonne de concentré, vous voyez combien cela fait de kilos d'huile essentielle de rose ? Ce n'est pas possible, dans ces conditions, de faire appel à la note rose uniquement naturelle [80]. »

L'abandon des produits naturels semble donc programmé par la conjonction de cette impossibilité de les fournir en quantité suffisante et par leur prix de revient particulièrement prohibitif lorsqu'il s'agit de très belles essences. Alors qu'un kilo d'hédione, une molécule synthétique à l'odeur jasminée, coûte 31 euros, il faut compter environ 22 870 euros pour se procurer un kilo d'absolue de jasmin de Grasse.

Le coupage des crus

La solution du problème a été trouvée dans la pratique du coupage. Pour répondre à la demande des marques qui voulaient des composants naturels moins coûteux, les grandes sociétés de composition ont réalisé des « bases » en mélangeant des produits de synthèse aux matières premières naturelles. Une base de rose se fait, par exemple, en ajoutant à l'absolue, tirée de la concrète, des produits de synthèse bon marché qui imitent ses principaux constituants : citronellol (38 %), géraniol (14 %), nérol (7 %), alcool phényléthylique (2,8 %). Cependant, comme le fait remarquer Bertrand de Préville, directeur commercial de la société Biolandes, si aujourd'hui plus de 60 % de l'essence de rose peut être recomposée avec des ingrédients synthétiques à moins de dix euros le kilo, « ils ne suffisent pas à eux seuls, même combinés dans les proportions où ils existent dans l'huile essentielle, à reproduire la richesse et la finesse de l'odeur de la fleur [81] ». Celle-ci, en effet, est constituée de plus de quatre cents composants. Mais pour le parfumeur disposant d'un budget limité, il est plus facile d'utiliser une base que de faire appel au naturel.

À partir des années 1970, les grandes sociétés internationales ont parfois placé aux postes d'acheteurs des gens ignorant le métier. Monique Rémy se souvient : « À l'époque de la récolte, le Grassois portait son absolue rose à l'acheteur de la boîte internationale qui, en général, ne connaissait pas les produits. Il regardait les prix et pouvait dire : "Votre concurrent m'en offre 20 % moins cher." Le Grassois ne disait rien et revenait avec un produit 20 % moins cher [82]. » Il avait demandé à ses services techniques une formule, moins coûteuse car coupée, répondant aux exigences du client. De fil en aiguille, le parfumeur n'arrivait plus à savoir où était la vérité.

Cette spécialiste a combattu pour assainir le marché. De sa mère couturière, elle avait appris l'importance de savoir identifier les tissus, distinguer la soie véritable de la soie artificielle. Elle a transposé cette exigence à ses produits et s'est appliquée à rendre clairement lisible la gamme des « naturels ». Dans sa société LMR, les produits naturels purs étaient présentés avec la lettre de référence A. Les qualités « commerciales », c'est-à-dire coupées avec des produits de synthèse à l'intention des clients qui trouvaient ses produits superbes mais trop chers, étaient identifiées par un numéro.

Biolandes a la même volonté de transparence. « Le naturel était devenu un peu tout et n'importe quoi et l'on a voulu ramener de l'authenticité. Il y a eu beaucoup de progrès, cela va beaucoup mieux qu'il y a vingt ans, mais ce marché est resté très opaque [83] », déclare Bertrand de Préville.

Une telle politique de rigueur n'est évidemment pas sans danger. Une grande société de composition ayant convoqué tous ses fournisseurs de naturel, leur avait demandé de baisser leurs prix de 10 %. Biolandes a refusé et a perdu l'affaire. « Cela veut dire que cette société a trouvé chez d'autres ce qu'elle cherchait. Il n'y a rien de plus simple que d'avoir des composants naturels moins chers : vous les coupez. On n'a pas voulu se plier à cette logique et voilà [84]. » Ce genre de mésaventure rend pessimiste un autre spécialiste, enclin à penser que la longue tradition des beaux produits, des belles distillations « intéresse de moins en moins de personnes [85] », car elle n'est pas récompensée à sa juste valeur. Selon lui, les maisons qui fournissent des matières premières naturelles font presque toutes, aujourd'hui encore, de la composition de parfumerie, c'est-à-dire des mélanges de produits de synthèse avec de faibles doses d'ingrédients naturels et elles gagnent davantage d'argent en faisant cela qu'en vendant des naturels purs.

Cette logique économique a un effet pervers : une ignorance croissante du véritable naturel qui empêche toute comparaison et n'épargne pas les professionnels de la parfumerie. Les produits naturels sont très présents dans la communication des marques de parfums. Mais les gens du marketing qui ne les achètent pas eux-mêmes manquent souvent d'informations. « Lorsqu'ils viennent voir les récoltes de rose et de jasmin et qu'on leur montre ce qui se passe depuis la fleur jusqu'à l'absolue, ils sont émerveillés. C'est bien la preuve qu'ils ne les connaissent pas assez [86]. »

Une méconnaissance qui s'étend aux jeunes parfumeurs. Il y a une dizaine d'années, les élèves de l'école de parfumerie de Versailles faisaient encore un stage de trois mois à Grasse. Cela a été supprimé. Beaucoup de compositeurs de moins de quarante ans n'ont jamais appris à travailler le naturel en venant sur place. Difficile dans ces conditions de savoir distinguer ce qui est pur de ce qui ne l'est pas. Et cette absence de repères est, bien sûr, encore plus flagrante chez les consommateurs : « Si l'on fait sentir à des gens dans la rue une absolue jasmin naturel, ils n'aimeront pas l'odeur car ils n'y sont pas habitués. Par contre, un jasmin reconstitué avec des produits chimiques leur plaira [87] », affirme un commerçant qui achète et vend des huiles essentielles dans le monde entier.

La chasse aux allergènes

Comme si le naturel n'était pas encore assez « plombé » par ses conditions de production, son coût élevé et par la politique des grandes marques, voici que se lève une nouvelle menace qui pourrait conduire à une dégradation supplémentaire de sa position déjà très fragilisée. Le Parlement européen, dont les décisions ont force de loi en France et dans tout l'espace européen, s'est prononcé en faveur d'une réglementation particulièrement contraignante.

Elle impose depuis le 11 mars 2005 l'étiquetage sur les emballages des produits parfumés de 26 molécules considérées comme allergènes. Sur plus de 300 extraits naturels existants (huiles essentielles de fleurs, feuilles, bois, graines, écorces, racines, gommes-résines), 90 % environ sont concernés par la présence d'un, voire de plusieurs de ces ingrédients dits allergisants. Les extraits naturels les plus touchés sont les hespéridés à forte teneur en limonène et un grand nombre de floraux et épicés qui comportent du linalol, géraniol, citronnellol, citral, benzoate de benzyle, etc.

Cette mesure a ouvert un débat passionné entre ceux qui la soutiennent au nom du principe de précaution et ceux qui estiment qu'elle a été prise sur la base de tests contestables. Selon Véronique Epstein-Drouard, directeur des affaires réglementaires et sécurité-produit chez Givaudan, ils auraient été réalisés avec des patchs surdosés en matières allergènes sur des personnes allergiques et non pas sur un échantillon véritablement représentatif de la population européenne[88].

La discussion a rapidement pris un tour explosif, dépassant de loin la seule question des allergies. Les arguments échangés font appel aussi bien à l'augmentation du nombre des cancers qu'à la situation des agriculteurs des pays en voie de développement ou à la dégradation de la couche d'ozone.

Selon Monique Rémy, « si l'on regarde les problèmes d'environnement, le responsable, ce n'est pas le naturel, mais la synthèse. L'augmentation des allergies, des cancers et du gaz carbonique dans l'atmosphère suit la même courbe que le boum de la chimie, à partir des années 1950. La fabrication de produits chimiques nous fait une couche d'ozone avec des trous. Il y a aussi trop de CO_2. La plante le consomme pendant que nous, on le rejette. Les Canadiens sont en train de construire des jardins sur les toits pour que les plantes absorbent le CO_2 et fassent baisser la température de quelques degrés[89] ».

Parfois même, la réglementation des allergènes a été présentée comme significative d'un obscur complot des industries chimiques pour éliminer le naturel. « On a le culot d'interdire les produits naturels et l'on continue d'utiliser des muscs chimiques qui polluent et créent des eczémas sur les enfants. Il faut savoir qu'il y a des millions de paysans et de transformateurs des plantes à parfum qui vivent de ces matières premières naturelles et qui espèrent que la parfumerie continuera à les acheter. Mais l'industrie chimique aujourd'hui défend son bifteck et essaie d'imposer ses produits. C'est une guerre entre le naturel et l'industrie de la chimie qui a une puissance colossale et qui crée les parfums [90]. »

Les tenants de cette thèse trouveront largement de quoi nourrir leur argumentaire sur les nocivités comparées du naturel et du chimique dans deux enquêtes récentes menées, l'une par l'Union fédérale des consommateurs (UFC-Que Choisir), l'autre par l'organisation écologiste internationale Greenpeace. Leurs accusations, largement répandues dans la presse et sur Internet, ont provoqué une certaine perturbation dans les milieux professionnels de la parfumerie.

L'étude menée par l'UFC-*Que Choisir* porte sur la toxicité de certains désodorisants d'intérieur. Trente-cinq produits destinés à parfumer le domicile ont été testés et il en a été conclu qu'aucun n'était inoffensif. Ils dégageraient des substances toxiques, voire cancérigènes comme le benzène et le formaldéhyde. Les bougies odorantes, fabriquées avec de la paraffine, un dérivé du pétrole, diffuseraient pendant leur combustion styrène, naphtalène et allergènes. « Respirer tue », commente Alain Bazot, président de cette association de consommateurs [91]. Le Bureau européen des unions de consommateurs (BEUC) s'est également penché sur 76 bougies et autres rafraîchisseurs d'ambiance, et ses conclusions ne sont pas plus optimistes. Le BEUC a souligné « l'importance de la proposition de législation européenne sur les substances chimiques, connue sous le nom de REACH », qui propose d'instaurer sur onze ans un système d'enregistrement, d'évaluation et d'autorisation pour les trente mille produits chimiques fabriqués ou importés, mais seulement pour les quantités de plus d'une tonne par an [92].

Ce projet est soutenu par Greenpeace qui exige le remplacement des substances qu'elle juge dangereuses par des alternatives plus sûres et milite activement pour une réglementation concernant quantité de produits chimiques potentiellement nocifs, présents dans les cosmétiques, les parfums mais aussi les savons, lessives, détergents, téléphones mobiles, jouets ou chaussures de sport...

Cette organisation écologiste internationale a publié en février 2005, à la veille de la Saint-Valentin, jour fétiche pour la vente des senteurs, les résultats de son enquête, effectuée entre 2003 et 2004 et intitulée « Un parfum de scandale ». Deux groupes de substances chimiques, les phtalates (en particulier le diéthylphtalate) et les muscs synthétiques (surtout les polycycliques et nitrés) sont, selon Greenpeace, largement employés dans les fragrances et pourraient endommager sérieusement la santé.

Trente-six parfums ont été analysés par le laboratoire indépendant néerlandais TNO-MEP et sont nommément désignés. *Le Mâle* de Jean Paul Gaultier, *Eternity for Women* (Calvin Klein) et *Iris Blue* (Melvita) présentent les niveaux les plus élevés de diéthylphtalate. Les quantités les plus importantes des muscs synthétiques incriminés ont été trouvées dans *Le Baiser du Dragon* de Cartier, *Le Mâle* de Gaultier, *White Musk* de The Body Shop. Greenpeace soupçonne le diéthylphtalate, une fois introduit dans le corps, de se transformer en monoéthylphtalate, une molécule qui pourrait modifier l'ADN des spermatozoïdes et limiter les capacités pulmonaires. Les muscs synthétiques, quant à eux, interviendraient dans des processus de cancérogenèse. Elle n'hésite pas, en outre, à évoquer « un déficit de contrôle gouvernemental » et de « graves lacunes en matière d'information » qui ont conduit à « une crise toxique sans précédent [93] ».

Ces soupçons et accusations provoquent une vive réaction des organismes professionnels. « Trois autorités scientifiques contrôlent ces produits : l'Agence de sécurité sanitaire, le ministère de la Santé et la répression des fraudes, s'insurge Alain Grangé-Cabane, président de la Fédération française des industries de la parfumerie. S'ils étaient dangereux, elles les auraient interdits ou suspendus car elles en ont le pouvoir. De plus, ces substances font l'objet d'une évaluation régulière par des autorités scientifiques indépendantes à intervalle non fixe [94]. »

Au-delà de la polémique, quelles pourraient être les conséquences immédiates ou plus lointaines de la directive allergène sur l'évolution de la parfumerie ?

Selon Jean-Claude Bayle, docteur en chimie, chargé depuis quatorze ans de la Recherche et du Développement des produits naturels au sein de la société LMR/IFF, cette mesure menace effectivement un grand nombre d'entre eux car les sociétés qui veulent échapper à l'étiquetage préféreront renoncer à un extrait naturel contenant plus de 1 % de molécules pouvant provoquer une allergie. « Il serait dramatique de voir condamner et sacrifier les plus beaux naturels de la parfumerie pour cette raison de non-étiquetage, et de plus sans qu'ait été clairement démontrée et reconnue leur responsabilité allergisante [95]. »

Retirer de la palette du parfumeur les particules suspectées entraînerait, affirme Francis Thibaudeau, président de la Société française des parfumeurs, un grand appauvrissement. Il ne resterait que des parfums appartenant aux familles boisées et fruitées. « Finis les hespéridés, les floraux, les agrestes, les épicés. Toutes ces familles olfactives étant constituées de façon dominante par une ou plusieurs des molécules visées, elles n'existeraient plus [96]. »

Les marques aromathérapiques et aromachologiques se trouvent dans l'embarras, obligées en même temps qu'elles vantent les vertus bienfaisantes de leurs huiles essentielles, d'afficher leurs allergènes. Quant aux marques hypoallergéniques, elles pourraient être amenées à exclure le naturel en quasi-totalité.

Une réponse partielle à ces difficultés peut être fournie par les travaux engagés pour répondre à la demande de produits naturels *low or allergen free*. Des recherches sont en cours pour trouver de nouvelles espèces végétales non encore exploitées et répondant au critère d'absence ou de très faible teneur des fameuses molécules. Des tentatives sont faites également pour diminuer, transformer ou enlever les composants prétendument pathogènes, grâce à des technologies modernes de purification et de fractionnement par distillation sous vide poussé, extractions sélectives liquide/liquide ou encore, réaction chimique spécifique et sélective[97]. Cette « purification » n'est cependant pas sans inconvénient. Les nouveaux naturels ou ex-naturels, issus de ces opérations, donnent des versions *purifiées* différentes des matières premières naturelles existantes. « Dans certains cas, ils offrent des notes olfactives intéressantes voire nouvelles, mais dans beaucoup d'autres cas, ils donnent des produits qui ne conservent pas et ne restituent pas toute la richesse et la complexité des naturels originels[98]. »

Gianfranco Capua, président d'une société familiale qui depuis cent vingt-quatre ans et quatre générations extrait des agrumes de Sicile et de Calabre, les huiles essentielles de citron, orange, bergamote et mandarine, a dû « à contrecœur » opter pour de coûteuses technologies permettant d'abaisser la teneur des composants naturels réputés allergènes. « Dans la mesure où les essences d'agrumes qui, depuis 1750 dans les premières eaux de Cologne, ont tant donné à la parfumerie, se sont retrouvées indirectement incriminées », ces lourds investissements ont permis d'éviter « le drame majeur » de la « suppression pure et simple » des notes hespéridées italiennes. « Bien évidemment, précise-t-il, notre expertise nous a permis de fournir une réponse technique circonstanciée mais, à titre personnel, j'aurais préféré investir ce que j'ai investi dans ces technologies en recherches et études sur de nouveaux cultivars d'agrumes pour continuer à développer de nouvelles huiles essentielles et les mettre à la disposition de l'industrie de la création[99]. » L'obligation d'étiquetage, d'après lui, va entraîner la production de nouveaux produits de moins bonne qualité et limiter dramatiquement la palette des parfumeurs.

S'il n'apparaît pas techniquement impossible de plier le naturel aux exigences des nouvelles réglementations, ce « formatage » risque de le priver de cette vibration particulière qui en fait un vecteur de profondeur et d'émotion dont de nombreux parfumeurs déplorent l'effacement et qu'ils souhaitent remettre à l'honneur. Le projet de faire de Grasse l'observatoire mondial du naturel en créant, en 2006, dans la prolongation du Musée international de la parfumerie, un conservatoire de plantes à parfum, se voulait annonciateur d'un renouveau. Les champs de roses et de jasmin qu'on envisage de réaménager autour de la ville seront-ils le cadre où les marques de parfums pourront « parler vrai » du naturel à leurs clients ou simplement le mémorial d'une espérance assassinée par les réglementations ?

L'abandon des produits animaux

Depuis les origines de la parfumerie, les produits animaux ont été intimement mêlés à son histoire. Les quatre produits phare, ambre, musc, civette et castoréum ont fait le bonheur tant des créateurs de pommes de senteurs de l'époque médiévale que des gantiers-parfumeurs du Grand Siècle ou des parfumeurs modernes qui y trouvaient le moyen d'exalter les senteurs végétales en leur procurant un supplément de profondeur et de sillage. Quant aux graisses et moelles animales, elles ont tenu une place considérable, que ce soit dans les procédés d'extraction, avec l'enfleurage, ou dans la cosmétique elle-même. Des graisses d'hippopotame et de crocodile des cosméticiens égyptiens jusqu'aux graisses d'ours ou de chiens, en passant par la moelle de bœuf, le « sperme » de baleine, les extraits de chapons et de pigeonneaux, onguents, baumes, crèmes et pommades ont toujours abondamment puisé dans le règne animal. Leur effacement est dû à des causes multiples qui tiennent, selon les cas, à un prix très élevé en raison de la rareté, à une volonté de protection écologique ou à des préoccupations sanitaires.

L'AMBRE

Cadeau de la mer, âprement recherché dès la période médiévale pour ses qualités aromathérapiques, l'ambre gris ou « ambre flotté » est une matière animale d'une densité inférieure à celle de l'eau. Ballottée en surface au gré des vents et des courants, elle finit par s'échouer sur les rivages. On la ramasse sur les plages de l'océan Pacifique et de l'océan Indien, à Madagascar, aux Seychelles, aux Maldives, sur les côtes de la Chine et du Japon. Elle peut être délicatement posée sur le sable, projetée sur les rochers, éclatée, fondue par le soleil, grignotée par les crabes et peser quelques dizaines de grammes ou quelques centaines de kilos.

Longtemps son origine a été entourée de mystère. Selon le célèbre médecin arabe Avicenne qui vivait au XIe siècle ap. J.-C., l'ambre surgit de fontaines sous-marines et dans *Les Mille et Une Nuits* Simbad le marin découvre « une île où l'ambre jaillit d'une fontaine et s'écoule jusqu'à la mer où il est avalé par des monstres venant des profondeurs ». À la même époque, le Chinois Tchou Tchoufei évoque la salive que les dragons laissent tomber dans l'eau lorsqu'ils s'endorment sur les rochers. Elle se durcit et les pêcheurs la recueillent avec beaucoup de soin [100]. Au XVIIe siècle, Simon Barbe, dans son *Discours sur l'odorat avec l'origine des meilleurs parfums*, se borne à dire que l'ambre, « le plus précieux de tous les parfums et l'un des plus nobles ouvrages de la nature pour les belles qualités qu'il renferme », est « une espèce d'écume que la mer produit [101] ». le savant Jean Baptiste Denys n'est guère plus explicite, mais il penche pour un mélange de cire et de miel, déposé sur les flots par les abeilles et qui se change en cette précieuse substance après avoir été soumis à la chaleur du soleil, au violent mouvement des vagues, aux particules salines de la mer [102].

En plein milieu du XVIIIe siècle, la *Chimie du goût et de l'odorat* de Poncelet n'hésite pas à faire aveu d'ignorance quant à la nature véritable de ce « bitume aromatique » : « L'ambre gris, si célèbre par l'excellence de son parfum, est très peu connu du côté de son origine ; ce que les naturalistes en ont dit est peu satisfaisant : on le trouve en mer, voilà ce qu'il y a de constant ; mais comment s'y trouve-t-il ? On ne donne sur cela que des conjectures très vagues [103]. » Il est troublant d'observer que ces connaissances sont en net retrait par rapport à celles de Marco Polo, cinq siècles auparavant. Si le Vénitien proposait un récit très fantaisiste où la « baleine », d'abord enivrée puis tuée au cours d'une lutte épique, était ensuite ouverte pour en extraire la matière tant convoitée, du moins faisait-il un lien entre l'ambre et les cétacés.

Un cachalot, le *Physeter macrocephalus*, est à la source de l'ambre « flotté ». Dans les intestins de l'animal se forme une concrétion pathologique. Les parois digestives blessées par les becs acérés des grands céphalopodes (seiches, poulpes, calamars), dont se nourrit le mammifère, sécrètent une substance pâteuse se déposant en couches concentriques sur les blessures et produisant l'ambre. Ce géant, le plus grand des cétacés — 16 à 25 mètres chez les mâles — et pouvant peser plus de 100 tonnes serait capable de rejeter pendant quarante ans la précieuse matière. Mais cette hypothèse qui emporte l'adhésion de la majorité des scientifiques est parfois contestée. On a objecté, notamment, qu'« il s'avère impossible que des blocs de plusieurs centaines de kilos (en 1942, un bloc de 340 kilos a été trouvé sur une plage de Madère) et de plus d'un mètre de diamètre puissent séjourner à l'intérieur du cachalot et encore plus incroyable qu'ils puissent être expulsés par la voie normale [104] ». Une certaine part de mystère persiste donc encore...

L'ambre se présente sous des aspects très variés : bloc entier, rognon, enrobage, brisure, boudin très dur ou liquide visqueux. Le bloc entier, de forme ovoïde, au pourtour irrégulier, et dont le poids oscille entre 10 et plusieurs centaines de kilos, est composé de nombreux rognons insérés dans l'enrobage. Ceux-ci sont libérés lorsque les blocs éclatent sous les chocs. Ils ressemblent à des galets de rivière et pèsent entre 4 et 5 kg. L'enrobage (ciment ou mortier du bloc) a une structure feuilletée, composée de couches irrégulières d'épaisseur variable. Sa granulosité grossière est plus ou moins poreuse et le fragilise. Lorsqu'il se casse, les morceaux qui en résultent sont appelés « brisures ». Leurs formes diverses peuvent être arrondies par l'usure du sable ou présenter des arêtes à angles vifs. Des boudins de plusieurs dizaines de centimètres de long se forment lorsque la pâte d'ambre expulsée par le cachalot est trop dure et trop digérée pour pouvoir s'agglomérer et former des blocs. Quand elle est trop molle, elle se répand à la surface de la mer comme du mazout.

Brossé par les vagues, entraîné par les courants, chauffé par le soleil qui le fait fondre à 65-70 °C, l'ambre se décolore, se purifie et s'affine. Léger et poreux, sa couleur varie du noir au gris argenté-blanc ou du brun-beige au jaune d'or. Le plus souvent, il a la teinte du chocolat. Parfois en surface apparaît une cristallisation. La coloration est fonction du temps de dérive en mer, dix ans environ pour l'ambre brun, cent pour le blanc qui a des qualités olfactives supérieures.

Son odeur originelle est nauséabonde, à forte dominance de crottin de cheval et de bouse de vache mais, sous l'effet de la mer et du soleil, elle évolue, s'affine et, avec le temps, se développent d'autres effluves qui ont fait couler beaucoup d'encre. Après un séchage variant de quelques mois à plusieurs années et la disparition d'une émanation de poisson fétide, s'exhale la senteur ambrée, mélange d'océan, de tabac, d'encens, de musc, de bois, de thé, de confiserie... de vieilles cathédrales. Et « revoilà le mythe, un parfum de légende, qui ouvre les portes sur l'air du grand large, invite à l'évasion, au rêve et jusqu'à des envolées mystiques [105] », souligne Jean-Jacques Étienne, ancien directeur technique des Parfums Rochas.

Un mythe écorné par Jean-Paul Guerlain lorsqu'il affirme que ce produit extraordinaire ne se perçoit pas énormément en tant qu'odeur, mais qu'on remarque son absence. « Si vous sentez *Mitsouko*, vous sentez très peu l'odeur de l'ambre, mais si vous n'en mettez pas dans la composition, le parfum s'aplatit complètement. Comme la crème dans la cuisine, c'est un liant [106]. » D'autres parfumeurs insistent sur sa fonction de « fixateur » avant d'évoquer comme Francis Thibaudeau, président des Parfumeurs de France, les magnifiques fragrances que dégagent ses infusions.

Chaque bloc est unique et a une odeur qui lui est propre, aussi faut-il « avoir une grande expérience, du nez et beaucoup d'intuition pour anticiper l'évolution de l'ambre avant sa mise en infusion [107] ». Étant donné son prix, aucune miette ne doit être égarée. Les blocs sont concassés au pilon, réduits en une fine poudre mélangée à de l'alcool, à raison de 40 g par litre, ce qui donne une solution à 5 % d'ambre. L'infusion est agitée jour et nuit, dans l'obscurité, à température constante, jadis manuellement pendant dix-huit mois, aujourd'hui un temps beaucoup plus court, sur des plateaux nommés « valseuses ».

Recueilli dans les filets des pêcheurs ou échoué sur les côtes après avoir dérivé parfois plus de cent ans, « l'or des mers » atteint des prix très élevés. Selon sa provenance, sa couleur, sa qualité, la personne qui l'a ramassé, il oscille entre 458 et 12 196 euros le kilo. « Il y a des gens qui le trafiquent ou vous envoient des cailloux, raconte Bernard Pathé, spécialiste des produits animaux. Cela oblige à avoir des fournisseurs connus et dignes de confiance. D'où toute la difficulté, parce que avec le temps qui passe, ils disparaissent. Les nouveaux qui viennent sur le marché sont au départ moins experts [108]. »

Ce produit mythique, d'importation libre, va devenir de plus en plus onéreux car de plus en plus difficile à collecter. « Les populations de cachalots mâles sont toujours aussi nombreuses mais, déplore le cogérant de Cadima-Pathé, depuis 1995, j'ai beaucoup plus de difficulté à me procurer leurs concrétions. Je pense sincèrement qu'il y a moins de "chercheurs d'ambre" qui connaissent le produit. Je passe beaucoup de temps à demander à mes vieux fournisseurs des îles du Pacifique d'apprendre aux jeunes à le trouver sur les plages [109]. » Le manque de collecteurs fiables et bien formés et la concurrence du marché asiatique sont des obstacles à son importation en Occident. Très friands de ce produit qu'ils considèrent comme un aphrodisiaque et un régulateur des voies respiratoires, les clients d'Asie sont, en effet, prêts à le payer encore beaucoup plus cher que les Occidentaux.

La demande annuelle et mondiale représente entre trois et quatre tonnes [110]. En France, seules les compositions anciennes y ont encore recours. *Mitsouko* de Guerlain, *Eau de Rochas*, *Femme de Rochas*, *Shocking* de Schiaparelli, *Cananga* de Berger, *Arpège* de Lanvin, *Bal à Versailles* de Jean Desprez, *Clandestine* de Guy Laroche, *Or Black* de Morabito, incluent ou incluaient ce produit. Comme l'expliquait déjà, en 1996, Jean-Paul Guerlain : « Il serait ridicule de vouloir intégrer de l'ambre dans un nouveau parfum, car c'est une matière très chère et les quantités disponibles sur le marché sont insuffisantes au regard des volumes de production que nous sommes maintenant obligés de fabriquer [111]. » Mais les substituts de synthèse « ne restituent pas la symphonie polymorphe [112] » du produit naturel. « En parfumerie, l'ambre reste la Rolls [113] », affirme le parfumeur Maurice Roucel.

LE MUSC

« Sujet tabou [114] », selon Jean-Paul Guerlain, cette sécrétion odorante provient d'une glande abdominale, située sous la peau, entre le nombril et les organes sexuels du chevrotain porte-musc mâle. Généralement nocturne et solitaire, ce chevreuil très primitif, de 10 à 12 kg, sans bois, reconnaissable à sa paire de longues canines recourbées vers le bas lui servant à gratter la neige et la glace, est originaire d'Asie. Il vit, rarement au-dessus de 1 600 m, sur les montagnes et les hauts plateaux boisés de l'Himalaya, du Tibet, de l'Afghanistan, du Viêt-Nam, du Népal, du sud de l'Inde, de la Mandchourie, de la Mongolie et de la Sibérie. En juillet, ce ruminant produit une sécrétion liquide qui, en décembre, pendant la période du rut, se transforme en grains ayant la texture du café moulu. C'est là le musc véritable. Sa qualité augmente avec l'altitude à laquelle se trouve l'animal. Une poche de 20 à 30 grammes en contient de 10 à 20 grammes. Ces poids doublent à l'âge adulte. En moyenne, quarante poches, au moins, sont nécessaires à l'obtention d'un kilo de musc. L'odeur fécale et de sang est suffocante mais après vieillissement du produit, elle s'affine, et prend une note animale, légèrement aminée, très persistante.

Particulièrement apprécié pour conférer force et sensualité aux parfums, le musc que le distillateur Antoine Dejean considérait, au XVIIIe siècle, comme « l'origine du parfum [115] » est aussi, depuis des siècles, présent dans la pharmacopée. En Asie, c'est un aphrodisiaque et un vaso-dilatateur qui a été employé comme abortif (la femme qui voulait avorter ingérait du musc qui faisait saigner la paroi de l'utérus et chassait le fœtus). Au Japon, principal utilisateur, il est toujours considéré comme un puissant virilisant.

Connu en Europe dès le IVe siècle, très apprécié des Arabes qui en feront un symbole des senteurs paradisiaques au point de l'intégrer parfois comme à Kara Arned ou à Tabriz, en Iran, au mortier des mosquées, il a été très tôt l'objet d'un fructueux trafic international.

Son commerce atteint son apogée au début du XXe siècle. La Chine et le sous-continent indien exportent alors près de 1 400 kg de musc chaque année malgré une consommation locale importante. Les réunions internationales sur la protection des espèces menacées ont mis en lumière que « ce niveau d'échange élevé a probablement eu des effets extrêmement négatifs sur les populations de cerfs porte-musc, qui n'ont plus jamais atteint leurs niveaux d'avant 1900 [116] ». À cette époque, Houbigant, Lubin, Gellé frères, proposent de nombreux articles dont des savons renfermant des grains de musc, préparés plusieurs mois à l'avance, pour que la pâte puisse exhaler cette senteur animale si particulière. Au cours du XXe siècle, la demande de musc n'a cessé d'augmenter. Dans les années 1960, de 200 000 à 300 000 animaux étaient tués tous les ans et entre 1950 et 1970, près de 1 500 kilos de musc étaient prélevés chaque année sur les cerfs de trois provinces du sud-ouest de la Chine. Au début des années 1980, le prélèvement de musc dans ce pays était estimé à 2 000-2 500 kilos et a eu des effets dévastateurs sur les populations des porte-musc. Dans la seule province du Sichuan, 100 000 d'entre eux ont été abattus en 1980 [117].

La Convention sur le commerce international des espèces de faune et de flore menacées d'extinction, connue par son sigle CITES ou encore sous le nom de Convention de Washington, s'efforce de les protéger. Le 3 mars 1973, son texte a été adopté lors d'une réunion de représentants de 80 pays tenue à Washington. Le 1er juillet 1975, il entrait en vigueur. Mais le braconnage sévit et la déforestation constitue une menace supplémentaire aggravée par le demi-échec des tentatives d'élevage en captivité. On a tenté d'aspirer le musc au moyen de seringues. Mais le chevrotain captif dans une ferme n'en sécrétant pratiquement pas, cette méthode s'est révélée vaine. Des essais pour le piéger dans son habitat naturel pendant la période du rut et l'endormir avant de vider la poche et de le relâcher n'ont pas été plus probants. Même si leur application pose des problèmes, les États de l'aire de répartition du cerf porte-musc se sont dotés, dans leur majorité, de lois interdisant ou réglementant son prélèvement.

Avant 1969, il était encore possible d'acheter sur la place de Paris du musc non frelaté. Pour pouvoir en mettre dans *L'Heure Bleue* et *Vol de nuit* [118], Jean-Paul Guerlain se rendait alors avec son oncle Marcel dans l'entrepôt de leur fournisseur et vérifiait la précieuse marchandise. « Nous procédions à un prélèvement à l'aide d'une petite curette en fer de deux millimètres de diamètre... Parfois, nous trouvions à l'intérieur de la grenaille de plomb, de la fibre de bois, voire du papier journal. Tout ceci remplaçait le grain que les chasseurs avaient sorti par un petit orifice naturel situé sous les poches. Le plomb rétablissait le poids exact, et le journal ou le bois redonnait du volume. »

D'une valeur de 50 000 dollars le kilo, le musc est remplacé par des produits de synthèse infiniment moins onéreux mais qui n'ont que peu à voir avec son arôme. Au fil du temps, muscs nitrés, macrocycliques, polycycliques, ont fait leur apparition. Découverts dans les années 1950, les polycycliques, non biodégradables dans l'eau, laissent des traces olfactives sur le linge et entrent massivement dans les poudres à laver, les adoucissants textiles, la savonnerie. Ils représentent le « signal olfactif de la propreté [119] ».

À la fin des années 1960, les hippies californiens, à la recherche d'une essence aphrodisiaque, raffolent d'un liquide huileux, à l'odeur sucrée, vendu sous le nom d'« essence de musc » dans des petites bouteilles d'un prix modique. La popularité attachée à ce produit très ordinaire mais tenace et paré des pouvoirs séculaires et mythiques du musc Tonkin, donne l'idée à la société Jovan de lancer aux États-Unis, dans les années 1970, *Musk for Men* et *Musk for Women*, deux parfums provocants censés éveiller les « désirs animaux fondamentaux ». Lancé en 1997, *CK Two* de Calvin Klein qui contient 35 % de musc de synthèse a une odeur de « clean » et rencontre aussi un grand succès.

Bernard Pathé, négociant en produits naturels et animaux, déclare ne plus vendre de musc mais ajoute : « Je sais qu'il s'en commercialise encore dans les pays du Moyen-Orient, en Chine, en Russie, ce sont des lots qui sont traités en dehors de la Convention de Washington [120]. » Les maisons de parfum qui en mettaient dans des compositions anciennes doivent puiser dans leurs stocks et diminuer petit à petit les quantités pour que la différence ne soit pas brutale. La civette et le castoréum sont, en revanche, encore en vente libre.

LA CIVETTE

Petit quadrupède de la taille d'un renard, la civette ou chat-civette qui intéresse la parfumerie vit, solitaire ou en couple, dans toute l'Afrique. La durée moyenne de son existence est de dix ans. Elle se nourrit de mammifères, d'œufs, de fruits, de racines et a deux portées par an, au printemps et à la saison des pluies. Son pelage gris-brun tacheté de noir est assez long, sa queue traînante. Cet animal qui pèse environ 20 kilos a de grandes moustaches, des yeux obliques, des pupilles rondes et rougeâtres et, près de l'anus, une poche en forme de croissant, de 30 millimètres de long et de 15 à 20 millimètres de large. Elle sécrète une pâte molle, beige ou brune qui, à l'état pur, « a pour presque tout le monde une odeur répugnante [121] ». Mais, mélangée à d'autres matières odoriférantes comme la banane, elle perd son caractère agressif et devient puissante, animale, sensuelle. Longtemps considérée comme un élément essentiel de la gamme des parfumeurs, elle se vend, selon les qualités, entre 458 et 763 euros le kilo. Les vieilles maisons de matières premières grassoises en font des infusions ou des absolues en la traitant à l'hexane. L'absolue civette coûte 1 400 euros le kilo.

De nombreux paysans éthiopiens élevaient naguère des chats-civettes. Placés dans des cages de bois étroites, ils étaient curetés tous les dix jours. Une corne de zébu contenait la pâte recueillie. L'influence des écologistes, défenseurs de la nature et de la faune, a joué un rôle déterminant dans l'abandon de ce produit. Il y a plus de vingt ans, un écologiste anglais a fait paraître un article révélant que le *N° 5* contenait de la civette et que les chats-civettes qui vivaient enfermés dans des élevages étaient battus pour augmenter leur capacité de production. C'était complètement faux, selon Jean-Pierre Petitdidier, spécialiste des produits animaux. « Ces chats sont, au contraire, pouponnés comme une poule qui pondrait des œufs d'or. On ne va pas leur taper dessus. Ils sont entourés des plus grands soins. Mais ces allégations ont fait considérablement baisser les ventes de Chanel sur le marché anglais. Cette maison a mis trois ans à s'en remettre. Les écologistes étant de plus en plus énervés et la tendance allant dans le sens de parfums faits avec des substances parfumantes de moins en moins chères, pour donner encore plus d'argent à la pub et au marketing, il est probable que les produits animaux vont complètement disparaître. C'est regrettable pour la qualité de la parfumerie française [122]. »

Effectivement, les grands groupes internationaux, craignant des réactions écologiques nuisibles à la bonne marche de leurs affaires, ont interdit de mettre de la civette dans les parfums et les importations en Occident ont chuté. Nouvel appauvrissement de la parfumerie mais aussi des paysans éthiopiens qui trouvaient là complément de revenu grâce à cet élevage.

LE CASTORÉUM

La consommation de castoréum est, elle aussi, en très forte diminution. C'est une substance cireuse-huileuse, à l'odeur cuirée, chaude et douce, sécrétée par deux glandes internes du castor. Cette sécrétion lui sert à graisser son poil en permanence. L'animal qui vit aujourd'hui aux États-Unis, au Canada et en Russie est chassé en janvier quand son poil est le plus beau. Comme tous les autres produits animaux, il est employé en parfumerie sous forme de teinture alcoolique, à partir des poches broyées ou directement dans les compositions sous forme de résinoïde ou d'absolue. En raison de l'abondance de castors dans le monde (les Canadiens doivent chaque année en tuer un certain nombre pour éviter la surpopulation), le castoréum, comparativement au musc, à l'ambre et à la civette, est peu coûteux (autour de 153 euros le kilo). L'absolue castoréum coûte 700 euros le kilo).

GRAISSES ANIMALES, SANG ET ROGNURES DE CUIR

Au lendemain de la Première Guerre mondiale, le *Formulaire de parfumerie et de cosmétique* indiquait encore que la note cuir s'obtenait par « une infusion de rognures de peau [123] ». On y trouvait aussi de nombreuses préparations aromatiques incluant graisse de baleine, de bœuf, d'ours et autres mammifères. Cette fascination pour la matière animale conduira même, dans les années 1970, certaines sociétés grassoises, en quête d'un produit à fragrance musquée moins coûteux que le musc véritable, à une curieuse préparation possédant une odeur animale très puissante et qui tenait davantage de l'alchimie que de la parfumerie.

Pour la confectionner, il fallait d'abord se procurer dans de petits abattoirs un sang conservé plusieurs jours, donc très concentré et ayant la « bonne odeur ». On le laissait ensuite fermenter sur le toit des usines jusqu'à l'obtention d'un produit « mûr » susceptible d'être extrait aux solvants volatils. La recette était la suivante :

— 320 kg de sang séché
— 50 kg de sucre en poudre
— 30 kg de glycérine
— 35 kg de suie broyée
— 55 kg de racines de costus broyées
— 15 kg d'éther sulfurique
— 35 kg de carbonate d'ammonium
— 15 kg de musc cétone
— 35 kg de tabac à priser
— 15 kg de musc ambrette
— 45 kg d'eau

La disparition des petits abattoirs et leur remplacement par de grands établissements plus modernes où le sang, concentré en continu, a perdu ce fumet très spécial, a rendu difficile la réalisation de la formule. Le problème de la vache folle a, par la suite, condamné définitivement ce mélange odorant qui témoigne de façon paradigmatique des liens du parfum et du sang.

Cette maladie a aussi contribué à chasser les produits animaux des cosmétiques. Dès 1992, le Conseil supérieur d'hygiène publique, considérant que « le risque infectieux en matière de cosmétologie sur une peau lésée est du même ordre de grandeur que le risque infectieux par voie alimentaire [124] », recommandait de s'approvisionner en ingrédients d'origine bovine dans les pays exempts de cette épidémie.

L'abandon de techniques de fabrication comme l'enfleurage à froid, où les pétales de fleurs étaient délicatement disposés sur une couche de graisses de porc et de bœuf et de l'enfleurage à chaud, où ils étaient immergés dans de la graisse chaude, pressée ensuite dans un couffin en poils de chèvres ou en crins de chevaux[125], participe encore de cette désincarnation du parfum au sens le plus propre du terme.

Parfum désincarné et spectre du parfum

En 1998, la maison Comme des Garçons lance une fragrance baptisée *Odeur 53*. Elle est présentée comme un antiparfum abstrait, élaboré grâce à une technologie de pointe « utilisée pour cloner des odeurs de matériaux inorganiques, des odeurs jamais employées jusqu'alors, sans noms précis, juste des idées abstraites et des formules chimiques[126] » :

— fraîcheur de l'oxygène
— vernis à ongles
— éclat du métal
— odeur cellulosique
— air pur de haute montagne
— dunes de sable
— énergie du feu
— fusion ultime
— linge séchant dans le vent
— caoutchouc brûlé
— intensité minérale du carbone
— roche ignée
— paix et oxygène
— larmes et condensation
— brume de nylon
— acier contre la langue
— aucun souvenir de douleur
— inaperçu, inachevé
— une pièce vide
— pierre calibrée, ongles rouges
— trois formes isométriques,
— sang chaud
— souvenir d'invisibilité
— plaintes surannées
— buée photocopiée
— esprit de l'Antarctique
— vapeur chaude
— désespoir des formes à venir

— mirage de glace
— haleine de bébé
— béatitude transmuée
— igloo liquide
— désirs d'hélium
— rayonnement de polystyrène
— la distance de la lèvre à la pointe du sein
— silences des mouvements cellulaires
— l'humidité de la terre
— poussière de plume
— rivières d'aluminium
— tonnerre de verre

Perdu dans cette longue liste, un intrus, le « sang chaud », autrefois composante bien réelle du parfum incarné, mais qui ne figure là que comme une notion abstraite évoquant une image, un souvenir...

En avril 2004, la même marque récidive avec sa ligne « Synthetic » composée de cinq « antiparfums ». Une opération qui se revendique explicitement comme « intellectuelle » au sens du Petit Larousse, c'est-à-dire « par laquelle on réunit en un tout cohérent, structuré et homogène, divers éléments de connaissance concernant un domaine particulier [127] ».

Au-delà de la recherche d'originalité et de la volonté de surprendre inhérentes à toute démarche marketing, ces productions apparaissent représentatives de l'évolution ultime de la désincarnation du parfum. Amorcé dès lors que celui a commencé à perdre sa signification religieuse et ses fonctions curatives, le processus a connu une brutale accélération avec l'essor irrésistible de la synthèse qui, en libérant la parfumerie de la sujétion des produits naturels, l'a coupée de sa base traditionnelle. Il a en même temps permis le passage de cette activité du stade de l'artisanat à celui de la très grosse industrie, puisqu'en France, elle arrive en quatrième position, après l'aéronautique, l'alimentaire et l'automobile.

Ce changement dans la production s'est accompagné d'une modification radicale dans la structure de la clientèle. Longtemps, les gens modestes ne se sont parfumés qu'avec du savon. Les fragrances étaient réservées à l'élite. De nos jours, on peut acheter des senteurs mass market et bon marché dans les grandes surfaces. Démocratisation, certes bénéfique, mais qui s'est réalisée aussi au prix d'une banalisation et d'une uniformisation des produits, accentuées par l'intervention des facteurs majeurs que sont le marketing et la mondialisation.

Aujourd'hui, la mise au point d'un classique se résume en cinq règles énoncées par Patrick Choël, président des parfums et cosmétiques de LVMH : « Penser à l'élaboration d'un concept, d'une idée forte et simple, trouver ensuite un nom qui le reflète, puis imaginer un flacon et un packaging unique, développer une campagne de communication adéquate et, enfin, créer un jus. Je place volontairement la création de la fragrance en dernier [128]. » Il affirme aussi : « Vendre du parfum, c'est vendre de l'émotion. » Or, si le « jus » n'est finalement qu'une composante accessoire, c'est bien qu'on attend que cette émotion surgisse, en priorité, des autres éléments.

En réalité, le marketing, affirmant son emprise depuis la conception jusqu'à la commercialisation, a instauré un rapport de valeurs nouveau dans lequel la communication sur le produit compte plus que le produit lui-même. Devenu un prétexte, simple illustration d'un concept élaboré par des commerciaux, le parfum est victime d'une perte de substance certaine qu'un grand parfumeur résume en une boutade : « On nous impose aujourd'hui des coûts de matières premières qui font qu'on ne peut plus rien mettre. Il faudrait faire des parfums avec de l'eau parce que ce n'est pas cher [129]. » Ce déficit substantiel n'est pas seulement celui de la matière même du parfum mais de sa charge d'émotion.

Copies de copies, fragrances vite faites, très rapidement remplacées par d'autres (450 lancements en 2002, 492 en 2003 [130]), dictatures des *briefs* et des tests, raréfaction des produits naturels, uniformisation de l'offre, autant d'éléments cumulés qui expliquent qu'à quelques exceptions près, les marques souffrent d'une perte d'identité et se soient « doucement vidées de leur sens [131] ». Aurait-il suffi de suivre la voie indiquée par Edmond Roudnitska pour échapper à cette fatalité ? Les exigences de qualité et de créativité dont il s'était fait le champion auraient pu permettre, si elles avaient été respectées et malgré les pesanteurs économiques et le rouleau compresseur de la mondialisation, de préserver davantage de pôles d'excellence dans l'univers de la parfumerie. Elles n'auraient sans doute pas évité la déconnexion du parfum des racines qui avaient nourri son développement et son aura, car l'intellectualisation qu'il revendique va dans le sens de ce détachement.

Inscrire la démarche d'Edmond Roudnitska, adversaire déclaré de l'esprit marketing, dans le processus de désincarnation du parfum peut sembler paradoxal. Et pourtant, elle y participe tout en empruntant une voie diamétralement opposée à la banalisation. « Nous ne composons pas nos parfums avec notre nez mais avec notre cerveau, c'est pourquoi, si nous perdions maintenant l'odorat, nous pourrions encore inventer et composer des parfums. Beethoven était sourd quand il a composé la *Neuvième Symphonie* [132]... » Faisant du parfum une œuvre de l'esprit et de sa création un acte éminemment intellectuel, Edmond Roudnitska qui d'ailleurs envisageait de ne travailler qu'avec la synthèse, aboutit à une véritable sublimation. Mais sublimer n'implique-t-il pas une rupture avec la chair, la sensualité, et le parfum peut-il se passer totalement de cette composante charnelle sans devenir un spectre ?

Troisième partie

LE PARFUM RÉINVENTÉ

De récents rapports de la Fédération des industries de la parfumerie dépeignent un secteur d'activité plutôt en bonne santé. Chaque jour se vendent sur le marché français, 166 000 flacons de parfum, 72 000 produits de maquillage des lèvres, 327 000 produits de soin spécifique visage, 564 000 shampoings, 531 000 produits pour la douche et le bain [1]. Et les lieux de vente sont multiples : parfumeries indépendantes, grands magasins, instituts de beauté, salons de coiffure, chaînes/groupements, pharmacies, parapharmacies, espaces « pharmacie » en grandes surfaces, hypermarchés, supermarchés, succursalistes, sans oublier la vente par correspondance et à domicile.

Un communiqué du 15 février 2005 indique qu'en France, l'industrie des parfums et cosmétiques a vu le total de ses ventes augmenter en 2004 (+ 2,6 % par rapport à 2003) et son chiffre d'affaires atteindre 14,117 milliards d'euros. Avec un excédent commercial qui atteint 6,080 milliards d'euros, elle « confirme sa quatrième place au rang des grands secteurs exportateurs de l'économie française [2] » derrière les boissons, la construction automobile et la construction aéronautique-spatiale. Seul bémol à ce tableau satisfaisant : malgré « un bilan globalement positif » et après dix ans d'expansion soutenue où les ventes en France de la parfumerie-cosmétique ont, en volume, progressé de près d'un tiers (+ 32 %), nettement plus vite que l'ensemble du PIB (+ 23 %), « le marché français marque une pause [3] ».

Cette image rassurante comporte cependant quelques zones d'ombre mises en évidence dès 2002. Cette année-là avait débuté sous d'heureux auspices. Au mois de mars, le président de la Fédération des industries de la parfumerie, Alain Grangé-Cabane, déclarait : « En 2001, nos industries ont encore réalisé une bonne année avec une progression très satisfaisante pour la trente-sixième année consécutive », et on pouvait lire dans *Cosmétique Magazine, le magazine de tous les professionnels de la Beauté-Santé* : « Tout va bien, merci, pour l'industrie française ! Avec 7,5 % de croissance totale et + 9,7 % à l'export, 2001 restera comme un bon millésime [4]. »

Mais l'éditorial du mois de juin venait déjà tempérer les bonnes nouvelles précédentes, du moins en ce qui concernait les marques de prestige : « Le feu au lac. Alerte rouge sur le sélectif ? Les derniers chiffres de l'industrie (à fin mars) n'incitent pas à l'optimisme dans ce circuit de la distribution où les facturations sont en perte de vitesse par rapport à l'an dernier, dans le parfum surtout, frappé d'un – 9 % en mars, d'un – 6 % au cumul [...]. Pour le sélectif, il est urgent de ne plus attendre pour se remettre en question [5]. » En juillet-août 2002, le même journal indiquait que la logique financière des groupes, privilégiant le court terme à la création et au luxe, risquait de « tuer la poule aux œufs d'or » et évoquait un marché en « déliquescence depuis quelques mois [6] ». « Aujourd'hui, c'est vive le financier et adieu le rêve au sein des marques ! Il n'y a pas vraiment de produits qui sortent de la norme [7] », se plaignaient les commerciaux interrogés par *Cosmétique Magazine* et le cabinet d'études Epsy. Pis encore, ils ajoutaient : « On a nos mallettes, nos formations produits, mais plus de bons de commande. On ne vend plus les produits, mais le moyen de revendre les produits... »

Depuis lors, se sont multipliés les titres qui sonnent comme des cris d'alarme et traduisent un réel malaise : « Des marques en perte d'âme » (septembre 2002), « Un marché en berne où les augmentations de tarifs tiennent lieu de croissance » (février 2003), « Sélectif. Premier semestre alarmant » (novembre 2003), « Parfumeries. État d'urgence déclaré » (mars 2004), « Grande distribution : la croissance aux abois » (septembre 2004). « Force est de constater qu'en dépit de tous les efforts, les volumes de consommation n'augmentent pas [...]. Nous ne pouvons nier, en effet, que nous sommes dans un marché atone [8] », poursuivait dans la même revue, Gérard Delcour, président du conseil d'administration de la Fédération des industries de la parfumerie et du Syndicat de la parfumerie,

S'agit-il simplement de la transposition à ce secteur de la morosité économique ambiante ou des symptômes d'un mal plus profond ? Longtemps, le parfum a eu la réputation de ne pas souffrir des fluctuations économiques. Depuis qu'il est soumis aux règles des grands groupes, producteurs de quantités énormes, son aura luxueuse, réconfortante, sécurisante, qui en faisait une valeur-refuge, s'est altérée. L'année 2003 a connu un recul des ventes des marques de prestige (– 3,6 % en volume et

+ 0,6 %, seulement, en valeur)[9], qui semble confirmer le diagnostic de Jean-Paul Guerlain : « Le métier de lessivier n'est pas tout à fait le même que celui de la Fine Fragrance[10]. »

L'évolution du comportement des consommateurs est aussi un élément clé du problème. Une enquête réalisée en mars/avril 2004 par ACNielsen du groupe VNU, leader mondial des informations marketing, a été présentée en juin, à Cannes, lors du Congrès mondial de la parfumerie, par Brian Chadbourne, executive vice-président. Cette recherche portant sur un panel de 17 000 personnes à travers six pays (France, Grande-Bretagne, Allemagne, Espagne, Italie, États-Unis), bouscule les idées reçues.

Elle fait apparaître un certain nombre de résistances à la volonté d'internationalisation des goûts et des comportements olfactifs. Les Italiennes, par exemple, marquent une nette préférence pour les senteurs assez prononcées. Les Françaises et les Espagnoles utilisent rarement plus d'un ou deux parfums alors que les Allemandes et les Britanniques dépassent volontiers ce chiffre. Aux États-Unis et en Italie, un tiers des femmes déclarent se parfumer moins qu'auparavant mais, d'une façon générale, la moitié des consommatrices fidèles à une fragrance se disent prêtes à la payer n'importe quel prix.

Qu'il s'agisse de l'Europe ou des États-Unis, une constatation s'impose : seule une petite minorité de femmes (10 % en moyenne) considère encore le parfum comme le cadeau par excellence. Les autres préfèrent un bijou, un dîner dans un grand restaurant ou une journée de soins dans un institut, plutôt qu'un parfum luxueux.

Le Comité français du parfum réfléchit sur le comportement du consommateur et se demande si les produits sont victimes d'autres concurrents comme la téléphonie[11]. Vera Strübi, P-DG des Parfums Thierry Mugler n'a, quant à elle, aucun doute. « Aujourd'hui, entre un téléphone portable et un parfum, on ne fait plus franchement la différence. Le parfum a perdu son côté extraordinaire. On n'a pas su toucher les gens avec les émotions et quelque chose de plus luxueux, de plus particulier[12]. »

Une étude, publiée en janvier 2005 par Eurostaf, constate que le marché mondial des parfums et cosmétiques, estimé en prix de détail à 201 milliards de dollars, en 2003, connaît un ralentissement de sa croissance depuis le début de la décennie. Elle conclut qu'il se trouve maintenant « à la croisée des chemins » et que les entreprises devront « proposer, en plus d'une offre transversale universelle, une offre différenciée et segmentante[13] » pour capter de nouveaux consommateurs.

Accepter une certaine remise en question, appeler au renouvellement est une chose, trouver de réelles réponses aux maux qui minent sournoisement la parfumerie en est une autre.

L'industrialisation intensive du parfum, en le coupant de ses attaches terriennes, l'a privé d'une part de sa sensualité, mais aussi du sens dont il s'était chargé au cours de sa longue histoire. Amputation d'autant plus grave qu'elle coïncide avec une chute de la créativité, tant il est vrai que « la technique industrielle par la répétition de ses rythmes, la production répétée de l'identique, renferme un principe contraire à la création [14] ».

D'ores et déjà cependant on trouve, à des degrés divers de développement, et parfois à peine esquissés, quelques éléments permettant de croire qu'il est possible d'échapper à une parfumerie de plus en plus monolithique et insipide.

Le Groupe du Colisée avait émis l'idée que la renaissance était possible au prix « de la reconstitution d'unités plus petites et plus mobiles [15] ». L'essor des parfums dits « de niche » répond à cette condition et favorise l'innovation dans la mesure où ils n'ont pas pour ambition de séduire le plus grand nombre en se conformant à un supposé goût moyen. Dans le même sens vont les créations « sur mesure » qui débouchent forcément sur une parfumerie élitiste, mais où le créateur délivré des contraintes du prix de revient, jouit d'une liberté sans équivalent. Favorable également au retour de l'originalité, celui des parfumeurs maison, susceptible de rendre aux marques une identité plus forte donc une certaine singularité. S'y ajoutent diverses recherches visant à enrichir la palette des parfumeurs de nuances nouvelles aussi bien par l'exploitation d'un patrimoine oublié que par celle de matières encore jamais exploitées. On signalera aussi des expériences qui engagent la parfumerie dans des applications inédites répondant à de nouvelles attentes du monde contemporain.

CHAPITRE X

Les « niches »

En marge de l'industrie « lourde » du parfum qui déploie pour chaque nouveau produit, publicités, échantillons, films, égéries mondialement connues, existent de petites structures, qualifiées de « niches » (un terme évocateur *a priori* d'une odeur canine peu plaisante, mais qui renvoie aussi à l'habitat des oiseaux rares qui s'abritent dans des endroits secrets où il faut savoir les découvrir). Là s'expérimentent des fragrances qui sortent des sentiers battus. Les niches sont indépendantes ou rattachées à de grands groupes et prennent infiniment moins de risques financiers, mais beaucoup plus de risques esthétiques que les grandes marques. La diffusion de leurs produits est restreinte et leur créativité apparaît comme une source d'inspiration ou d'imitation. Ainsi, *Mûre et Musc*, une fragrance très originale créée par Jean Laporte, fondateur de L'Artisan Parfumeur, a été, selon le parfumeur Jean Guichard, « récupérée [1] » et l'on en retrouve des « tronçons » dans de nombreux parfums. *L'Eau de Bulgari* (1992) composée par Jean-Claude Ellena pour le bijoutier Bulgari a inspiré *CK One* lancé, en 1995, par Calvin Klein. De même *Féminité du Bois*, apparue, en 1992, aux Salons du Palais-Royal a donné naissance, quelques années plus tard, à *Dolce Vita* [2] de Dior.

Suppression ou limitation des tests et de l'évaluation qui entravent l'innovation, utilisation de matières premières coûteuses, explorations de voies nouvelles : autant de démarches promouvant l'audace, la qualité et la créativité. Sans un groupe important derrière soi, cette activité expose à de grosses difficultés financières et pratiques. La plupart des niches font réaliser leurs formules par des sociétés de composition, qui d'ailleurs n'apprécient guère de fournir des matières premières et de livrer des commandes en si faible quantité [3]. Points communs entre ces maisons : la contestation de l'esprit marketing (même si aujourd'hui beaucoup d'entre elles ont un service du même nom) et, surtout, la volonté de redonner du sens au parfum. Cette parfumerie « alternative » se fait en marge des circuits habituels et s'il est impossible de l'évoquer dans sa totalité, du moins peut-on essayer d'offrir un panorama représentatif de sa vitalité.

Creed

Le premier parfumeur du nom, James Henry Creed, s'installa, en 1760, à Londres. La maison Creed devint le fournisseur attitré de la reine Victoria, de George III, de George IV, puis de toutes les cours d'Europe. Napoléon III et l'impératrice Eugénie, la reine Marie-Christine d'Espagne, l'empereur François-Joseph et l'impératrice Sissi d'Autriche-Hongrie comptaient parmi ses clients.

Avec l'appui de l'impératrice Eugénie, Creed s'implante, en 1854, à Paris, rue Royale et rencontre tout de suite le succès. Depuis 1981, la boutique se trouve 38 avenue Pierre-Ier-de-Serbie, dans le VIIIe arrondissement. Entre cinq cents et six cents formules ont été mises au point de façon artisanale par la famille et plus de deux cents parfums sont en vente. Creed est distribué dans les pharmacies et 90 % de la production est exportée vers les États-Unis, l'Angleterre, l'Espagne, l'Italie.

Héritier d'une longue dynastie de parfumeurs, Olivier Henry Creed, né en 1943, se situe dans le monde de la parfumerie comme un grand couturier par rapport à des fabricants de prêt-à-porter. Il perpétue, avec succès et sans compromission, une tradition de grand luxe qui vient d'un lointain passé mais veut regarder l'avenir. Sa démarche à contre-courant s'affranchit du marketing et parie sur la qualité.

DU NATUREL HORS MARCHÉ

Excellent sélectionneur, il continue pour fabriquer ses parfums dans son usine d'Ury, au sud de Fontainebleau, d'employer les meilleures essences et concrètes de rose de Bulgarie, de Turquie, du Maroc, les iris de Florence, les jasmins d'Italie, les tubéreuses et le santal des Indes, la bergamote de Calabre, la mandarine et le citron de Sicile, les narcisses, violettes et jonquilles de France... Ses formules contiennent toutes des matières premières très coûteuses car il s'intéresse avant tout à leur qualité et non à leur prix de revient.

Olivier Creed proclame avec véhémence que, de toute la parfumerie française, c'est lui qui utilise le plus de naturel. Et il en donne les raisons. « Quand une maison comme Dior, Estée Lauder ou Givenchy veut faire un parfum, elle va chez IFF, Firmenich, etc., qui lui demande pour un kilo de parfum un prix maximum de 76 euros. Mais sur cette somme, il faut payer les parfumeurs. Il reste donc entre 38 et 30 euros pour le parfum. Eh bien, ça exclut le naturel. Moi, le produit le moins cher que j'utilise, c'est la bergamote et elle coûte plus de 53 euros le kilo. Alors comment peuvent-ils mettre des produits naturels dans leurs formules ? Ou alors ils en mettent des traces et ils disent qu'il y a du naturel dedans. Mes produits valent un minimum de 305 euros le kilo et je fais moi-même mes parfums ! Je suis complètement hors marché. Je fais des choses complètement différentes des autres[4]. »

Autre manifestation de cette différence, la technique de l'infusion, abandonnée dans les fabrications industrielles actuelles car trop longue à réaliser, est toujours à l'honneur chez Creed. La maison fait des infusions d'ambre gris, de civette, de castoréum, de vanille et, malgré la grande difficulté de s'en procurer, de musc Tonkin ! Dans la tradition du fondateur James Henry Creed, les formules sont pesées, mélangées, macérées et filtrées dans du buvard.

La Private Collection, la plus ancienne, a conquis les grandes cours d'Europe et a conduit Creed à la renommée. Les flacons d'apothicaire en verre brun sont fermés par des bouchons recouverts de chevreau blanc maintenu par un fil d'or. Dans cette série, les parfums les plus célèbres sont :

— *Tabarôme*, un mélange de feuilles de tabac, de poivre et d'ambre, créé en 1875.

— *Fleurs de thé rose bulgare* (1890), cocktail de rose, fleurs de thé de Chine.

— *Angélique Encens* (1933), vanille, encens, ambre.

— *Cyprès Musc* (1948), note verte, boisée, fond musqué.

— *Cuir de Russie* (1953), note cuir, boisée, fond musqué.

— *Jasmal* (1959), note fleurie, tête jasmin d'Italie.

— *Aubépine Acacia* (1965), note fleurie et verte.

— *Sélection Verte* (1970), note herbacée sur fond de menthe poivrée.

Pour tenir compte des variations d'arôme des produits naturels dont les caractéristiques ne sont pas identiques d'une année sur l'autre, la maison Creed offre une innovation. Comme sur les bouteilles de grands vins, l'année est inscrite sur les flacons de ses *Millésimes* — des eaux de parfums composées d'essences très rares et très coûteuses — tirés à 2 000 exemplaires. « Une rose synthétique, que vous l'achetiez en 1990 ou en 1995, c'est la même, mais une rose naturelle, ça bouge et après on me dit : "Mais votre parfum a changé !" On indique l'année pour que les clients ne soient pas étonnés de ces changements. »

Néroli Sauvage, Fleurissimo, Fantasia de fleurs, Fleurs de Bulgari, Tubéreuse Indiana, Vanisia, Jasmin Impératrice Eugénie, Royal Delight comprennent tous des ingrédients extrêmement onéreux. Santal de Mysore, ambre gris, feuilles de violette, verveine des Indes, iris de Florence entrent, par exemple, dans la composition de *Green Irish Tweed*, un best-seller de la maison évoquant le gentleman habillé de tweed et de cashmire.

LES « CORPS CAPTIFS »

Privilégier le naturel n'exclut pas, pour autant, les apports essentiels de la synthèse. « Garder les belles choses du passé et faire appel à ce qui est intéressant maintenant » est la ligne de conduite d'Olivier Creed. Il la réalise en intégrant des « corps captifs », c'est-à-dire des produits chimiques nouveaux que les grandes sociétés de composition gardent en principe pendant dix ans à l'usage exclusif de leurs propres parfumeurs. « Comme je suis très bien avec la famille Firmenich, je peux leur acheter des corps captifs qu'ils ne vendent pas, sauf à des personnes comme moi ou Jacques Polge parce qu'ils savent parfaitement que nous ne sommes pas leurs concurrents et qu'on ne va pas aller faire un jus pour Dior ou Hermès. Nous ne les utilisons que pour nos parfums [5]. »

Ce créateur n'a pas fait d'école de parfumerie mais a été formé par son père et, dès l'âge de dix-huit ans, il s'est mis à composer. Il se sent très à l'aise dans la famille des fleuris qu'il renouvelle avec des notes boisées, naturelles et de synthèse. Dans *Royal Scottish Lavender*, un des grands classiques de la maison, le vétiver et le santal donnent un côté capiteux à la lavande, à la rose bulgare et à l'ylang-ylang. Obsédé par la qualité, peu soucieux de la publicité (aucun budget de promotion pour les produits), Olivier Creed voit l'avenir de la parfumerie divisé entre un marché de grande masse, soumis aux diktats du marketing, et un marché de « niches », diversifié et élitiste [6]. Son fils Erwin, qui travaille avec lui, a repris le flambeau. *Original Vétiver*, sorti en mars 2004, est la première fragrance signée par le père et le fils.

Diptyque

Fondée, en 1961, par trois passionnés issus du milieu des beaux-arts et de la décoration que rien ne prédestinait à la création en parfumerie, cette petite boutique du 34 boulevard Saint-Germain s'est singularisée d'emblée. Anticipant un désir de liberté et de fantaisie qui a éclaté quelques années plus tard, elle proposait un mélange hétéroclite de jouets en bois, de cafetières émaillées, de lampions, de tissus dessinés par les trois associés, mais aussi de parfums Penhaligon's et Floris, marques anglaises alors peu connues en France.

En 1963, naît une bougie parfumée qui sera suivie d'une longue série. Des plus anciennes *Aubépine* et *Cannelle* à la récente *Essence of John Galliano* (faite en collaboration avec le créateur de la couture de Dior), il en existe plus d'une cinquantaine. Quarante autres parfums d'ambiance, sous forme de vaporisateurs et de coffrets à diffuser, les complètent. En 1968, apparaît *L'Eau*, une eau de toilette fondée sur une recette de pot-pourri du XVIe siècle et sur une formule de « pomander » aux clous de girofle.

Diptyque est né du désir des fondateurs de faire découvrir de nouvelles odeurs, sans se préoccuper des modes et de la rentabilité immédiate. Leurs produits, réalisés par des parfumeurs comme Olivia Giacobetti, étaient à l'origine des évocations du monde méditerranéen, des réminiscences de leurs voyages en Grèce et au Moyen-Orient, mais récemment, les destinations se sont diversifiées. On y rencontre :

— *L'Autre* (1973) : un mélange de vingt-sept épices respirées sur un marché à Damas.

— *L'Eau Trois* (1975) : des senteurs d'encens et de myrrhe qui invitent à la méditation dans les églises orthodoxes puis des effluves de pin, de laurier et d'arbustes résineux qui transportent sur les côtes montagneuses du nord de la Grèce.

— *L'Ombre dans l'Eau* (1983) : le parfum d'un jardin vert au bord de l'eau.

— *L'Eau Lente* (1986) : évocation des braséros où se consumaient des résines d'opopanax que les serviteurs d'Alexandre le Grand disposaient sous le linge de leur maître.

— *Olène* (1988) : la profondeur mystérieuse d'un crépuscule étoilé.

— *Eau d'Élide* (1988) : du nom d'une région située au nord-ouest du Péloponnèse. Composée d'orange amère et de lavande sauvage, cette eau rappelle la campagne de la Grèce antique, au soleil de midi, sur le chemin du faune.

— *Virgilio* (1990) : les matins clairs d'un paysage latin d'où émanent des exhalaisons de basilic, de menthe et de cèdre.

— *Philosykos* (1996) : odeurs des figuiers et des cèdres dans la chaleur d'un été grec.

— *Ofrésia* (1999) : la fraîcheur matinale d'un jardin où fleurissent les freesias.

— *Opôné* (2000) : effluves d'un antique port de la côte est africaine, au sud du cap Guardafui, réputé pour son commerce des épices, et qui accueillait des vaisseaux chargés d'aromates, de roses, de bois et de safran.

— *Oyédo* (2000) : un verger d'agrumes et de thym sur les rivages du Pacifique.

— *Jardin Clos* (2003) : un enclos en pierres moussues derrière la maison où embaument les lilas blancs et les jacinthes.

— *Tam Dao* (2003) : des touffeurs de jungle où s'enchevêtrent les lianes écrasées par les éléphants...

Ces invitations aux voyages chargés d'Histoire tranchent totalement avec les thèmes classiques du couple enlacé dans les effluves d'une eau de toilette, ou de la belle actrice alanguie dans son fauteuil qui vante l'extrait qu'elle a choisi... Elles ont permis à cette maison, économe de lancements, ennemie des tests et de la publicité, de fidéliser la jet-set et une clientèle internationale. Madonna, Elton John, Karl Lagerfeld, Catherine Deneuve, Isabelle Adjani sont des habitués. Le désir que le parfum reste quelque chose de précieux et de personnel implique la rareté volontaire des points de vente (Diptyque a quand même quelques boutiques à l'étranger). Une politique revendiquée par le directeur général Mohamed Lataoui : « Nos clients n'ont pas envie d'acheter leur eau de toilette avec un panier Sephora [7]. »

Jean-François Laporte, créateur de L'Artisan Parfumeur et de Maître Parfumeur et Gantier

UNE DÉMARCHE RÉVOLUTIONNAIRE

Même souci de qualité et d'innovation chez Jean-François Laporte, docteur en chimie, venu tardivement à la parfumerie. Initié aux odeurs par une grand-mère férue de botanique, il crée, en 1972, *Sisley*, une marque à base de plantes et, en 1976, dans la mouvance de Mai 68 qui dévalorisait l'industrie et réhabilitait l'artisanat, L'Artisan Parfumeur.

Première originalité, il décide d'ouvrir une boutique, alors qu'il n'en existe plus, hormis celles de Guerlain, Molinard, Diptyque, Creed, et que les parfums sont presque tous vendus dans les grands magasins ou les parfumeries haut de gamme et de détaillant. À une époque où les femmes sont censées s'identifier à un parfum, symbole d'une marque posé sur un piédestal, il bouscule les habitudes en présentant senteurs d'ambiance et eaux de toilette de façon accessible. Dans son décor émeraude et noir de la rue de Grenelle, évoquant le XIXe siècle, les clients peuvent manipuler les flacons sans contrainte.

Voulant surtout se démarquer des industriels du parfum, Jean-François Laporte installe une relation de proximité avec la clientèle et vend en direct dans son magasin les parfums dont il a l'idée et qu'il fait réaliser par une société de composition. À part Jean-Paul Guerlain et Jean Kerléo, les parfumeurs étaient, à cette époque, inconnus du grand public et ne signaient pas leurs créations. Son souci d'affronter autrement la distribution de la parfumerie le place encore en marge. Malgré un grand succès à Paris, puis à New York chez Bloomingdale, faute de soutien financier pour développer son affaire, Jean-François Laporte doit la revendre en 1982.

Porteur d'un nom qui fut celui d'une dynastie de parfumeurs à l'époque de Louis XIV et de Louis XV, il innove encore, sept ans plus tard, à partir d'un thème historique. « J'ai toujours lié le parfum au passé. L'enseigne de mes boutiques Maître Parfumeur et Gantier est une manière de ressusciter à Paris l'univers des parfumeurs-gantiers du XVIIe et du XVIIIe siècle dont les échoppes ont disparu [8]. »

Dans ses « cabinets de parfums » de la rue de Grenelle et de la rue des Capucines, où dominent les ors, les gris-vert et le rouge framboise du style Grand Siècle, gants parfumés à la rose, à l'iris, boules d'ambre, malles de senteurs, pots-pourris, bijoux parfumés reconduisent la tradition, même si les formules anciennes ne sont pas reproduites à l'identique.

À l'époque de Louis XIV, la technique de l'enfleurage, avec la graisse de porc, servait à faire les parfums et les bougies éclairaient la scène des théâtres. « Aujourd'hui, c'est la chimie et le laser qui les ont remplacés. Pourtant, si les matières synthétiques apportent des effets spéciaux dans les compositions, c'est le naturel qui donne de la vie, du caractère, et une certaine somptuosité. »

On trouve aussi chez Maître Parfumeur et Gantier des senteurs d'intérieur inspirées de la nature, à pulvériser, diffuser, brûler : *Green, Gousse Vanille, Outremer, Le Géranium, Le Myrte, La Rose Poivrée, Fleur de Chine, Fruit d'Automne, Fruit de Calabre, Bois Moussu, Bois Précieux, Ambre du Népal, Cèdre de l'Atlas, L'Héliotrope...* Plus une trentaine d'eaux de toilette, elles aussi figuratives : *Eau du Gantier, Eau de Mûre, Eau de Camélia*

Chinois, Fraîcheur Muskissime, Vocalise, Rose Muskissime, Rose opulente, Soie rouge, Or des Indes, Racine et Santal noble, Tubéreuse, Jardin blanc, Sanguine Muskissime, Freezia d'Or, Fraîche Passiflore, Secrète Datura (une plante maléfique originaire des Andes qui dégage une odeur étonnante le soir), *Grain de plaisir, Fleurs des Comores, Jardin du Nil, Fleur d'Iris, Rose Opulente, Garrigue, Fraîche Badiane, Racine, Parfum d'Habit, Route du Vétiver, Iris Gris, Magnolia Pourpre, Gardénia Double, Baïmé, Basilic*...

CHOCS OLFACTIFS ET PARFUMS D'ÉMOTION

Pour parler de ses créations, Jean-François Laporte évoque volontiers les « chocs olfactifs » procurés par certaines fleurs, la tubéreuse, par exemple, sur laquelle il travaillait sans parvenir à en faire quelque chose d'étonnant.

Mais un soir où il dînait chez des amis dans le sud de la France, la solution se présenta soudainement. Leur jardin était rempli de tubéreuses qui baignaient dans une atmosphère très légèrement humide. Il avait plu le matin. L'eau s'évaporant du sol, entraînait l'odeur. « Le choc a été extraordinaire. C'était l'enivrement total. J'avais absolument la sensation d'avoir sur le visage un masque d'odeurs qui me poursuivait et qui ne me lâchait plus. Après cette impression olfactive, j'ai compris ce qu'il fallait faire pour réaliser une *tubéreuse* séduisante, alors qu'avant je ne savais pas comment m'y prendre. Parfois, on tourne autour d'une idée sans arriver à la concrétiser parce qu'on a oublié quelque chose. J'avais des pieds de tubéreuse dans mon jardin en Bourgogne, mais il ne fait pas dans cette région un soleil tonitruant. Je les rentre en hiver parce que j'ai peur qu'elles gèlent. Elles végètent un peu. J'avais aussi senti de la tubéreuse chez des marchands de matières premières, sans que son odeur ne déclenche quelque chose en moi. Et d'un seul coup, il y a eu cette mise en scène, cette villa, ce jardin méditerranéen, ces paquets de tubéreuses, ce soir où j'étais disponible, avec le plaisir dans la tête à l'idée de passer une bonne soirée et boum ! Le choc olfactif. C'est là où l'on s'aperçoit que faire des produits de cette manière, c'est autre chose que de lire un petit plan marketing [9]. »

Autre « choc olfactif » en Égypte, dans le delta du Nil où poussent les géraniums. Des paysans les fauchaient, libérant leur arôme, et les chargeaient dans des voitures tirées par des ânes. En bordure du champ, se trouvait aussi de la menthe. Coupée par inadvertance, elle a exhalé une odeur qui s'est mélangée à celle du géranium, donnant naissance à un surprenant accord que Jean-François Laporte a reconduit dans son parfum *Jardin du Nil*.

Une rencontre lui a fait comprendre ce que peut représenter le parfum dans ses relations profondes avec les émotions. Un jour qu'il était dans sa boutique de la rue de Grenelle, arrive une petite dame tout habillée de noir, l'allure d'une veuve corse, qui lui demande très gentiment de lui faire un parfum sur mesure. Celui qu'elle portait, un chypre de Lelong, malgré toutes ses recherches, était devenu introuvable. Il ne se faisait plus et il n'y en avait pas en stock. « Mon mari est mort l'année dernière. Ce parfum m'a suivi toute ma vie car j'ai connu mon époux à ma communion solennelle et il m'avait offert un échantillon de cette fragrance que portait sa mère. Ensuite, quand j'ai eu mes dix-huit ans, il m'a donné un plus gros flacon. On s'est mariés et à tous mes anniversaires, il m'offrait ce parfum qui a accompagné ma vie et le bonheur que j'ai eu avec cet homme. Maintenant que je l'ai perdu, perdre aussi cette senteur qui était un lien d'amour formidable, m'est insupportable [10]. »

Aujourd'hui à la retraite, Jean-François Laporte porte un regard sévère sur certaines pratiques. Aux froids *briefs* marketing qui aboutissent à des produits socioculturels sans véritable originalité, il oppose ses parfums d'« émotion » conçus lors de voyages ou de moments privilégiés. « Le parfum n'est pas un produit marketing que l'on peut adresser à tel ou tel type de femme ou d'homme. Nous, on recherchait autre chose, on faisait de l'art appliqué mais nos idées étaient pillées. Chaque fois que je sortais un nouveau produit, je voyais les services marketing des grandes maisons défiler chez moi, à la recherche de nouveautés [11]. »

LE JARDIN DU PARFUMEUR

Jean-François Laporte qui a bousculé la parfumerie de son époque et laissé une forte empreinte, cultive maintenant son jardin en Bourgogne. C'est à Mézilles, dans l'Yonne, à 160 km de Paris, que s'étend sur des pentes douces, au bord d'une rivière, « Le Jardin du Parfumeur ». Sur quatre hectares, une succession de sites et de pavillons, dévoile l'univers des plantes à parfums, leurs huiles essentielles et toute une collection d'odeurs et de fragrances rares.

Dans une petite serre chaude au milieu des orchidées, des benjaminis, des bégonias exotiques et des fougères arborescentes, surgissent les vanilliers. Un peu plus loin, les roses anciennes surprennent par l'opulence de leurs parfums et de leurs couleurs. Sous une tente brune, au sol recouvert de tapis, des fruits exotiques, des épices et extraits orientaux sont présentés dans des coupes. Une bambouseraie nichée dans une anse du cours d'eau abrite des bosquets de seringats, de chèvrefeuilles et de géraniums sauvages.

À la sortie du jardin baroque, se dresse une grande serre où l'on peut « déguster olfactivement » les huiles essentielles de vétiver, patchouli, thé, lavande, thym, poivrier, oranger, cédrat... Au fond du parc se cachent les roses orientales. La visite se termine par le pavillon des fruits et des distillations et la maison du parfumeur où se trouve l'atelier de création avec son orgue à parfums. Jean-François Laporte, qui a apporté beaucoup d'idées à la parfumerie, innove encore car c'est la première fois en France qu'un « nez » emmène le promeneur dans sa caverne d'Ali Baba.

Jean-Paul Millet-Lage, qui vient de la Banque, a racheté Maître Parfumeur et Gantier en 1999. Son intention est d'en perpétuer l'esprit. En 2003, il lance la première création d'une série historique *L'Eau de parfum de George Sand*[12] et, en 2004, *L'Eau du Tailleur*, coiffée d'un dé à coudre en bois, hommage au savoir-faire artisanal des maîtres tailleurs. Dans le sillage de son prédécesseur, il a renoué avec la tradition des gants parfumés du XVIIe et XVIIIe siècle, à l'iris et au vétiver, en agneau, pécari (un petit sanglier d'Amérique) ou cerf.

L'Artisan Parfumeur

Marie Dumont, venue de la publicité et du journalisme, placée en 1990 à la tête de L'Artisan Parfumeur par des amis qui l'avaient acheté, a joué un rôle déterminant dans son développement et son succès. Elle a quitté la maison lors de son rachat, début 2003, par la société Cradle Holdings, basée à New York.

UN HÉRITAGE SPIRITUEL RECONDUIT AVEC HUMOUR

L'héritage spirituel de Jean-François Laporte séduisait Marie Dumont : envisager le parfum de façon globale plutôt que comme un instrument de séduction destiné à la peau d'une femme ou d'un homme, vendre des eaux de toilette et des parfums d'ambiance inspirés de la nature, en fonction des désirs des clients et non de leur identification à une image publicitaire, lui semblait novateur. « Il y a vingt-cinq ans, lors de sa fondation par Jean-François Laporte, associer dans un même lieu de vente des senteurs pour la maison et des eaux de toilette était révolutionnaire. Privilégier l'art de vivre et être attentifs aux envies des gens, l'était aussi. Nous continuons aujourd'hui à suivre cette voie [13] », déclarait-elle avant son départ, en 2003. Elle approuvait encore le projet de faire du parfum un produit culturel mais voulait se démarquer de la référence Grand Siècle et développer l'humour.

Avec l'aide de Paméla Roberts, la directrice de la création, elle avait décidé de mettre sous une forme aromatique, les émotions, les sensations, les souvenirs, de privilégier la qualité des fragrances et de ne rien dépenser en publicité. « Le principe même de L'Artisan Parfumeur, c'est : "Choisissez ce parfum qui vous ressemble et non, parfumez-vous pour ressembler à une telle." Notre marque est une "marque niche" qui a choisi, dans son petit coin, de se différencier du marché [14]. »

Ce choix concerne aussi bien les produits que la façon de communiquer, de commercialiser, de vendre. Rester en marge oblige à être attentif aux phénomènes de société et à relier le parfum aux aspirations des gens, aux modes, à des univers littéraires et poétiques, à une joie de vivre, à du jeu, à du rire, alors qu'il était jusqu'alors le symbole de l'*establishment* d'une marque. « Nous abordons le parfum d'une façon plus naturelle, plus simple, non au travers des valeurs d'une marque de luxe [15] », confirme Paméla Roberts. Pas de marketing, pas de tests-consommateurs chez L'Artisan. « Nous n'avons pas assez d'argent pour en faire et tant mieux, car c'est un frein à la création. L'odorat fonctionne de telle sorte, qu'on a tendance à rejeter ce qui est nouveau au profit de ce que l'on connaît déjà [16]. »

SPECTACLES OLFACTIFS

L'Artisan Parfumeur a été le premier à proposer des parfums conçus en forme de spectacles olfactifs. Désir d'aller au cirque et c'est *Dzing*, avec ses exhalaisons de piste, de sciure, de cuir, de talc, de fourrure, de chevaux, de fauves et de caramel. À chaque étape du numéro, une nouvelle odeur entre en scène :

— odeur de rose avec l'arrivée de « Mademoiselle Zaza » qui offre une rose à toutes les dames,

— odeur du bois de la piste et des gradins,

— odeur « veloutée » de la fourrure du chat qui accompagne la trapéziste,

— odeur de « baume » des chevaux,

— odeur des caramels vendus à l'entracte,

— odeur « suave » de la panthère noire,

— odeur de talc des acrobates,

— odeur du cuir des harnais des douze chevaux.

Dans le même esprit, *Je Me Souviens*, un coffret de huit senteurs, fait surgir des scènes de fugue au grenier, de grandes vacances, de buanderie, de rentrée scolaire, de cartable, de quatre heures et de baisers du soir. Quelques gouttes versées sur un mouchoir pour « s'évader dans le temps, quand ça vous prend [17] »... Cette idée de remonter dans un lointain passé est née d'une soirée entre amis où fut évoquée l'odeur nostalgique de la colle blanche si prisée dans l'enfance. « En cassant les codes de la parfumerie traditionnelle, observe Marie Dumont, on revient aux sources de l'odeur, donc du souvenir [18]. »

Autre façon d'innover : prendre le marché à contre-courant. Plutôt que de faire des produits aromachologiques, comme il s'en fait beaucoup, pour être plus dynamique, plus gai ou plus calme, L'Artisan Parfumeur choisit d'illustrer une humeur. Avec *Sautes D'Humeur*, les femmes peuvent parfumer leurs états d'âme et en changer à leur gré. Parfums rouge de la colère, rose du rire, vert de la jalousie, gris de la mélancolie, bleu du rêve... L'Artisan traduit aussi des mondes olfactifs inédits en parfumerie. *Premier Figuier* projette l'ombre boisée et lactée qu'on partage l'été, en Provence, à l'heure de l'apéritif. *La Chasse aux Papillons* entraîne dans les prés fleuris des grandes vacances. *Méchant Loup* incite aux promenades en forêt lorsque la mousse et les noisetiers embaument. *Pour des Prunes* ressuscite un dimanche plein de rires et de tendresse autour d'une tarte qui dore dans le four... Autant de petits bonheurs enfouis dans notre mémoire et que raconte l'odorat. Une démarche créative et intimiste proche des gens.

Pour les accompagner dans leur univers quotidien, L'Artisan Parfumeur a créé, avec un savoir-faire artisanal, de nouveaux véhicules du parfum qui élargissent son usage et sont révélateurs du souci de la maison de se différencier de la concurrence. Fabriqués à la main, cousus dans des tissus de soie, de satin, de taffetas et soigneusement parfumés, les gris-gris, nains de jardin, pochettes de l'auto, sushis, fleurs de lotus, loukoums, petites roses du Levant, cerfs-volants, porte-clefs, berlingots et autres « nécessaires à parfumer les courants d'air » (des guirlandes de petites pochettes d'organdi remplies de billes parfumées qu'on accroche aux fenêtres), exhalent les senteurs chaudes de l'ambre, du pain d'épice, des oranges confites, du gingembre, de la cannelle, du thé fumé, du miel... Ces jolis petits objets, très copiés, sont une manière ludique, poétique, savoureuse, de sentir la vie.

Initiée, en 2003, avec *Bois Farine*, réalisé par Jean-Claude Ellena à partir d'une odeur inconnue rencontrée à la Réunion, la dernière collection « Odeur volée par un parfumeur en voyage », s'enrichit aujourd'hui de *Timbuktu*, un parfum inspiré à Bertrand Duchaufour par les macérations alchimiques de bois, de racines et de gommes du Mali. Amoureux de l'Afrique où il voyage depuis longtemps, ce parfumeur a été captivé par les philtres sauvages et envoûtants qui émanent de la peau des femmes lorsqu'elles veulent séduire et retenir l'être aimé.

Le rachat, en janvier 2003, de L'Artisan Parfumeur par le fonds d'investissement de San Francisco Fox Paine & Compagny au travers de sa filiale Cradle Holdings, marque le coup d'envoi d'une politique de développement international plus agressive. L'Artisan avait déjà, en 2002, 600 points de vente dans le monde dont 178 en France. En 2005, douze nouvelles ouvertures sont programmées.

DE NOUVEAUX SERVICES

Au cœur du vieux Paris, 2 rue de l'Amiral-de-Coligny, s'est ouvert, en mars 2003, La Grande Boutique de L'Artisan Parfumeur. Cet espace de 160 m^2, datant du XVIIIe siècle, classé par les Monuments historiques, se trouve en face du Louvre. Le rez-de-chaussée, éclairé par de grands lustres de fil de fer, est consacré à la vente. Les visiteurs ont directement accès à une trentaine d'eaux de toilette présentées sur un comptoir laqué et à une vingtaine de parfums d'intérieur et de bougies.

À l'étage : le Comptoir du Sur-Mesure propose de parfumer les lieux de réception lors d'une fête ou d'un événement et de personnaliser les cadeaux. Il est possible aussi, pour 3 800 euros, de commander un parfum sur mesure [19]. Dans le salon, une bibliothèque remplie de livres sur l'olfactif et un orgue contenant des matières premières doivent donner l'envie d'en savoir plus, préambule à l'Atelier qui organise des stages de découverte des matières odorantes et d'initiation à la composition.

Annick Goutal

Annick Goutal fonde sa première boutique, à Paris, rue de Bellechasse, en décembre 1980. À cette époque, la parfumerie tendait déjà à se mondialiser. « Le parfum, c'était le *jackpot*. Toutes les grandes maisons cherchaient à en tirer beaucoup d'argent. De plus en plus, il cessait d'être une œuvre d'art liée à un artisan compositeur qui vendait directement ses produits comme au temps des Guerlain, des Coty. Petit à petit, c'est devenu un travail habile pour être dans certains courants, certaines modes et surtout atteindre des objectifs mondiaux. Mais ce n'est pas une parfumerie qui me touche [20] », déclarait-elle peu de temps avant de disparaître, en 1999.

UNE MUSIQUE SILENCIEUSE

Cette ancienne musicienne devenue mannequin, mariée à un violoncelliste, découvre tardivement, à trente et un ans, avec le parfum, une autre musique silencieuse et secrète. « Je suis une pianiste défroquée, reconvertie dans la parfumerie. Dès le départ, j'ai retrouvé la même empreinte que dans mes études de piano. C'était pareil. Je travaille sur un orgue. J'ai des touches, des notes. Je fais des accords. Je cherche l'harmonie. Il y a des dissonances. Le langage est le même que dans la musique. Je suis intimement musicienne et je le serai toute ma vie. Avec mon mari, nous communiquons parfaitement entre musique et parfum [21]. » Tout ce qu'elle ne pouvait plus exprimer depuis qu'elle avait arrêté le piano, elle le réalise en créant des fragrances. Sa première création s'appellera *Passion*.

Après quatre années passées auprès d'un parfumeur grassois, elle continue à étudier en autodidacte et avec acharnement. Fille de confiseur, elle cède à une « boulimie hors pair [22] » et crée, en cinq ans, avec la complicité talentueuse d'Isabelle Doyen, treize parfums. Le succès est là mais pour mieux faire tourner la maison elle propose, en 1985, à Jean Taittinger, président de la Société du Louvre, un partenariat à 50/50 et perd son indépendance. En 1989, elle claque la porte. Taittinger continue sans elle, mais perd beaucoup d'argent. En 1991, il confie la présidence de la marque à sa nièce, Brigitte Taittinger-Warren, qui rappelle Annick Goutal.

Un mois après avoir achevé *Ce Soir ou Jamais*, elle s'éteint, le 20 août 1999, à cinquante-quatre ans, laissant derrière elle de célèbres fragrances : *L'Eau d'Hadrien, L'Eau de Camille, L'Eau de Charlotte, Fol Avril, L'Heure Exquise, Rose Absolue, Tubéreuse, L'Eau du Ciel, Gardénia, Grand Amour, L'Eau du Sud, L'Eau de Lavande, L'Eau de Monsieur, Vétiver, Sables, L'Eau du Fier, Petite Chérie*...

Isabelle Doyen, sa fidèle collaboratrice, aidée de la fille d'Annick, Camille, continue aujourd'hui à faire évoluer la marque.

L'AMOUR DE LA NATURE

Ses parfums lui étaient inspirés par ses promenades, ses émotions dans la campagne, les gens qu'elle aimait. Née dans une région riche en odeurs, à Aix-en-Provence, elle se sentait profondément liée à la nature, son « maître absolu [23] ». Elle créait le nez au vent et non enfermée dans son laboratoire. « Ce qui me touche, confiait-elle, en janvier 1999, c'est de pouvoir encore manipuler des matières premières naturelles, sensibles, émouvantes qui sont liées à notre passé. Si vous sentez l'absolue tubéreuse, l'absolue jasmin, vous êtes ému. Quand les clientes arrivent chez nous, c'est comme chez Guerlain, Patou, Chanel, où l'on utilise de magnifiques matières premières. On a du mal à aller ailleurs. »

Annick Goutal reconnaissait l'intérêt des produits de synthèse qui permettent de « sublimer » le naturel mais ne cachait pas sa préférence pour celui-ci. Elle aimait travailler sans être obsédée par les coûts. « J'utilise une tubéreuse qui vaut 17 000 francs le kilo. C'est vrai qu'il y a une limite. Je ne peux pas employer de l'infusion de musc Tonkin à 350 francs le gramme ! Mais dans mes parfums, il y a une moyenne de 60 %, 70 % de matières premières naturelles, ce qui est énorme. *L'Eau d'Hadrien* en contient même 80 %. Je suis les pieds dans la terre et le nez dans les arbres. C'est ce qu'il y a de plus sublime au monde [24]. »

Patricia de Nicolaï, un air de liberté

Nièce de Jean-Paul Guerlain, Patricia de Nicolaï fait partie des très rares parfumeurs indépendants qui, comme Chanel, crée et fabrique ses parfums. Elle a aujourd'hui deux boutiques à Paris, 80 rue de Grenelle et 69 avenue Raymond-Poincaré, et deux autres à Londres. Après avoir fait l'école de l'ISIPCA à Versailles, travaillé deux ans chez Florasynth et cinq ans chez Quest, elle s'est installée avec son mari, fin 1989. Elle voulait s'exprimer en toute liberté, utiliser les essences les plus précieuses, les plus originales, et produire des fragrances haut de gamme qui ne soient pas obligées de coller aux besoins du marché.

Sa petite unité ne fait ni publicité, ni de coûteuses études marketing avant de lancer un produit et tout l'argent va dans les jus. À l'opposé des parfums commerciaux, les siens, très sélectifs, n'hésitent pas à faire appel à des notes qui, comme le mimosa, ne sont pas du goût de tout le monde. *Rose-Pivoine, Eau d'été, Juste un rêve, Vanille-tonka, Sacrebleu, Mimosaïque, Numberone, Odalisque, Le temps d'une fête, Jardin secret, Carré d'as, New York, Baladin*... autant de fragrances qui, à l'évidence, ne sont pas conçues pour plaire au plus grand nombre.

En fabriquant elle-même ses parfums dans son atelier près d'Orléans, sans faire appel aux sociétés de composition, elle supprime une marge et peut mettre davantage de matières naturelles, un goût qu'elle a en commun avec son oncle. « Cela fait une énorme différence surtout pour les parfums d'ambiance, travaillés de la même façon que les fragrances corporelles. Les naturels qu'ils contiennent donnent beaucoup de substantivité et apportent énormément à la qualité. J'avoue qu'on a bien percé grâce à ça. On s'est fait une niche ».

Fleurs d'été, Mimosa émoi, Écume de rose, Jacinthe infiniment, La route du cèdre, Crépuscule vanille, Vétiver de Java, Maharadjah, Écorce de Séville, Rose du jardin, Rose des vents, Bois de rose se déclinent en spray, bougie, huile à brûler.

L.T. Piver et E. Coudray, de très anciennes maisons

En 1989, Éric Amouyal a racheté L. T. Piver, une très ancienne maison qui a connu bien des péripéties depuis sa fondation, en 1774. C'est cette année-là que Michel Adam, un maître gantier-parfumeur versaillais s'installe à Paris, 82 rue des Lombards. Son magasin *À la Reine des Fleurs*, où est vendue une *Eau Vestimentale* parfumée à la lavande, est tenu en haute estime par Louis XVI et sa cour. Sous le Premier Empire, Pierre-Guillaume Dissey reprend cette affaire. Il engage, en 1809, Louis-Toussaint Piver, initié à la chimie, et l'associe quatre ans plus tard à son affaire qu'il transfère 111-113 rue Saint-Martin, une rue très élégante à cette époque où tous les commerces de luxe étaient présents[25].

Le magasin ouvre dès sept heures du matin et ferme à la tombée de la nuit. Essences pour le mouchoir dans des flacons en cristal représentant le Panthéon, le buste de Voltaire ou de Napoléon, crèmes de limaçons, de concombre, de rose, au rhum, dans des pots en porcelaine de Sèvres, *Eau d'Arquebuse*, savons de toutes formes, attirent une riche clientèle. À la mort de Dissey, en 1823, la parfumerie prend le nom de L. T. Piver et reçoit de Charles X le titre de « fournisseur de la Cour[26] ».

La fabrique étant devenue trop exiguë, une usine très moderne est aménagée, à partir de 1826, à La Villette et *La Reine des Fleurs* est transférée au 103 rue Saint-Martin, dans un somptueux magasin décoré de bois rares et de marbre. Sous le Second Empire, le catalogue s'allonge, les affaires prospèrent. Napoléon III aime le savon au suc de laitue et l'impératrice Eugénie, l'*Essence des fleurs d'Andalousie*. Piver devient « Fournisseur de l'Empereur ». Dans la seconde moitié du XIXe siècle, cinq autres boutiques ouvrent à Paris. En 1865, Piver reçoit à Porto la médaille de première classe et en 1867, la médaille hors concours.

De ce riche héritage, Éric Amouyal a conservé : l'*Eau de Cologne des Princes, Pompéia, Rêve d'Or, Héliotrope blanc, Cuir de Russie, Un Parfum d'Aventure*. Ces fragrances « font partie du patrimoine culturel et sont fabriquées par nous à Grasse[27] », déclare le nouveau propriétaire.

Amoureux des parfumeries qui ont une histoire, il a acquis, en 1996, une autre maison créée sous le règne de Louis XVIII par Edmond Coudray. En 1822, ce médecin-chimiste fournissait les principales cours royales en crèmes, poudres, pommades, savons, eaux de Cologne. Pour la reine Victoria d'Angleterre, il avait concocté le parfum *Reine Victoria* et un savon au suc de laitue. Sous le Second Empire, sa boutique est fréquentée par la famille impériale, les maréchaux, la nouvelle noblesse et fait partie avec celles de Guerlain, Houbigant, Lubin, L.T. Piver, des grandes parfumeries.

Dans l'esprit raffiné des *Rêve de Reine*, *Gants Poudrés*, *Bouquet des souverains*, *Agua Divina* qui avaient fait la renommée de Coudray, les eaux de toilette, *Ambre et Vanille*, *Musc et Freesia*, *Jacinthe et Rose*, *Vanille et Coco*, *Givrine*, des huiles pour le corps et des crèmes, ont été réalisées par les parfumeurs de Créations Aromatiques (aujourd'hui Symrise). « On ne leur demande pas de nous créer un parfum, mais de faire évoluer un produit qui existe déjà. Ce sont des « jus » que l'on connaît bien et qui ont déjà été travaillés en interne », explique Éric Amouyal. À cause de leur fort pourcentage de matières premières animales, toutes les formules anciennes de Coudray ont dû être reformulées, ce qui a, bien sûr, modifié les notes d'origine. Remplacer un musc naturel par un galaxolide entraîne des conséquences olfactives.

Les produits Piver et Coudray sont vendus à l'exportation à 80 %. Le reste est distribué par les grands magasins, parfumeries, instituts de beauté et non par les grands distributeurs comme Marionnaud[28] et Sephora, jugés trop gourmands et directifs.

Thierry Mugler

UN PARFUM COURAGEUX

À une époque de lancements de parfums éphémères, faire un classique qui dure à l'exemple de *Shalimar* ou du *N° 5* était l'ambitieux projet de Thierry Mugler. Un but atteint : *Angel*, lancé en 1992, tient encore la première place sur le marché français. Créé par Olivier Cresp, alors chez Quest, cet oriental gourmand, évocateur de plaisirs d'enfance, associe les notes sucrées et boisées. Il contient 30 % de patchouli et des notes de barbe à papa. « Au départ, les gens avaient peur car lorsqu'on fait quelque chose de nouveau, il ne faut pas s'attendre à un succès commercial le lendemain[29] », affirme Vera Strübi, P-DG des parfums Thierry Mugler.

Présenté dans un original flacon en forme d'étoile, *Angel*, par sa singularité et son caractère, prenait des risques et suscitait un choc émotif. « Pour *Angel*, il y a eu plus de 1 200 soumissions. Je l'ai exploré du début à la fin pour trouver la meilleure harmonie. On va dans une direction, on revient en arrière et à un moment donné, il faut choisir et ce n'est pas simple. Personne ne peut prétendre savoir faire des succès. C'est complètement aléatoire. On ne sait jamais comment cela va se passer[30]. »

FIDÉLISER LA CLIENTÈLE

Avant les années 1980, les marques laissaient passer au moins trois ans avant de lancer une nouvelle fragrance. Aujourd'hui, certaines le font tous les six mois, ce qui ne laisse pratiquement aucune chance même à de beaux produits, très vite oubliés. Un parfum un peu original, il faut le temps de le concevoir et de l'installer, sans chercher le succès immédiat. C'est petit à petit qu'il trouve sa place. « Les marques n'ont plus du tout la patience d'attendre. Elles préfèrent faire un lancement sur un plan mondial et passer à autre chose et les clientes n'ont pas la possibilité de se fidéliser. De ce point de vue-là, on est à contre-courant de ce que font nos concurrents[31]. »

Effectivement, Thierry Mugler n'est pas un adepte des cadences infernales. Après *A Men* (1997), créé par Jacques Huclier, et *Angel Innocent* (1998), une interprétation sans patchouli, moins voluptueuse et théâtrale, réalisée par Laurent Bruyère, il a fallu patienter jusqu'en 2001 pour voir apparaître *Cologne*, conçu par Alberto Morillas et jusqu'en 2004 pour *B Men*, de Jacques Huclier et Christine Nagel. En 2005, ont vu le jour *Jardins d'étoiles*, une violette, une pivoine, un lis, créés par Françoise Caron, Olivier Cresp, Christine Nagel et *Alien*, une fragrance féminine, ambrée, boisée, florale, élaborée en quatre ans par Dominique Ropion et Laurent Bruyère. « Faire une histoire marketing, tout le monde peut le faire mais une vraie histoire prend du temps. C'est comme un livre[32]. »

Les budgets promotionnels et publicitaires de Thierry Mugler Parfums qui appartient au groupe Clarins, sont nettement moins importants que dans la plupart des autres maisons. Loin de viser au plus grand nombre de clients, ce couturier préfère séduire un groupe de fidèles qui achètent beaucoup de produits. L'idée, déjà utilisée par Caron, de « retourner à la fontaine », c'est-à-dire de commercialiser des flacons que l'on ne jette pas après usage et que l'on peut remplir dans une parfumerie, aussi bien en France qu'à l'étranger, participe de cette politique de fidélisation.

UNE ŒUVRE DE L'ESPRIT PROTÉGEABLE

Vera Strübi est la première à avoir osé — et gagné — un procès pour défendre l'originalité d'un parfum. Un an après son lancement, en 1992, *Angel* se voyait copié par Molinard, une maison ancienne, ce qui introduisait un doute dans l'esprit des consommatrices. « Franchement, je n'ai pas supporté. Nous avions pris beaucoup de risques parce que cet oriental gourmand était très différent de tout ce qu'il y avait sur le marché. On nous disait : ça ne ressemble à rien, ça ne marchera jamais. C'était trop facile pour Molinard, quand il a vu son succès, de se livrer à une espèce de parasitisme commercial. » Plus encore que le manque à gagner (l'imitation était trois fois moins chère), c'est la confusion qui en est résultée dans l'esprit des vendeuses et d'une partie de la clientèle qui l'a le plus affectée. Contre l'avis de l'industrie de la parfumerie dont le discours dominant était que tout le monde copie tout le monde et que l'on ne pouvait pas protéger un parfum, elle a intenté un procès et l'a gagné !

Innovant en parfumerie, *Angel* a donc été aussi l'occasion d'une innovation juridique : pour la première fois, un tribunal a reconnu qu'un parfum pouvait être une œuvre de l'esprit protégeable par la loi sur la propriété littéraire et artistique, avec un motif sans ambiguïté : « *Angel*, par l'originalité de sa fragrance, est manifestement à l'origine d'une tendance nouvelle [...] celle des parfums à odeur gourmande et sucrée avec un côté caramel [33]... » Qu'une forme olfactive originale soit prise en compte par le droit d'auteur aurait réjoui Edmond Roudnitska, même si la mise en œuvre de ce principe, réaffirmé depuis par une décision du 26 mai 2004, soulève concrètement bien des difficultés [34].

S'ADAPTER AUX NOUVEAUX RÉSEAUX DE DISTRIBUTION

« La banalisation du parfum est le fruit des copies, du rythme des lancements, du marketing et de la distribution », déplore Vera Strübi. Mais vivre avec son temps, s'adapter au marketing et aux nouveaux réseaux de distribution lui semble une démarche réaliste et raisonnable. Thierry Mugler, confie-t-elle, est un très bon client de Sephora où les produits sont bien présentés et où l'on peut les sentir, sans passer par une vendeuse. Sa volonté est d'allier créativité et succès commercial, deux termes qui ne lui semblent pas incompatibles. « Je ne peux plus me limiter à une parfumerie complètement confidentielle. On doit composer avec la distribution d'aujourd'hui, les Sephora, les Marionnaud.

Le nouveau challenge, pour moi : être à la fois performant sur un plan économique et se distinguer dans le foisonnement de la concurrence. »

Son expérience internationale dans le domaine des cosmétiques lui a appris qu'un même produit pouvait être vendu dans le monde entier à condition de tenir compte de la mentalité et de la sensibilité de chaque culture. Un produit de beauté n'est pas vendu à une Italienne de la même façon qu'à une Allemande. « Dans les pays latins, individualistes, les gens sont sensibles à une approche personnalisée. Ils sont ravis d'avoir quelque chose que leurs voisins n'ont pas. Vous trouvez tout le contraire en Allemagne et en Asie. Les Allemands adorent avoir la même chose que les autres. Ils montrent ainsi leur statut social. Les Japonaises, avec leur sac Louis Vuitton, ont la même démarche. C'est culturel. » Il y a donc des adaptations commerciales à faire. Vera Strübi a transposé son savoir-faire concernant les cosmétiques dans le domaine des parfums qu'elle commercialise sur le même modèle.

Mais force est de constater que les changements de distribution n'ont pas permis l'accroissement du chiffre d'affaires, « les mégastores, les nouveaux lancements n'ont pas apporté d'air frais au marché qui n'augmente pas. Le gâteau reste globalement à peu près le même. La faute en revient à notre industrie, à la distribution, aux marques, qui sont tombées dans la facilité. Il faut avoir un peu de courage », déclare-t-elle. Utiliser des matières premières naturelles en demande parfois. Lorsque les récoltes de patchouli se sont effondrées, Thierry Mugler a continué à acheter le même patchouli, mais trois fois plus cher, pour conserver la qualité d'*Angel* et d'*A Men* qui en contiennent beaucoup. Pendant des années, il a perdu de l'argent.

Contrairement à de nombreuses marques peu intéressées par l'histoire et la culture du parfum, Vera Strübi cherche l'inspiration dans les anciennes formules. « Il faut plonger dans le passé de la parfumerie pour le réinterpréter. Partir de quelque chose d'authentique, de véridique. » À l'Osmothèque de Versailles elle a découvert un parfum « à tomber par terre » : le *Chypre* de Coty. Redonner naissance à un chypre, un genre complètement délaissé actuellement, est une gageure qui la tente même si sa réalisation, en raison de la présence de mousse de chêne, un produit dont l'utilisation est aujourd'hui très réglementée, pose des problèmes.

Serge Lutens

Étonnant parcours que celui de Serge Lutens. Né, en 1942, dans le nord de la France, il débute à Lille dans un salon de coiffure. À dix-huit ans, il rencontre la célèbre antiquaire de la rue Jacob, Madeleine Lévy, qui l'encourage à développer ses capacités artistiques. Trois ans plus tard, il montre ses photos à *Vogue* qui l'engage et, pendant huit ans, maquille, puis fait des photos, dans les studios du journal sous l'œil des plus grands photographes de l'époque. En 1968, il entre chez Christian Dior Parfums, crée des lignes de maquillage, s'occupe de la publicité. Shiseido qui lui a confié, en 1980, le soin de son image internationale ouvre, en 1992, un lieu poétique imaginé par le créateur, *Les Salons du Palais-Royal,* où sont présentés ses parfums. L'intérêt rencontré conduit la société japonaise à lancer, en 2000, sur un plan international, la marque Serge Lutens.

LE SANG DES ARABES

Venu d'une contrée froide et brumeuse, plus attentive à éliminer et neutraliser les effluves qu'à les identifier, rien ne prédisposait Serge Lutens à créer des fragrances, si ce n'est une sensibilité inconsciente d'introverti au monde des odeurs. Un premier voyage au Maroc, en avril 1968, lui procure un véritable « choc olfactif » qui le conduira à s'intéresser à la culture islamique des senteurs. L'Islam est pour lui la seule religion à avoir établi une véritable relation avec le plaisir et le parfum. « Il est présent dans le Coran et on l'utilise de la naissance à la mort. Les autres religions sont parfumées, on parfume les églises, mais le parfum est séparé de la jouissance. Il ne fait pas partie de la vie[35]. » Le vingt-septième jour du ramadan est l'occasion d'un étalage surabondant de petites fioles odorantes qui le convainc que « le cœur du parfum est là-bas et non dans ces cimetières que sont les duty-free ».

Il est vrai qu'à l'opposé des Pères de l'Église qui fustigent l'usage profane du parfum, artifice satanique servant la débauche, Mahomet, le fondateur de l'Islam, en fait grand cas. C'est, avec les femmes et la prière, l'une des trois choses qui lui sont les plus chères sur cette terre. Né à La Mecque, centre commercial du trafic des aromates, le prophète crédite les bonnes senteurs de grands pouvoirs purificateurs et thérapeutiques sur le corps et l'esprit. Vertu importante entre toutes : elles fortifient les sens et quand ils sont forts, les pensées et les actes sont droits[36] !

Révélation pour Serge Lutens de la vocation primordiale, mystique, élévatrice, du parfum, bien éloignée de sa réduction actuelle à une simple entreprise de séduction ou d'identification sociale. « C'est le sang des Arabes, surtout pas quelque chose dont on s'arrose pour séduire avant d'aller au restaurant. Il doit élever l'esprit et l'individu. D'ailleurs, le prophète se parfume, non pas avant, mais après avoir rendu visite à sa favorite. Il le fait pour se purifier et se remettre en harmonie avec le monde [37]. »

UN AUTRE CODE DES ODEURS

Inscrites dans la vie quotidienne, aspersions d'eaux et d'huiles parfumées servent à accueillir l'hôte, protéger le nouveau-né et la future mariée des mauvais génies et avoir la « baraka ». Le vocabulaire rend compte de cette omniprésence olfactive : « misk », le musc, désigne la chevelure de la femme. La Medina de Marrakech où se mêlent et s'entremêlent toutes sortes d'exhalaisons : clou de girofle, cumin, muscade, safran, coriandre, menthe, cuir, santal, cèdre, thuya, bois d'aloès, lui fait découvrir aussi un autre code des odeurs. Celui entrevu dans les échoppes de sorciers où sont proposés des philtres qui rendent amoureux ou chassent les démons. Cet environnement odorant riche et complexe est propice à l'épanouissement de l'odorat. « Les Marocains ont ce sens excessivement développé, une intuition et un goût du parfum absolument incroyables [38]. »

Les attirances de Serge Lutens vont d'ailleurs vers ces senteurs des *Mille et Une Nuits* qui hantent toujours l'imaginaire : myrrhe, encens, ambre, musc, rose, jasmin, fleur d'oranger... « Je suis un oriental, très éloigné d'Edmond Roudnitska dont je n'aime pas du tout les parfums. Avec lui, c'est le début d'une parfumerie nettoyée, sans corps et sans mémoire, bon chic, bon genre et qui, en moi, ne déclenche rien. Il faut que les parfums appartiennent à nos racines, à notre sueur, à notre passé, à notre décadence même [39]. »

À LA RECHERCHE DU PARFUM PERDU

Cette appréhension du parfum qui en fait l'expression de l'humain et de son histoire lui a déjà inspiré une trentaine de fragrances « charnelles ». À l'opposé des senteurs abstraites, les siennes sont « bitumées », « goudronnées », « excessives ». Refusant la parfumerie incorporelle il essaie, au contraire, « de faire des odeurs à palper autant qu'à savourer...

Je ne sais pas travailler à partir d'une idée. Je suis très matériel, il me faut de la matière [40] ».

C'est à Christopher Sheldrake qu'il confie habituellement le soin de réaliser ses conceptions détaillées avec minutie. Lancée en 1992, lors de l'ouverture des Salons du Palais-Royal, *Féminité du Bois* exhale le cèdre de l'Atlas qui sature l'air de Marrakech où il réside. La plupart des parfumeurs qu'il avait réunis n'étaient pas familiers de cette odeur. À leur intention, Serge Lutens avait préparé des échantillons du bois de cet arbre sous toutes ses formes (sciure, petits cubes, copeaux). Pendant trois jours, ils s'en sont imprégnés. Puis Christopher Sheldrake, Olivier Cresp et Maurice Roucel ont travaillé sur ce thème. Pierre Bourdon a collaboré à la finition.

Tel le héros d'Huysmans, Serge Lutens privilégie la dimension culturelle et fait surgir de ses flacons des univers puissants : l'Arabie, berceau des aromates, brûlée par le soleil, l'Alhambra des rois maures, la Chine du Grand Mongol, les tournois du Moyen Âge… Ses fragrances racontent aussi la passion de Myrrha, la princesse amoureuse de son père, transformée en arbre à myrrhe, la douce amertume de l'absinthe, la « Fée verte » séductrice de Charles Baudelaire, Paul Verlaine, Vincent Van Gogh, Oscar Wilde, Arthur Rimbaud, Pablo Picasso… Autant d'évocations qui s'adressent aux sens mais aussi à l'esprit et à l'imagination. « Le parfum, quand il est parfum, s'assimile à une culture. C'est un mirage somptueux, une chorégraphie, une architecture de cristal. Il est une ombre, la nôtre. »

Ses créations célèbrent la beauté et les fastes de l'Orient : un morceau d'ambre trouvé lors d'une promenade dans les souks et c'est *Ambre Sultan*, « un parfum, singulier, hors normes, un pur-sang ». *Cuir Mauresque* ressuscite un roi maure sur un cheval blanc, la crinière et la queue teintées de rouge, pénétrant dans l'Alhambra. *Rahat Loukoum* entrouve les portes des palais byzantins sous les fastueux couchers de soleil. *La Myrrhe* cadeau des rois Mages, *Encens et Lavande*, *Bois Oriental*, *Fleurs d'Oranger*, *Fleurs de Citronnier*, *Chergui*, *Fumerie Turque*, *Vétiver Oriental*, entraînent dans le sillage de mondes sensuels et voluptueux, traces odorantes qui racontent l'aventure et les rêves de l'humanité. « Le parfum est tout ce qui nous reste du tapis volant, confie Serge Lutens, et je m'y accroche [41]. »

À REBOURS

Nos sociétés désodorisées et odorisées (tout est parfumé et plus rien n'a d'odeur) ont, selon lui, perdu leurs repères olfactifs. Elles fuient toute possibilité de décrypter la réalité à travers le dernier sens resté instinctif. « On odorise pour enlever l'identité des choses. Il y a une fuite devant les odeurs qui est devenue terrifiante. La laine doit sentir la laine, le bois, le bois, le cuir, le cuir, les lieux d'aisances doivent sentir l'eau et non pas la lavande. Je ne peux plus supporter les gens qui brûlent des bougies partout, qui mettent des bombes désodorisantes dans la cuisine, les toilettes. Ils sont sans arrêt en train de se débarrasser de la réalité des odeurs et de leur propre mémoire. Ça affaiblit beaucoup l'odorat et notre connaissance du parfum qui ne peut pas exister dans ce monde-là, dans ce mensonge olfactif permanent [42]. »

Même constat pessimiste concernant la parfumerie : une énorme industrie qui propose à nos odorats mystifiés des produits socio-culturels de consommation, issus de froides études de marché. Clichés « mort-nés », sans émotion ni mémoire, « les parfums, devenus incestueux, silencieux, amnésiques, n'évoquent plus rien [43] ». Fallacieux messagers d'impératifs d'identification incantatoires tels que « tu seras un homme, si tu achètes ce parfum ; tu seras sexy, si tu mets ce parfum ; sois moi, tu peux me ressembler », ils se sont vidés de tout contenu véritable. À ses yeux, le parfum doit rester un luxe. Ce n'est pas quelque chose à mettre tous les jours, machinalement, après la douche. Conception qui l'a conduit à créer de précieux flacons numérotés de 1 à 30. Celui de *Chêne*, une senteur boisée qui évoque l'arbre au pied duquel Saint Louis rendait la justice et si cher à Jean de La Fontaine, poète et intendant des Forêts, est gravé d'enluminures à l'or fin.

À rebours, loin des parfums niant la complexité du monde, Serge Lutens décide d'aller à la recherche d'odeurs vivantes. Une fragrance captée au détour d'une ruelle ensoleillée et bruyante, et il lui faut l'orienter sans la travestir, l'imaginer à travers une légende, une culture. Dès lors, elle appartient à un univers qui n'est déjà plus que rêvé.

LE PARFUM COMME MÉTAPHORE

Une démarche artistique qui se veut porteuse des traditions et des folies des hommes et vise à faire du parfum « l'encre de notre mémoire ». Comme ces fragrances presque « tactiles », trouvées dans les souks, celles de Serge Lutens qui malaxe, triture les ingrédients que lui rapportent ses collecteurs seront chargées de matière, sans doute pour être à même, comme le souhaitait Proust, de porter sans fléchir l'édifice immense du souvenir. « Je fais des parfums pour parler d'autre chose. À travers eux, je parle de ce que nous avons perdu et de ce que nous perdons chaque jour[44]. » Depuis 2000, la nouvelle politique de diffusion de sa marque le fait sortir des arcades et des arcanes des Salons du Palais-Royal (on le trouve dans les grands magasins, certains Marionnaud et Sephora). Mais le créateur poursuit sa quête : remonter jusqu'aux racines du parfum, capter sa profondeur, pour recréer ses propres repères dans une société qui a perdu les siens.

Éditions de Parfums Frédéric Malle

UNE PARFUMERIE D'AUTEURS

Petit-fils de Serge Heftler, ancien directeur financier de François Coty et fondateur des Parfums Christian Dior, Frédéric Malle conçoit aussi le parfum comme un luxe. En 1988, il devient l'assistant de Jean Amic, le dernier président de Roure Bertrand Dupont. Avec ce remarquable évaluateur, il apprend le métier.

Devenu consultant, en 1994, Frédéric Malle travaille pour de grandes marques, mais cette expérience se solde par une déception. Il estime, en effet, qu'elles vivent dans le court terme, que leur but n'est plus de faire un beau produit mais quelque chose qui sente bon de façon instantanée, immédiate, « pour attraper une cliente lambda chez Sephora. L'idée n'est pas de la fidéliser, mais de lui vendre une référence. Qu'elle soit déçue n'est pas grave, elles travaillent déjà sur autre chose. Aujourd'hui, les parfums ressemblent à des "hits" de pop music, très vite remplacés par d'autres[45] ».

Même constat pessimiste quant à la qualité. « On serre terriblement la vis aux parfumeurs. Il y a dix ans, les gens de marketing nous demandaient de faire des eaux de toilette féminines entre 600 francs et 1 500 francs le kilo de concentré de parfum. Les plus bas de gamme dépensaient 600 francs et on râlait. Maintenant, les prix demandés sont bien inférieurs, pourtant, globalement, les matières premières ne sont pas moins chères qu'avant[46]. » Le résultat : des produits trop souvent éphémères, médiocres et sans invention.

Un instant tenté d'arrêter, Frédéric Malle fait le pari d'ouvrir, en avril 2000, au 37 rue de Grenelle, une boutique où le parfum soit véritablement traité comme une création. « Les gens regrettent la grande époque des Caron, Piver [...] parce qu'il n'y a plus de produits originaux. Leur seul refuge : les parfums anciens ou les petites boutiques[47]. » Revenir à l'époque où les parfums n'étaient pas obligatoirement signés par les couturiers, mais par de véritables parfumeurs est son objectif. Il veut leur redonner la parole en « éditant » des produits novateurs de grande qualité.

Ni « rétro » ni « kitch », sa parfumerie vise à proposer des produits plus finis, sans se soucier de l'olfactivement correct, à rompre avec les contraintes budgétaires drastiques imposées aux créateurs et les discours mensongers, à « offrir au public une qualité telle qu'on puisse se permettre d'être totalement francs[48] ».

DES MACHINES INÉDITES

Cet effort de franchise apparaît sur les étiquettes où est indiqué le véritable pourcentage en concentré de parfum. Dans le décor minimaliste de ses boutiques (la seconde s'est ouverte, en janvier 2004, 140 avenue Henri-Poincaré), les flacons sobres et tous identiques, sont entreposés dans une vitrine réfrigérée, éclairée par l'arrière pour mettre en évidence la couleur.

Cônes diffuseurs en aluminium, « colonnes à sentir », permettent de percevoir, mieux que sur les traditionnelles mouillettes, toutes les facettes des fragrances et d'avoir un aperçu de leur sillage. L'idée de ces machines inédites qui ont fait l'objet d'un brevet lui est venue en voyant les cabines des grandes sociétés de composition où sont mis au point les produits. Ses visiteurs bénéficient ainsi des moyens techniques utilisés par les professionnels.

Ils sont orientés non par des vendeuses classiques, mais par de jeunes parfumeuses diplômées de l'ISIPCA (Institut supérieur international du parfum, de la cosmétique et de l'aromatique alimentaire). À travers quelques questions, elles cernent leurs goûts et leur présentent des produits qui leur correspondent.

Dans cette petite structure travaillent quelques personnes qui font beaucoup de choses. « Ça demande de la souplesse : être plombier, parfumeur, électricien, etc., prendre sa voiture et aller faire une réparation soi-même bien qu'on soit P-DG de la boîte[49]. » Les produits, gérés en direct, sont vendus dans ses boutiques, dans de très bonnes parfumeries et sur Internet. « C'est beaucoup moins lourd que d'avoir des filiales, un réseau de distribution. Je me sens de plus en plus à l'aise quand je dis que je ne fais pas le même métier que les grandes marques que nous connaissons. »

FAIRE SORTIR LES « NEZ » DE L'OMBRE

Le système original mis en place par Frédéric Malle est calqué sur celui de la production littéraire : comme un éditeur reçoit les écrivains, lit leurs travaux, les confie à un imprimeur, puis à un diffuseur, Frédéric Malle accueille les parfumeurs, examine leurs essais, fait son choix et assure la diffusion. Dans cette logique, il réalise le vœu émis par Félix Cola, dès 1931 : « Un parfum devrait être signé du nom de son créateur, comme un poème est signé par le poète qui l'a conçu ou comme un tableau porte la marque de son peintre [50]. » Pour la première fois, les noms des compositeurs figurent sur les flacons et leurs portraits sont présentés dans ses boutiques. Changement radical pour ces inconnus du grand public qui restent dans l'anonymat une fois qu'ils ont réalisé quelque chose. « Souvent on les torture pour faire des cochonneries et après on leur dit : "Allez vous cacher ou allez briefer les vendeuses." Les gens doivent savoir qu'il y a cette force dans l'ombre, les parfumeurs, qui faisaient des choses formidables, il y a quelques années, et auxquels on demande de faire des choses beaucoup moins bien aujourd'hui. Chez nous, ils font absolument ce qu'ils veulent [51]. »

Les Éditions de Parfums Frédéric Malle présentent ainsi une parfumerie d'auteur et permettent, sans contraintes sur le plan créatif ni financier, à quelques élus, comme Pierre Bourdon, Jean-Claude Ellena, Édouard Fléchier, Olivia Giacobetti, Dominique Ropion, Maurice Roucel, Michel Roudnitska, Ralph Schwieger, de créer des choses rares.

PIERRE BOURDON

Il a signé pour les Éditions Frédéric Malle *Iris Poudre*. Cette composition où entrent : bergamote, bois de rose, œillet, ylang-ylang, magnolia-jasmin, muguet, violette-rose, aldéhydes, iris-musc (de synthèse), ambre-vanille, santal-vétiver, bois d'ébène, renouvelle le thème classique par excellence du floral aldéhydé, illustré jadis par les *N° 5*, *Arpège*, ou *Je Reviens* de Worth.

Fils de René Bourdon [52], directeur général adjoint des Parfums Christian Dior, Pierre Bourdon, après avoir obtenu son diplôme de l'école des Sciences politiques suit, en 1971, les cours de parfumerie de Roure Bertrand à Grasse. Durant son séjour en Provence, il fréquente Edmond Roudnitska qui parfait sa formation. Il rejoint ensuite les équipes de Roure à Paris puis à New York. En 1982, il devient cofondateur et chef parfumeur de Takasago Europe où il reste neuf ans. Après être passé par la société Quest qui le charge de la direction de la création, il fonde, en 1993, la filiale française de Fragrance Resources, une société de composition. Il en est le P-DG, ce qui lui permet de ne pas être muselé, de s'exprimer très librement.

Un franc-tireur dans une petite société

Créateur entre autres de *Cool Water* (Davidoff), un jalon novateur dans l'histoire de la parfumerie masculine, *Kouros* d'Yves Saint Laurent, *Good Life* (Davidoff), *Dolce Vita* (Christian Dior), *Un air de Java* (Décléor), *Inès de la Fressange, Esprit for my Peace* (Lancaster), *Montblanc Individuel For Men* (Cosmopolitan Cosmetics), *Mediterraneao Banderas, Agua di Rocio, Agua Brava* (Puig), *Escada*, Pierre Bourdon se définit comme un franc-tireur de la profession. Il prône le risque et l'inventivité, espérant qu'un jour la vérité éclatera et que les marques s'apercevront qu'il est moins dangereux de lancer des produits audacieux que des choses qui répondent aux pseudo-tendances du moment. « Je ne suis pas un mauvais coucheur mais c'est vrai que je m'énerve de plus en plus quand je vois tout ce qui est fait en ce moment. Tout se ressemble, les lancements sont beaucoup trop prudents et ça commence à être lassant [53]. »

L'ambition des marques, tout comme la qualité des matières premières entrant dans les parfums, s'est effondrée. « Nos clients sont convaincus que les temps ont changé et qu'il est impossible de faire des grands succès, des classiques, comme avant. C'est la bonne excuse. La messe est dite. Incapables de discerner les bons produits, ils se font fourguer des imitations et mettent sur le compte de la récession les effets de leur incompétence [54]. »

Souvent déçus, les consommateurs se détournent. « Il y a une crise structurelle dans la parfumerie », affirme Pierre Bourdon qui accuse les marques de ne vouloir changer ni d'attitude, ni de valeurs. « Elles fonctionnent sur d'autres schémas de pensée. C'est un dialogue de sourds avec nous [55]. »

Pour une évaluation sans censure

Dans sa société toutes les formes de restriction pouvant amener à édulcorer les compositions ont été supprimées. « Aux États-Unis, ce sont les évaluatrices qui gouvernent les parfumeurs, ce qui est quand même le monde à l'envers. Leur fonction est diabolique parce qu'elles exercent une censure qui ne va pas dans le sens de l'innovation. Je me suis battu contre cela. Chez nous, c'est le parfumeur qui a le pouvoir, et il y a ni marketing, ni tests, ni évaluation censurante. La critique est acceptable si elle vient d'un bon professionnel et non de jeunes personnes sans expérience qui ne comprennent rien à notre métier [56]. » Aujourd'hui, cette tâche est confiée à des « gamines » âgées de vingt à trente ans qui manquent de recul. Selon lui, elles devraient avoir entre quarante et cinquante ans, car c'est seulement après des années et des années d'expérience qu'on est capable de discerner un produit novateur.

L'évaluation, reconnaît-il toutefois, a des fonctions positives, primordiales : savoir évaluer la qualité d'un parfum, reconnaître un chef-d'œuvre, garder en mémoire toutes les créations invendues pour essayer de les recycler par la suite, au fur à mesure de l'arrivée des *briefs*. *Cool Water* a été refusé par sept marques avant d'être accepté par Davidoff et de devenir un best-seller. Sans la persévérance de l'évaluatrice de Takasago, ce produit n'aurait jamais vu le jour. Même chose pour *Giorgio* considéré comme un « nanar » et qui est devenu, par la suite, un grand succès des années 1980. « Ce n'est pas parce qu'un produit ne se vend pas qu'il n'est pas bien. Il y a parfois des chefs-d'œuvre parmi les laissés-pour-compte. Le rôle d'une évaluatrice, c'est de trouver dans le passé des œuvres remarquables qui correspondent à une demande car les compositeurs, tournés vers l'avenir, oublient ce qu'ils ont fait. » Chez Roure, Jean Amic, excellent évaluateur, était grâce à cette compétence un grand président et un bon commercial. Il allait voir les parfumeurs et examinait avec sagacité leurs essais.

Un partisan du figuratif

Son travail sur *Féminité du Bois* (1992) qui évoque une balade à Marrakech, dans les effluves de cèdre et d'épices, l'a conduit à prendre des distances avec l'abstraction prônée par son ancien maître. Après avoir réalisé de nombreux parfums abstraits, s'inspirer de la nature lui semble désormais une nécessité pour inventer de nouvelles formes, régénérer la parfumerie et la sortir du rabâchage qui la guette. « La parfumerie moderne a commencé par l'art abstrait. Avec le figuratif, elle s'ouvre des portes que, par convention, on n'avait pas voulu ouvrir. C'est la seule façon de sortir de notre ornière et d'exciter le consommateur qui meurt d'ennui [57]. »

À l'opposé des bouquets de « fleurs abstraites » de Gabrielle Chanel qui ne voulait pas concurrencer la nature, ou des créations d'Edmond Roudnitska, ses « parfums promenade » sont faciles à comprendre. *Good Life* sent le foin, le bord des chemins, le figuier, une fin d'après-midi d'été. Avec un *Un air de Java*, on respire la forêt, des odeurs de racines, de feuilles. Son ambition : amener la parfumerie à une forme d'expression poétique. « Il faut qu'elle provoque chez les gens des évocations qui déclenchent des émotions et du coup, c'est de la poésie [58]. »

Les progrès des techniques offrent la possibilité de mieux explorer la nature et les solifores d'antan sont incomparablement moins proches de la réalité que les reconstitutions actuelles. Ainsi, avant la découverte du *head space* qui « piège » les molécules émanant d'un corps, pour en permettre ensuite l'analyse, grâce à la chromatographie, il était très difficile de reconstituer fidèlement certaines odeurs. Celle du freesia, par exemple, était impossible à imiter, jusqu'à ce que ce procédé autorise à percer le mystère du dosage de ses constituants.

De nouvelles méthodes de distillation favorisent encore une exploitation plus réaliste du patrimoine olfactif. « Nous essayons d'utiliser tout ce qui sent : rhum, whisky, vinaigre balsamique, café, noisette, chocolat, cacahuète, levure, porto, bière, noix de coco, poivre, concombre, genièvre, figue... » Le service d'extraction de produits naturels de son usine de Grasse contribue à cet élargissement. « On vient d'extraire un genre de condiment vietnamien, utilisé en Asie, pour contrebalancer l'effet du sel lorsque les plats sont trop salés : et ça sent l'étang ! » Bonne surprise, pour cet admirateur de Proust qui rêve de restituer l'odeur de la rivière du village d'Écouchey où, enfant, il passait ses vacances.

Afin de sortir des sentiers battus, il a engagé un aromaticien formé chez Roure, doté d'un odorat exceptionnel, qui a déjà réalisé pour lui une trentaine d'odeurs de la vie quotidienne : un sirop de pêche, une mûre, un melon, une pastèque, une mangue, une framboise, une fraise des bois, un pamplemousse, une orange sanguine, un riz basmati, un concombre, une carotte fraîche, une tomate, trois thés différents, une huile d'olive, une madeleine, un caramel, de la réglisse, un nougat, une fraise Tagada, un pain d'épice, une noisette, de la barbe à papa, une feuille de vigne, un citron meringué, un litchi, un thuya, une pomme d'amour, etc. « C'est un figuratif extraordinaire, un peintre de nature morte. On lui donne à développer non seulement des thèmes alimentaires mais aussi végétaux. Il nous a fait, par exemple, une feuille de tomate. J'ai été fertilisé par son travail. Avant, chercher de nouvelles idées, c'était quelque chose de difficile et douloureux, il fallait se racler les méninges, maintenant, c'est enfantin. Nous essayons tout ce qu'il fait et on travaille de façon systématique avec lui [59]. »

Ses derniers parfums recréent avec des odeurs, comme un écrivain le ferait avec des mots, tout un univers, sans toutefois dépasser les limites de ce qu'il considère comme acceptable. Impossible aujourd'hui d'introduire certaines notes, évoquant la sueur ou les cheveux sales. Encore moins celles, animales, qui ont une connotation fécale. « À une époque où les gens se lavent au moins une fois par jour, sentir un peu la crotte, c'est embêtant [60] ! »

Reste cependant à convaincre les marques commanditaires que ce type de parfumerie peut fonctionner. « C'est comme partout, il y a des conservateurs et des novateurs. La crainte de l'inédit ne date pas d'aujourd'hui. » L'homme de la rue est capable, selon lui, de comprendre cette approche, encore que son accueil reste imprévisible. Et de rappeler ce que Gauguin déclarait à propos de sa peinture : « Curieux et fou public qui exige du peintre le plus d'originalité possible et ne l'admet cependant que lorsqu'il ressemble aux autres ! »

JEAN-CLAUDE ELLENA

Il a créé pour Frédéric Malle :

— *Angéliques sous la pluie*, à base d'angélique, coriandre, baies roses, jasmin, musc (de synthèse), cèdre.

— *Cologne Bigarade*, une eau de Cologne paradoxale car amère, en accord avec son aversion pour les notes sucrées. L'orange amère, la cardamome, le poivre, la rose, le foin, les aldéhydes en sont les notes principales.

— *L'Eau d'Hiver*, une eau légère mais chaleureuse, composée de bergamote, angélique, iris, aubépine, jasmin, miel, œillet, héliotrope blanc (son odeur évoque l'amande), caramel et musc (de synthèse).

Né à Grasse dans une famille de parfumeurs, Jean-Claude Ellena s'initie, sur le terrain, au métier dès l'âge de dix-sept ans. Il a travaillé chez Chiris, Roure, Créations Aromatiques, Symrise et est, depuis juin 2004, chez Hermès [61]. Ce compositeur n'aime ni les parfums envahissants qui s'imposent de façon dictatoriale, ni les « brouillons », les « confus », dont on n'arrive pas à repérer le thème. Ses senteurs délicates naissent d'émotions qu'il veut faire partager.

Les odeurs de la vie quotidienne

Les odeurs du quotidien sont sa source d'inspiration. Elles peuvent venir des parquets cirés, des draps propres, d'une peau, d'un coin d'épaule, d'un vieux pull, du pain grillé, du thé, des crayons, de la colle blanche, du riz, du fleuriste, du métro, du « carambar », du « malabar », de la boulangerie... Lors d'un voyage à la Réunion, il passe devant un arbre doté de pouvoirs protecteurs et dont les fleurs dégagent de surprenants arômes de farine. « J'étais sous le charme d'une caresse d'essence odorante mêlée d'odeurs d'un bois à la fois sec et laiteux. Le sortilège fonctionna. Il ne m'en fallait pas davantage pour recréer l'illusion et composer cette fragrance que je nommai : *Bois Farine* [62]. »

L'« écriture » du parfumeur

Jean-Claude Ellena a bien connu Edmond Roudnitska. Alors que beaucoup de parfumeurs de son époque travaillaient encore avec des bases incertaines et imprécises et élaboraient de très longues formules pouvant aller au-delà de 500 ingrédients, Edmond Roudnitska, qui avait une excellente connaissance des produits, composait ses formules matière première par matière première et prônait le dépouillement et la concision. Les conseils du maître ont été bien retenus mais Jean-Claude Ellena s'oppose aujourd'hui à la perversion d'une tendance qui confond épure et pauvreté et conduit à des formules de plus en plus courtes, voire simplistes. « Aujourd'hui, on est dans une parfumerie de concept où l'image est plus importante que l'odeur. Le côté opulent, épais, riche, moelleux des parfums d'avant 1970 a été perdu. Autrefois généreux dans les matières, ils sont devenus, à part quelques exceptions, froids, gris, ternes, pauvres, tristes, sans abondance [63]. »

Son *First* réalisé, en 1976, pour Van Cleef & Arpels serait le dernier produit de l'âge d'or de la parfumerie, époque privilégiée qu'il situe entre François Coty et le règne des parfums marketing inauguré en France par *Opium* (1977). Sa réflexion sur l'« écriture » du parfumeur le conduit à affirmer que le parfum est une création de l'esprit exécutée par un artiste et à contrer les tentatives de rabaissement dont il est l'objet. « Le marketing a tendance à croire qu'il est entouré de techniciens prêts à lui faire ce qu'il demande et que c'est lui qui crée, ce qui est totalement faux [64]. »

Avant d'entrer chez Hermès et d'avoir le bonheur que son « écriture » soit prise en compte, il composait aussi pour des niches comme *The Different Company* qui lui laissaient une totale liberté dans la démarche, le choix du produit et des ingrédients. Il y retrouvait une tradition où l'on attendait de lui qu'il fasse un parfum avec son propre style. « On n'était plus dans l'illustration d'un *brief*. Le travail était absolument inverse. Je commençais par proposer quelque chose et ensuite on le mettait en scène [65]. »

Les « sent bon » faciles à reconnaître et à porter, issus des directives d'un plan marketing se font vite mais les formes olfactives qui éveillent la curiosité, en partant d'une réalité, prennent bien plus de temps. Contrairement à *CK One* avec ses références lessivielles (muscs, lavande), sa structure monolithique, ou *In Love Again* dont Jean-Claude Ellena a « accouché » en un mois, *Déclaration* de Cartier, inspirée d'un thé fumé, de bois, d'épices, posait des difficultés au niveau de la structure et du sillage et lui a demandé trois ans de travail. Même chose avec *L'Eau Parfumée* de Bulgari, conçue à partir d'un thé vert de chez *Mariage Frères* où il est resté toute une journée à sentir une centaine de produits.

Transposer cette odeur en un parfum non réductible à une odeur de thé était ardu. La mise au point de l'*Eau d'Hiver* fut aussi longue, tant l'équilibre d'une telle fragrance oscillant entre une facette orientale et une autre fleurie était difficile à trouver. *L'Eau de Campagne* de Sisley, novatrice par son odeur de tomate, a réclamé également beaucoup d'essais.

Mais pour qu'un beau parfum puisse traduire son époque d'une façon artistique, encore faut-il que son « écriture » soit adéquate. Il lui est arrivé d'être choqué par des parfums « vieillots », composés par des parfumeurs de son âge. « Aujourd'hui, on ne met pas les parfums en forme, on ne les écrit pas, de la même façon que dans les années 1970. Soit tu as compris cela intuitivement et tu appartiens à ton temps, soit tu restes dans le passé [66]. »

Entre modernité et tradition, son style sait s'adapter aux contraintes financières. L'astuce : faire un jus très concentré et le diluer à 4 % au lieu de 15 %. « Mis en forme d'une certaine manière, ça marche. Pour me copier, c'est très facile, on retrouve tout à la chromatographie. Le problème, c'est qu'il faut vraiment utiliser les composants originaux, donc on arrive à des prix exorbitants et les contrefaçons ne deviennent plus du tout intéressantes [67]. » Le nombre des matières premières auxquelles il fait appel n'a cessé de diminuer. Alors qu'un millier lui était nécessaire au début de sa carrière, 450 lui ont suffi ensuite et aujourd'hui il n'en utilise guère que 250, tant les possibilités à explorer sont nombreuses. Toutes celles qui tournent autour du jasmin, des agrumes, des notes florales et boisées l'intéressent. Les muscs chimiques trop sucrés, les baumes, l'anis, la vanille, ne sont pas les favoris de son répertoire.

Pour réaliser ses objectifs — un maximum d'effets avec le minimum de moyens — il utilise largement les produits synthétiques auxquels il mêle du naturel. « La synthèse, c'est une brique plus une brique. Techniquement, c'est plus facile. Quand on travaille sur des naturels aux multiples facettes, on ajoute, à chaque fois, un pan de mur. Forcément, ça nous échappe un peu. Avec le temps, moi qui utilisais beaucoup la chimie et qui la considère toujours comme indispensable, je me suis aperçu qu'on ne pouvait pas faire l'impasse sur le naturel. Il donne une foule d'échappées et de surprises au point que, souvent déçu d'échouer à en faire quelque chose, on se dit : ça suffit, je jette [68]. »

L'*Eau Parfumée de Bulgari* (1992), une cologne au thé vert imprégnée de citrus, de jasmin et de rose contient de forts pourcentages de produits naturels. *Bois d'Iris, Rose Poivrée, Osmanthus* (une fleur chinoise minuscule au parfum très puissant [69]), créés pour *The Different Company* s'articulent autour d'une matière première naturelle utilisée en grande proportion. Aucun produit ne recèle autant d'angélique (une plante du nord de l'Europe), qu'*Angéliques sous la pluie*. Avec *Cologne Bigarade*, saturée d'orange amère, « je voulais faire comprendre qu'on pouvait utiliser le naturel de façon moderne, à grands traits ».

Le calamus (un roseau aromatique), la livèche, l'angélique, l'immortelle, sont difficiles à maîtriser et parfois tonitruants à faible concentration. Le calamus, par exemple, peut sentir la peau retournée, le vieil étal de boucherie. « C'est horrible mais il y a là-dedans quelque chose d'intéressant à exploiter : des odeurs de confit de gingembre, des odeurs cuir-peau. L'immortelle sent la garrigue, le curry, le miel ; l'angélique a une odeur sucrée-salée, verte ; la livèche, des aspects amers et herbacés : tous ces produits ont de nombreuses facettes et beaucoup de choses à dire. Ils partent dans tous les sens. Leur maniement est malaisé. Suivant la façon dont on s'en sert, une odeur alimentaire, de soupe, se dégage parfois. Il faut savoir les entourer pour qu'ils donnent du plaisir. »

Il observe que les jeunes parfumeurs, virtuoses de la synthèse, étaient fâchés avec les matières premières naturelles, mais que depuis trois, quatre ans, on assiste à un début de changement. « Les gens de marketing ont très bien compris que la présence de quelques belles matières valorisait le produit et ils s'en servent comme argument de vente. Si cela permet le retour du naturel, tant mieux. »

Au demeurant, opposer le synthétique et le naturel lui semble un faux débat qui dure depuis un siècle et dont on n'arrive pas à se débarrasser. « C'est comme si on demandait aux peintres s'ils emploient des pigments de synthèse ou des pigments naturels. Il y a belle et belle lurette qu'on s'en fiche. Ce qu'on regarde, c'est la qualité de leurs tableaux et non l'origine de leurs matériaux [70]. » Même si la synthèse ne restitue pas toute la richesse et la somptuosité de la fleur, Jean-Claude Ellena, qui se définit comme un illusionniste, la revendique : elle donne la possibilité d'évoquer la rose, le muguet, avec deux ou trois matières premières alors que le muguet, dans la nature, comporte environ 300 molécules différentes et la rose plus de 400... « La parfumerie, c'est la séduction et la délectation mais aussi l'illusion », confie-t-il.

Son hédonisme olfactif s'étend à la table. Coquilles saint-jacques aux fleurs de glycine, tarte à l'abricot à l'absolue d'osmanthus, fraises à l'eau de distillation de géranium, autant de mets aromatiques offerts à ses amis, et illustrant ses mots préférés : légèreté, maîtrise, élégance.

DOMINIQUE ROPION

Outre *Carnal Flower*, un travail autour de la tubéreuse, deux parfums de ce créateur sont édités par Frédéric Malle :

— *Une Fleur de Cassie*

L'odeur très prononcée de la cassie (*Acacia farnesiana*), une plante qui ressemble au mimosa, a inspiré cette fragrance qui appartient aux registres fleuri, épicé, fruité, aldéhydé, musqué, boisé et inclut : bergamote, rose, violette, absolue cassie, absolue mimosa, absolue jasmin, clous de girofle, cumin, abricot, salicylé (une odeur chimique d'encre et de produits solaires), musc cétone, cèdre, santal, cashméran (un produit de synthèse qui sent la pinède).

— *Vétiver Extraordinaire*

Probablement le parfum qui possède la plus forte teneur en vétiver, la racine d'une graminée originaire de l'Inde mais dont les meilleures qualités proviennent d'Haïti et d'Indonésie. Il est composé de : bergamote, orange, bigarade, poivre rose, girofle, floralozone (une note florale légèrement ozonique), vétiver d'Haïti, santal, cèdre, mousse sylvestre, myrrhe, cashméran, musc cétone, tonalide (un musc avec un effet un peu terreux).

Très tôt, Dominique Ropion a été en contact avec les odeurs. Sa mère et son grand-père travaillaient chez Roure. À quinze ans, il passait une partie de ses vacances à faire des pesées à la place des laborantines de la société et rencontrait les parfumeurs : Raymond Chaillan, Jacques Polge, Jean-Louis Sieuzac. Après des études de physique, il décide de suivre l'école de Roure à Grasse. Il rejoint ensuite le secteur de parfumerie fine à Argenteuil. De 1989 à 1998, il fera équipe avec Jean-Louis Sieuzac, le créateur d'*Opium* (Yves Saint Laurent, 1977) et de *Dune* (C. Dior, 1991). Avant d'entrer chez IFF, en 2001, il a été pendant trois ans chef parfumeur chez Dragoco.

On lui doit, entre autres, *Ysatis*, un floral chypré et *Amarige* de Givenchy (60 % de la formule est composée de deux matières premières). Il a également créé pour Kenzo deux puissants orientaux évoquant le caractère sauvage de la jungle, l'un au patchouli : *Jungle Éléphant*, l'autre boisé : *Jungle Tigre*. *Aimez-moi* de Caron, *Casual Friday* (Escada), *Sexy Graffitii* (Escada, en collaboration avec Laurent Bruyère), *Very Irresistible* (Givenchy, avec Sophie Labbé et Carlos Bénaïm), *Amor Amor* (Cacharel, avec Laurent Bruyère), *Mania* (Giorgio Armani), *Anglo Mania* de Vivien Westwood, *Isatis Iris* (Givenchy), *Pur Poison* (Dior, avec Carlos Bénaïm et Olivier Polge), *Alien* (avec Laurent Bruyère) comptent parmi ses réalisations. Sa curiosité s'étend aux parfums disparus [71].

Tailler et limer

Il définit modestement la parfumerie comme un art mineur par référence à d'autres domaines artistiques : peinture, écriture, architecture et même sculpture. « La parfumerie, c'est concret, manuel, laborieux. Un travail de tâcheron par moments. Tels les peintres, on met les mains dans le matériau et comme les architectes, on fait des constructions réelles, des fondations. De même que les sculpteurs, il nous faut tailler dans des odeurs, les limer, les casser. Une formule, ça se triture dans tous les sens. On voit émerger des accords. On a des surprises. Les poètes font la même chose avec les mots [72]. »

La maîtrise des accords

À l'opposé des jeunes parfumeurs actuels auxquels on demande d'être très rapidement « opérationnels », cet homme réservé venu de la filière Roure, a pris le temps d'étudier à fond la composition chimique des matières premières naturelles. Ses connaissances encyclopédiques en la matière et sa parfaite technique des accords, lui permettent de donner libre cours à une inventivité toujours maîtrisée. À la façon d'un horloger qui démonte et remonte les rouages d'un mécanisme, ce perfectionniste, soucieux du détail, est capable d'isoler les composants d'un produit odorant pour les organiser ensuite à sa manière.

Très tôt, il a cherché à appréhender la construction des « accords » élaborés par la nature car c'est la base de la création en parfumerie. L'accord est l'effet obtenu lorsqu'on mélange deux ou plusieurs notes et il arrive que l'odeur soit sans rapport avec les matières premières qui ont servi à le réaliser. Lorsqu'on associe deux éléments, une forme nouvelle, un accord, commence à se construire. Ainsi l'accord acétate de benzyle (une odeur un peu fruitée) — indole (une note très animale) — jasmone (une note avec une connotation jasminée et un effet céleri), sera travaillé dans toutes les directions. Le parfumeur augmentera, tour à tour, les quantités de chacun de ces trois produits. « Pour créer un accord, il faut être extrêmement ouvert, être à l'écoute de tout ce qui peut intervenir et être prêt à intégrer à n'importe quel moment tout apport extérieur auquel on n'aurait jamais pensé. La solution surgit à l'improviste [73]. » Le *Must* de Cartier, par exemple, est né à partir des accords de *Shalimar* et d'*Alliage*. « Quand je suis entré chez Roure, pour apprendre le métier, j'ai commencé d'abord à isoler les accords, à leur restituer une vie propre. Aujourd'hui, c'est ce que je m'efforce d'enseigner aux élèves parfumeurs. »

La parfumerie au microscope

« Les peintres classiques avaient le souci du détail. Pour dévoiler la structure, l'"anatomie", d'une fleur, d'un fruit, d'un bourgeon, ils mettaient en avant un aspect plutôt qu'un autre, l'isolaient de son contexte, grossissaient le trait, le représentaient sous différents angles, allaient vers l'infiniment petit, révélaient des parties qui, autrement, seraient restées invisibles. Ma façon d'écrire une formule est identique [74] », déclare Dominique Ropion.

Le compositeur évoque encore, pour mieux illustrer sa démarche, le film *Microcosmos*, éloquent hommage à l'univers parfois microscopique des insectes. Un monde où les parties, même isolées de leur ensemble, ont leur propre équilibre et leur propre esthétique. « Le microscope électronique révèle des structures que personne n'aurait pu imaginer. On voit de très belles choses [75]. » De même, lorsqu'on étudie les produits odorants naturels à la chromatographie (méthode utilisée pour détecter, identifier et doser les différents composants d'une matière première naturelle ou synthétique ou encore d'une composition de parfum [76]) et à la spectométrie (autre technique qui permet d'affiner et de compléter le système d'analyses chromatographiques [77]), on s'aperçoit que certaines essences de fleurs sont constituées de plus de 400 particules odorantes différentes, dosées dans des proportions très précises.

Ces molécules vont ainsi pouvoir former divers accords primaires dans des registres olfactifs très différents. « Si on prend le simple exemple de la rose, on peut isoler des accords de fruits (pomme, poire, amande), des accords hespéridés, citronnés, des accords verts de jacinthe ou fleuris jasminés, des accords de conifère (pin), des accords épicés (clou de girofle). Toutes ces minuscules structures que personne n'aurait pu imaginer, même isolées de leur ensemble ont leur propre équilibre et leur propre esthétique. C'est l'imbrication de tous ces accords qui au final constitue l'identité de la rose [78]. »

Le parfumeur du début du XXe siècle, soucieux déjà d'imiter la nature, mais privé des outils nécessaires, était condamné à des approximations qui pour être pleines de charme n'en étaient pas moins quelque peu boiteuses. Les reconstitutions opérées avec les matériaux chimiques odorants disponibles à l'époque comportaient souvent des éléments qui n'existaient pas du tout, à l'état naturel, dans la fleur ou le fruit concerné. Le parfumeur du XXIe siècle, doté d'instruments perfectionnés, peut, en revanche, approcher les mystères de la Création.

Pour mieux les percer (un désir qu'il a ressenti très jeune), Dominique Ropion travaille en relation étroite avec des chercheurs et des chimistes qui étudient la composition des fleurs. « Je demande aux chercheurs de faire une étude, la plus précise possible, de la rose, du jasmin, de la tubéreuse, etc., de la regarder dans tous les détails et de sentir toutes les molécules, même les plus bizarres. Et après, si je veux faire un parfum à la rose, je pars d'une formule de cette fleur et décide de privilégier l'aspect épicé ou fruité ou hespéridé ou jasminé déjà présent qu'elle contient [79]. » Comme Descartes, respectueux du « Grand Horloger » ordonnateur de l'univers, et qui écrivait « la nature m'enseigne », il vise à tirer d'elle le maximum d'informations. Mi-scientifique, mi-artistique, son approche « naturaliste » de la parfumerie participe de celle du botaniste et du biologiste.

MAURICE ROUCEL, UN AUTODIDACTE RAVAGEUR

Son parcours est atypique car, lorsqu'il commence, le monde de la parfumerie est très fermé et devenir parfumeur sans faire partie du sérail grassois ou avoir de la famille travaillant dans la parfumerie, tient de la gageure. En 1973, il est engagé comme chimiste chez Chanel pour monter un laboratoire de chromatographie. Il a vingt-trois ans et s'initie, dans son coin. « Je n'ai pas eu la tête polluée par une quelconque école. On ne peut pas apprendre la parfumerie. Je pense qu'on doit se débrouiller tout seul avec sa passion [80]. » Après six ans d'initiation très formateurs dans cette maison, sous l'œil bienveillant d'Henri Robert qui « lui laisse une paix royale », il perfectionne sa technique pendant six autres années chez IFF. Chez Quest où il reste douze ans, il démarre la création puis passe encore sept ans chez Dragoco avant d'arriver chez Symrise. Un long chemin...

Cet autodidacte se décrit comme « un explorateur qui se promène dans les formules ». Avec ce regard mi-chimiste, mi-esthète qui fait sa force, il cherche des nouveautés en partant d'une structure et en modifie le caractère en ajoutant ou retirant des matières premières. Amateur de parfums ambrés, il a eu l'audace de présenter à Frédéric Malle une idée dangereuse tant on s'y est essayé : un parfum sensuel au musc. La composition de *Musc Ravageur* est la suivante : lavande, bergamote, girofle, cannelle, bois de Gaïac, cèdre, santal, vanille, coumarine, fève Tonka, tonkitone.

Tocade (1994, Révillon), *24 Faubourg* (1995, Hermès), *Envy* (1997, Gucci), *Iris Sylver Mist* (Shiseido), *Lalique pour Homme* (1997, Lalique), *L'Instant de Guerlain* (2003, Guerlain), *Kenzo Air* (2003, Kenzo), *Dunhill Fresh* (2005, Dunhill) font partie de ses créations les plus célèbres.

EDMOND[81] ET MICHEL ROUDNITSKA

Un parfum de légende

On trouve aux *Éditions de Parfums Frédéric Malle* une composition de légende, longtemps connue seulement de certains initiés, sous le nom de « Prune ». Elle avait été élaborée dans les années 1960 par Edmond Roudnitska. Mais trop en avance sur son temps pour trouver preneur, elle était restée dans les tiroirs du grand parfumeur. En hommage à son épouse qui l'avait apportée à Frédéric Malle et qui vient de disparaître, elle est baptisée aujourd'hui *Parfum de Thérèse*.

Ses notes de tête sont composées de : mandarine, melon, jasmin, poivre, celles de cœur de : violette, rose, prune, girofle, celles de fond de : cèdre, vétiver et cuir.

Des ballets odorants au parfum

Photographe et réalisateur audiovisuel, Michel Roudnitska, le fils d'Edmond a commencé par mettre au point des spectacles parfumés. *Quintessence*, par exemple, retrace l'histoire du parfum depuis ses origines et allie musique, chorégraphie, images et diffusion d'odeurs. Initié pendant près de dix ans par son père à l'art de la composition, il dirige depuis son décès son atelier de création *Art et Parfum*. Pour Frédéric Malle, il a composé un parfum épicé et boisé : *Noir Épices* qui réunit orange, rose, géranium, noix muscade, cannelle, girofle, poivre, patchouli, cèdre, santal.

ÉDOUARD FLÉCHIER

Un parfumeur très inventif...

Né, en 1949, dans le sérail grassois, ce parfumeur manifeste très tôt son intérêt pour la parfumerie de tradition. Dès 1967, il suit les cours de l'école de Roure Bertrand Dupont et apprend la composition avec la célèbre méthode Jean Carles. Comme Jean-Paul Guerlain, il déplore l'arrivée de la chromatographie qui rend beaucoup d'efforts obsolètes. « Je ne sais pas si la méthode Jean Carles va continuer à être la meilleure, étant donné la parfumerie qui se fait aujourd'hui. Les parfums sont réalisés à partir d'analyses chromatographiques et l'on demande aux parfumeurs de bricoler des choses à partir de ça. Cela vaut-il encore la peine de passer deux ou trois ans à faire des accords ou des schémas de parfums[82] ? » Après un passage chez Roure à Grasse et au Brésil, il rejoint, en 1977, le département de parfumerie alcoolique de la société. Dès le milieu des années 1980, il en devient le parfumeur vedette.

Pour Frédéric Malle, il a créé, en 2001 : *Lys Méditerranée*, un parfum impressionniste dont le sillage évoque la chaleur d'un soir d'été lorsque les embruns de la Méditerranée se confondent avec l'odeur suave et épicée qu'exhalent les lis. Il réunit : ginger Lily, *lilum speciosum*, muguet, racine d'angélique, fleur d'oranger, nénuphar, salicylates, graines d'ambrette, musc de synthèse.

Les laboratoires de recherche de Mane ayant sorti un nouvel absolu rose turque distillation moléculaire, considéré aujourd'hui comme le meilleur absolu rose du marché, Édouard Fléchier et Frédéric Malle ont eu l'idée de le marier à un travail du parfumeur sur la truffe du Périgord. L'assemblage de notes sombres, terreuses, boisées, animales et de la rose a donné, en 2003, *Une Rose* dont les notes de tête (géranium essence, camomille bleue essence, lie de vin essence), et de cœur (rose turque, cèdre ambré), annoncent l'accord truffe (patchouli essence, vétiveryle acétate, castoréum absolu).

Poison, un fleuri, ambré, fruité (Dior, 1985), *Parfum de Peau*, un chypre cuiré (Claude Montana, 1986), *Tendre Poison* (Dior, 1994), *Acqua Di Gio Féminin* (1994), *Sonia Rykiel Grey pour Homme* (2003, Sonia Rykiel), font partie de ses créations les plus connues.

... mais souvent déçu

Toujours à la recherche de nouveaux accords, il s'est heurté dans le passé au marketing et au manque d'audace des marques. « Le marché est en crise en ce moment. Tout se ressemble. Et certaines niches commencent même à faire du commercial. On n'écoute plus les parfumeurs créateurs. Il y en a qui se mettent à genoux devant les gens du marketing pour leur faire plaisir. Ils vendent leur âme au diable. Le marketing décide des odeurs. Moi, je ne décide pas des questions marketing. Chacun sa place. C'est une déception permanente [83]. »

Après six ans et demi chez Mane, ce compositeur très inventif s'occupe, depuis novembre 2004, chez Guerlain, du contrôle olfactif des matières premières et des reformulations pour mettre en conformité les produits avec les législations actuelles.

RALPH SCHWIEGER

Après des études de chimie en Allemagne, ce parfumeur né en 1962, a fait l'école Roure à Grasse. Il rejoint, en 1997, l'équipe de Givaudan-Roure, à Paris. Pour Frédéric Malle, il a créé un accord floral poudré évoquant la féminité, l'odeur de rouge à lèvres. *Lipstick Rose* se compose de : violette, pamplemousse, ambrette, coriandre, tagette, aldéhydes, rose, iris, framboise, héliotrope.

Il a aussi réalisé : *Baby Doll* (1999, Yves Saint Laurent, en collaboration avec Cécile Matton), *Naomi Campbell* (2000, Naomi Campbell), *Marc Jacobs Men* (2002, Marc Jacobs). Pour Hermès, il a créé, en 2004, avec Nathalie Feisthauer, *L'Eau des Merveilles*, un travail sur l'ambre gris réalisé sans ambre gris naturel. Cette eau de toilette féminine présente l'originalité d'être construite « à l'envers » en mettant d'emblée en valeur les accents ambrés-boisés habituellement attachés aux notes de fond. Surgissent successivement :

— en tête : chêne, cèdre, vétiver, baume du Pérou, benjoin de Siam,
— en cœur : accord ambre gris de synthèse,
— enfin en fond : bigarade, citron, épices, poivre, baies roses.

OLIVIA GIACOBETTI

Olivia Giacobetti a rêvé dès l'enfance, après avoir vu le film *Le Sauvage*, dans lequel Yves Montand joue un « nez », de faire ce métier à son tour. Elle n'a pas fait d'école spécialisée mais sa rencontre avec Annick Goutal lui ouvre à dix-sept ans les portes de la société Robertet où elle reçoit une formation et commence à travailler comme assistante parfumeur. Elle découvre « un véritable langage, riche, troublant et obsédant, comme la musique [84] » et y restera sept ans. En 1991, alors qu'elle n'a que vingt-cinq ans, elle décide de voler de ses propres ailes et fonde la société de composition de parfums Iskia dont elle est le seul « nez ». Son goût de l'indépendance et de l'originalité l'a conduite à travailler sur des projets que l'on ne fait pas dans l'urgence et qui ne sont pas prisonniers des tendances.

Pour Frédéric Malle, elle a créé *En Passant* (2001) qui évoque le Paris en noir et blanc de Doisneau quand fleurit le lilas blanc sous lequel on passe, au détour d'une rue. Une fleur urbaine et discrète, cachée dans les jardins et qui parfume l'air de la capitale au printemps. La formule comporte des notes de lilas blanc, de lin, de feuilles d'oranger, d'absolue concombre, d'absolue blé.

La passion des odeurs

« Propre », « précis », « clair », « limpide », « juste » : des termes qui reviennent souvent dans ses propos. Parfumerie « de repères » qui puise son inspiration dans la vie et un goût très ancien pour les effluves. « Très tôt, se souvient-elle, j'ai été attirée par les odeurs. J'ai voulu être parfumeur parce que je les aimais profondément. Je m'en suis rendu compte après, en fouillant dans mon patrimoine olfactif. C'étaient des odeurs qui avaient ponctué les heures tendres ou graves de mon enfance, celles du dimanche, de mon père, de ma mère, du bois gorgé de sel de la maison d'été, du lin blanc, du melon et de l'anis qui sentaient le soleil. Mon intérêt pour le parfum est venu beaucoup plus tard car, pour moi, quand j'étais petite, il appartenait au monde des adultes et il m'échappait [85]. »

Enfant, elle avait déjà conscience des émotions provoquées par les odeurs. Lorsqu'elle pensait à l'Amérique où elle allait voir son père, le café à la cannelle et le musc lui venaient à l'esprit. Sa mère mettait *Youth Dew* le soir, avant de sortir, et Olivia Giacobetti avait pris en grippe cette fragrance qui symbolisait l'absence. « Quand elle était maman, ça sentait le rouge à lèvres dans la maison, quand elle n'était plus maman, ça sentait *Youth Dew* [86]. » Il lui a fallu des années et la découverte d'autres repères pour l'apprécier enfin. « Je l'ai aimé quand j'ai trouvé qu'il sentait le gros chou à la cannelle et ça, ça me tranquillisait. Lorsque j'ai commencé à faire des parfums, j'ai tout de suite été attirée par des choses qui évoquaient des moments doux, des moments rassurants et pourtant inédits en parfumerie [87]. »

Parfums d'angoisse et odeurs fades

Toute la génération des parfums de sa mère, entre les années 1960 et 1975, était des abstraits qui l'angoissaient. « Des chypres, et je détestais ça. Un *Mitsouko*, un *Miss Dior*, un *Femme*, je les trouve très, très beaux d'un point de vue professionnel, mais je ne les aime toujours pas. Ce mélange de notes fruitées, animales, cuirées, ambrées, mousse de chêne qui est l'épine dorsale du chypre et qui apporte quelque chose de fade et d'animal, me fait frémir. Je vois sa couleur : chair. Ça a quelque chose de sexuel et de fade en même temps. Pour moi la laideur pour une odeur, c'est la fadeur, il n'y a rien de pire [88]. »

Cette notion de fadeur, liée à ses souvenirs d'enfance, est associée aux odeurs d'« après », celles qui la dérangent lorsqu'elle va chez des gens et qu'elle sent quelque chose qui dévoile leur intimité. « Un poisson qui pue, un relent de sueur dans le métro, une épouvantable odeur d'excrément, de poubelle, les exhalaisons sur les marchés africains qui prennent à la gorge, ne m'incommodent pas. C'est violent et la violence fait partie de la vie. En revanche, l'odeur du poisson le lendemain, un vêtement imprégné de transpiration depuis huit jours, les odeurs de cuisine, de graisse, qui traînent dans une maison me sont insupportables. »

Olivia Giacobetti a mis des années à comprendre pourquoi l'odeur du tangérinol, une matière première qui sent la mandarine, l'angoissait énormément. C'était une odeur d'« après ». Enfant, elle partageait sa chambre avec une sœur insomniaque qui pendant la nuit mangeait dans son lit des mandarines. Olivia était inconsciente de ce que faisait sa sœur mais lorsqu'elle se réveillait le matin, ça sentait l'angoisse, l'insomnie, la lumière allumée qui l'avait gênée, la mandarine fade.

Les premiers parfums vers lesquels elle est allée sans réfléchir, sans savoir pourquoi elle les aimait, ce sont les ambrés comme *Shalimar*, *Habanita*. Plus masculin, plus « canaille », *Jicky*, une composition de grand caractère, lui semble le plus élégant de toute cette famille de fragrances douces, poudrées qui sentaient la vanille, le talc, les baumes, les odeurs de sa grand-mère. Des effluves sensuels très éloignés de l'idée de sexualité transmise par les chypres. À leurs notes « fades » et « sales », elle préfère celles, puritaines, que l'iris enfouit dans son rhizome.

Il y a de grands parfums qui suscitent sa curiosité intellectuelle et qu'elle prend du plaisir à comprendre sans qu'ils la touchent. Mais elle reconnaît qu'il y a différentes manières de les approcher. « On peut entrer par une porte et les trouver mauvais et repasser par une fenêtre et les accepter. Il y a des parfums qui sont des musiques faciles et d'autres du Boulez. Il faut y revenir[89]. » Un parfum que l'on abhorre, on peut le redécouvrir par hasard et différemment. Elle détestait *Opium* (un parfum abstrait) et un jour qu'il était bien porté par une femme, elle s'est aperçue qu'il sentait l'œillet et a commencé à l'aimer.

Une écriture simple, figurative et cohérente

À l'exception de cinq ou six grands parfums qui ont compté pour elle, Olivia Giacobetti ne se sent pas envahie par un héritage. Elle n'est pas habitée, comme un jeune peintre peut l'être, par une tradition artistique. Son regard est tourné vers l'avenir. « Un siècle de vraie composition parfumée, ce n'est pas beaucoup. Je ne suis pas submergée par les chefs-d'œuvre de notre histoire[90]. » Elle n'aurait pas aimé faire ce métier vingt ou quarante ans auparavant, époque où les formules étaient complexes. Les siennes ne comportent qu'une vingtaine de notes. « J'aime profondément l'écriture simple, immédiate, avec peu de composants, d'aujourd'hui. Pendant longtemps, les formules ont été surchargées, trop brouillonnes. On n'y voyait même plus l'épine dorsale. Mais c'est vrai, il n'y a pas aujourd'hui beaucoup d'idées olfactives[91]. »

Élevée par un père esthète dans la recherche du Beau, elle constate le décalage énorme qui existe entre son métier qui demande une grande sensibilité et le souci de rentabilité de l'industrie. Les nombreux emprunts mal digérés auxquels se livrent les parfumeurs l'énervent. Être en parfaite cohérence, rechercher la note juste pour la marque avec laquelle elle travaille est ce qui lui importe. Son vrai plaisir, elle le trouve dans la construction et le développement d'un parfum.

Suggérer sans imposer, user de raccourcis, aller à l'essentiel, avoir une écriture simple et compréhensible pour susciter l'émotion, voilà les préoccupations d'Olivia Giacobetti qui conclut : « C'est un acte profond que de faire un parfum [92]. »

L'Eau de L'Artisan (1992), *Premier Figuier* (1993), *Dzing* (1999), *Je me Souviens, Sautes d'Humeur, Fleur de Carotte, L'Eau du Fleuriste, Passage d'Enfer, Tea for Two, Jour de Fête* (2003), *Figuier Extrême* (2003), *Extrait de Songe* (2005), font partie de ses créations les plus connues pour L'Artisan Parfumeur.

Ses préférences vont vers des senteurs immédiatement identifiables. Avec *Tea for Two*, un mélange de bois fumé, pain d'épice et Lapsang Souchong, elle décrit un moment d'intimité savoureuse qui égaie la vie quotidienne. *Passage d'Enfer* recrée l'atmosphère spirituelle des églises orthodoxes avec ses volutes d'encens, ses lis, et son benjoin. Le thème « figuier », qu'elle regrette de voir aujourd'hui rabâché, lui inspire, en 1993, *Premier Figuier*, le tout premier parfum composé autour de cette note et, en 1995, pour Diptyque, *Philosykos*. Elle a aussi fait pour cette boutique des bougies : *Figuier, Feu de bois, Coing, Bois Ciré, Myrrhe, Essence of John Galliano*.

À côté d'accords jusque-là inexplorés pour L'Artisan Parfumeur et Diptyque, Olivia Giacobetti a réalisé :

Pour Guerlain : *Petit Guerlain* (1991).

Pour Hermès : en écho à la couture dépouillée, aux tissus très luxueux de Martin Margiela, elle a réalisé *Hiris* (1999), une formule courte qui privilégie une matière noble, pure, souple et rêche, précieuse, travaillée jusqu'à l'obsession. Elle s'est efforcée de tailler l'iris avec la même précision et élégance que l'ancien créateur d'Hermès coupait le cachemire.

Les Secrets d'Angel (2000) sont une adaptation de ce best-seller pour la ligne de soins de Thierry Mugler. À partir du souvenir de ce parfum, sans sa formule, du bout des doigts, elle a élaboré son « fantôme » en détournant son côté séduction.

Préparation Parfumée (2002) répond au souhait de l'architecte d'intérieur Andrée Putman d'une eau nouvelle, différente. Olivia Giacobetti l'a conçue autour du bois flotté, des morceaux de bois gris échoués au bord des lacs.

Iunx, l'appel magique du parfum

En mars 2003, s'est ouvert 48-50 rue de l'Université, une nouvelle boutique du groupe Shiseido, dans un espace de 300 m^2, conçu par le père d'Olivia, Francis Giacobetti. Baptisée Iunx, elle fait référence à un petit instrument utilisé à l'époque de la Grèce ancienne dans la magie érotique. C'est une petite roue percée, attachée à une cordelette, qui produit un vrombissement étrange et exerce un pouvoir de fascination que les Grecs reliaient à celui du parfum[93]. Pour cette adresse, Olivia a concocté un grand nombre de produits. « Iunx est arrivé dans ma vie comme une promesse de liberté encore plus grande, comme une folie aussi, celle de devoir construire une ville entière, 60 parfums et odeurs qui devaient se tenir la main, se fondre, pour former un tout, une famille, dans un nouvel esprit de poésie et de modernité[94]. »

Bousculer les codes, s'éloigner du marketing, faire appel à la technologie pour redonner du souffle à la créativité et renouer avec l'appel magique du parfum est l'objectif affiché. Des appareils très modernes permettent, comme chez Frédéric Malle, de sentir des eaux légères, dans la continuité les unes des autres et dont les constituants sont presque tous tenus secrets :

— *L'Eau Juste* (« l'eau sous l'eau... le début de l'histoire »).

— *L'Eau Argentine* (« une eau de chanvre sec, de bois infusé et de feuilles de Maté »).

— *L'Eau Sento* (« un bois au bord de l'eau... juste la chaleur d'une vapeur de bois »).

— *L'Eau Ivre* (« un élixir glacé, piqué d'anis vert, de feuilles d'absinthe et d'immortelles »).

— *L'Eau Aztèque* (« une eau d'ambrette, les graines de l'hibiscus »).

— *L'Eau Qui Pique* (« le feu dans l'eau. Un piment écarlate séché au soleil »).

— *L'Eau Frappée* (« aux trois citrons. Doux, Cédrat et Combava »).

— *L'Eau Latine* (« Écorce, feuilles, pulpe et zestes de Tangerine »).

— *L'Eau Baptiste* (« Une eau de baptême, une couronne de fleur d'oranger, un miel à l'eau douce »).

— *L'Eau Blanche* (« juste la présence d'une vapeur de lin blanc, séché au soleil »)...

Olivia Giacobetti a encore réalisé *L'Éther de Iunx*, une eau de parfum dont les ingrédients, à part la myrrhe et la rose, sont tout aussi mystérieux et quantité de produits odorants pour le visage, le corps, les cheveux.

Ses créations de bougies, *Santal rouge, Piment oiseau, Datte, Quinquina*, affichent leurs senteurs mais d'autres comme *Pulpe, Vapeur,*

Écarlate, Cramoisi, Fusain ont des thèmes moins évidents. Cette novatrice attend encore des progrès de la chimie, des molécules odorantes pouvant apporter la sensation du chaud, du froid.

Comme Jean-Claude Ellena dont elle se sent proche, elle s'intéresse au gustatif et a parfumé ses *Havana*, des macarons Ladurée, avec de l'immortelle, de la vanille, du maté, des épices, du safran, du rhum qui donnent l'illusion du tabac. Pour elle aussi, le travail du parfumeur est un travail d'illusionniste : « Peu importe que l'on utilise des produits naturels ou de synthèse, ce qui compte, c'est le résultat et l'émotion que l'on va avoir. Les moyens importent peu. Faire de la poire sans poire et de la rose sans rose... bravo ! C'est cela la magie [95]. »

JAR, des parfums comme des bijoux

En 2001, le joaillier Joël Rosenthal a ouvert près de la place Vendôme, rue de Castiglione, une minuscule boutique qui est une provocation : impossible de savoir ce qui entre dans la composition de ses sept fragrances présentées comme des joyaux. Dans des flacons de verre, 30 ml sont vendus entre 175 et 530 euros. « Le parfum doit garder son mystère. Les marques cherchent à susciter l'émerveillement et accrocher les gens avec la liste des composants. Mais plus on en dit, plus le vrai du parfum s'en va. Une véritable création doit susciter une réaction immédiate. Vous n'allez pas lui ajouter quelque chose en parlant. Fais-le sentir et tais-toi [96] », répète cet Américain iconoclaste. Né dans le Bronx, il suit, à Harvard, des études de philosophie et d'histoire de l'art et arrive à Paris dans les années 1960. Les têtes couronnées et la jet-set qui fréquentent sa joaillerie sont aussi les clients de sa parfumerie.

Avec le concours de Jean Guichard, parfumeur de Givaudan qui réalise ses idées, il a lancé *Golconda, Diamond Water, Ferme tes Yeux, Jardenia, Shadow, Lightening, Djarling*. Les matières premières naturelles qu'il choisit sont extrêmement chères et les notes comme le muguet, le lilas, qui ne sont pas disponibles dans cette gamme sont reconstituées avec des produits, de préférence, naturels. « Je fais les parfums de la même manière que les bijoux, sans budget. Ils doivent créer de la convoitise. Ce que ça coûte m'indiffère. Je suis mes envies. Si ça ne marche pas, je ferai faillite à ma façon. Cela vaut mieux qu'un succès à la manière des autres parce que pour moi, ce n'en est pas un. On fait aujourd'hui du commerce, on ne crée plus des parfums. Tout ça est fini. » Cet amoureux de *Sous le vent, Après l'Ondée* (Guerlain), *Farnesiana* (Caron), *Tabac Blond* (Caron), *Vert et Blanc* (Carven), *Quadrille* (Balenciaga), regrette la disparition des merveilleuses senteurs qui l'ont enchanté. « Heureusement, je les ai encore toutes. Je les garde au froid dans l'obscurité. »

Le désir de contrôler étroitement la qualité de produits rares l'a conduit à ne mettre en vente que sept fragrances en dix-huit ans (*Jardenia* a demandé trois ans et demi de préparation) et à n'ouvrir qu'un seul magasin. « Le but aujourd'hui, c'est de vendre un maximum, d'être dans un maximum d'endroits et je n'aime pas ça. Vous allez à New York, à Tokyo, à Rio, il y a la même chose partout et tout le temps. Tout est disponible, que ce soit les cerises en janvier ou les parfums. »

Un projet qui l'amuse : des « esquisses de fragrances », vendues un mois ou deux seulement. Car le parfum de luxe et de volupté qu'il aime doit conserver à ses yeux un côté ludique...

Victoire Gobin-Daudé, une parfumerie vivante

C'est à Marrakech où sa mère, collectionneuse d'objets d'art et de belles demeures, restaure le palais que lui a cédé Paul Getty et organise des fêtes dignes des *Mille et Une Nuits*, que naît sa passion des parfums. De retour en France, elle devient une collaboratrice de Pierre Cardin et apprend la composition en prenant des cours particuliers auprès de parfumeurs qui appliquent la méthode Jean Carles. En 2002, dans le sillage de cette mère fantasque et artiste, elle lance une ligne de fragrances inspirées par la nature, les plantes, les jardins, l'Orient :

— *Jardins Ottomans* : composé essentiellement de petit-grain, citronnier, yuzu (petite mandarine du Japon), genêt, patchouli.

— *Nuit au Désert* : nard, fleur d'hibiscus, bois d'aggar (un bois précieux d'Orient).

— *Biche dans l'Absinthe* : absinthe, immortelle, foin vert, tabac.

— *Sève Exquise* : iris, bourgeon de peuplier, liatrix (buisson de Californie), vétiver.

— *Sous le Buis* : galbanum, sauge, fleur d'oranger, mousse de chêne.

Son activité dans le domaine de la mode lui a fait toucher du doigt un appauvrissement, au fil des années, du vêtement et des accessoires, promus essentiellement par l'image, le show, et vendus à des prix très élevés par des marques de forte notoriété. La parfumerie lui apparaît comme l'illustration la plus fragrante de ce phénomène de promotion/dégradation dont elle tient absolument à se démarquer.

Victoire Gobin-Daudé avait le souvenir des magnifiques fragrances que portait sa mère. Elle-même ne portait pas de parfums car aucun ne la touchait. L'explication a surgi plus tard, en étudiant la composition des parfums du marché. « Les composants des formules sont rarement la graine d'ambrette, l'hibiscus ou le jasmin, mais des molécules de synthèse qui en reproduisent l'idée sur le plan olfactif. Et j'ai découvert que mon manque d'émotion venait du fait que les parfums, fabriqués à faible coût avec très peu ou pas du tout d'ingrédients naturels, étaient coupés de la vie qui passe dans la matière naturelle [97]. »

Comme les très belles étoffes, celle-ci a un jeté, un tombé, une souplesse, une élégance, une énergie avec laquelle il faut être en contact. Elle vit sur la peau et a des notes communes avec elle (le cumin sent un peu la sueur, le buis évoque le bébé). Les synthétiques ne possèdent pas cette qualité. Cette parfumeuse qui pratique la danse construit ses fragrances autour de produits qui « s'écoutent » sur l'épiderme. « Ils jouent entre eux, en musique, dans un espace toujours en mouvement, se concentrent, s'étirent comme les corps dans la danse jusqu'à s'unir en d'harmonieux et mystérieux accords. »

La moitié des matières premières entrant dans ses parfums proviennent de chez Robertet et l'autre moitié de chez Synarome. « Je travaille comme on travaillait avant, c'est-à-dire que je fais fabriquer un "cœur" chez Robertet et un "cœur" chez Synarome, et j'assemble mes deux "cœurs" de formule. » Contrôler les arrivages et la fraîcheur, surveiller les temps de macération qui varient avec les saisons, autant d'activités qui participent de modes de fabrication ancestraux et se conjuguent avec le refus des colorants, des conservateurs et des tests.

Victoire Gobin-Daudé projette d'aller plus loin encore en confectionnant ses fragrances avec des matières naturelles biologiques [98] et en recourant aux savoir-faire d'antan où les cycles du soleil et de la lune tenaient une grande place, pour mettre en valeur les pouvoirs de la matière vivante. « Je compose mes parfums pour qu'ils deviennent, non pas une odeur étrangère qui se superpose à la vôtre, mais une odeur vivante, qui se glisse dans votre peau, évolue avec elle tout au long de la journée. »

Amin Kader et Santa Maria Novella

Rue de la Paix, le couturier Amin Kader a ouvert, le 31 janvier 2004, un somptueux magasin qui a demandé quatre ans de travaux. On y entre par une lourde porte de fer ornée de symboles — un iris, un soleil, une couronne, une étoile et un chien crachant des flammes — tous reliés à l'histoire de *l'Officina Profumo-Farmaceutica di Santa Maria Novella*. À l'intérieur, sur 250 m^2, plafond à caissons, consoles de bois doré, statues en terre cuite dans l'esprit de Della Robbia, fresques réalisées à la manière de Ghirlandajo, exécutées avec des pigments naturels et de la colle de peau, marbres très rares : un blanc utilisé pour la *Pietà* de Michel-Ange, un rouge griotte que l'on trouve à Versailles, un vert très apprécié des pharaons et un jaune, des empereurs romains. « Les couleurs des marbres actuels ne me convenaient pas. Je suis allé les chercher dans des carrières désaffectées, en Toscane, en Égypte et dans le désert oriental. Les blocs ont été amenés en Italie, puis sculptés sur place. Un énorme travail[99] », explique le propriétaire. C'est dans cet écrin que sont exposés à côté de sa maroquinerie cousue main, de ses étoles de cachemire, de ses trench en soie brodée de fils d'argent, les articles de la célèbre officine italienne.

UN PARFUM D'ALCHIMIE

Au n° 16 de la Via della Scala, à Florence, cette pharmacie, fondée par les dominicains, établis dans cette ville depuis le XIIIe siècle, accueille toujours le visiteur par un parfum intense. Protégée par les Médicis, grands amateurs d'alchimie et de philtres en tous genres, elle devint même, à la fin du XVIIe siècle, une étape prisée des voyageurs raffinés qui venaient y chercher des eaux délicatement parfumées, des savons, des crèmes, des essences odorantes et des médicaments. Les moines préparaient toutes sortes de produits odoriférants. Ils distillaient herbes et fleurs, composaient des essences, des eaux odorantes et des élixirs, acquérant au XVIIIe siècle une notoriété internationale. Les commandes arrivaient même de Chine et les médecins les plus réputés envoyaient chez eux leurs patients. La thériaque, une préparation antique composée de nombreux ingrédients aromatiques et l'alkermès, une liqueur dotée de la faculté de « revigorer les esprits les plus las et les plus paresseux lesquels remis en mouvement, peuvent éloigner, anéantir et chasser les causes de bien des maladies[100] » faisaient partie de leurs remèdes.

Dans l'ancienne pharmacie conventuelle, sont toujours proposés eaux de lis, de fleur d'oranger, de rose, essences, baumes, pommades, savons et le fameux *vinaigre des sept voleurs*. Selon la légende, il permit aux malfaiteurs qui s'en étaient enduits de piller impunément les demeures des pestiférés. On y trouve aussi une *Eau de la Reine*, créée spécialement pour Catherine de Médicis, qui serait l'ancêtre de l'*Eau de Cologne*.

UNE HISTOIRE DE FAMILLE

Élaborés jusqu'au XIXe siècle par les moines, les produits sont, à partir de 1866, date à laquelle la pharmacie devint propriété de l'État, préparés par des laïcs. Mais Cesare Augusto Stephani, neveu du dernier frère directeur de l'Officine, racheta le nom, le fonds et les biens meubles de l'entreprise. Quatre générations de la même famille se sont succédé dans la gestion de l'illustre pharmacie et les compositions aromatiques sont toujours vendues dans la chapelle gothique et solennelle du couvent. Les héritiers de Cesare Augusto Stephani cherchent à maintenir une production de haut niveau, en conservant les procédés manuels de fabrication et en utilisant des matières premières naturelles de grande qualité, tel l'« Iris pallida », cultivé il y a encore quelques années entre les rangs des vignes de Toscane. Sa racine réduite en poudre servait aussi à frelater le vin [101] !

Amin Kader a eu, il y a vingt ans, un coup de foudre pour ce lieu rempli d'alambics, de fresques, de sculptures, d'œuvres d'art et a commencé à vendre ses fragrances auréolées de spiritualité, produites en quantité limitée, car « c'est la nature qui nous donne cette qualité et les grosses quantités obligeraient de recourir à la synthèse, ce qui changerait l'optique [102] ». La modernité de ces 185 produits qui ont traversé les siècles s'enracine dans leur excellence. Outre son magasin de la rue Guisarde, il en a ouvert un autre, en octobre 2005, à Aix-en-Provence et va s'implanter à Londres. « Il y a une culture Santa Maria Novella. Des générations et des générations ont baigné sans discontinuer, depuis le XVIe siècle, dans ces réalisations. Elles véhiculent beaucoup de choses, une histoire de la spiritualité, une histoire de l'art, une histoire de la pharmacie, une histoire de l'alchimie. Tous les moines-directeurs dominicains étaient alchimistes. Ils ont initié beaucoup de gens. » La faiblesse, voire l'absence de communication, sauvegarde cette atmosphère initiatique, la part de mystère qui sied à cette institution hors norme.

Amouage et la tradition des Mille et Une Nuits

Des marques orientales cherchent aussi à innover en renouant avec une tradition du parfum digne des *Mille et Une Nuits*. *Amouage* (de l'arabe « amwaaj », l'ondulation des cheveux et la vague de la mer) apparaît en 1983, à l'instigation du sultan d'Oman, Qabbous. Guy Robert qui se décrit lui-même comme « l'un des derniers gros éléphants de la parfumerie [103] », fils et petit-fils de parfumeurs grassois, auteur des célèbres *Calèche* et *Équipage* (Hermès), *Madame Rochas, Monsieur Rochas, Dioressence* (Dior), a été choisi par le Premier ministre du Sultanat pour créer cette fragrance.

La consigne était de ne pas regarder à la dépense, ce qu'il a fait. Héritière des trésors olfactifs de la péninsule Arabique (rose de la vallée du Djebel Akdhar, encens le plus rare), sa composition comprend une centaine d'ingrédients et les plus précieux : musc, ambre, civette, jasmin, bois de santal, ylang-ylang, lis, mousse de chêne... Le joaillier de la couronne d'Angleterre, Aspreys, a été sollicité pour dessiner les flacons [104]. Un écrin en or surmonté d'un dôme de mosquée pour le modèle féminin et d'un poignard cérémoniel pour la version masculine justifie le prix de 7 000 dollars le flacon de 50 ml. Introuvable en France, il n'est pour l'instant en vente dans cette présentation que dans les Émirats et chez Harrods à Londres.

Vers un renouveau des grandes marques...

Le mouvement initié par les niches ne pouvait laisser les grandes marques indifférentes. Certaines ont commencé à réagir en créant de luxueuses collections. Le directeur artistique de Dior Homme, Hedi Slimane, a lancé, en juillet 2004, trois Colognes qui « s'inscrivent dans la grande tradition de la parfumerie masculine et le retour au classicisme de l'avenue Montaigne [105] ». Élaborés pendant trois ans, sans marketing, sans test-consommateur et uniquement avec des produits naturels, *Eau Noire, Cologne Blanche, Bois d'Argent*, sont coiffés de bouchons de laque et vendus dans des boîtes de bristol épais sur lesquelles se retrouvent embossées les moulures Louis XVI traditionnelles. *Dior Homme*, construit autour de l'iris, avec la collaboration d'Olivier Polge, prétend lui aussi à un statut haut de gamme. Une démarche qui vise à traduire l'univers raffiné de la couture et à se démarquer des fragrances de grande diffusion.

Même stratégie chez Giorgio Armani qui vient de lancer quatre senteurs « comme au temps où le parfum était une véritable industrie de luxe [106] », en dehors de tout marketing et dont il assume l'entière responsabilité : « Il n'y avait que moi travaillant avec des parfumeurs à la recherche de fragrances auxquelles je croyais et que j'aimais. » Présentés dans des flacons de kotibé, un bois d'Afrique, fermés par des bouchons s'inspirant du jade, de la pierre de lune, de l'ambre et de la pierre noire de Pantelleria, *Eau de Jade, Pierre de Lune, Ambre Soie, Bois d'Encens*, ont été réalisés sans chercher à plaire au plus grand nombre, à partir de formules très courtes, d'où la nécessité d'une extrême qualité. Ils revendiquent « une pléthore d'ingrédients naturels » et sont conçus pour être à même, comme ceux de jadis, de « rappeler des époques et des lieux... de stimuler les souvenirs ». *Bois d'Encens*, le préféré du couturier, le replonge dans l'église où il allait, enfant, avec sa grand-mère et où cette odeur chaude et profonde l'aidait à supporter la longueur des offices.

La rénovation de la boutique Guerlain du 68 avenue des Champs-Élysées, est également très symptomatique de la volonté des grandes marques de redorer le blason du parfum en lui redonnant un sens plus porteur et en soulignant sa valeur artistique. Créée en 1914, elle a pris, en juin 2005, une nouvelle dimension en tissant sur plus de 600 m^2 et sur trois niveaux, des liens entre l'avenir et le passé. En collaboration étroite avec le ministère de la Culture, l'architecte des Bâtiments de France et la commission du Vieux Paris, les architectes Andrée Putman et Maxime d'Angeac ont été chargés de « réinventer ce lieu mythique [107] » et ont remodelé l'espace en mariant les codes du luxe de la maison à un design contemporain.

Pour trancher avec la banalisation et l'appauvrissement qui flétrissent la parfumerie, l'accent est mis sur la créativité des parfums et des flacons, la distribution dans un seul point de vente, l'accueil attentif et la réédition de fragrances qui ont laissé des traces.

Puisant dans l'héritage olfactif familial, Jean-Paul Guerlain a recomposé *Quand vient l'été* (1910), *Kadine* (1911), *Liu* (1929), *Sous le Vent* (1933), *Vega* (1936), *Cachet Jaune* (1937), *Ode* (1955). Il a aussi ressuscité *Le Mouchoir de Monsieur* et *La Voilette de Madame*, lancés en 1904. Présentées dans leur flacon d'origine, baudruché à l'ancienne, contenues dans un écrin façonné à partir de dessins d'archives, ces senteurs renouent avec la haute parfumerie. La cliente pourra chaque année découvrir une nouvelle réédition ainsi que de modernes créations telles *Metalys, Philtre d'Amour, Guerlinade*, de Jean-Paul Guerlain ou *Rose Barbare, Angélique Noire, Cuir Beluga*, réalisées par des parfumeurs travaillant dans des sociétés de composition. Certaines de ces fragrances seront uniquement vendues dans la boutique des Champs-Élysées. Pour symboliser cette volonté de renouvellement du parfum dans la prise en compte de son patrimoine, Jean-Paul Guerlain a créé *Plus que Jamais Guerlain*. Son flacon de Baccarat et son rang de perles autour du col, tournent résolument le dos au minimalisme.

CHAPITRE XI

Sur-mesure et parfumeurs maison

Transposer le sur-mesure à la parfumerie (la couture, la joaillerie, la chaussure, l'horlogerie y ont depuis longtemps recours) en élaborant des fragrances parfaitement adaptées à la personnalité et aux aspirations de chaque client, est une autre tentative pour redonner au parfum ses lettres de noblesse. Mais s'aventurer sur ce terrain où l'investissement en temps et en travail est considérable au regard d'une production par définition très limitée est évidemment une gageure. Quelques parfumeurs indépendants comme Laura Tonatto, Lorenzo Villoresi, Blaise Mautin, Lyn Harris, ont cependant relevé le défi et quelques grandes marques reviennent même se positionner sur ce secteur ou retrouvent la tradition du parfumeur maison.

Les indépendants du sur-mesure

LAURA TONATTO OU LE PARFUM DE L'AURORE

L'Italienne Laura Tonatto est l'une des premières à s'être engagée, dès 1986, dans cette voie difficile qui exige du parfumeur, non seulement souplesse et inventivité, mais aussi une écoute attentive et souvent incitative pour aider le client à préciser les contours de son désir. Cette jeune femme qui a appris la parfumerie à Grasse et en Égypte a créé une vingtaine de parfums confectionnés par la Société française d'aromatique.

En 1988, elle réalise pour Ornella Muti qui désirait un parfum « maternel » immédiatement reconnaissable par ses enfants, une composition à base de vanille, mandarine et thé. Et pour satisfaire un couple de collectionneurs romains, elle a dû répondre à une demande inhabituelle. Parmi les nombreux tableaux du XVIIe siècle qui décorent leur splendide palais, il en est un d'Artemisia Gentileschi [1] qui représente l'Aurore, une femme lumineuse se détachant sur un fond ténébreux. Les propriétaires souhaitaient, en entrant chez eux, sentir son parfum avant de la voir... Laura Tonatto s'est inspirée de son voile, couleur de pétale d'iris, de son manteau ambre et or et du chêne auprès duquel elle se tient, pour composer sa fragrance.

LORENZO VILLORESI ET LA TRADITION FLORENTINE

Depuis 1990, Lorenzo Villoresi, compositeur indépendant, occupe une place particulière dans le domaine du sur-mesure. Autodidacte, collecteur de beaux et rares ingrédients, il se veut l'héritier de la tradition florentine. Pour préparer les eaux et les baumes parfumés de l'élégante cour des Médicis, les marchands empruntaient la route de la soie et rapportaient épices et essences exotiques. À la Renaissance, le savoir-faire des parfumeurs toscans et l'excellence de leurs produits font de cette parfumerie l'une des plus prestigieuses d'Europe.

Lorenzo Villoresi qui se destinait, au départ, à l'enseignement universitaire et faisait des recherches sur les religions anciennes, s'est beaucoup promené au Moyen-Orient d'où il ramenait pour ses amis des aromates. Sa passion pour le parfum, « un univers sans limites pouvant évoquer un lieu, des sensations, conduire vers un espace imaginaire ou encore créer de nouvelles dimensions émotionnelles [2] », l'a conduit à devenir parfumeur et à voyager pour rechercher les plus belles matières premières.

Au dernier étage d'un palais du XVe siècle, Via de' Bardi, son atelier domine le cœur de Florence. Au milieu des volutes d'encens et des résines parfumées qui se consument doucement, il écoute les personnes qui viennent le voir, pendant deux ou trois heures, parler d'odeurs, de désirs, de rêves et de souvenirs. Ses études de philosophie et de psychologie l'ont préparé à sonder leur personnalité et leur sensibilité. Plus de mille essences et senteurs venues du monde entier, disposées sur les étagères entourant la pièce, lui servent à réveiller la mémoire olfactive de ses clients qui renouent avec des épisodes de leur vie qu'ils croyaient à jamais effacés. « Beaucoup de gens pensent que je fais leur fragrance en mélangeant un peu de ceci, un peu de cela. Mais la plus grande partie de la recette vient d'eux. Je ne suis que l'instrument grâce auquel nous arrivons ensemble au parfum [3]. »

Comme les parfumeurs de la Renaissance, qui composaient senteurs et onguents sur mesure pour leur noble clientèle, Lorenzo Villoresi manipule ses produits naturels parmi les coupes emplies de mousses et d'épices exotiques, les pots-pourris multicolores semés de poivre rose et de noix muscades, les jarres de terre cuite tournées à la main. Objets pour le bain en marbre blanc, flacons hexagonaux en cristal, étuis en cuir florentin confectionnés par des artisans, perpétuent la tradition précieuse des accessoires de parfumerie. La reine d'Angleterre, les Blair, Madonna, Eva Evangelista, Sting, la princesse de Polignac, comptent parmi ses fidèles dont Jacky Kennedy Onassis faisait également partie. Au terme de la séance privée qui démarre autour de 500 euros et qui inclut la création de la formule exclusive, le client s'en va avec un flacon de 100 ml dans un conditionnement standard. Un flacon en cristal avec un bouchon en argent, coûte 200 euros de plus et 235 pour un étui en cuir. Le renouvellement de la commande se paie environ 400 euros.

On peut aussi repartir de ce lieu avec l'une des quinze fragrances composées par ce nostalgique des Médicis : *Dimum, Teint de neige, Piper Nigrum, Yerbamate, Donna, Uomo, Acqua di Colonia, Incensi, Garofano, Musk, Sandalo, Vetiver, Patchouli, Spezie, Wild Lavender.* Des mélanges de senteurs toscanes, orientales et asiatiques qui reconduisent l'approche des parfumeurs florentins.

BLAISE MAUTIN, DU NAIN BLEU À LA ROSERAIE

« Un parcours sur mesure pour un parfumeur haute couture », dit Blaise Mautin de sa démarche. Il en a eu l'idée lorsqu'il était vendeur stagiaire, en 1995, dans le magasin parisien *Le Nain Bleu*. Un vieux monsieur accompagné de sa petite fille a débarqué un jour d'une limousine. Pendant trois heures, ils ont regardé les jouets, les jeux, examiné les poupées, les peluches et le grand père qui voulait combler l'enfant a tout acheté. « Je me suis dit quel dommage qu'on ne lui offre pas un parfum à son image car il symboliserait, par la suite, cette magnifique journée [4]. »

Après avoir suivi la formation professionnelle continue de l'ISIPCA, fondé sa société BMPP en 1999, ce parfumeur indépendant commence par faire des produits parfumés pour les hôtels Bristol et Hyatt. À Baden-Baden, pour le Brenner's Park Hotel, célèbre pour sa magnifique roseraie, l'une des plus belles d'Europe, il réalise un parfum à la rose offert, à leur arrivée, à Bill Clinton et Nelson Mandela. La notoriété venant, il passe, en 2002, au sur-mesure. Dans une totale liberté, sans *briefs* ni contraintes budgétaires (« je peux même utiliser du beurre d'iris »), il élabore des senteurs à partir de 28 500 euros. Sentaromatique, une petite société de Saint-Vallier-de-Thiey, au-dessus de Grasse, qui lui a tendu la main, les réalise. Certains clients lui demandent même des parfums composés exclusivement avec des produits naturels. « Ça se sent et c'est incomparable. » Plusieurs rendez-vous sont nécessaires avant la remise de 500 ml d'un parfum exclusif.

LYN HARRIS ET FRANCIS KURKJIAN AUX LIMITES DE LA PSYCHOTHÉRAPIE

D'autres parfumeurs comme l'Anglaise Lyn Harris et le Français Francis Kurkjian, assimilent le sur-mesure à une consultation chez un psychothérapeute. Lyn Harris accueille des femmes qui ont la nostalgie d'un parfum longtemps porté et devenu introuvable ou qui, lasses de la production industrielle, sont à la recherche de « repères dans la qualité et la personnalité des grands jus du passé [5] ». La fantaisie de quelques privilégiés l'autorise à créer sans compter et la réconcilie avec sa vision de la parfumerie.

Pour Francis Kurkjian, « choisir sa signature olfactive est une sorte de quête du Graal qui oblige à faire le tri dans sa personnalité. Le parfum conçu dans ces conditions va mettre en avant ce qu'on est vraiment ». Poussé par l'envie d'exercer son métier différemment, ce compositeur de chez Quest, conçoit aussi des parfums sur mesure. Travailler pour des marques qui visent la plus grande diffusion à travers le monde est une facette de son métier, élaborer un parfum unique pour une seule personne en est une autre. « L'esthétique des parfums contemporains est radicalement étrangère à celle d'il y a quinze, vingt ans. Cette évolution ne correspond pas au goût de tout le monde. Ce que j'offre, c'est une vision moderne du luxe en parfumerie avec la qualité héritée de la tradition [6]. » Ses matières premières synthétiques viennent de la société où il travaille et les naturelles, de fournisseurs qu'il sélectionne. « Pouvoir utiliser la rose de Chanel, le jasmin du delta du Nil, un patchouli "vieille tradition" d'un producteur qui laisse sécher les feuilles pendant un an dans un hangar avant de les traiter, est un privilège. »

Femmes d'affaires et actrices composent l'essentiel de sa clientèle presque exclusivement féminine. Il se rend chez elles et, après une interview d'une heure et demie, portant sur leurs goûts et attentes, leur fait sentir des matières premières. Les essais sont présentés au bout d'un à deux mois. À partir de leurs réactions et impressions, il compose un parfum. Le prix, un minimum de 2 000 euros, varie en fonction du thème olfactif (un grand bouquet floral est plus difficile à réaliser qu'une eau fraîche) et des produits utilisés. En moyenne, il faut compter 8 000 euros pour 350 ml. Des commandes comme celle d'un ambre naturel peuvent monter jusqu'à 15 000 euros. Au bout de trois à six mois, sept flacons en verre (« pas de Baccarat pour que mes parfums ne passent pas après le cristal ») sont remis à la cliente. Traités pour protéger la fragrance de la chaleur et de la lumière, ils portent son monogramme, sont baudruchés et déposés dans des boîtes faites à la main.

Sur-mesure et grandes marques

Guerlain et Jean Patou, deux maisons qui ont porté la parfumerie française à son apogée, prennent aujourd'hui à leur compte cette stratégie de parfums « laboratoires » qui valorise leur image et tranche sur la politique générale de grande diffusion des puissants groupes auxquels elles appartiennent. Et depuis son rachat par un important groupe américain, L'Artisan Parfumeur s'est lui aussi mis au sur-mesure.

L'ARTISAN PARFUMEUR

Paméla Roberts, directrice de la création, reçoit la cliente et transmet ses vœux au parfumeur de la société de composition qui lui semble le mieux convenir. La recherche dure environ trois mois au cours desquels plusieurs rencontres sont organisées. À la deuxième, la cliente découvre trois essais. À la troisième, elle emporte une première version et la porte pendant une semaine. Au quatrième rendez-vous : ultimes commentaires pour d'ultimes retouches. Au cinquième, la version finale lui est livrée sous plusieurs conditionnements :

— un flacon d'une contenance de 150 ml environ soufflé par Pascale Riberolles, artiste maître verrier,

— dix vaporisateurs à facettes de 50 ml avec étiquette personnalisée,

— un coffret de satin contenant cinq minivaporisateurs de sac (15 ml).

L'ensemble correspond à une quantité suffisante pour se parfumer pendant toute une année et coûte, avec la recherche, 3 800 euros. Les commandes suivantes de 100 ml du même parfum sont facturées entre 100 et 140 euros.

PATOU ET JEAN-MICHEL DURIEZ

« *Uncompromising creations* »

La boutique très moderne qui vient de s'ouvrir rue de Castiglione, manifeste la volonté de Procter & Gamble de présenter la parfumerie Jean Patou dans un écrin minimaliste. « Uncompromising creations » est la nouvelle philosophie. Au rez-de-chaussée, à côté de *Joy*, le parfum emblématique de la maison, sont exposés *Sublime, 1000, Enjoy*. Pour mettre en valeur ces fragrances, Henry de Monclin (Ateliers Dinand) a créé des verres à senteurs perforés pour y insérer les mouillettes. À côté du Bar à parfums du premier étage, dans le petit salon où se trouve l'orgue à parfums, Jean-Michel Duriez, le parfumeur de la maison, reçoit, écoute et oriente les clients du sur-mesure. Il faut patienter entre six mois et un an et compter 42 000 euros pour un flacon de 90 ml, un vaporisateur de voyage et une fontaine de plus d'un litre permettant de les remplir pendant deux ans, le tout en cristal de Baccarat.

Ce prix extrêmement élevé, « le prix d'un rêve[7] », est justifié par l'introduction de produits uniques, tout à fait hors norme, comme l'extrait naturel de lilas, jamais utilisé d'habitude et remplacé par la synthèse en raison de son coût. Cette haute couture de la parfumerie s'adresse aux quelque deux cents personnes dans le monde (la reine de Jordanie, par exemple), prêtes à payer 5 000 euros une coupe de cheveux (le coiffeur arrive en avion) ou plusieurs dizaines de milliers d'euros, une robe. Aux antipodes de la parfumerie industrielle, elle peut se permettre de recourir aux matières les plus rares et faire travailler des artisans.

Une journée de stimulation sensorielle

Pour mettre la cliente dans un contexte propice à son choix olfactif, une journée de « stimulation sensorielle » polyvalente et assez distrayante, est prévue à son intention avant la séance de travail. Accompagnée du parfumeur, elle hume des épices chez Hédiard, déguste des gâteaux chez Hermé, déjeune dans un restaurant très étoilé, visite une exposition, palpe les vêtements d'un grand couturier. « C'est, déclare le compositeur de Jean Patou, le plus haut de gamme de la parfumerie sur la planète. Le *nec plus ultra*. Et pour moi, une façon de sublimer mon métier. Il n'est pas donné à beaucoup de parfumeurs de faire ainsi ce qu'ils veulent en échappant totalement aux normes habituelles. »

LA CONSULTATION GUERLAIN

En juin 2005, s'est ouvert au-dessus de la boutique des Champs-Élysées, un espace de 180 m^2 consacré au sur-mesure. Il compte un « salon de consultation » où sont décryptés pendant une heure les goûts olfactifs de la cliente.

La consultation Guerlain se fonde sur l'analyse suivante : beaucoup de femmes porteraient des parfums ne correspondant pas du tout à leur personnalité réelle. Ils leur serviraient à se cacher et afficher une apparence sensuelle, douce, dynamique ou combative trompeuse. L'entretien mis au point par un psychologue doit leur révéler leur véritable identité olfactive. « Les gens vont où ils ont envie d'aller, souligne Sylvaine Delacourte, directrice de la création. Ainsi, nous ne prononçons jamais le mot “enfance”. Ceux pour qui cette période n'a pas été heureuse n'ont pas envie d'y retourner. Il suffirait de dire ce mot pour les bloquer. On essaie d'être en phase avec la personne. Elle se sent comprise et écoutée. Dans cette relation symbiotique de confiance et de sympathie où nous savons rester à notre place et respecter son intimité, elle peut se livrer plus spontanément. On peut lui faire découvrir des odeurs qui la racontent, qui ont un sens et ne trichent pas avec son moi profond[8]. »

Après décryptage, la cliente rencontre le compositeur qui, pour réaliser sa fragrance, a la possibilité de s'inspirer des anciennes formules (il y en a aujourd'hui plus de 700), et de puiser dans les stocks des produits naturels de la maison. Des « essayages », des ajustements, occupent les trois mois suivants, avant que puisse être remis à la cliente un flacon Baccarat d'une contenance de 500 ml, accompagné de vingt vaporisateurs poire de 60 ml et trois flacons de 30 ml.

La « consultation parfum » est également révélatrice du patrimoine olfactif de certaines cultures. Les Américaines optent volontiers pour des « floraux », dans le sillage de *Jardin de Bagatelle, Champs-Élysées* ou *Too Much*. Les Japonaises sont attirées par des « chyprés », style *Mitsouko, Chant d'Arômes, Parure,* où la mousse de chêne et le bois sont très présents. Les arômes de feuilles, de mousse, de terre humide qui flottent dans l'air durant le très long automne japonais joueraient un grand rôle dans cette attirance. Les Norvégiennes habituées aux grandes promenades en forêt auraient les mêmes préférences.

« On renoue au grand jour avec nos racines[9] », révèle Sylvaine Delacourte car le sur-mesure, depuis l'origine, a toujours existé chez Guerlain mais il était tenu secret. Pierre-François Pascal en faisait pour les cours d'Europe, pour Honoré de Balzac quand il écrivait *César Birotteau*. Aimé en a créé pour Sarah Bernhardt, Jacques pour Diaghilev,

Jean-Paul pour les épouses des princes d'Arabie Saoudite, les rois du Maroc, Jean-Claude Brialy.

Le retour des parfumeurs maison

Les parfumeurs maison sont aujourd'hui devenus rares. Les parfums Guerlain sont maintenant signés par des compositeurs extérieurs et jusqu'à une date récente, Jacques Polge chez Chanel, Jean-Michel Duriez chez Patou et Richard Fraysse chez Caron, pouvaient apparaître comme les derniers représentants d'une espèce en voie d'extinction.

Même s'il est encore prématuré de parler d'une inversion de tendance, on relève pourtant quelques signes d'un retour à cette très ancienne tradition. En février 2005, Mathilde Laurent, venue de chez Guerlain, a rejoint la Maison Cartier pour y faire du sur-mesure, mais aussi en qualité de parfumeur intégré. Cette arrivée confirme un changement d'approche dont la première manifestation avait été l'engagement de Jean-Claude Ellena par Hermès en juin 2004.

Depuis la création, en 1837, par Thierry Hermès, d'une entreprise artisanale de harnais, cinq générations de ses descendants ont collaboré à l'édification du groupe. La parfumerie s'est développée dans les années 1950 avec l'*Eau d'Hermès*, créée par Edmond Roudnitska, mais avant l'arrivée de Jean-Claude Ellena, il n'y avait jamais eu de parfumeur maison. Cette intégration est synonyme pour Véronique Gautier, présidente des Parfums Hermès depuis janvier 2001, d'une rupture avec les pratiques marketing habituelles.

De ses expériences chez Chanel, Paco Rabanne, Cartier, elle a tiré quelques leçons pour la réussite de ce qu'elle appelle « sa révolution parfumée ». Faire naître une émotion, toucher au cœur, implique « de cesser de raconter des histoires invraisemblables, de faire du marketing de la demande, conçu pour la grande consommation, et qui applique les méthodes de la lessive. Le marketing fonctionne parfaitement bien pour les produits de masse. On analyse ce que vous attendez de votre couche-culotte ou de votre produit vaisselle pour répondre à vos besoins. Pour la parfumerie de luxe, on doit être dans le marketing de l'offre, déterminé par un désir, et la création doit reprendre ses droits [10] ».

Son passage chez Paco Rabanne lui a appris que lorsque le marketing de la marque était à l'écoute du couturier, il concoctait des *briefs* qui racontaient des histoires vraies et débouchaient sur de grands succès. Pendant plusieurs années, *Excess pour homme* (1983) a fait partie des cinq parfums les plus vendus. Forte de cette expérience, Véronique

Gautier en a conclu que les *briefs* devaient transmettre un message qui venait de l'intérieur de la maison, et non de consultants extérieurs avec lesquels les services marketing des marques sous-traitent souvent les créations de concepts. « Résultat : des *briefs* pauvres et se ressemblant tous. Il faut réinvestir le pôle de la compréhension de la maison, sa colonne vertébrale, son sens », transmettre l'esprit Hermès en travaillant de façon différente.

C'est pourquoi, les deux équipes marketing d'Hermès ne fonctionnent pas du tout comme les équipes habituelles. L'une fait du marketing opérationnel, c'est-à-dire du merchandising, de l'analyse média et étudie comment fonctionne le marché, la construction d'un budget, la visibilité d'un produit sur un linéaire, les techniques de prix, etc. L'autre, de développement marketing international, élabore des *briefs* à partir de sa perception, de son « ressenti » de la marque.

Le jardin en Méditerranée est le meilleur exemple de cette volonté d'ancrer les parfums de luxe dans des « vécus » personnels. Il s'est fait à partir de la rencontre du parfumeur avec la créatrice tunisienne chargée chez Hermès de la décoration des vitrines et des couleurs. Jean-Claude Ellena est allé avec elle dans son jardin de Tunisie, situé à Hammamet, au bord de la mer, un lieu extraordinaire créé, au début du XXe siècle, par un couple d'Américains raffinés et artistes. Leurs invités, des peintres, des écrivains, des poètes, y ont puisé l'inspiration et souvent laissé leur empreinte.

Venant de la plage, attirée par l'ombre fraîche, Leïla Menchari y est entrée quand elle était petite fille. Elle en est devenue, plus tard, la propriétaire. « Le jardin de Leïla est bien l'expression de la Méditerranée, un espace où se mêlent mille choses à la fois, où le végétal entrelace l'Histoire, où des colonnes grecques côtoient de grands arbres, où des bouquets d'acanthes cachent des fragments de chapiteaux corinthiens. [...] Ici tout est anarchie, les arbres et les arbustes, l'ombre et la lumière, rien n'est ordonné, tout est liberté. [...] Et j'étais là pour capter l'odeur du jardin, l'enfermer dans un flacon [11] », raconte Jean-Claude Ellena.

Ayant respiré les daturas, les lis, les nénuphars, les mimosas, descendu l'allée qui mène à la plage, observé les paons, les lézards, les oiseaux, les grenouilles, les serpents... il a été ému par la beauté de cet endroit chargé de souvenirs. « La nature exubérante, dit Leïla Menchari, y est chez elle, moi je suis une invitée [12]. » De retour en France, il a fait appel au figuier, au lentisque, au cèdre pour suggérer la fraîcheur de l'ombre, à la bergamote, à la fleur d'oranger, au laurier-rose à fleurs blanches pour exprimer la douceur de la lumière et une fois son travail terminé, il l'a fait sentir à Léïla Menchari... et le parfum, porteur de sensations et d'émotions authentiques, l'a transportée tout de suite, en Tunisie, dans son domaine.

La nouvelle stratégie est donc de faire confiance à la « patte » du parfumeur travaillant librement dans le prolongement de *briefs* à l'image de la maison avec, au programme, trois niveaux d'expression. Une première collection *Hermessence*, vendue uniquement dans les magasins Hermès, rassemble dans des flacons en verre recouverts de cuir, des créations olfactives qui réinventent la nature et interprètent les matières classiques de la parfumerie de façon inédite et contrastée (la rose mêlée à la rhubarbe, le vétiver mélangé à la noisette, l'ambre au miel...). Tous les deux, trois ans, est prévu un parfum qui comme le *24 Faubourg* réalisé, en 1995, par Maurice Roucel, ou *L'Eau des Merveilles*, élaborée, en 2004, par Ralph Schwieger, délivre un message de la maison. La dernière collection, celle des jardins, est consacrée au dépaysement, « cette idée de voyage est inscrite dans nos gènes. Hermès est le dieu grec protecteur des voyageurs ». *Jardin en Méditerranée*, le premier de la série, a été suivi d'un *Jardin sur le Nil* qui exhale des senteurs de mangue, pamplemousse, calamus, lotus, sycomores, encens.

Disciple d'Edmond Roudnitska qui rageait contre l'envahissement du marketing et le déclin de la création, Jean-Claude Ellena a jeté l'ancre dans un lieu où il est fait grand cas de l'« écriture » du parfumeur.

CHAPITRE XII
Les nouveaux fantômes du naturel

Trouver des odeurs inédites, quête inlassable et sans fin des parfumeurs... Longtemps, elle s'est concrétisée par des voyages lointains, des expéditions souvent très dangereuses, avant que l'apparition de la synthèse ne la détourne vers d'autres découvertes ayant pour cadre les laboratoires où les chimistes s'attachaient à percer les mystères de la houille et du pétrole.

Or de nouvelles pistes de recherche se sont ouvertes avec l'apparition de procédés permettant une appréhension complètement différente des odeurs naturelles. En même temps, on s'est avisé que le règne végétal était loin d'avoir livré toutes ses richesses et qu'il existait encore une foule de plantes, de mousses, de fleurs, dont certaines étaient totalement inconnues et qui, en tout cas, étaient inemployées en parfumerie. D'où la relance d'une autre forme d'exploration qui, unissant la traditionnelle aventure exotique et les technologies de pointe, propose une approche renouvelée du naturel.

« *Head Space* » *et* « *Living Flower Technology* »

« Traditionnellement, les odeurs perçues spontanément en s'approchant d'une fleur ou en frôlant un feuillage étaient reconstituées en utilisant des techniques d'extraction physico-chimiques à partir de la matière végétale entière par distillation ou enfleurage. [...] Cette technique avait deux inconvénients majeurs : elle était destructrice de la plante et infidèle à la sensation réelle et première [1]. » Dès lors, en effet, qu'une fleur est coupée, son parfum n'est plus exactement le même et la différence va s'accentuer avec le temps. Mis au point dans les années 1970, le système du « Head Space » permet, sans couper ni même froisser le végétal, de capter son odeur et de l'analyser afin de la reproduire ultérieurement de manière artificielle.

À cette fin, il est délicatement placé sous une cloche de verre munie d'une sonde ou d'une aiguille creuse contenant un adsorbant ou reliée à une petite pompe aspirante. Les odeurs passent ainsi dans un appareil qui analyse et identifie chaque composant, chaque molécule et détermine sa concentration. « On utilise pour cela un chromatographe en phase gazeuse ou un spectromètre de masse. Autrefois réservés uniquement aux utilisations en laboratoire, ce qui était un facteur limitant, ces appareils sont maintenant transportables sur le terrain[2]. » L'odeur une fois décryptée est par la suite reconstituée avec des molécules de synthèse.

Deux grandes sociétés de composition, Givaudan et IFF, se sont particulièrement investies dans cette technologie. Elles ont obtenu des résultats très encourageants qui ont eu des retombées concrètes. De nombreuses reconstitutions de fragrances « vivantes » ont déjà été mises sur le marché.

Munis de leur « Head Space », les chercheurs de Givaudan se sont rendus dans des endroits souvent réputés inacessibles d'Afrique et d'Amazonie. Au cours de ces vingt dernières années, ils ont moissonné près de deux mille odeurs de fleurs, bois, herbes, racines, d'espèces inconnues ou menacées d'extinction. Quatre cents d'entre elles sont maintenant reconstituées chimiquement. Sous l'appellation « identiques-nature », ces nouvelles notes, explique le chimiste Roman Kaiser, directeur de la recherche, « entrent dans tous types de parfums[3] » et une foule de senteurs naturelles inexploitées sont encore à recueillir...

Au tout début du XXe siècle, le biologiste et physicien indien J.C. Bose[4] montrait déjà, par des expérimentations de stimulations électriques, que les plantes n'étaient pas muettes. Comme les humains, elles répondent aux agressions et aux bons soins. Lorsqu'une plante est blessée, elle émet un signal électrique spécifique. Dans cette tradition, Braja Mookerjee, chimiste indien et directeur de la recherche chez IFF, ne pouvait manquer de s'intéresser au « Head Space ». Sa « Living Flower Technology », fondée sur le même principe, fait appel à la SPME (Solid Phase Micro Extraction), « technique très souple dans son utilisation qui permet d'étudier les variations de l'odeur d'une fleur au cours de sa vie, voire au cours de la même journée... de saisir l'ensemble des variations observables dans la nature, d'étudier l'influence de la lumière, de la température[5] ». D'après lui, couper le « cordon ombilical » qui relie la fleur ou le fruit à la plante, entraîne des changements chimiques

« dramatiques[6] ». Morts biologiquement, ils ne peuvent plus avoir leur véritable odeur.

Cette « véritable odeur » analysée par SPME montre que certains composants peuvent se révéler 10, 20 et jusqu'à 200 fois plus puissants que dans l'huile essentielle extraite de la même plante par les méthodes traditionnelles. Ce procédé, présenté à Washington en 1986, a rendu possible l'analyse d'odeurs rétives, voire insoupçonnées et a ouvert la voie à un élargissement de la parfumerie. La reconstitution du freesia a été employée pour la première fois par Sophia Grojsman dans *Eternity* de Calvin Klein, celle de l'orchidée a permis à Elizabeth Arden de lancer *Red Door*. Le parfum de la nectarine est à l'origine d'*Yvresse* d'Yves Saint Laurent. Celui à la fois floral, fruité et cuiré de l'osmantus, une minuscule fleur chinoise de moins d'un centimètre de diamètre, se retrouve dans *Exclamation* de Bill Blass et la synthèse du cactus dans *Parfum d'Été* de Kenzo.

C'est grâce à une odeur de patchouli, captée par Braja Mookerjee et reconstruite chimiquement, une fois ses molécules odorantes identifiées, que Pierre Wargnye a pu créer, en 2003, l'année même de la disparition du chimiste, *Baldessarini* (Hugo Boss). « Pour la première fois un parfum était fait autour d'une fleur non coupée, en respectant tout l'équilibre moléculaire, olfactif, de la fleur. Les odeurs récoltées sur des plantes vivantes sont utilisées chez nous depuis de nombreuses années mais elles ont toujours servi d'accessoires pour habiller ou finir une composition. Là, le parfum était vraiment créé autour de l'odeur d'une fleur complètement intacte. Braja Mookerjee nous donnait des matières extraordinaires et nous faisait avancer. C'était un dieu pour nous[7]. »

Explorations aromatiques tous azimuts

Le développement des procédés « Head Space » et « Living Flower Technology » impliquait le transport de chercheurs sur les lieux mêmes où l'on espérait découvrir de nouvelles senteurs. Il n'est donc pas étonnant que Givaudan et IFF se soient engagés dans des opérations parfois lointaines qui renouent, sous une forme moderne, avec les grandes expéditions botaniques du XVIIIe siècle.

SCENT TRECKS ET RADEAU DES CIMES

La recherche d'odeurs nouvelles a entraîné Givaudan bien loin des montagnes suisses. Les modestes périples, en 1991, le long de la côte ligure et, en 1994, en Indonésie, ont été suivis d'explorations de la forêt tropicale en Guyane française et au Gabon.

En 2001, une expédition s'est rendue dans la forêt vierge de la péninsule de Masoala, l'une des plus luxuriantes de la planète, au nord-est de Madagascar. Au XVIIIe siècle, l'explorateur français Philippe de Commerson disait déjà de cette « terre promise des naturalistes » que la nature semblait s'y être retirée dans un sanctuaire privé où elle pouvait « travailler sur des modèles différents de tous ceux dont elle se servait partout ailleurs » et que l'on y rencontrait « des formes bizarres et merveilleuses à chaque pas [8] ».

Onze cents espèces d'orchidées blanches, chargées du pollen des papillons, y diffusent la nuit leurs parfums. L'*Angraecum sesquipedale* ou « Étoile de Madagascar » est la plus célèbre. Sa senteur de muguet et de tubéreuse a été captée par l'« Head Space ». De la même façon ont été recueillies, celle, fleurie et épicée, de l'*Œoniella polystachis* et la fragrance de *Jumellea Mas 14* qui ne s'exhale qu'entre onze heures du soir et deux heures du matin. Entre cinq heures et demie et six heures du matin, c'est la blancheur scintillante d'une *Guetterda*, de la famille des rubiacées, qui libère des effluves de gardénia et de chèvrefeuille.

En explorant la côte nord de Tampolon, les chercheurs découvrent des arbres magnifiques : les *Barringtonia butonica*. Leurs très grandes fleurs, en forme de buissons, ne s'ouvrent qu'à l'aube, emplissant l'air d'exhalaisons florales et épicées. Dans la vallée des Crinum, entre quatre heures trente et six heures du matin, c'est le tour des *Amaryllidaceae* dont émane un parfum de muguet enrichi de vanille.

Un dirigeable qui doit décoller avant le lever du soleil, la forêt ne pouvant être survolée que jusqu'à sept heures du matin en raison de phénomènes thermiques, permet d'autres captures olfactives. Il dépose sur la couronne des arbres un « radeau des cimes » où ont pris place les chercheurs d'odeurs. Là explosent des milliers de fleurs et de fruits qui seraient totalement inaccessibles depuis le sol. Les fruits verts, en forme de grappe, d'une variété de *Ravensara* dégagent un parfum de mangue verte, rehaussé de notes de bergamote, de gingembre et de poivre noir. Ceux du *Canarium madagascariensis*, dont se régalent les lémuriens, exhalent une fragrance d'encens, d'élémi et de citron vert, extrêmement intense, qui convient parfaitement aux parfums pour hommes. Quatre-vingts nouvelles odeurs de fleurs, fruits, bois, feuilles et résines ont été prélevées dans ce paradis olfactif. Reconstituées chimiquement, elles vont entrer dans de nouveaux parfums et arômes, donnant un nouveau souffle à la création.

Les profondeurs de la forêt tropicale recèlent bien d'autres curiosités aromatiques. Sur un arbre de dix mètres de haut poussent les *Tinopsis antongiliensis*, des fruits d'un vert brunâtre, contenant une délicieuse pulpe jaune aux arômes de fraise des bois et de gaulthérie (arbuste à feuilles odorantes et persistantes), mêlés de notes vertes et terpéniques (hydro-carbonées). À proximité des nombreux ruisseaux, se développent des *Macaranga*. Ces arbres rares de la famille des *euphorbiaceae* laissent tomber sur le sol des baies jaunes et rouges qui dégagent des odeurs d'eucalyptus, de fruits rouges et de basilic frais. Des grandes feuilles nerveuses du *Vepris*, bourrées d'huiles essentielles, s'échappent des senteurs d'agrumes. Une liane inconnue, couverte de fleurs brillantes aux reflets d'un rose nacré, probablement de la famille du *Stephanotis floribunda*, répand une odeur de muguet.

En 2002, une expédition « Scent Trek » a été entreprise en Afrique du Sud, une région d'une très riche biodiversité qui s'est révélée être une véritable mine de fleurs odorantes. On y trouve plus de 20 000 espèces. Une vingtaine de senteurs insolites, rapportées de cette mission dont l'arrivée avait été programmée pour coïncider avec la floraison des plantes du désert, a déjà été reconstituée en laboratoire et présentée aux parfumeurs de Givaudan. Près de Bot River, les chercheurs ont découvert une variété de freesia jaune et blanche totalement inconnue des deux botanistes qui les accompagnaient. Une note rosée d'une grande transparence et d'une forte diffusion caractérise son parfum. Grâce à la chimie, il est disponible maintenant sous l'appellation A545 RKG329BRK.

D'autres formules tout aussi rébarbatives recouvrent de petits trésors olfactifs. A553 RKG337ARK désigne l'arôme de rose, de lis et de cyclamen du *Gladiolus alatus*, rencontré vers Nieuwoudtville, A555 RKG339ARK, celui délicatement hespéridé et floral du *Conicosia species*, une découverte pour les botanistes, A544 RKG388BRK, l'odeur de « cookies mélangée à la fragrance de la femme qui les sert à l'heure du thé[9] » du *Moraea ciliata*, A547 RKG331BRK, celle du *Chionantus foveolata* (une odeur comparable à celle des fleurs de l'olivier mais sans les facettes anisées), A549 RKG333ARK, le parfum du *Rothmannia globosa* (une note jasminée), A550 RKG334ARK, celui de lis légèrement épicé du *Gladiolus longicollis*, A543 RKG327BRK, la senteur du *Gardenia thunbergia*, A546 RKG330BRK, celle de lis et de thé de *Polystachia cultriformis*, une variété d'orchidée, A548 RKG332ARK, le parfum anisé avec des notes d'ylang, d'*Aerangis brachycarpa*, A557 RKG342ARK, celui de fruits secs, d'épices, de cannelle, de beurre du fruit d'*Oncoba spinosa*, un petit arbre dont les racines sont utilisées pour soigner la dysenterie.

Le sud de l'Inde a été exploré en 2003. Trente-cinq parfums qui font partie de l'histoire culturelle et spirituelle de ce pays ont été moissonnés. Certains sont déjà reconstitués chimiquement : A567 désigne la fragrance du lotus bleu, A568 RKG355ARK celle de lis et de freesia de la fleur orange du *Saraca indica*, un arbre sacré très important dans la médecine ayurvédique et la phytothérapie, A576 RKG364ARK, la fleur de henné, A584 RKG372ARK, celle des feuilles de cette plante, A563 RKG350ARK la note de la fleur de santal (contrairement à celle du bois de santal, l'odeur de la fleur n'avait jamais été exploitée), A579 RKG367ARK la senteur de cassis et d'encens du basilic sacré qui joue un grand rôle dans le culte hindou et la médecine...

LES SENTEURS DE LA « MONTAGNE DES BRUMES »

En 1998, une expédition équipée de la « Living Flower Technology », à laquelle participait IFF, s'est aventurée dans les paysages grandioses des « tépuis ». Vieilles de plus de 200 millions d'années, ces étranges montagnes, censées abriter les dieux des Indiens, plantent leur cime dans les nuages et se dressent entre les fleuves Amazone et Orénoque, sur un territoire grand comme deux fois la France, dépourvu de routes, pratiquement inconnu. Le pic de la Neblina, la « Montagne des Brumes », la plus imprenable de ces forteresses de pierre et de végétation qui culmine à 3 014 mètres, ne figure sur les cartes que depuis 1953. C'est l'un des derniers sanctuaires d'une nature primitive et un domaine olfactif inespéré en raison de l'abondance des espèces végétales.

Accompagnée du botaniste Michel C mbornac et du chimiste Jeffrey Lee Swik, une jeune parfumeuse d'IFF, Honorine Blanc, l'a exploré. Au pied : senteurs de citronnelle et d'herbes aromatiques. Plus haut, là où règne la forêt tropicale : odeurs intenses, fumées, cuirées, terriennes, de mousses, de terre glaise, de racines gluantes enchevêtrées et de sève gorgée d'eau. La forêt cède ensuite la place aux roches ruisselantes. Du creux d'une faille jaillit parfois le parfum délicat d'une orchidée rare, la *Sobralia*. À 2 600 mètres, règne une odeur dense de fer, de froid et de gris. « Les odeurs sont partout et nulle part, indicibles. Elles ont la couleur du blanc, la légèreté de l'air. Elles sont pures, ouatées, musquées, cotonneuses. Odeurs du début du monde, où le fond des mers rencontre le ciel. Sommes-nous dans la mémoire olfactive de la planète, au milieu des éléments naturels primordiaux, des forces célestes [10] ? » Mais soudain un puissant parfum abricoté émanant des fleurs blanches d'un bosquet isolé de *Maguireothamnus* ramène les chercheurs sur terre et à leur tâche : récolter des arômes inexplorés.

Dès que la parfumeuse repère une senteur inédite, elle la prélève. Le chimiste en fait ensuite l'analyse et la décrit en s'appuyant sur la combinaison des ingrédients rencontrés. « C'est l'empreinte unique de cette odeur qui est décodée comme son ADN olfactif[11]. » Les reflets des parfums de ce monde sauvage oublié, ont déjà servi à élaborer *Colorescence* de Dior, *Aromacalm* et *Aromatonique* de Lancôme.

ODEURS DES BELLES FEMMES ET ODEURS EXTRATERRESTRES

De l'odeur des belles fleurs, Braja Mookerjee est passé à celles des belles femmes[12]. Les plus splendides créatures, selon un sage indien du VIe siècle qui n'avait jamais goûté aux plaisirs de la chair, seraient celles dont l'odeur corporelle est identique à la senteur de la fleur de lotus. Contrairement au héros de Patrick Süskind, le sinistre Grenouille, qui tuait de jeunes vierges pour s'approprier leur parfum, Braja, respectueux de la vie, n'a fait aucune victime. Un petit appareil adapté de la « Living Flower Technology », a été placé pendant 120 minutes, au-dessous du nombril de deux jeunes filles vierges, et de deux femmes d'âge mûr, ayant suivi un régime sans ail, épices ni asperges. Toutes s'étaient également abstenues de savon parfumé.

L'odeur épidermique ainsi capturée, « très bonne et très fraîche[13] » (reconstituée chimiquement et utilisée pour la première fois dans *Amazing*), présentait des molécules aromatiques identiques à celles du parfum du lotus et des notes aldéhydées comparables à celles du *N° 5*. Mademoiselle Chanel qui voulait déjà « un parfum de femme à odeur de femme » aurait, sans le savoir, fait mouche !

Cette quête de nouvelles notes odorantes est encore à l'origine d'une tentative pour le moins étonnante. Le 29 octobre 1998, installée dans un caisson contenant de l'eau et des sels minéraux, une rose miniature en bouton, de la variété « Overnight Scentsation », a été embarquée à bord d'une navette spatiale de la NASA. « Je voulais, déclarait Braja Mookerjee, envoyer une rose dans l'espace pour examiner, lorsqu'elle n'était plus soumise aux mêmes conditions de gravitation, ce qui arrivait à son parfum[14]. »

Au bout de quelques jours passés dans un environnement de microgravité, en compagnie de John Glenn et de trois autres astronautes, la rose s'est ouverte et sa fragrance présentait des modifications chimiques importantes. Alors qu'à terre, elle se caractérisait par des notes vertes intenses, dans l'espace, elle était devenue beaucoup plus florale. Ces molécules extraterrestres, libérées des lois ordinaires de la pesanteur ont permis à Shiseido de lancer *Zen*, une composition « spirituelle ».

Les résultats obtenus avec la « Living Flower Technology » sur terre et dans l'espace poussaient Braja Mookerjee à l'optimisme. « Mes idées me sont inspirées par Dieu. Je n'ai pas créé les belles fleurs, les belles femmes. C'est Dieu qui les a faites. En analysant leur odeur, je sens sa présence. D'ailleurs, si, en l'absence de gravité, la rose a pu vivre et fleurir, c'est qu'il y a quelque chose d'autre derrière, et pour moi, c'est Dieu. » Les voies du Seigneur, on le sait, sont impénétrables. D'une quête aromatique, le chimiste indien avait su faire une évidence mystique.

En février 2003, IFF a envoyé deux autres fleurs dans l'espace à bord de la navette Columbia qui a explosé avec six astronautes à bord. Subha Patel, la collaboratrice indienne de Braja Mookerjee, ne s'est pas laissée décourager par ce désastre et prépare une autre expérience de culture dans l'espace qui est prévue pour durer trois mois et demi.

CHAPITRE XIII

Inventer au passé et au futur

Briser la monotonie d'une parfumerie guettée par la mondialisation en multipliant les parfums de niche, en remettant à l'honneur la personnalisation extrême du sur-mesure, en renforçant l'identité des marques à travers un parfumeur maison, en enrichissant l'orgue du compositeur de parfum de notes nouvelles obtenues par l'exploration et les technologies de pointe, sont les axes les plus évidents de la réinvention du parfum. Mais il est d'autres pistes prometteuses : rendre vie à des parfums évanouis, porteurs de la richesse culturelle de leur époque, réinvestir des secteurs longtemps abandonnés comme ceux de la santé et du bien-être, en investir d'autres, par nature désincarnés, comme le Web ou les images virtuelles.

La résurgence des parfums anciens

Puiser dans le riche patrimoine historique du Parfum suppose qu'il soit concrètement sauvegardé et accessible. Entreprise délicate que celle d'établir un conservatoire de ces créations éminemment périssables et fugitives, mais qui a pourtant été menée à bien avec la création de l'Osmothèque de Versailles qui joue pour les parfums un rôle analogue à celui de la Bibliothèque de France pour les livres. Par ailleurs, de plus en plus de parfumeurs se laissent tenter par la résurrection de senteurs disparues.

L'OSMOTHÈQUE DE VERSAILLES

L'Osmothèque de Versailles (du grec *osme* = odeur et *theke* = rangement) est née, en 1990, à l'initiative de quelques passionnés[1] : Jean Kerléo, Jean-François Blayn, Robert Chaillan, Jean-Claude Ellena, Yuri Gutsatz, Jeannine Mongin, Raymond Pouliquen, Guy Robert, Henri Sebag. Installée dans les locaux de l'ISIPCA (Institut supérieur international du parfum, de la cosmétique et de l'aromatique alimentaire) où se trouve une célèbre école de la Parfumerie, elle a pour vocation non seulement de recenser et rassembler les parfums existants ou à venir mais aussi de retrouver la trace des grands classiques oubliés et de les faire renaître.

Plus de 1 300 fragrances figurent déjà dans sa collection. Elles vont de *L'Eau de la Reine de Hongrie* (XIVe siècle) à la fameuse *Fougère Royale* (1882) d'Houbigant en passant par *L'Eau de Lubin* (1798) et *L'Eau de Cologne* utilisée par Napoléon à Sainte-Hélène. Mais on y trouve également un choix des grands parfums qui ont marqué le XXe siècle et l'avènement de la parfumerie moderne. Par exemple, les compositions de François Coty : *La Rose Jacqueminot* (1904), *La Jacée* (1905), *Ambre antique* (1905), *Le Jasmin de Corse* (1906), *L'Or* (1912), *L'Eau de Coty* (1920), *Paris* (1922), *À Suma* (1934). On peut y sentir certains des « Parfums de Rosine », marque lancée, dès 1910, par le couturier Paul Poiret : *Arlequinade, Pierrot, le Balcon, Nuit de Chine, Habera, Coupe d'Or, Coup de Foudre, Le Fruit défendu*, et découvrir des créations qui connurent la célébrité mais sont totalement ignorées du grand public d'aujourd'hui : *Narcisse Bleu* (Mury, 1920), *Le Dandy* (Chevalier D'Orsay, 1925), *Crêpe de Chine* (Millot, 1925), *Étoile d'Or* (Volnay, 1929), *Le Jasmin* (Lucien Lelong, 1930), *Antilope* (Weil, 1945).

Tous ces témoignages du patrimoine de la parfumerie sont stockés à l'abri de la lumière du jour et à température de 12° C sous atmosphère d'un gaz neutre, l'argon. Mais ce trésor n'est pas réservé qu'aux seuls professionnels. Dans une salle prévue à cet effet, sont rassemblés des échantillons que les osmothécaires font sentir aux visiteurs.

RECONSTITUTIONS ET ÉVOCATIONS

Ressusciter un parfum évanoui est toujours chose difficile et cette difficulté croît au fur et à mesure que l'on remonte le temps. Un travail parfait exige, en effet, qu'on connaisse les formules, les proportions exactes et les procédés de fabrication. On trouve parfois dans les archives, en particulier celles des grandes maisons, les indications nécessaires. C'est ainsi que Jeannine Mongin a pu répertorier dans le fonds Givaudan « des formules septuagénaires, manuscrites avec pleins et déliés, titrées en écriture de ronde [2] » et les préserver sur microfilm.

Les traités de parfumerie des XVIIe et XVIIIe siècles donnent encore des renseignements assez détaillés sur les compositions qu'ils mentionnent, mais cette précision se dilue sérieusement dès lors qu'on aborde des périodes plus anciennes. Et pour ce qui est de la parfumerie antique, l'entreprise relève de l'exploit. Paul Faure la croit quasiment irréalisable : « La re-création, même sous forme de parfums synthétiques, me paraît illusoire. Les huiles des tombeaux se sont décomposées. Il n'est qu'une approche possible, celle de l'imagination [3]. »

Pour ceux qui ne renoncent pas à donner au rêve une base plus sensible, s'ouvrent alors deux voies. La première, celle de la reconstitution, vise à serrer au plus près, au vu des informations disponibles, les conditions de production originales. La seconde, celle de l'évocation, tout en partant des mêmes données, cherche à retrouver la tonalité du parfum en recourant aux méthodes contemporaines.

Les embûches dressées sur la voie de la reconstitution sont nombreuses : incertitude quant aux techniques employées, divergences entre les recettes dans les ingrédients ou les proportions, composants parfois douteux voire non identifiés, ignorance des tours de main des parfumeurs antiques.

On a pourtant tenté de relever le défi. Jean Kerléo a redonné vie à l'antique *Parfum Royal*. Réalisé sans alcool et sans produits de synthèse, de consistance huileuse, il a une odeur riche, capiteuse, épicée, tout à fait surprenante [4]. En 1998, Sandrine Videault a présenté sur les Champs-Élysées chez Sephora, une version du *Métopion*, célèbre parfum égyptien, dont Pline indique les composants (huile d'amandes amères, omphacium, cardamome, jonc odorant, roseau aromatique, miel, vin, myrrhe, graines de baumier, galbanum, térébenthine) mais sans donner les proportions.

Le plus fascinant des parfums de l'ancienne Égypte, le *Kyphi*, utilisé en fumigation ou dilué dans du vin, a suscité plusieurs tentatives. On en connaît pas moins de huit recettes gravées en caractères hiéroglyphiques ou rapportées par des auteurs grecs. Dès 1850, plusieurs reconstitutions exécutées à Berlin ont donné des résultats assez décevants [5]. Les vapeurs aromatiques obtenues étaient plutôt âcres, bien éloignées en tout cas des délices promises par Plutarque qui évoque une senteur « suave et bénéfique... qui s'insinuant dans le corps par la respiration le berce d'une manière douce et insensible, l'invite au sommeil et répand autour de lui une influence délicieuse [6] ». Cette déconvenue n'a pas découragé la curiosité et la passion des parfumeurs contemporains. En 2001, une nouvelle reconstitution a été effectuée par Sandrine Videault. La même année

Dominique Ropion a réalisé pour *Sur les routes de l'encens* [7] une évocation du *Kyphi* ainsi que d'autres senteurs anciennes : le *Foliatum* des Romains, une pomme de senteurs médiévale, l'*Eau d'Ange* célébrée par Rabelais et le gant parfumé à la mode du XVIIe siècle.

La reconstitution « archéologique » de très vieux parfums par les techniques anciennes, comme leur évocation par des procédés plus actuels, ont donc forcément un caractère aléatoire. Elles permettent cependant une approche sensible de ces fragrances disparues.

De plus en plus de parfumeurs sont d'ailleurs tentés par les thèmes historiques qui, sans se baser sur une recette précise, veulent évoquer un personnage à partir de ses goûts olfactifs connus, de son parcours, de ses habitudes de vie. En décembre 2004, a été lancée à Paris et à Ajaccio, en présence du prince Charles Napoléon, une *Eau de Gloire* réalisée par Marc-Antoine Corticciato et dédiée à l'Empereur. Elle le suit à la trace pendant toute une journée, en convoquant bergamote, citron, orange, romarin, néroli et lavande, pour le matin, anis, réglisse et thé, pour l'après-midi, tabac, cuir, encens et senteurs du maquis corse (immortelle, ciste, mousse de chêne), pour la soirée. En 2005, sont apparus *Ambre Russe* et *Eau Suave*, inspirés par le dernier tsar et Joséphine de Beauharnais.

Dans la même veine, Francis Kurkjian, s'appuyant sur plusieurs recettes de Jean-Louis Fargeon, parfumeur de Marie-Antoinette, a créé *Le Sillage de la Reine* et Sylvie Jourdet, compositeur et présidente de la Société française des parfumeurs depuis 2005, a exploré l'univers olfactif de l'impératrice Eugénie, Jules Verne, Colette et Mata Hari. C'est à partir du Journal intime et de la correspondance de George Sand que Nicolas de Barry a réécrit l'*Eau George Sand*. Ce parfum a réellement existé mais on ne sait rien de sa composition. Il avait été créé par la maison Rafin, 5 avenue Victoria à Paris, en l'honneur de la romancière qui, appréciant particulièrement sa finesse et sa distinction, s'en frictionna jusqu'à la fin de sa vie.

Elle qui scandalisait les salons parisiens en fumant la pipe, la bourrait cependant de tabac à la rose, sa fleur préférée, dont elle était tombée amoureuse à l'âge de quatre ans. Traversant l'Espagne en guerre, elle avait été enduite de la tête aux pieds par sa mère, qui voulait la protéger des épidémies, d'un soufre malodorant. Pour l'aider à supporter ce supplice, des villageois compatissants lui avaient alors offert un gros bouquet de roses [8]. Dans sa propriété de Nohant, c'est au cœur de son « rosarium », riche de nombreuses variétés, qu'elle trouvait un apaisement à ses chagrins. À Venise, théâtre de ses amours tumultueuses avec Alfred de Musset, elle s'enivrait de géranium et de giroflier et écrivait à son amant, rentré à Paris, de lui envoyer le parfum boisé au patchouli qu'elle portait au temps de leur passion. Les senteurs l'accompagnèrent toute sa vie et furent son luxe principal. L'*Eau* imaginée par Nicolas de Barry (citron, bergamote, ambre, musc, santal de Mysore, rose et patchouli) rend hommage à celle pour qui le parfum était « l'harmonie des harmonies ».

Des applications nouvelles

Aux antipodes de la plongée dans le passé pour en extraire les trésors enfouis, le parfumeur peut trouver un nouveau souffle dans le cadre d'expériences qui touchent à des éléments de la vie quotidienne et à des problèmes très contemporains. Toutes les possibilités sont loin d'être inventoriées, mais dans deux domaines particuliers, ceux de la culture et de la santé, on peut repérer des avancées ou des tentatives particulièrement significatives.

PARFUMS DE SANTÉ

Le regain d'intérêt pour la phytothérapie et l'aromathérapie a un lien évident avec la recherche du « naturel » dans un univers de plus en plus menacé par les pollutions de toutes sortes. On enregistre également le développement de l'aromachologie. Cette nouvelle discipline se consacre à l'étude des relations entre la psychologie et les fragrances « dans le but de susciter par des odeurs et à travers la stimulation des voies olfactives du cerveau une variété de sensations et d'émotions spécifiques, comme la relaxation, la diminution de l'anxiété ou de la dépression, le bonheur et le bien-être [9] ». Il y a là tout un domaine où peut s'exprimer le savoir-faire des parfumeurs aptes à reconstituer les odeurs les plus variées et les plus insolites.

En marge des utilisations classiques dans le domaine de la santé, on découvre déjà un certain nombre d'applications innovantes des pouvoirs de stimulation ou de relaxation des arômes.

À l'hôpital Raymond-Poincaré de Garches, l'unité de rééducation neurologique du professeur Bussel fait appel depuis 2001 aux odeurs pour aider les patients sortis du coma à retrouver la mémoire. Deux fois par semaine, Patty Canac, olfactothérapeute, présente à des malades victimes de traumatismes crâniens, d'hémorragies cérébrales, de comas prolongés, qui peinent à trouver leurs mots, des mouillettes qui sentent la mer, le foin, le bois, les biscuits... « C'est une façon nouvelle d'aborder la mémoire, une stimulation sensorielle à la fois ludique et fiable qui peut redonner au patient goût à la vie quand plus rien ne l'y accroche [10]. » Des équipes médicales travaillent aussi sur le cas de personnes isolées qui ont perdu la notion du temps. On tente de les aider à retrouver un rythme de vie régulier par la diffusion d'odeurs spécifiques à l'heure du lever et du coucher. Par exemple : odeurs de café et de pain grillé le matin, odeurs de tisane, le soir [11]. D'autres protocoles utilisant le même principe sont à l'étude pour contribuer à rendre l'appétit à des anorexiques ou à des personnes âgées menacées de dénutrition. Si ces dernières tentatives suscitent des réserves, elles n'en témoignent pas moins, à une époque de réhabilitation cognitive de l'émotion, du sentiment, du corps et des sens, d'un vif intérêt pour l'olfactif [12].

C'est dans une optique d'accompagnement des traitements médicaux que s'inscrit également l'action menée dans plusieurs hôpitaux et hospices par l'association CEW (Cosmetic Executive Women) fondée par Michèle Meyer. Elle dispense gratuitement des soins esthétiques parfumés à des personnes âgées, atteintes du cancer ou accidentées de la route.

Les odeurs de la nature et de la ville ne pénètrent pas non plus dans les prisons et les détenus se plaignent fréquemment de « l'odeur de mort » qui y règne. À Fresnes, Marie-Thérèse Esneault [13] leur fait respirer des odeurs de gazon fraîchement coupé, de laurier, de fraise, de feu de bois, de mûre, pour leur apporter une bouffée de liberté et de bien-être. Ces arômes visent à soulager les reclus de l'angoisse engendrée par l'univers carcéral, en leur ouvrant sur le monde extérieur des fenêtres olfactives.

Annette Green, présidente de la Fragrance Foundation, qui a créé le terme d'« aromachologie », déclarait, en 2002, qu'il était « de plus en plus évident que les gens attendaient des parfums quelque chose de plus [14] ». Convaincue que le thème du bien-être est l'avenir du parfum, elle a donné, dès les années 1980, une impulsion vigoureuse aux recherches axées sur les relations entre la psychologie et les odeurs. Il ne s'agissait pas seulement de renouer avec l'extraordinaire *Kyphi* dont les exhalaisons bercent le corps d'une douce euphorie « sans les inconvénients de l'ivresse » et « agissent sur l'imagination » [15] mais d'induire une humeur, une attitude. C'est ainsi que les senteurs aromachologiques ont fait, à cette époque, une entrée remarquée dans certaines entreprises au Japon. Les employés de la Kajima Corporation ont pu respirer, le matin, une odeur citronnée aux vertus dynamisantes, l'après-midi, une senteur florale favorisant la concentration et, en fin de journée, des exhalaisons de sous-bois relaxantes.

Des travaux maintenant assez nombreux décrivent les effets des odeurs et des arômes sur nos états affectifs et émotionnels, enregistrent les modifications de l'activité cérébrale et du système neurovégétatif en présence de stimulations olfactives. En 1997, le groupe japonais Shiseido a publié conjointement avec la faculté de médecine de Mie, une étude montrant que les immunoglobulines A de la salive d'un individu qui disparaissent dans des conditions de stress, augmentent s'il est exposé à un parfum citronné. À partir de ces recherches, Shiseido a lancé, avec le concours de Takasago, une fragrance « relaxante » et une autre « énergisante ».

Cependant la prudence s'impose. En fonction de leurs vécus personnels, une même odeur peut provoquer chez deux individus des réactions différentes. Un arôme de citron qui plaît et détend peut aussi évoquer de bien mauvais souvenirs et avoir un effet stressant. Impossible d'affirmer de façon catégorique que telle ou telle odeur a systématiquement un effet relaxant ou dynamisant. Néanmoins de très nombreux parfums qui prétendent avoir une action bénéfique sur le corps et l'esprit (la frontière entre l'aromathérapie et l'aromachologie n'est pas toujours très nette) sont apparus. Clarins a proposé une *Eau dynamisante*, Origins, filiale d'Estée Lauder, une ligne *Sensory Therapy*, Avon, *Tranquil Moments*, « l'alternative naturelle qui contribue à une relaxation personnelle plus profonde ». L'Occitane a lancé la ligne *Aromachologie*, axée autour de quatre thèmes : apaiser, tonifier, relaxer, rééquilibrer. Chez Colette, six parfums de la ligne Life : *En'hance, En'gage, En'act, En'tice, En'chant, En'trance*, affichaient chacun une ambition différente : rassurer, équilibrer, purifier, enivrer, encourager...

Montaigne disait déjà des exhalaisons : « J'ai souvent aperçu qu'elles me changent et agissent en mes esprits selon ce qu'elles sont [16] » et, deux siècles plus tard, le Père Polycarpe Poncelet ajoutait : « Je crois que les odeurs préparées avec intelligence seraient capables de produire des effets salutaires avec un succès supérieur. Il y a mille indispositions du corps qui ne partent que de la constitution cacochyme du cerveau et à laquelle il serait facile de remédier par la voie des odeurs [17]. »

PARFUMS ET CULTURE

Depuis plusieurs années déjà certains établissements scolaires ont intégré dans leur programme d'éducation des cours d'éveil olfactif et l'on a vu se multiplier les livres incluant, grâce à la technique de la micro-encapsulation, des illustrations parfumées. Jeux odorants, coffrets d'arômes permettant d'apprendre à identifier ceux des fleurs, des fruits, des champignons ou des vins sont apparus sur le marché. Ces réalisations à la fois didactiques, ludiques et commerciales illustrent bien la prise en compte récente de l'olfactif dans la dimension culturelle.

Celle-ci se traduit par la multiplication de manifestations publiques qui trouvent un supplément d'attractivité en s'adjoignant une composante aromatique[18]. C'est ainsi qu'au salon de l'Agriculture de Paris, en 2002, les visiteurs étaient conviés à une « balade olfactive » au cœur des vignobles de Bourgogne, grâce à la diffusion de senteurs évoquant la vigne en fleur, les odeurs de caves avec leurs composants de vin, de bois, d'humidité et de cassis-mûre qui entre dans l'arôme du pinot noir[19]. La reconstitution d'ambiances odorantes fait désormais partie intégrante de présentations muséologiques ou de spectacles historiques et de toutes sortes de manifestations. En 2002 également, au festival de musique de Lucerne, l'exécution de la *Shéhérazade* de Maurice Ravel était accompagnée d'une diffusion de senteurs de musc et de rose et celle de Rimsky-Korsakov était illustrée par des fragrances d'encens et de cannelle.

Beaucoup plus ambitieuse est la tentative de dégager « l'identité olfactive » d'un pays. Organisée à Schwyz par le Groupe des Musées nationaux suisses et par la société Givaudan qui en a réalisé les odeurs, l'exposition « Senteurs des Alpes » invitait, en 2003, le visiteur à cerner la spécificité helvète à travers une centaine d'exhalaisons contrastées. Elles allaient des fragrances des plantes alpines jusqu'aux effluves puissants de lait, de beurre rance, de vieux bouc et même... de l'armée helvétique (graisse à fusil et camphre qui protègent l'arme et l'uniforme dans l'armoire de chaque citoyen-soldat).

La découverte des odeurs qui ont contribué à forger l'âme de la Suisse s'organisait selon plusieurs axes. Un axe vertical permettait de découvrir successivement, au rythme d'un escalier, les multiples variétés de plantes odorantes qui croissent dans le massif alpin. Aux senteurs fraîches d'herbes et de graminées des pâturages, répondaient celles plus sensuelles du cyclamen des montagnes qui pousse sur les talus ensoleillés et les effluves des buissons nains des roses alpines. Les arômes de lilas de la « daphné des Alpes » qui ouvre, de mai à juin, ses fleurs toxiques d'un blanc laiteux, ceux de la « nigritelle rouge », de la famille des orchidées, teintés de vanille et de cacao, le parfum d'héliotrope de l'« éritriche nain », qui tapisse les rochers de coussins d'un bleu ciel, les senteurs de pastèque de l'« algue des neiges » qui colore la neige en rouge sang quand on la foule, étaient reconstitués pour les narines des alpinistes en chambre.

En suivant un axe transversal, on rencontrait des odeurs liées à d'antiques croyances : celle de l'« arnica montana », la « fleur de saint Jean », utilisée jadis pour chasser les démons et, plus prosaïquement, comme tabac à priser, ou celle de la valériane officinale qui, en fumigation, était un souverain remède contre la peste. De ces parfums de superstition, on passait à ceux du siècle des Lumières évoqués par le boudoir d'une élégante, les vinaigrettes d'or ou d'argent et les précieux flacons de verre, d'émail ou de porcelaine de la collection Givaudan.

Contraste éclatant avec le monde odorant campagnard, celui de la sueur des bergers, de leurs traditionnels instruments de bois tout imprégnés d'acide butyrique, de la « rigonella coerulea », une sorte de trèfle cultivé dans le canton de Schwyz et qui, réduit en poudre, permet d'obtenir un fromage vert dont l'exportation fut longtemps interdite afin d'en garder le secret de fabrication. S'y ajoutaient les sécrétions puissantes du castor (autrefois abondant en Suisse), si appréciées des parfumeurs, et les émanations moussues d'un lichen très toxique que les paysans introduisaient dans le ventre des brebis pour empoisonner les loups. Puis venait l'évocation de la découverte par la médecine des vertus de la cure en altitude et de l'essor du tourisme : odeurs des sanatoriums et des étables où l'on amenait les malades faire des cures de petit-lait, odeurs de sapin et de mélèze des promenades en forêt.

Les exhalaisons gustatives : huile de pin aux notes musquées, liqueurs et bonbons Ricola confectionnés avec des herbes de la montagne et, bien sûr, chocolat, couronnaient ce parcours odorant. Première exposition dont l'unique thème soit l'identité olfactive d'un pays, cette manifestation, par son enjeu et son ambition est symptomatique d'une forte aspiration à une culture olfactive encore riche de potentialités.

L'engouement pour les senteurs gagne les secteurs les plus inattendus. On relèvera comme une anecdote intéressante qu'un grand constructeur d'automobiles vient d'équiper en série un de ses nouveaux modèles d'un diffuseur de parfums avec un choix de neuf fragrances élaborées par la maison Robertet [20]. Mais voici surtout que le Web et le multimédia s'odorisent. Il ne s'agit pas de faire circuler les particules odorantes sur les réseaux. La restitution des odeurs s'effectue par un diffuseur relié à un terminal (ordinateur ou téléviseur). Un logiciel assure la diffusion des fragrances en synchronisation avec des images, des sons ou d'autres données. En cliquant avec sa souris, l'utilisateur peut humer les principaux composants olfactifs d'un parfum de grande marque ou découvrir les arômes des fruits et des plantes d'une pépinière. Chaînes de TV interactives odorantes et jeux vidéo restituent des ambiances olfactives appropriées : café chaud dans la cuisine, senteurs de vieux livres dans la bibliothèque, relents de pneus brûlés sur un circuit automobile [21], orchidées capiteuses dans une forêt tropicale.

Cette irruption des odeurs et des parfums dans le monde du virtuel est très signifiante de leur rôle futur. Si on fait appel à eux dans ce contexte, n'est-ce pas pour leur demander d'y insuffler une dose de sensibilité, d'affectivité, d'émotion, en un mot d'humanité et pour rattacher la planète numérique à une réalité sensible dont elle aurait tendance à se détacher totalement ?

CONCLUSION

Réenchanter le parfum

Loin d'être le « luxe le plus inutile de tous [1] », comme l'affirmait le naturaliste latin Pline l'Ancien, le parfum est révélateur de la société qui le produit. Il en reflète les valeurs, les problèmes, les évolutions. L'Égypte pharaonique où la religion domine toute la vie sociale, en fait la « sueur des dieux » et les rapports organiques, charnels, humoraux qu'il entretient avec eux sont fortement affirmés dans les rituels funéraires qui divinisent le défunt en faisant de lui un « Parfumé ». Le parfum est certes un acteur des plaisirs et des fêtes, mais ces fonctions sont bien accessoires au regard de celles qu'il tient de sa nature divine : purifier, protéger, régénérer, guérir, « enchanter le cœur des dieux ».

Dans l'Europe du XVIe et du XVIIe siècle, parcourue d'épidémies incessantes, gants parfumés, sachets odorants, pommes et vinaigres de senteurs sont les moyens d'une élégance prophylactique, répondant à la hantise de la contagion par le contact de l'autre ou l'air pestilent. Les raffinés du siècle des Lumières, du bel esprit, de l'ironie, du marivaudage, du sensualisme et de l'éveil au goût de la nature, s'enveloppent de poudres toujours plus subtiles et, puisant dans des flacons d'inspiration bucolique, s'aspergent d'eaux aussi fraîches et légères que les bulles qui s'élèvent désormais dans les verres par la grâce de Dom Pérignon.

Rien d'étonnant donc si les parfums actuels sont à l'image des préoccupations ou des aspirations du monde contemporain. *Opium, Kif* ou *Haschich* résonnent en écho à la montée du phénomène de la drogue, *CK One*, avec son flacon minimaliste, *Fcuk her, Fcuk him*, au désenchantement, aux difficultés d'insertion sociale de la jeunesse et à la brutalité des mœurs. La vogue des parfums sucrés et « cocooning » s'inscrit dans un contexte d'anxiété face aux aléas économiques, aux menaces terroristes et exprime le besoin de se créer une petite bulle rassurante d'où l'on puisse voir la vie en rose[2]. *Bois d'Encens* annonce un retour du religieux. De ce point de vue, on est dans la continuité historique et dans la normalité.

Pourtant, depuis plusieurs années quelques signaux d'alarme ont révélé un malaise qui n'est pas seulement le reflet d'une tonalité morose engendrée par les malheurs du temps. En janvier 2005, un magazine professionnel titre sans ambages : « Parfums. L'analyse d'une crise », avec à l'appui ce sévère constat : « Les ventes stagnent et les marques pensent finir l'année à zéro en valeur, avec des volumes en recul[3]. » En même temps, Gérard Delcour, président du Comité français du parfum qui réunit un grand nombre de marques sélectives, pose un diagnostic en forme d'autocritique : « Nous, les fabricants, devons être plus créatifs, revenir à un discours de parfumeur [...]. Quant aux distributeurs, ils doivent [...] réenchanter le consommateur[4]. » Considérations d'autant plus intéressantes qu'elles émanent d'un haut responsable de la profession et qu'elles pointent un aspect essentiel de cette crise de la parfumerie qui est à la fois celle de la création, de la sensualité et du sens du parfum.

Uniformisation, banalisation, sont les termes le plus fréquemment employés pour décrire l'état général de la parfumerie actuelle. Cela revient à incriminer un déficit de la création dont les causes peuvent être recherchées dans la concentration des marques au sein de grands groupes aux stratégies lessivières, avant tout soucieux de développer au plan mondial une parfumerie de masse acceptable par le plus grand nombre, et dont la politique de lancements à haute fréquence de produits éphémères favorise les copies au détriment de l'originalité.

Si l'on se tourne vers les premiers intéressés, à savoir les compositeurs de parfums eux-mêmes, c'est de façon quasi unanime qu'ils montrent du doigt un responsable majeur : le marketing. Il est accusé d'étouffer la créativité entre des *briefs* directifs et des contraintes budgétaires telles que le créateur se trouve pratiquement acculé, sinon à la médiocrité, du moins à une prudence inhibante. Les parfumeurs se plaignent, en outre, de ne pas être suffisamment associés au processus décisionnel aboutissant aux lancements, reprenant à leur compte les critiques déjà formulées par le Groupe du Colisée : « Dans la noria d'interprétateurs et d'intervenants de partout et d'ailleurs, qui préside à la conception d'un nouveau parfum, il est pensé à tout sauf à dialoguer avec le parfumeur-compositeur [...]. Ce dialogue direct est inexistant, puisque les créateurs ont en face d'eux des gens compétents dans tous les domaines, sauf dans celui de la compréhension de l'art olfactif[5]. »

La « dictature » du marketing est d'autant moins acceptée que ses principes mêmes de fonctionnement sont contestés. Ainsi, au nom de la recherche des besoins du public, y aurait-il en réalité manipulation de celui-ci. En jouant sur l'effet miroir du parfum, utilisé comme la projection d'une image idéale de soi, le consommateur se trouverait canalisé à son insu vers des produits censés affirmer telle ou telle identité. Le couple infernal marketing/mondialisation met en place un système fonctionnant en circuit fermé, à l'image d'un serpent qui se mord la queue. Une offre homogénéisée, si possible à l'échelle de la planète, en fonction d'une certaine image des attentes supposées des consommateurs, a peu de chances de leur donner accès à des œuvres vraiment innovantes. Dans ces conditions, les acheteurs ne sauraient guère formuler que des demandes stéréotypées, se borner « à indiquer au magasinier le numéro de leur choix [6] ».

Rares sont les parfumeurs qui nuancent ce tir à boulets rouges sur le marketing, chargé de tous les maux, par quelques propos sur ses apports positifs. Cette révolte générale n'est pas seulement l'expression de la traditionnelle opposition, qu'on rencontre dans tous les domaines de la création qui impliquent un investissement important, entre les créateurs et les commerçants. Les premiers sont rétifs à tout ce qui peut entraver leur talent, les seconds sont avant tout soucieux des équilibres financiers et de la rentabilité. Le problème est plus profond. La meilleure preuve en est, que tout récemment, le président du Comité français du parfum proposait l'abandon du « discours de mix-marketing [7] » et que certaines maisons déclarent vouloir s'engager dans la voie d'un marketing rénové.

Mais la crise de la création n'est pas seule responsable du malaise actuel. Proclamer qu'il faut « réenchanter le consommateur », c'est constater un désenchantement dont les causes se trouvent aussi dans la perte de sens et de sensualité dont souffrent les réalisations actuelles.

Les compositions parfumées d'autrefois étaient porteuses d'une charge émotionnelle puissante qui se nourrissait de leurs origines mythiques, de l'aura d'aventure liée à la recherche périlleuse de matières premières rares et exotiques, de leurs fonctions sacrées et thérapeutiques. Même dans le registre plus futile du luxe et de la séduction, elles bénéficiaient de cet arrière-plan valorisant qui concourait à accréditer le fameux concept de la « magie du parfum ».

La disparition progressive de leurs fonctions anciennes a distendu les liens charnels et spirituels tissés entre elles et l'individu. Et ce processus de désincarnation a été parachevé, à la faveur des progrès de la chimie, par l'abandon des produits naturels végétaux et également animaux, longtemps mêlés au parfum pour renforcer ses potentialités. Ce dernier aspect est particulièrement important car, à la déperdition de sens de celui-ci, il a ajouté une diminution de sa sensualité. Prodigieux apport à la parfumerie, les molécules de synthèse, en chassant le naturel, moins maniable, moins prévisible et... plus cher, l'ont néanmoins amputée de quelque chose qui s'apparente à une perception non seulement olfactive mais presque tactile de l'odeur. Fantasme de la fleur que l'on hume, de la résine coulant en larmes sur l'écorce, du pétale ou du feuillage froissé, de l'ambre flotté brossé par les vagues ? Nombreux sont en tout cas les parfumeurs pour qui la présence de produits naturels apporte à une composition un supplément sensuellement palpable qui l'exalte et favorise le choc émotif.

Le recours à de beaux naturels, pour sortir le consommateur de son ennui et redonner à la parfumerie son lustre d'antan, peut être un facteur intéressant d'une réinvention de la parfumerie. Forcément coûteux, ils sont d'ores et déjà prônés surtout par les parfumeurs « de niche » ou du sur-mesure qui, par définition, s'adressent à une clientèle restreinte, demandeuse de belles matières premières.

Va-t-on alors vers une parfumerie à deux vitesses, l'une pour la masse, l'autre innovante et de qualité supérieure pour une élite ? Cette situation a, en réalité, toujours existé. Si, au Ier siècle ap. J.-C., le poète Martial mentionne des parfums « tout juste bons pour des femmes du peuple », c'est bien évidemment qu'il y a un abîme entre les pauvres huiles de jonc dont elles se frottent et le *Foliatum*, le « parfum des femmes riches », comme entre les onguents dont usent les légionnaires et ceux dont s'enduisent chevaliers et sénateurs. Les pommes de senteurs des petits bourgeois de l'époque médiévale n'ont que peu à voir avec celles, musquées ou ambrées, des banquiers et de l'aristocratie fortunée, de même que la poudre plâtreuse, grasse et vaguement odorante que les gardes-françaises portent sous leurs tricornes, est à mille lieues du nuage impalpable et finement parfumé qui agrémente les perruques de la Pompadour.

Parfums de niche ou sur mesure tiennent, au regard de la parfumerie de grande diffusion, un rôle analogue à celui de la haute couture ou du cinéma d'art et d'essai par rapport au prêt-à-porter et aux films grand public : précéder et inspirer. Reste à faire en sorte que cette inspiration pénètre suffisamment la parfumerie de masse pour lui faire jouer un rôle d'initiation et d'élévation de la conscience artistique du consommateur.

Au-delà de son apport sensuel, le retour du naturel pourrait être aussi un indicateur de l'évolution de la politique des grandes marques qui, dans leurs budgets de lancements, n'attribuent actuellement qu'une portion congrue à l'essentiel, c'est-à-dire au « jus ». Sa réapparition, autrement qu'en traces, dans les formules serait un signe que ce jus a cessé d'être considéré comme une valeur résiduelle. D'ores et déjà cette démarche est revendiquée par la grande société de composition IFF. « Nous sommes le premier acheteur mondial de produits naturels, déclare Thierry Trotobas, directeur Europe Parfumerie fine et hygiène-beauté... Nous revenons à une parfumerie de matières. La crise aura permis une prise de conscience [8]. »

Mais dans l'effort de réinvention du parfum, il serait aussi vain d'opposer le naturel au synthétique que le passé au futur. Tous ces éléments ont leur place et les secteurs où la recherche est la plus dynamique en font la démonstration éclatante. Lorsqu'on fait appel à la technique du « Head Space », il s'agit de ravir à la plante vivante une odeur que les moyens traditionnels étaient impuissants à saisir et qui va enrichir la palette des parfumeurs grâce aux méthodes les plus sophistiquées de l'analyse physico-chimique et à la reconstitution par la synthèse. Brassage intime de l'ancien et du moderne, encore souligné par le fait que pour aller cueillir des fragrances naturelles encore inconnues, c'est une invention du XIXe siècle, le dirigeable, qui s'est révélée le moyen le plus approprié pour déposer sur les frondaisons inaccessibles de la grande forêt tropicale un radeau des cimes portant les chercheurs et leur matériel bourré d'électronique.

Reconstituer ou réinterpréter les parfums disparus est une démarche moins évidente. Alabastrons fuselés, aryballes à panse sphérique, balsamaires de pâte de verre qui font notre admiration dans les vitrines des musées, ont du mal à jouer le rôle du « vieux flacon qui se souvient, d'où jaillit toute vive une âme qui revient [9] ». Infimes et peu exploitables sont les traces qu'ils ont conservées de leur précieux contenu. Mais l'entreprise a un mérite considérable qui est l'enrichissement de la culture du parfum. Celle-ci ne doit pas rester l'apanage des professionnels et de quelques esthètes, il est fondamental qu'elle touche le plus grand nombre. Même si quelques progrès ont été faits dans la période récente, il y a toujours en ce domaine une insuffisance criante. Être confronté à des fragrances surprenantes, souvent désorientantes, car liées à des modes de vie disparus et à des habitudes culturellement très différentes, ne peut qu'être bénéfique au consommateur en le mettant en situation de recevoir l'inhabituel. La véritable création est souvent dérangeante. En profitant de l'intérêt du public pour l'Histoire, on le prépare à accueillir plus facilement certaines œuvres exigeantes de la modernité.

C'est dans la même optique d'une élévation de la sensibilité et de la connaissance qu'il faut replacer toute une série d'initiatives, de manifestations, voire de réalisations techniques, comme les cours d'éducation olfactive, les parcours odorants, les spectacles ou les jeux électroniques parfumés. Cette « paraparfumerie » insère de l'olfactif dans les loisirs. Le succès remporté par des expositions dont le parfum est le thème central atteste qu'elles répondent à une attente. Le visiteur y trouve non seulement le moyen d'enrichir son savoir sur l'histoire de la parfumerie et ses techniques de fabrication, mais aussi l'occasion de s'exercer à identifier et comparer les fragrances grâce à des diffuseurs ou à des consoles interactives. Ces actions culturelles, éducatives et ludiques, sont essentielles pour apprendre à distinguer, choisir, aimer ou détester, mais en tout cas sortir de la passivité.

L'existence d'un large public à la fois réceptif et critique est, en effet, la première condition pour que la créativité des compositeurs de parfums puisse pleinement s'exprimer ailleurs que dans des secteurs trop souvent restreints voire confidentiels. Pour que la parfumerie dans son ensemble bénéficie de leur potentiel innovant, la seconde condition est que grands groupes et grandes marques acceptent de faire évoluer leur politique dans le sens d'une diminution des contraintes budgétaires qui assortissent les commandes et d'une plus grande concertation au stade de la conception. Il y a près de vingt ans que le Groupe du Colisée suggérait déjà la constitution, à côté de la fonction marketing, d'une fonction esthétique. Cette proposition d'intégrer au processus décisionnel une véritable cellule artistique ne semble pas avoir eu beaucoup de retombées effectives. « Faites-nous de la bonne politique et je vous ferai de bonnes finances », disait le baron Louis, ministre sous la Restauration. « Faites-nous de la bonne politique et nous vous ferons de beaux parfums », pourraient s'écrier les parfumeurs d'aujourd'hui.

Dans cette « réinvention » du parfum, ouvertement reconnue désormais comme une nécessité, ils ont en effet le rôle primordial. D'un point de vue technique, jamais ils n'ont eu autant de possibilités et, si on leur en donne les moyens, nul doute qu'on assiste à une efflorescence de tentatives empreintes d'une grande diversité dans les méthodes et dans le style. Peu importe au fond que le créateur trouve son inspiration dans une composition ancienne, dans une sensation, un vécu ou dans l'idée qu'il se fait du parfum, qu'il emprunte ses matériaux au naturel ou à la synthèse, qu'il privilégie la spontanéité ou la rigueur dans la construction de la forme olfactive. Ce qui compte, c'est la possibilité d'exprimer sa personnalité, de faire œuvre originale.

Cette liberté créative a un coût. Beaucoup d'échecs et de tâtonnements jalonnent la route de quelques grands succès et de très rares chefs-d'œuvre. Réenchanter le consommateur, faire en sorte qu'une composition parfumée lui ouvre des sensations inconnues ou soit « cet extraordinaire tapis volant qui nous transporte en une fraction de seconde à un endroit donné, dans une situation ancienne, auprès de gens qu'on a aimés ou croisés [10] », c'est d'abord réenchanter le parfum. Tant qu'il y aura des compositeurs enthousiastes et aventureux, la quête aléatoire du « beau parfum » nourrira la passion de la recherche et de la découverte. N'est-ce pas Jason, fils d'Éson, roi sauvé par un philtre aromatique, qui au prix de mille difficultés sut atteindre la lointaine Colchide et rapporter la Toison d'or ?

Notes

INTRODUCTION

1. Ovide, *Les Métamorphoses*, Paris, Les Belles Lettres, 1989, p. 38-39.

2. Voir p. 271, 272.

PREMIÈRE PARTIE
Le parfum incarné

1. A. Le Guérer, « Le Sang et l'Encens », in *Les Pouvoirs de l'odeur*, Paris, Odile Jacob, nouvelle édition, 2002, p. 125-135.

CHAPITRE PREMIER
La sueur des dieux du Nil

1. N. Baum, « La course aux aromates », in *L'Égypte. Parfums d'Histoire*, Paris, Somogy éditions d'art, 2003, p. 37.

2. *Cf.* G. Lefebvre, *Romans et contes égyptiens de l'Égypte pharaonique*, Paris, Maisonneuve, 1949, p. 29-40. A. Erman et H. Ranke, *La Civilisation égyptienne*, Paris, Payot, 1976, p. 681. C. Desroches-Noblecourt, « Le périple du Naufragé et le calendrier du Ramesseum », *Memmonia IX*, Le Caire, 1998, p. 59-66.

3. Cette identification est retenue, en particulier, par Mariette, Breasted, G. Maspéro, A. Ermann, N. Baum.

4. C'est l'opinion émise notamment par Chabas, E. Pétrie, V. Loret, G. Lefebvre, S. Ratié, F. Daumas, C. Vandersleyen et C. Desroches-Noblecourt.

5. Le sentjer a pu désigner outre l'oliban et la résine de térébinthe, le mastic ou résine du lentisque (*Pistacia lentiscus*) et le baume (oléorésine de *Commiphora opobalsamum*).

6. N. Baum, « Les matières aromatiques » in *L'Égypte. Parfums d'Histoire*, *op. cit.*, p. 21.

7. On note, en particulier, sur les branches latérales la présence d'aiguillons ou de courts rameaux terminés en aiguillons comme en portent parfois les Commiphora, alors que les Boswellia en sont dépourvus. Voir sur ce point, N. Baum, « La course aux aromates », in *L'Égypte. Parfums d'Histoire*, *op. cit.*, p. 45-47.

8. *Cf.* D. Meeks, « Où chercher le pays de Pount ? », in *L'Égypte. Parfums d'Histoire, op. cit.*, p. 54-57.

9. Localisation classique depuis Mariette et Maspéro et reprise notamment par Suzanne Ratié, *La Reine Hatshepsout, sources et problèmes*, Institut d'égyptologie, Lugdunum Batavorum, E. J. Brill, 1979, p. 142.

10. *Cf.* en particulier, R. Herzog, *Punt, Abhandlungen des Deutschen Archaeologischen Instituts*, Kairo, 1968. C. Vandersleyen, *L'Égypte et la vallée du Nil*, Paris, PUF, 1995, t. II, p. 283. C. Desroches-Noblecourt, *La Reine mystérieuse Hatshepsout*, Paris, Pygmalion-Gérard Watelet, 2002, p. 202-204. N. Baum, « La course aux aromates », in *L'Égypte. Parfums d'Histoire, op. cit.*, p. 40.

11. Ces arguments sont de diverse nature : sémantiques, géographiques, ethnologiques, archéologiques. *Cf.* notamment, les travaux de l'archéologue R. Fattovitch, « The problem of Pount in the Light of recent Field Work in the Eastern Sudan », in *Akten des vierten internationalen égyptologen Kongresse*, Munchen 1985 Bd4, Hambourg, 1991, p. 257-267.

12. *Cf.* Desroches-Noblecourt, *La Reine mystérieuse Hatshepsout, op. cit.*, p. 235.

13. *Cf.* D. Meeks, *op. cit.*, p. 55. W. Vycichl, « Lag das Land Punt am meer, oder im Suddan ? » in *Chr. d'Eg.*, XLV, n° 90, 1970, p. 318-324.

14. *Cf.* C. Desroches-Noblecourt, *op. cit.*, p. 225. D. Meeks, *op. cit.*, p. 55.

15. *Cf.* C. Desroches-Noblecourt, *La Reine mystérieuse Hatshepsout, op. cit.*, p. 202 et D. Meeks, *op. cit.*, p. 57.

16. S. Ratié, *op. cit.*, p. 142.

17. N. Baum, « La course aux aromates », in *L'Égypte. Parfums d'Histoire, op. cit.*, p. 39.

18. *Cf.* S. Ratié, *op. cit.*, p. 149.

19. Selon C. Desroches-Noblecourt, le canal n'aurait été utilisable que sous Darius, au temps de l'occupation perse, c'est-à-dire environ mille ans plus tard. Voir C. Desroches-Noblecourt, *La Reine mystérieuse Hatshepsout, op. cit.*, p. 194.

20. *Cf.* R. Herzog, *Punt, op. cit.* C. Vandersleyen, *op. cit.*, p. 282, note 4 et également « Ouadj-our, un autre aspect de la vallée du Nil », in *Connaissance de l'Égypte ancienne*, Bruxelles, 1999. C. Desroches-Noblecourt, *op. cit.*, p. 193.

21. C. Desroches-Noblecourt, *La Reine mystérieuse Hatshepsout, op. cit.*, p. 194.

22. C. Vandersleyen, *op. cit.*, p. 282.

23. Des expéditions eurent lieu sous Aménophis II, Aménophis III, Horemheb, Ramsès II. *Cf.* S. Ratié, *op. cit.*, p. 147. Sur la tentative de Ramsès III, voir le Papyrus Harris 1, 77-78 in J.H. Breasted, *Ancient Records of Egypt IV*, Chicago, University of Chicago Press, 1906, parag. 407.

24. *Cf.* N. Baum, « Les substances aromatiques en Égypte ancienne », in *L'Égypte. Parfums d'Histoire, op. cit.*, p. 53.

25. G. Andreu, *Les Égyptiens au temps des pharaons*, Paris, Hachette Littératures, 1997, p. 187.

26. *Cf.* Jihane Zaki et Basma Koura, *Parfums et Cosmétiques dans l'Égypte ancienne*, Le Caire, Paris, Marseille, avril 2002, p. 50.

27. *Cf.* A. Erman, *La Religion des Égyptiens*, Paris, Payot, 1982, p. 122-123.

28. G. Andreu, *op. cit.*, p. 192.

29. *Cf.* L. Reutter de Rosemont, *Histoire de la pharmacie à travers les âges*, Paris, 1931, t. I, p. 23.

30. Voir notamment le chapitre 1018 des « Textes des Sarcophages » et la stèle n° 447 du British Museum, cités par N. Baum, *op. cit.*, p. 50.

31. Les masses de produits solides sont livrées en debens (1 deben = 91 g) et en qites

(1 qite = 9,1 g), les masses de produits liquides, en hins (1 hin = 0,48 litre). Les quantités inférieures sont indiquées sous forme de fractions de ces mesures.

32. *Cf.* J. Winand et M. Malaise, « Les parfums en Égypte », in *L'Art du Parfum*, Paris, Pierre Zech éditeurs, 1993, p. 14.

33. *Cf.* S.H. Aufrère, « Nature et emploi des parfums et onguents liturgiques », in *L'Égypte. Parfums d'Histoire*, *op. cit.*, p. 123.

34. *Cf.* Dioscoride, *De Materia Medica*, 1, 25. Plutarque, *De Iside et Osiride*, 80. Galien, *De Antidotis*, II, 2.

35. *Cf.* P. Faure, *Parfums et aromates de l'Antiquité*, Paris, Fayard, « Pluriel », 1987, p. 137.

36. *Cf.* G. Pillivuyt, *Histoire du parfum*, Paris, Denoël, 1988, p. 234.

37. Pline, Livre XII, 69.

38. *Cf.* P. Faure, *op. cit.*, p. 46.

39. *Ibid.*, p. 291.

40. L'une des plus remarquables est celle qui figure sur le sarcophage d'Hildesheim, fabriqué entre 600 et 300 av. J.-C.

41. Hérodote, *Histoires*, Paris, Les Belles Lettres, 1936, texte établi et traduit par Ph. E. Legrand, vol. II, p. 86-88.

42. À noter que la technique de l'IRM ne peut être employée, car cette méthode d'exploration fait appel aux atomes d'hydrogène qui dans le corps humain sont essentiellement représentés par l'eau, absente des momies.

43. Cette durée indiquée par Hérodote est aujourd'hui contestée. Elle pourrait correspondre, en réalité, à la durée totale des opérations de momification. *Cf.* F. Dunand et R. Lichtenberg, *Les Momies. Un voyage dans l'éternité*, Paris, Découvertes Gallimard, 1998, p. 32.

44. Hérodote, *Histoires*, *op. cit.*, 87. Dans la traduction donnée par A. Barguet, Paris, Gallimard, « Bibliothèque de la Pléiade », 1964, il s'agirait d'une huile extraite du cèdre.

45. *Ibid.*

46. *Cf.* F. Dunand et R. Lichtenberg, *op. cit.*, p. 89. *Cf.* également, A. Tchapia, « Analyse physico-chimique d'onguents et de fards rituels trouvés dans une tombe égyptienne », in *L'Égypte. Parfums d'Histoire*, *op. cit.*, p. 153-161.

47. *Cf.* J.-C. Goyon, *op. cit.*, p. 44-46. La grande Douat est le séjour des morts.

48. *Ibid.*, p. 84.

49. *Ibid.*, p. 150.

50. Homère, *Odyssée*, IV, 229-232.

51. Hérodote, *Œuvres complètes*, Paris, Gallimard, « Bibliothèque de la Pléiade », 1964, II, p. 43. Ces maladies d'origine incertaine sont celles qui touchent les organes internes.

52. Les attributions exactes de ces maisons de vie demeurent aujourd'hui contestées. Certains auteurs pensent qu'elles comportaient de véritables départements médicaux et pharmaceutiques. Voir notamment, G. Boulu, *Le Médecin dans la civilisation de l'Égypte pharaonique*, thèse de doctorat en médecine, Amiens, 1990, p. 46 et F. Jonckheere, « Le préparateur de remèdes dans l'organisation de la pharmacie égyptienne », in *Aegyptologische Studien, Berlin, H. Grapow*, Akademie der wissenschafter zu Berlin, 29, p. 149-161.

53. *Cf.* G. Boulu, *op. cit.*, p. 55 et s. et B. Halioua, *La Médecine au temps des pharaons*, Paris, Liana Levi, 2002, p. 17-20.

54. Le *Papyrus de Kahoun*, découvert en 1889 par F. Petrie dans les ruines de la résidence pharaonique de Kahoun, est conservé à l'University College de Londres. Le *Papyrus Ebers*, acquis en 1872, par G. Ebers, est conservé à la bibliothèque de l'Université de Leipzig.

55. *Cf.* T. Bardinet, *Les Papyrus médicaux de l'Égypte pharaonique*, Paris, Fayard, 1995.

56. *Cf. Papyrus de Berlin*, 204 (verso, 3, 1-12).

57. *Cf. Papyrus Ebers*, 49 et G. Lefebvre, *Essai sur la médecine égyptienne à l'époque pharaonique*, Paris, PUF, 1956, p. 57.

58. *Cf. Papyrus Ebers*, 325.

59. *Papyrus Ebers*, 795.

60. *Cf.* P. Faure, *Parfums et aromates dans l'Antiquité*, Paris, Fayard, 1987, p. 45 et *Papyrus Ebers*, 852.

61. Plutarque, *De Iside et Osiride*, 80.

62. Sur le développement de l'aromachologie et l'action d'Annette Green au sein de la Fragrance Foundation, Voir *infra*, p. 354.

63. *Cf.* P. Josset, « Hygiène et beauté dans la vie privée en Égypte pharaonique », in *L'Égypte. Parfums d'Histoire*, *op. cit.*, p. 88-89.

64. J.-C. Goyon, « Hygiène et médecine », in *Parfums et cosmétiques dans l'Égypte ancienne*, *op. cit.*, p. 144.

65. *Cf.* J.-P. Mohen, « Le laboratoire à la découverte de l'Égypte ancienne », in *Parfums et cosmétiques dans l'Égypte ancienne*, Paris, 2000. *Cf.* également, P. Walter *et al.*, « Making make-up in Ancient Egypte », *Nature*, 397, 1999, p. 483-484.

66. *Cf.* J. Winand et M. Malaise, *op. cit.*, p. 25.

67. *Cf.* S. Schott, *Les Chants d'amour de l'Égypte ancienne*, Paris, 1956, p. 61.

68. *Papyrus Ebers*, 714, 715, 716.

69. Pline l'Ancien, *Histoire naturelle*, Livre XIII, 26.

70. *Cf.* G. Pillivuyt, *op. cit.*, p. 22 et 235.

71. *Cf.* H. Khattab, « Le lotus bleu », in *Parfums et cosmétiques dans l'Égypte ancienne*, *op. cit.*, p. 64.

72. *Cf.* J. Winand et M. Malaise, *op. cit.*, p. 27.

73. *Cf.* Pline l'Ancien, Livre XIII, 8.

74. Theophrastus, *Enquiry into Plants and Minor Works on Odours and Weather Signs*, avec une traduction anglaise de Sir Arthur Hort, Cambridge, Massachusetts, Harvard University Press, London, William Heinemann Ltd, 1968, vol. 2, 28, p. 353.

75. *Cf.* Pline l'Ancien, Livre XIII, 8.

76. Pline l'Ancien, Livre XII, 116.

77. Pline l'Ancien, Livre XIII, 12.

78. *Cf.* H. N. Barakat, « Arbres et fleurs de l'ancienne Égypte », in *Parfums et cosmétiques dans l'Égypte ancienne*, *op. cit.*, p. 62.

79. Djekare Isesi, roi de la Ve dynastie (2388-2356). *Cf.* G. Andreu, *op. cit.*, p. 66 et 75.

80. *Cf.* P. Vernus, *Chants d'amour de l'Égypte antique*, Paris, Imprimerie nationale Éditions, 1992. *Cf.* aussi, B. Mathieu, « La poésie amoureuse de l'Égypte ancienne. Recherche sur un genre littéraire au Nouvel Empire », Le Caire, Bibliothèque d'Études, IFAO, 1996.

81. *Cf.* S. Schott, *op. cit.*, p. 82.

82. C. Desroches Noblecourt, *La Femme au temps des pharaons*, Paris, Stock, 1986, p. 168.

83. *Cf. Papyrus Ebers*, 451 *bis*, 456, 466 et 472.

84. *Cf.* G. Andreu, *L'Égypte au temps des Pyramides*, Paris, Hachette, 1994, p. 127.

85. N. Cherpion, « Les cônes aromatiques », in *L'Égypte. Parfums d'Histoire*, *op. cit.*, p. 108. *Cf.* aussi N. Cherpion, « Le cône d'onguent, gage de survie », *Bulletin de L'Institut français d'archéologie orientale*, 1994, 94, p. 79-106.

86. *Cf.* G. Andreu, *Les Égyptiens au temps des Pharaons*, *op. cit.*, p. 93.

87. *Ibid.*, p. 94.

CHAPITRE II
Le Périple de la mer Érythrée

1. H. Stierlin, *Les Pharaons bâtisseurs*, Paris, Pierre Terrail, 1992, p. 185.

2. J. Leclant, *Les Pharaons. L'Égypte du Crépuscule*, Paris, Gallimard, 1980, p. 270.

3. C'est la datation retenue par la majorité des auteurs. *Cf.* notamment, W.H. Schoff, *The Periplus of the Erythrean Sea*, Londres, Longmans, Green and Co, 1912. L. Casson, *The Periplus Maris Erythraei*, Princeton, Princeton University Press, 1989. G. Fussman, « Le Périple et l'histoire politique de l'Inde », *Journal asiatique*, n° 1-2, 1991, vol. 279, p. 31-38.

D'autres considèrent qu'il a pu être écrit entre le premier et le début du IIIe siècle. *Cf.* L. Boulnois, *La Route de la soie*, Genève, Olizane, 2001.

4. Selon Lionel Casson qui a traduit ce texte, la cassia ne pousse ni en Somalie, en Éthiopie ou comme le pensaient Hérodote et Théophraste, en Arabie mais dans le sud-est de l'Asie et le sud de la Chine. L'ignorance des Occidentaux concernant son origine proviendrait, selon lui, de la volonté de ceux qui allaient chercher la cassia d'en maintenir secrète la provenance afin de continuer à monopoliser son commerce. *Cf. The Periplus Maris Erythraei*, traduit et commenté par L. Casson, Princeton University Press, 1989, p. 123.

5. Pour « duaka », on hésite entre une variété de cinnamome et la gomme-résine de *Commiphora playfairii*, un arbre commun dans la région de Berbera. Le « Kankamon » pourrait être une gomme-résine semblable à la myrrhe ou le copal de l'Inde (*Valeria Indica*) ou encore *Commiphora Erythraea*. Le « makeir » serait la résine odorante d'*Ailanthus Malabarica* ou *Holarrhena antidysenterica* Wall. *Cf.* L. Casson, *op. cit.*, p. 124-125.

6. *Périplus Maris Erythraei*, *op. cit.*, p. 59, 15.

7. Pline l'Ancien, Livre VI, 101.

8. *Periplus Maris Erythraei*, *op. cit.*, p. 75, 39.

9. Pline l'Ancien, Livre XII, 41.

10. *Cf.* Pline l'Ancien, Livre XII, 35-36. Voir aussi P. Faure, *op. cit.*, p. 72.

11. Pline l'Ancien, Livre XII, 43.

12. Selon L. Casson, il pourrait s'agir d'*Hydrophis spiralis* ou *d'Hydrophis cyanocinctus*. *Cf.* L. Casson, *op. cit.*, p. 188.

13. *Cf.* L. Boulnois, *op. cit.*, p. 118.

14. *Cf.* Dioscoride d'Anazarba, *De materia medica*, lib. I, 12, éd. Max Wellmann, Berlin, Weidmann, 1907.

15. *Cf.* Strabon, *Géographie*, II, 5, 12 et XVII, 1, 13.

16. Hérodote, *op. cit.*, Livre III, 107.

17. *Cf.* Hérodote, *op. cit.*, Livre III, 112. *Cf.* Pline, Livre XII, 73.

18. Hérodote, *op. cit.*, Livre III, 113.

19. Agatharchide de Cnide, *Geographi Graeci Minores*, éd. C. Muller, paragraphe 95, traduit par J. Pirenne, *Le Royaume sud-arabe de Qataban*, Louvain, 1961, p. 82.

20. Pline, Livre XII, 81.

21. *Ibid.*

22. *Cf.* Pline, Livre XII, 52-61.

23. *Periplus Maris Erythraei*, *op. cit.*, 29.

24. *Cf.* W. Müller, « Weihrauch », *Paulys Real-Encyclopädie des classischen Altertumwissenschaft*, 1978, suppl. 15, 717.

25. *Cf.* M.-C. Simeone-Senelle, « Suqutra, parfums, sucs et résines », *Saba*, 1994, n° 2, p. 11.

26. La variété d'aloès arabe est *aloe vera*, celle de Socotra *aloe perryi* Baker.

27. En réalité le sang-dragon de Socotra est issu de *dracaena cinnabari*. L'expression « cinabre indien » utilisée par le *Périple* vient d'une confusion avec une variété assez semblable qu'on trouve en Inde mais qui est la résine de *calamus draco*.

28. *Cf.* L. Boulnois, *op. cit.*, p. 120. *Cf.* également, A. Le Guérer, *Les Pouvoirs de l'odeur, op. cit.*, p. 130. Paul Faure conteste l'identification de l'*onycha* au *shehêlet* du « Parfum perpétuel ». Pour lui, il ne s'agit pas de « l'ongle » d'un coquillage, mais de la gomme du baumier qui forme des « onglets » de couleur blanche. *Cf.* P. Faure, *op. cit.*, p. 86-87.

29. *Cf.* J.-F. Breton, *L'Arabie heureuse au temps de la reine de Saba*, Paris, Hachette Littératures, 1998, p. 86.

30. Pline, Livre IX, 4, 6.

31. Pline, Livre XII, 65.

32. *Cf.* Pline, Livre XII, 93.

33. *Cf.* A. Le Guérer, *Sur les routes de l'encens*, Paris, Le Garde Temps, 2001, p. 28-37.

34. *Cf.* C. Augé et J.-M. Dentzer, *Pétra, la cité des caravanes*, Paris, Gallimard, 1999, p. 63.

35. Pline l'Ancien, Livre XII, 102.

36. Pline l'Ancien, Livre XII, 59.

37. *Cf.* Plutarque, *Vie d'Alexandre*, 25, 6-8. *Cf.* Pline l'Ancien, Livre XII, 62.

38. *Cf.* H. Cuvigny, « L'Arabie heureuse des classiques », in *Yémen*, Paris, Institut du monde arabe, Flammarion, 1997, p. 68.

39. *Cf.* Strabon, *Géographie*, XIV, 4, p. 22-24.

40. C.J. Robin, « Les royaumes combattants », in *Yémen*, *op. cit.*, p. 180.

41. *Cf.* J.-F. Breton, *op. cit.*, p. 90.

CHAPITRE III
L'âge d'or de la parfumerie antique

1. Pline l'Ancien, *Histoire naturelle*, Livre XII, 84, Paris, 1956, Les Belles Lettres, texte établi, traduit et commenté par A. Ernout.

2. *Cf.* J.-F. Breton, *op. cit.*, p. 91. *Cf.* aussi P. Faure, *op. cit*, p. 232.

3. Pline l'Ancien, Livre XIII, 3.

4. Plaute, *Mostalleria*, I, III, 273. Cicéron, *De Oratore*, 399, 2 et *Deuxième Catilinaire*, 5.

5. Dioscoride est l'auteur d'un traité intitulé *La Matière médicale*, contenant d'importants développements sur les vertus des plantes aromatiques. Pline, quant à lui, traite des arbres à parfums et des plantes aromatiques aux livres XII, XIII et XV de son *Histoire naturelle*, des fleurs et des couronnes, au livre XXI, et des remèdes tirés des plantes au livre XXIV. Tous deux ont peut-être emprunté à un ouvrage de médecine, aujourd'hui perdu, rédigé au début de l'Empire, par Sextius Niger. Leurs informations sont corroborées par des ouvrages postérieurs comme le *De re rustica*, traité d'agriculture en douze livres rédigé par l'agronome Columelle, à l'époque de Néron, les ouvrages de Galien, médecin de l'empereur Marc Aurèle, au IIe siècle ou l'encyclopédie en trente livres du grammairien grec Athénée (IIe-IIIe siècle).

6. Pline l'Ancien, Livre XIII, 7.

7. Pline l'Ancien, Livre XIII, 16.

8. Pline l'Ancien, Livre XIII, 19.

9. P. Faure, *op. cit.*, p. 175.

10. *Cf.* Sapho, *Fragments*, édités par D. Page, Oxford, 1955.

11. *Cf.* J.-P. Brun, « La production des parfums dans l'Antiquité gréco-romaine », in *L'Égypte. Parfums d'Histoire*, *op. cit.*, p. 64.

12. Horace, *Épitres*, II, 1, 156-157.

13. Il y aura à Rome un *collegium aromatariorum* et un *collegium thurariorum et unguentariorum*. *Cf.* P. Faure, *op. cit.*, p. 231, note 144.

14. Martial, *Épigrammes*, III, 55.

15. J.-P. Brun, *op. cit.*, p. 63.

16. Cicéron, *De Officiis*, 150.

17. *Cf.* J.-P. Brun, *op. cit.*, p. 63.

18. Pline l'Ancien, Livre XIII, 130.

19. *Cf.* J.-P. Brun, *op. cit.*, p. 66.

20. Pline l'Ancien, Livre XXI, 43. Paul Faure propose toutefois pour la *saliunca* une autre identification : elle pourrait correspondre à la lavande. *Cf.* P. Faure, *op. cit.*, p. 242.

21. Pline l'Ancien, Livre XIII, 4.

22. *Cf.* Pline l'Ancien, Livre XIII, 6.

23. *Cf.* M. Détienne, *Les Jardins d'Adonis*, Paris, Gallimard, 1972, p. 164-165. *Cf.* aussi A. Le Guérer, *op. cit.*, p. 30-33.

24. *Cf.* Pline l'Ancien, Livre XIII, 6 et Athénée, *Le Banquet des sophistes*, XIII, 611.

25. P. Faure, *op. cit.*, p. 244. *Cf.* également Pline, Livre XII, 108.

26. Selon Pline, « Mégalium » signifierait « le Magnifique ». Mais pour plusieurs auteurs grecs, ce nom viendrait de Mégallos, un parfumeur de Sicile.

27. Pline l'Ancien, Livre XII, 113.

28. Charas, *Pharmacopée royale*, Paris, Laurent d'Houry Libraire, 1691, p. 213.

29. Flavius Josèphe, *Guerre des Juifs*, Livre I, 18, 5, traduit du grec par P. Savinel, Paris, Éditions de Minuit, 1977. L'identification du baumier comme *Commiphora Gileadensis L.* est le plus souvent retenue. Mais on a également proposé le *Balanites aegyptiaca L.* ou « dattier du désert ». Sur ces questions, voir E. Dodinet, *Histoire des aromates à usage thérapeutique et cosmétologique de l'Ancien Testament*, mémoire présenté à l'École des Plantes, 2001, p. 123-131.

30. Pline l'Ancien, Livre XII, 112.

31. *Cf.* Flavius Josèphe, *Antiquités judaïques*, Livre XIV, 55, traduit par A. d'Andilly, Amsterdam, chez Henri Schelte, 1703. Pline, Livre XII, 115.

32. Pline l'Ancien, Livre XIII, 15.

33. Pline l'Ancien, Livre XIII, 17.

34. Ces identifications ont été proposées par P. Faure. *Cf.* P. Faure, « La splendeur romaine », in *Histoire en parfums*, Paris, Le Garde Temps, 1999, p. 16.

35. Pline l'Ancien, Livre XIII, 21.

36. *Cf.* Martial, *op. cit.*, XI, 27, 9.

37. Ovide, « De la manière de soigner le visage féminin », in *Les Amours*, Paris, Garnier, 1957, p. 349-353.

38. P. Faure, *op. cit.*, p. 260.

39. Ovide, *L'Art d'aimer*, traduit du latin et présenté par Danièle Robert, Paris, Orphée/La Différence, 1991, p. 86.

40. Juvénal, cité par E. Rimmel, *Le Livre des parfums*, Paris, E. Dentu, 1870. Pétrone, *Le Satyricon*, 23.

41. *Cf.* Martial, *op. cit.*, VI, 93.

42. *Cf.* Pline l'Ancien, Livre XII, 43.

43. Pline l'Ancien, Livre XII, 123.

44. P. Faure, *op. cit.*, p. 265. *Cf.* aussi, P. Faure, « Alexandre ou la révolution parfumée », *Historama*, septembre 1987.

45. L. Boulnois, *op. cit.*, p. 262-263. Le mot *muscus* en latin ou *moschos* en grec apparaît dans ces écrits, mais pour désigner autre chose, une sorte de lichen d'arbre et aussi une substance marine.

46. *Cf.* Lucrèce, *De la nature*, VI, 740-839. Virgile, *Géorgiques*, I, 58-59. Plutarque, *Propos de table*, VII et VIII.

47. Sextus Placitus, *De Medicamentis ex animalibus Liber*, in *Medicini Antiqua*, traduction M. Dulong, Paris, Club du Livre, 1978. Placé sous un nom vraisemblablement fictif, ce livre rédigé au IVe siècle emprunte beaucoup à des œuvres datant du Ier siècle avant et du Ier siècle ap. J.-C. Des prescriptions analogues se retrouvent chez Galien. *Cf.* Sextus Placitus, « Du bouc », XL, 128 v, p. 127. « Du lièvre », IX, 123, p. 120.

48. Sextus Placitus, *op. cit.*, « De l'épervier », I, 130 v, p. 129.

49. *Cf.* P. Faure, « La splendeur romaine », in *Histoire en parfums*, Paris, Le Garde Temps, 1999, p. 19.

50. *Cf.* Suétone, *Néron*, XXXI.

51. *Cf.* Pétrone, *Satyricon*, 30.

52. *Cf.* Horace, *Épîtres*, II, 79 et Properce, *Élégies*, IV, 1, 16.

53. Caelius Apicius, *L'Art culinaire*, Paris, Les Belles-Lettres, 1974. *Cf.* aussi P. Faure, *op. cit.*, p. 225.

54. *Cf.* Pline l'Ancien, Livre XIII, 25 et Livre XIV, 128.

55. Pline l'Ancien, Livre XXI, 11.

56. Pline, Livre XXI, 12, 130, 138. *Cf.* également Théophraste, *Traité des odeurs*, VI, 6 et IX, 19. Plutarque, *Propos de table*, III, 645 d, 648 a et V, 675-677 b.

57. Cité par E. Rimmel, *Le Livre des Parfums*, Paris, E. Dentu, 1870, réédition 1990, Les éditions 1900, p. 108.

58. *Ibid.*, p. 109.

59. *Cf.* Martial, *op. cit.*, II, 12.

60. Pline l'Ancien, Livre XIII, 25.

61. Les censeurs romains avaient au nombre des charges de leur magistrature celles de recenser les citoyens mais aussi de contrôler leurs mœurs.

62. *Histoire Auguste, Antoninus Héliogabalus (attribué à Aelius Lampridius)*, édition-traduction D. Magie, Loeb Classical Library, Londres-Cambridge, Massachusetts, 1980, II, p. 104.

63. *Cf.* J.-P. Brun, *op. cit.*, p. 63.

64. Pline l'Ancien, Livre XIII, 23.

65. Pline l'Ancien, Livre XII, 94.

66. R. Turcan, *Héliogabale et le sacre du soleil*, Paris, Albin Michel, 1985, p. 124.

67. Hérodien, *Histoire impériale depuis la mort de Marc Aurèle*, Livre V, édition-traduction C.R. Whittaker, Loeb Classical Library, Londres-Cambridge, Massachusetts, 1970, II, p. 3-75.

68. Pline l'Ancien, Livre XII, 82.

69. *Cf.* Tacite, *Annales*, XVI, 6. *Cf.* aussi Pline, Livre XII, 83.

70. *Cf.* G. Pillivuyt, *op. cit.*, p. 74.

71. Pline l'Ancien, Livre XXIII, LXXX, 1-5.

72. *Cf.* Sextus Placitus, *op. cit.*, « de la poule » X, 131, p. 130 ; « du cerf » VIII, 122 v, p. 119.

73. Sextus Placitus, *op. cit.*, « du loir » III, 130, p. 128 ; « de l'ours », I, 124 v, p. 122 ; « du corbeau », I, 131, p. 129 ; « du cerf », XVI, 122 v, p. 119.

74. Sextus Placitus, *op. cit.*, « du bouc », XXIII, 128 v, p. 126 ; « de la colombe », II, 132, p. 131 ; « du chien », XXII, 126, p. 124.

75. P. Faure, *op. cit.*, p. 126. *Cf.* également A. Le Guérer, « Le sang et l'encens, recherche sur l'origine des pouvoirs du parfum », in *Les Pouvoirs de l'odeur*, *op. cit.*, p. 121-150.

76. Pline l'Ancien, Livre XXI, 122.

77. Pline l'Ancien, Livre XXVIII, 2.

78. *Cf.* Clément d'Alexandrie, *Le Pédagogue*, § 68, 3, Paris, Éditions du Cerf, 1965. Cité par P. Faure, *op. cit.*, p. 269.

79. Tertullien, *La Toilette des femmes*, traduction M. Turcan, Paris, Éditions du Cerf, 1971, p. 101.

80. Platon, *La République*, in *Œuvres complètes*, traduction G. Robin et M.-J. Moreau, Paris, Gallimard, 1950, p. 1193.

81. Diogène le Cynique, cité par Diogène Laërce in *Vies, doctrines et sentences des philosophes illustres*, VI, 2.

82. Aristote, *Éthique à Nicomaque*, traduction J. Tricot, Paris, Vrin, 1979, p. 162.

83. *Cf.* Hieronymus, *De virginitate opuscula sanctorum doctorum, Ambrosii, Hieronymi et Augustini*, 1562, p. 61-62 et saint Jérôme, *Lettres choisies*, 1888, p. 459.

84. L. Boulnois, *op. cit.*, p. 263.

CHAPITRE IV
Odeurs médiévales

1. *Cf.* Sidoine Apollinaire (Vᵉ siècle ap. J.-C.), *Lettres*.

2. Thomas d'Aquin, *Somme théologique. L'Eucharistie*, traduction A.-M. Roguet, Paris, Tournai, Rome, 1967, p. 260-261.

3. Jacques de Voragine, *Quadragesimale aureum*, 1874, I, p. 415-416. *Cf.* aussi J.-P. Albert, *Odeurs de sainteté*, Paris, 1996, Éditions de l'École des hautes études en sciences sociales, p. 174.

4. *Bestiaire Ashmole* (Bodleian Library d'Oxford), traduction M.-F. Dupuy et S. Louis, Paris, Club du Livre, 1984, p. 84. *Cf.* également, A. Le Guérer, *Les Pouvoirs de l'odeur*, *op. cit.*, p. 30-33.

5. M. Aubrun, « Caractères et portée religieuse des *Visiones* en Occident du VIᵉ au XIᵉ siècle », *Cahiers de civilisation médiévale*, Poitiers, 1980, p. 117.

6. Jacques de Voragine, *La Légende dorée*, traduction de J.-B. Roze, Paris, Garnier-Flammarion, 1967, vol. II, p. 294, vol. I, p. 286 et 322.

7. *Les Mille et Une Nuits. Les Passions voyageuses*, texte établi sur les manuscrits originaux par René R. Khawam, Paris, Phébus, 1986, vol. 3, p. 67.

8. *Les Mille et Une Nuits. Dames insignes et serviteurs galants*, *op. cit.*, vol. 1, p. 185.

9. *Cf.* M.-C. Simeone-Senelle, « Suqutra. Parfums, sucs et résines », *Saba. Aromates et senteurs du Yemen*, juin 1994, n° 2, p. 14-15.

10. Marco Polo, *Le Devisement du monde. Le livre des merveilles*, Paris, 1998, La Découverte-Poche, texte intégral établi par A.-C. Moule et Paul Pelliot. Version française de Louis Hambis. Introduction et notes de Stéphane Yerasimos, vol. II, p. 358.

11. Marco Polo, *op. cit.*, vol. II, p. 462.

12. *Ibid.*, p. 409 et 412.

13. *Ibid.*, vol. I, p. 176.

14. *Ibid.*, p. 177.

15. En réalité la région montagneuse du Setchouan.

16. Marco Polo, *op. cit.*, vol. II, p. 293.

17. *Ibid.*, vol. I, p. 177.

18. *Ibid.*, vol. II, p. 477.

19. *Medicina Antiqua*, Paris, Club du Livre, 1978, traduction française par Marthe Dulong du Codex vindobonensis 93, conservé à Vienne à la Bibliothèque nationale d'Autriche.

20. *Tacuinum Sanitatis*, Paris, Club du Livre, 1987, traduction française de Geneviève Lebaut du Codex vindobonensis séries nova 2644, conservé à la Bibliothèque nationale d'Autriche. On connaît dix-sept manuscrits de la traduction latine, réalisés entre

la fin du XIIIe et le XVe siècle. L'exemplaire conservé à la bibliothèque Saint-Marc de Venise commence par une mention explicite : « *Incipit liber Tacuini, translatus de arabico in latinum in curia illustrissimi regis Manfredi, scientie amatoris.* »

21. *Tacuinum Sanitatis*, *op. cit.*, p. 82, 83, 130, 139, 140.

22. *Cf.* G. Pillivuyt, *op. cit.*, p. 109.

23. *Cf.* J. Verdon, « L'ambivalence médiévale », in *Histoire en parfums*, *op. cit.*, p. 31.

24. Archives de la Côte d'Or, B1471.

25. *Cf.* B. Prost, *Inventaires mobiliers et Extraits des Comptes des Ducs de Bourgogne*, Paris, 1903, tome I, n° 1218, 1388, 2296.

26. « Les Jardins du château de Rouvres », in *Mémoires de la Société Éduenne*, tome XXII.

27. E. Boileau, *Les Métiers et Corporations de la ville de Paris, XIIIe siècle*, publié par R. de Lespinasse, Paris, 1879, Imprimerie nationale.

28. *Cf.* A. Baudot, *La Pharmacie en Bourgogne avant 1803*, Paris, Librairie A. Maloine, 1905, p. 68-69.

29. Archives de la Côte d'Or, B, 317, fol. XXXIV. L'électuaire est une préparation médicamenteuse odorante de consistance molle.

30. *Cf.* par exemple, *Contrat entre Jacquemin, fils de Perrenot Le Grant, et Oudot, épicier*, 23 avril 1383, Archives de la Côte d'Or, B, 11 282, fol. 39, Ve.

31. *Cf.* C. Galien, *Ad Pisonem de theriaca*.

32. Archives de la Côte d'Or, B 11313 fol. 77. *Cf.* également A. Baudot, *op. cit.*, p. 81.

33. Olivier de La Haye, *Poème de la Grande Peste de 1348*, publié d'après le manuscrit de la bibliothèque du palais Saint-Pierre par G. Guigne, Lyon, 1888, p. 146.

34. « *Consultation sur l'épidémie* faite par le collège de la Faculté de Médecine de Paris », in H. E. Rébouis, *Étude historique et critique de la peste*, Paris, 1888, p. 137-139.

35. *Cf.* A. Le Guérer, « L'Odeur de la Peste », in *Les Pouvoirs de l'odeur*, *op. cit.*, p. 49-118.

36. Cité par L.A.J. Michon, *Documents inédits sur la grande peste de 1348*, Paris, 1860, p. 93.

37. *Cf.* A. Le Guérer, *Les Pouvoirs de l'odeur*, *op. cit.*, p. 82.

38. *Cf.* Aristote, *Meteoroligica*, II, 3, 31.

39. Des instruments très primitifs, pouvant servir à la distillation et datant de plusieurs millénaires av. J.-C. ont été découverts, notamment en Inde et en Mésopotamie. Dans la haute vallée du Tigre, on a trouvé à Tepe Gawra des pots à double rebord de la fin du IVe millénaire av. J.-C., dont le couvercle en forme de dôme pouvait condenser les vapeurs des végétaux placés au fond du pot et les faire ruisseler dans la gorge du double rebord ! *Cf.* M. Levey, « Evidences of ancient distillation, sublimation and extraction in Mesopotamia », in *Centaurus, International Magazine of the History of Science and Medecine*, Copenhague, t. IV (1955), p. 23-33, cité par P. Faure, *op. cit.*, p. 310, note 44.

40. *Cf.* Dioscoride, *De Materia Medica*, *op. cit.*, V, 85, 110. Le texte de Démosthène l'Oculiste est reproduit par Aetios d'Amida, médecin à la cour de Constantinople au Ve siècle, *Biblia Iatrica*, VII, 50.

41. *Cf.* R. Halleux, *Les Textes alchimiques*, Brepols, Turnhout-Belgium, 1979, p. 60-64 et *Les Alchimistes grecs*, Paris, Les Belles Lettres, 1980. *Cf.* également, Pline, *op. cit.*, notices bibliographiques des livres XII, XIII et XV.

42. P. Faure, *op. cit.*, p. 204.

43. *Cf.* G. Pillivuyt, *op. cit.*, p. 100.

44. *Cf.* R. J. Forbès, *Short History of the Art of Distillation*, Leyde, éd. E.J. Brill, 1948, deuxième édition 1970 et *Studies in Ancient Technology*, vol. III, Leyde, éd. E. J. Brill, 1955.

45. *Cf.* R. J. Forbès, *Studies in Ancient Technology*, *op. cit.*, vol. III.

46. *Cf.* J. Dujardin, *Recherches rétrospectives sur l'art de la distillation*, Paris, édité chez l'auteur, 1900.

47. G. Pillivuyt, *op. cit.*, p. 116.

CHAPITRE V
L'« eau d'Ange » de l'abbaye de Thélème

1. C. Diehl, *La République de Venise*, Paris, Flammarion, 1967, p. 219.

2. Voir p. 327.

3. M. Brandon-Albini, *La Culture italienne*, Paris, Éditions André Bonne, 1950, p. 81.

4. C. Colomb, *La découverte de l'Amérique — I. Journal de bord (1492-1493)*, Paris, La Découverte, 1992, p. 68.

5. C. Colomb, *op. cit.*, p. 97.

6. Bartolomé de Las Casas, *Historia de las Indias* (écrite entre 1523 et 1560), Mexico, édition Agustin Millares Carlo, 1951, chapitre 46.

7. Originaire de la région indo-malaise et d'Indonésie, en particulier de Thaïlande et de Sumatra, l'arbre à benjoin répand, quand on l'incise, une gomme résinée, à odeur sucrée, chaude et balsamique avec une note vanillée. Les parfumeurs arabes en distinguent traditionnellement trois sortes, selon la couleur des larmes enchâssées dans la masse résineuse : benjoin blanc, benjoin jaune et benjoin « rouge », une variété à larmes roses considérée comme la meilleure.

8. *Cf.* André Le Fournier, *La Décoration d'humaine nature et ornement des dames*, Lyon, chez Gilles et Jacques Huguetan Frères, 1541, p. 37-40.

9. *Ibid.*, p. 23.

10. *Ibid.*, p. 41.

11. *Cf.* G. Pillivuyt, *op. cit.*, p. 128.

12. F. Rabelais, *Gargantua*, Dijon, édition du Manoir, 1937, p. 149.

13. Alexis Piémontois, dit Girolamo Ruscelli, *Les Secrets du Seigneur*, Paris, H. de Marnef, 1573.

14. André Le Fournier, *La Décoration d'humaine nature et ornement des dames*, *op. cit.*

Nostradamus, *Excellent et moult utile opuscule à tous nécessaire qui désirent avoir connaissance de plusieurs exquises receptes, divisée en deux parties*, Lyon, A. Volant, 1555.

Benoist Rigaud et Jean Saugrain, *La Pratique de faire toutes confitures, condiments, distillations d'eaux odoriférantes et plusieurs autres recettes très utiles*, Lyon, 1558.

Alexis Piémontois dit Girolamo Ruscelli, *Les Secrets du Seigneur*, Paris, H. de Marnef, 1573.

Jean Liébault, *Trois Livres de l'embellissement et ornement du corps humain*, Paris, J. du Puys, 1582.

15. Benoist Rigaud et Jean Saugrain, *op. cit.*, p. 79.

16. A. Le Fournier, *op. cit.*, p. 35.

17. *Ibid.*, p. 4-6.

18. *Ibid.*, p. 8.

19. Nom vulgaire de plusieurs plantes utilisées contre la morsure des serpents, notamment la serpentaire rouge et la serpentaire de Virginie ou aristoloche serpentaire.

20. A. Le Fournier, *op. cit.*, p. 23.

21. *Ibid.*, p. 25.

22. H. C. Agrippa, *La Philosophie occulte* (1531), La Haye, 1727, vol. I, p. 115.

23. Nostradamus, *op. cit.* (s.p.).

24. J. Evans, *A History of Jewellery, 1100-1270*, New York, Dover Publications, 1970, p. 118, cité par Annette Green et Linda Dyett in *Quand le Parfum se fait bijou*, Paris, Flammarion, 1998, p. 52.

25. Benoist Rigaud et Jean Saugrain, *op. cit.*, p. 93.

26. *Ibid.*, p. 112.

27. Pierre Taisan de L'Estoile, *Mémoires-Journaux* (1574-1610).

28. Il existait au sein de la corporation deux autres corps de patenôstriers moins huppés : les patenôstriers boutonniers d'émail et les patenôstriers en bois et corne.

29. F. Rabelais, *op. cit.*, p. 149.

30. *Cf.* G. Pillivuyt, *op. cit.*, p. 133 ; Conrad Gesner est l'auteur du *Trésor des remèdes secrets*, Lyon, 1557.

31. A. Le Fournier, *op. cit.*, p. 39.

32. *Cf.* Brunswig, *De Arte distillandi*, 1512. Cité par G. Pillivuyt, *op. cit.*, p. 133.

33. Benoist Rigaud et Jean Sauvegrain, *op. cit.*, p. 84.

34. A. Le Fournier, *op. cit.*, p. 39.

35. A. Baudot, *op. cit.*, p. 130.

36. Archives de Dijon, G, 6 ; B, 210 fol. 164 ; G 6, Extrait des registres du Parlement.

37. *Statuts, Privilèges et Ordonnances de la Compagnie des Maistres et Gardes de la marchandise de ganterie et parfumerie*, Paris, 1582.

38. A. Baudot, *op. cit.*, p. 153.

39. *Les Malheurs des Temps. Histoire des fléaux et des calamités en France*, sous la direction de J. Delumeau et Y. Lequin, Paris, Larousse, 1987, p. 260.

40. *Cf.* A. Le Guérer, *op. cit.*, p. 56-58.

41. J. Fracastor, *Les Trois Livres sur la contagion, les maladies contagieuses et leurs remèdes*, traduction et notes par L. Meunier, Paris, 1893, p. 94.

42. *Ibid.*, p. 31-32.

43. A. Paré, *Le Vingt-Quatrième Livre traitant de la peste*, in *Œuvres complètes*, revues et collationnées par J.-F. Malgaigne, Paris, J. B. Baillière, p. 351.

44. *Cf. Ordonnance du Gouverneur de la Province de Bourgogne Louis de la Trémouille du 2 août 1524*, Archives de Dijon, B 167, fol. 157. *Arrêt du Parlement de Bourgogne du 18 novembre 1544*, Archives de Dijon, B 182 fol. 168.

45. B. Rigaud et J. Saugrain, *op. cit.*, p. 96-97.

46. *Ibid.*, p. 98 ; A. Le Fournier, *op. cit.*, p. 34.

47. B. Rigaud et J. Saugrain, *op. cit.*, p. 129-130.

48. Cette plante vivace à fleurs jaunes possède une racine charnue à saveur amère et odeur aromatique appelée dans les officines *inula campana*.

49. Archives de Dijon, L 488 fol. 172-3.

50. Philippus Aureolus Theophrastus Bombastus von Hohenheim dit Paracelse (1493-1541).

51. Claude Dariot (1533-1594), *De praeparatione medicamentorum*, Lyon, 1582 ; *La Grande Chirurgie de Paracelse (1536)*, traduite en français de la version latine de Joasquin d'Alhem, Lyon, 1593 ; *Trois Discours de la préparation des médicaments contenant les raisons pourquoi et comment ils doivent être*, Lyon, 1603.

52. C. Dariot, *Premier Discours sur la préparation des médicaments*, *op. cit.*, p. 15.

53. C. Dariot, *Deuxième Discours sur la préparation des médicaments*, *op. cit.*, planche IV.

54. *Cf.* Jean de Renou, *Œuvres pharmaceutiques*, Lyon, A. Chard, 1626.

55. *Cf.* A. Le Guérer, *op. cit.*, p. 102-109.

56. *Cf.* H. Pringle, *Le Congrès des Momies*, traduit de l'anglais par J.-P. Quijano, Paris, J.-C. Lattès, 2004, p. 214.

57. Cité par H. Pringle, *op. cit.*, p. 209.

58. J. Cardan, *De la subtilité et subtiles inventions, ensemble les causes occultes et les raisons d'icelles*, traduit du latin en français par Richard Le Blanc, Paris, 1556 (1re éd. 1550), p. 359.

59. A. Paré, *Discours à savoir de la mumie, des venins, de la licorne et de la peste*, Paris, 1582, in *Œuvres complètes*, présentées par J.-F. Malgaigne, Paris, 1841, p. 482.

60. P.A.T.B. Paracelse, *La Grande Chirurgie, op. cit.*, p. 147 et s.

61. P. Belon, *Les observations de plusieurs singularités et choses mémorables trouvées en Grèce, Asie, Judée, Égypte, Arabie et autres pays estranges, rédigées en trois livres*, Paris, 1553, p. 118.

62. F. R. Rabelais, *Gargantua, op. cit.*, p. 149.

63. *Ibid.*, p. 74.

64. D. Érasme, *Les Hôtelleries*, cité par le docteur Augustin Cabanès in *Mœurs intimes du passé*, Paris, A. Michel, 1908.

65. Archives de Dijon, B 203, fol. 58.

CHAPITRE VI
Les grandes eaux de Versailles

1. *Cf. Statuts de la communauté des marchands gantiers-poudriers-parfumeurs de la ville, fauxbourgs et banlieue de Paris. Auxquels on a joint un recueil d'ordonnances, édits, lettres patentes, déclarations du roi, arrêts du conseil et du parlement, sentences de police, servant de règlement pour les arts et métiers, notamment ceux intervenus au profit de la dite communauté contre les autres communautés*, Paris, 1772, p. 5.

2. *Ibid.*, p. 12.

3. *Ibid.*, article 12.

4. *Ibid.*, article 19.

5. S. Barbe, *Le Parfumeur François, qui enseigne toutes les manières de tirer les odeurs des fleurs et de faire toutes sortes de compositions de parfums avec le secret de purger le tabac en poudre et le parfumer de toutes sortes d'odeurs. Pour le divertissement de la noblesse, l'utilité des personnes religieuses et nécessaire aux baigneurs et aux perruquiers*, Paris, 1693.

6. S. Barbe, *Le Parfumeur Royal ou l'art de parfumer avec les fleurs et composer toutes sortes de parfums, tant pour l'odeur que pour le goût*, à Paris, au Palais chez Simon Auguste Brunot, 1699.

7. N. de Blégny, *Le Livre commode des adresses de Paris et le trésor des almanachs pour l'année 1692*, Paris, 1878, t. II, p. 31 notes 1 et 2.

8. Abbé Jaubert, *Dictionnaire des arts et métiers*, t. II, p. 314.

9. « Le gant de Jean Godard, parisien », in E. Fournier, *Variétés historiques*, tome V, p. 181.

10. S. Barbe, *Le Parfumeur Royal, op. cit.*, p. 7.

11. *Ibid.*, p. 30.

12. Musée Carnavalet, 1697.

13. *Cf.* S. Barbe, *Le Parfumeur Royal, op. cit.*, p. 18, 116, 221.

14. « Ce qui frappe lorsqu'on a la chance de pénétrer un champ de jasmin au lever du soleil, note Brigitte Bourny-Romagné, c'est l'odeur qui règne, aussi profonde et fine que la lumière. C'est un choc olfactif, une impression indéfinissable qui s'infiltre dans votre chair et provoque un trouble profond [...] et cette sensation délicieuse d'avoir été invité à un festin de la terre. » *Cf.* B. Bourny-Romagné, *Secrets de plantes à parfum*, Toulouse, Milan, 2003, p. 40.

15. *Cf.* G. Vindry, *3 000 ans de parfumerie. Grasse 1980*, catalogue de l'exposition 21 juillet - 22 octobre 1980, p. 157.

16. J. Fargeon, Maistre Apoticaire Iuré et Parfumeur de S.A.R. Mademoiselle, *Catalogue des marchandises rares, curieuses et particulières qui se font et débitent à Montpellier concernant la santé, les parfums et les embellissements*, Avignon, chez Michel Chastel, 1668.

17. *Cf.* B. Rivet, *La Parfumerie des Marchands Parfumeurs de Montpellier aux* XVIe *et* XVIIe *siècles*, faculté des lettres de Montpellier, mémoire d'études supérieures, 1983.

18. *Cf.* O. Pace, *Origines et débuts de la parfumerie de Grasse*, faculté des lettres d'Aix, mémoire d'études supérieures, 1997.

19. G. Mazuyer, *Les Établissements Chiris dans le monde*, édité par Chiris en 1931 et cité par E. Perrin avec la collaboration d'O. Buttner, *op. cit.*, p. 15.

20. *Cf.* P. Rasse, *La Cité aromatique*, Nice, Éditions Serre, 1987, p. 17.

21. A. Young, *Voyages en France*, Paris, Buisson, 1793.

22. *Cf.* P. Haudrère et G. Le Bouëdec, *Les Compagnies des Indes*, Rennes, éditions Ouest-France, 1999. *Cf.* également, M. Morineau, *Les Grandes Compagnies des Indes orientales*, Paris, PUF, 1999. *Cf.* aussi A. Le Guérer, *Sur les routes de l'encens*, *op. cit.*, p. 75-86.

23. Deux espèces de galanga sont utilisées en médecine : le petit galanga ou galanga de Chine (*alpinia officinarum*) et le grand galanga, originaire de Java (*alpinia galanga*).

24. *Cf.* P. Haudrère et G. Le Bouëdec, *op. cit.*, p. 78.

25. *Ibid.*, p. 90.

26. *Cf.* R. Picard, J.-P. Kerneis, Y. Bruneau, *La Compagnie des Indes*, Paris, Arthaud, 1956, p. 131.

27. Saint-Simon, *Mémoires*, tome XXVIII, Paris, 1916, Hachette, p. 350, note 6.

28. Princesse Palatine, *Lettres*, *op. cit.*, p. 490.

29. Extraits de la correspondance de la duchesse d'Orléans, in *Mémoires sur la cour de Louis XIV et de la Régence*, Paris, 1823, p. 65.

30. D. Jouysse, *Bref discours de la préservation et de la cure de la peste*, Amiens, 1668, p. 3.

31. Anonyme, *La Civilité nouvelle contenant la vraie et parfaite instruction de la jeunesse*, Bâle, 1671, p. 69.

32. A. d'Aquin, R. Fagon, A. Vallot, *Journal de la santé du roi Louis XIV (1674-1711)*, Paris, 1862, p. 67.

33. A. Le Guérer et G. Vigarello, « La propreté au temps de Louis XIV », in *L'Histoire*, n° 78, mai 1985, p. 8.

34. Princesse Palatine, *Lettres*, *op. cit.*, p. 331.

35. P. Bailly, *Questions naturelles et curieuses*, Paris, 1628, p. 373.

36. *Règlement de la Compagnie de Jésus*, Paris, 1620, p. 386. *Règlement des religieuses Ursulines*, Paris, 1650, p. 96.

37. *Cf. Madame de Maintenon, Éducation morale, choix de lettres*, Paris, 1884, p. 157.

38. C. Perrault, *La Querelle des Anciens et des Modernes en ce qui regarde les Arts et les Sciences*, Paris, 1688, t. I, p. 80.

39. A. Dejean, *Traité des odeurs suivi du Traité de la distillation* (1re édition 1764), Paris, 1777, p. 191-192.

40. S. Barbe, *Le Parfumeur Royal*, *op. cit.*, p. 108-109.

41. *Ibid.*, p. 196.

42. *Cf.* G. Pillivuyt, *op. cit.*, p. 180.

43. S. Barbe, *Le Parfumeur Royal*, *op. cit.*, p. 110-111.

44. A. Dejean, *op. cit.*, p. 138.

45. N. Lémery, *Pharmacopée universelle*, Paris, L. d'Houry, 1697.

46. A. Le Fournier, *op. cit.*, p. 12.

47. S. Barbe, *Le Parfumeur Royal*, *op. cit.*, p. 195.

48. *Ibid.*, p. 192.

49. *Cf.* A. Dejean, *op. cit.*, p. 194.

50. P. J. Buchoz, *La Toilette de Flore*, Paris, 1771, p. 146.

51. S. Barbe, *op. cit.*, p. 56.

52. P. J. Buchoz, *op. cit.*, p. 75. La myrrhe est toujours employée aujourd'hui dans le dentifrice.

53. P. J. Buchoz, *op. cit.*, p. 77.

54. S. Barbe, *op. cit.*, p. 201.

55. *Cf. ibid.*, p. 191.

56. *Cf. ibid.*, p. 197-198.

57. P. J. Buchoz, *op. cit.*, p. 74.

58. S. Barbe, *op. cit.*, p. 271.

59. *Cf.* P. Scarron, *Les Œuvres, Épître burlesque à M. de Hautefort*, t. I, 1663.

60. B. Rigauld et J. Saugrain, *op. cit.*, p. 108-123.

61. A. Franklin, « Les soins de toilette », in *La Vie privée d'autrefois*, Paris, Plon, 1887, p. 98.

62. A. Dejean, *op. cit.*, p. 394.

63. *Ibid.*

64. *Ibid.*

65. *Cf.* S. Barbe, *Le Parfumeur Royal*, *op. cit.*, p. 217 et 225.

66. *Ibid.*, p. 97.

67. *Mémoires de Madame de Campan. Première femme de chambre de Marie-Antoinette*, Paris, Mercure de France, 1988, p. 89.

68. *Ibid.*, p. 95.

69. G. Roberti, « Notes sur l'Humanité du XVIIIe siècle », in *Raccolta di varie operette dell'Abate Conte G.R.*, Bologne, 1785, t. V, p. LIII.

70. *Cf.* A. Franklin, « L'hygiène », in *La Vie privée d'autrefois*, Paris, 1890, p. 139-140.

71. L. S. Mercier, *Tableau de Paris* (1781-1790), Amsterdam, t. XI, p. 54.

72. *Cf.* J. A. Leroi, *Curiosités historiques sur Madame Du Barry*, p. 262.

73. D'Hezecques, *Souvenirs d'un page*, p. 213.

74. *Cf.* Docteur Cabanès, *Mœurs intimes du passé*, vol. I (1908), Genève, Farnot, 1976, p. 254.

75. L. de Bachaumont, *Mémoires secrets* (1762-1771) t. IV, 6 septembre 1769, p. 306. Ces *Mémoires* furent poursuivis après sa mort par Pidansat de Mairobert et Mouffle d'Angerville jusqu'en 1787.

76. Prudhomme, *Miroir de Paris*, t. V, p. 264.

77. L. S. Mercier, *Tableau de Paris*, Amsterdam, 1783, p. 149 et s.

78. Père Polycarpe Poncelet, *Chimie du goût et de l'odorat*, Paris, P. G. Le Mercier, 1755, p. 241.

79. A. Dejean, *Traité des odeurs*, *op. cit.*, p. 423.

80. P. J. Buchoz, *op. cit.*, p. 91 et 103.

81. Abbé Rousseau, *Préservatifs et remèdes universels tirés des animaux, des végétaux et des minéraux*, ouvrage postume du défunt monsieur l'abbé Rousseau, médecin du Roy et ci-devant connu sous le nom de capucin du Louvre, Paris, 1706, p. 107.

82. Père Polycarpe Poncelet, *op. cit.*, p. 290.

83. N. de Blégny, *Abrégé des traités du café, du thé et du chocolat pour la préservation et la guérison des maladies*, 1687, p. 67.

84. J. Fargeon, *Catalogue des marchandises rares, curieuses et particulières qui se font et se débitent à Montpellier... concernant la santé, les parfums et les embellissements*, Avignon, chez Michel Chastel, 1668, p. 6.

85. J. Fargeon, *op. cit.*, p. 7.

86. M. Ettmuller, *Méthode de consulter et de prescrire les formules de médecine*, Lyon, 1698 (œuvre posthume), p. 385.

87. Simon Barbe, *op. cit.*, p. 157.

88. *Ibid.*, p. 144.

89. J. Fargeon, *op. cit.*, p. 13.

90. S. Barbe, *op. cit.*, p. 171.

91. N. de Blégny, *Abrégé des traités du café, du thé et du chocolat pour la préservation et la guérison des maladies*, Lyon, 1687, p. 31.

92. P. S. Dufour, *Traités nouveaux et curieux du café, du thé et du chocolat*, La Haye, 1693.

93. N. de Blégny, *Le bon usage du thé, du café, du chocolat pour la préservation et la guérison des maladies*, Lyon, 1687.

94. N. de Blégny, *Abrégé...*, *op. cit.*, p. 29.

95. P. S. Dufour, *op. cit.*, p. 227.

96. *Ibid.*, p. 239.

97. Nicolas de Blégny, *Abrégé...*, *op. cit.*, p. 38.

98. Père Polycarpe Poncelet, *op. cit.*, p. 84.

99. N. de Blégny, *Abrégé...*, *op. cit.*, p. 7.

100. P. S. Dufour, *op. cit.*, p. 37.

101. N. de Blégny, *Abrégé...*, *op. cit.*, p. 18.

102. N. de Blégny, *Le bon usage...*, *op. cit.*, p. 159.

103. Père Polycarpe Poncelet, *op. cit.*, p. 76-77.

104. *Ibid.*, p. 79.

105. Nicolas de Blégny, *Abrégé des traités du café, du thé et du chocolat pour la préservation et la guérison des maladies*, Lyon, 1687, p. 38.

106. P. S. Dufour, *op. cit.*, p. 397.

107. *Mémoires de Monsieur de Lamarre*, 1682, t. II, p. 21.

108. *Cf.* J. Delumeau et Y. Lequin, *op. cit.*, p. 354.

109. A. Sala, *Traité de la peste*, Leyde, 1617, p. 21.

110. H. de la Cointe, *Rapport des Médecins d'Amiens sur les ayriements qui se doivent faire des maisons et meubles infectés en la dite ville*, Amiens, 1634, p. 43.

111. Du François, *Traité de la peste, de ses remèdes et préservatifs*, Paris, 1631, p. 69.

112. J. Gombault, *Les Remèdes contre la peste et air contagieux*, Dijon, 1628.

113. *Cf.* J. de Lampérière, *Traité de la peste de ses causes et de sa cure*, Rouen, 1620.

D. Jouysse, *Examen du livre de Lampérière sur le sujet de la peste*, Rouen, 1622, p. 205.

114. *Cf.* J. Fournier, *Observations sur la nature et le traitement de la fièvre pestilentielle ou la peste avec les moyens d'en prévenir ou en arrêter le progrès*, Dijon, 1777, p. 203.

115. *Cf.* A. Le Guérer, « Une expérimentation sur l'homme en temps de peste », in *Peste : entre épidémies et sociétés*, sous la direction de M. Signoli, D. Chevé, P. Adalian, G. Boëtsch, O. Dutour, Florence, Erga Editione, sous presse.

116. M. D. Samoïlowitz, *Mémoire sur l'inoculation de la peste avec la description des trois poudres fumigatives antipestilentielles*, Strasbourg, 1782.

117. N. de Locques, *Les Vertus magnétiques du sang*, Paris, 1664, p. 45.

118. P. Hecquet, *La Médecine, la chirurgie et la pharmacie des pauvres*, Paris, 1740, p. 98.

119. Princesse Palatine, *op. cit.*, p. 410.

120. *Ibid.*, p. 488-489.

121. N. Lémery, *Nouveau Dictionnaire général des drogues simples et composées*, revu et considérablement augmenté par S. Morelot, Paris, 1807, t. II, p. 386.

122. N. Lémery, *Pharmacopée universelle contenant toutes les compositions de pharmacie qui sont en usage dans la médecine, tant en France que par toute l'Europe, leurs vertus, leurs doses, les manières d'opérer les plus simples et les meilleures* (1re édition 1697), Paris, 8e éd., p. 126.

123. A. Baumé, *Éléments de pharmacie théorique et pratique*, Paris, 1762, p. 615.

124. N. de Blégny, *Secrets concernant la beauté et la santé*, recueillis et publiés par ordre de M. Daquin, conseiller du Roy, 1638, p. 13.

125. N. de Blégny, *op. cit.*, p. 84.

126. N. Lémery, *Pharmacopée universelle*, *op. cit.*, t. I, 1763, p. 126.

127. *Ibid.*, p. 127.

128. *Cf.* P. Pomet, *Histoire générale des drogues* (1re édition 1694), Paris, 1735, t. II, p. 216.

129. Abbé Rousseau, *op. cit.*, p. 42.

130. N. Lémery, *op. cit.*, p. 129.

131. *Cf.* J. Liébaut, *Quatre Livres des secrets de médecine et de philosophie chimique*, Rouen, 1620, p. 37.

132. *Cf.* N. Lémery, *Pharmacopée universelle*, *op. cit.*, t. II, édition de 1764, p. 1214.

133. *Ibid.*, t. I, édition 1763, p. 127.

134. P. Camporesi, *La Sève de la vie*, traduit de l'italien par Brigitte Pérol, Paris, Le Promeneur, 1990, p. 27.

135. Abbé Rousseau, *op. cit.*, p. 107.

136. L. Pénicher, *Traité des embaumements selon les Anciens et les Modernes avec une description de quelques compositions balsamiques et odorantes*, Paris, 1699, p. 270-271.

137. *Ibid.*, p. 252-253.

138. *Ibid.*, p. 250.

139. N. Lémery, *Traité universel des drogues simples mises en ordre alphabétique*, Paris, 1693, p. 508.

140. N. Lémery, *Pharmacopée universelle*, *op. cit.*, 5e édition, 1763, p. 359.

141. J. Quincy, *Pharmacopée universelle raisonnée*, Paris, 1749, p. 249.

142. *Cf. Dictionnaire raisonné universel de matière médical*, Paris, 1773.

143. *Cf.*, par exemple, « Observations sur les effets de la momie d'Égypte par Monsieur de Sevelinges, docteur en médecine à Saint-Étienne-en-Foretz », in *Journal de médecine, chirurgie, pharmacie*, Paris, 1759, p. 224-227 ; « Lettre de Monsieur Mareschal de Rougères, maître en chirurgie à Plancoët en Bretagne, contenant quelques observations sur les effets de la momie », in *Journal de médecine...*, mai 1767, p. 466-469.

144. Christian Friedrich Samuel Hahnemann (1755-1843) publie sa *Doctrine et traitements homéopathiques des maladies chroniques*, en 1822.

145. M. Antoine, *Louis XV*, Paris, Fayard, 1989, p. 423.

146. Dr. H. Maret, médecin du roi et de la généralité de Bourgogne pour les épidémies, *Discours à l'Académie du 20 juin 1773*.

147. J.-F. Durande, « Mémoire », in *Les Affiches de Dijon ou Journal de Bourgogne*, 26 septembre 1777.

148. J.-F. Durande, *Discours de l'Académie*, 20 juin 1773.

149. *Cf.* A. F. de Fourcroy, *L'Art de connaître et d'employer les médicaments dans les maladies qui attaquent le corps humain*, Paris, 1785, p. 296 et s.

150. H. Boerhave, *Éléments de chimie* (1re édition 1732), Paris, 1754, t. 1, p. 156.

151. Père Polycarpe Poncelet, *op. cit.*, p. 238.

152. P.-J. Macquer, *Dictionnaire de chimie contenant la théorie et la pratique de cette science, son application à la physique, à l'histoire naturelle, à la médecine et à l'économie animale* (1re édition 1766), Paris, 1776, t. 1, p. 592.

153. H. Boerhave, *op. cit.*, p. 239.

154. Père Polycarpe Poncelet, *op. cit.*, p. 33, planche I.

155. Père Polycarpe Poncelet, *op. cit.*, p. 32 ; A. Dejean, *Traité de la distillation* (1re édition 1753), Paris, 1777, p. 2.

156. A. Dejean, *Traité des odeurs*, Paris, 1764, p. 46.

157. *Ibid.*, p. 48.

158. *Cf.* Père Polycapre Poncelet, *op. cit.*, p. 242 et s.

159. *Cf.* Dom Pierre Pérignon (1638-1715), *Mémoires sur la manière de choisir les plants de vigne convenables au sol, sur la façon de les provigner, de les tailler, de mélanger les raisins, d'en faire la cueillette et de gouverner les vins.*

160. *Cf.* Annick Le Guérer, « Petite histoire de l'Eau de Cologne », *Parfums et Senteurs*, juillet 2001, n° 8, p. 54-57.

161. A. Dejean, *Traité des odeurs*, *op. cit.*, p. 4 et 6.

162. *Ibid.*, p. 4.

163. P. Poncelet, *op. cit.*, p. 294.

164. Les précieux flacons de la collection Givaudan figurent dans l'ouvrage de G. Pillivuyt, *Les Flacons de la Séduction. L'Art du parfum au XVIIIe siècle*, Lausanne, Bibliothèque des Arts, 1985. Ceux de la collection Fragonard sont reproduits dans *Histoire du parfum*, Paris, Denoël, 1988. Sur les bijoux aromatiques, voir également, A. Green et L. Dyett, *Quand le parfum se fait bijou*, Paris, Flammarion, 1988.

165. C. A. Helvétius, *De l'homme, de ses facultés intellectuelles et de son éducation* (1772), Liège, 1774, p. 135.

166. *Cf.* J. Offroy de la Mettrie, *Histoire naturelle de l'âme* (1745), Oxford, 1747, p. 349.

167. *Cf.* E. Bonnot de Condillac, « Traité des Sensations » (1754), in *Œuvres philosophiques*, Paris, PUF, 1947, p. 239.

168. J.-J. Rousseau, *Émile ou de l'éducation* (1762), in *Œuvres complètes*, Paris, Gallimard, 1969, t. IV, p. 416.

169. D. Diderot, « Lettres sur les sourds et muets » (1751), in *Premières Œuvres*, vol. 2, Paris, Éditions Sociales, 1972, p. 99.

170. P. J. G. Cabanis, *Rapports du physique et du moral* (1801), in *Œuvres complètes*, Paris, PUF, 1956, p. 228.

171. Bibliothèque nationale, *Collection Joly de Fleury*, vol. 1414, p. 77, cité par le docteur Cabanès, *op. cit.*, p. 329.

172. *Cf.* Docteur Cabanès, *op. cit.*, p. 334.

173. *Ibid.*, p. 333.

174. P. J. Buchoz, *op. cit.*, p. 64.

175. *Cf. Mémoires de Madame Campan. Première femme de chambre de Marie-Antoinette*, cité par le Docteur Cabanès, *op. cit.*, p. 312.

176. L. A. de Caracioli, *La Critique des dames et des messieurs à leur toilette*, Paris, 1770, p. 146.

177. Jean-Jacques Rousseau, *Émile*, *op. cit.*, p. 416.

178. Père Polycarpe Poncelet, « Dissertation préliminaire sur la salubrité des liqueurs et de l'harmonie des saveurs », in *Chimie du goût et de l'odorat*, Paris, 1755, s.p.

179. *Ibid.*

180. *Ibid.*, p. 238.

181. *Cf.* C. Burr, *L'Homme qui entend les parfums. L'étonnante redécouverte de Luca Turin*, traduit de l'américain par O. Versini, Paris, Autrement, 2004.

DEUXIÈME PARTIE
Le parfum désincarné

1. *Cf.* E. de Feydeau, *Jean-Louis Fargeon parfumeur de Marie-Antoinette*, Paris, Perrin, Établissement public du musée de Versailles, 2004, p. 165-184.
2. *Cf.* J. Mongin, « Aux Armes de France. La Maison Lubin », *Les Nouvelles de L'Osmothèque*, septembre 2001, n° 27.
3. *Cf.* A. Baudot, *op. cit.*, p. 523.
4. « Étiquette de l'Eau de Cologne Impériale », in *Guerlain, Les flacons à parfum depuis 1828*, par Michèle Atlas et Alain Monniot, Toulouse, 1997, Éditions Milan, p. 71.

CHAPITRE VII
Vers la parfumerie industrielle

1. H. de Balzac, *César Birotteau*, Paris, Garnier-Flammarion, 1995, p. 74.
2. *Ibid.*
3. *Ibid.*, p. 75.
4. *Cf.* G. Gengembre, Introduction à *César Birotteau*, p. 12.
5. M. Atlas et A. Monniot, *Guerlain. Les flacons à parfum depuis 1828*, Toulouse, Milan, 1997, p. 6.
6. H. de Balzac, *op. cit.*, p. 142.
7. Pradal et Malepeyre, *Manuels-Roret. Nouveau manuel complet du parfumeur*, Paris, 1895, t. 2, p. 1.
8. Selon Brigitte Bourny-Romagné, *Secrets de plantes à parfum*, Toulouse, Milan, 2003, p. 54, les premières plantations de violette remontent à 1867. « Le parfum était extrait par enfleurage. Frais, irisé, poudré, il a incarné la féminité pour des générations de femmes. À la fin du siècle dernier, l'apparition des solvants d'extraction a permis de traiter également la feuille. On a ainsi extrait le parfum des fleurs et des feuilles jusque dans les années quarante. Aujourd'hui, on ne capture plus le parfum des fleurs de violette. Le rendement à l'extraction est si faible qu'il est devenu plus avantageux de le reconstituer avec des produits de synthèse. »
9. *Cf.* M. Turonnet, *Parlons parfum*, Veuvey, Mondo, 1992. *Cf.* aussi J. S. Jellinek, « La naissance du parfum moderne », *Dragoco Report*, mars 1998, p. 119.
10. Il arrive même que les récoltes des matières premières aromatiques naturelles, soumises aux intempéries et aux aléas du climat soient complètement anéanties. En 1998, 500 000 hectares d'ambrette, une plante équatoriale très appréciée des parfumeurs pour ses graines, avaient été détruits par le cyclone El Niño. *Cf. Parfums cosmétiques actualités*, spécial décembre 1998, n° 144, p. 41.
11. S. Piesse, *Chimie des parfums et Fabrication des Essences*, édition française mise au courant des progrès de la chimie, Paris, Baillière, 1903, p. 192.
12. *Cf.* « Souvenir d'un parfumeur », paru dans la revue *Industrie de la Parfumerie*, cité par J. Mongin, « Le Parfumeur qui venait du froid », in *Les Nouvelles de l'Osmothèque*, avril 1995, n° 8.
13. *Ibid.*
14. *Cf.* J. Mongin, « Une femme parfumeur : Germaine Cellier », in *Les Nouvelles de l'Osmothèque*, avril 2001, n° 26.
15. *Ibid.*
16. *Cf. Parfums Cosmétiques Arômes*, février-mars 1995, n° 121, p. 65.
17. *Cf. Nouveau Manuel complet du parfumeur*, *op. cit.*, p. 4.

18. Lettre de Guy de Maupassant au docteur Maurice de Fleury, in *Les Nouvelles de l'Osmothèque*, avril 2000, n° 23.

19. S. Piesse, *Histoire des parfums*, Paris, Baillière, 1890, p. 41.

20. J.K. Huysmans, *À rebours* (1884), Paris, Gallimard, 1977, p. 223.

21. *Ibid.*, p. 230-231.

22. *Cf.* T. Cardot, *Parfums Caron. L'œuvre peint*, Paris, EPA, p. 14.

23. Ce produit animal disparu aujourd'hui des catalogues de la maison Guerlain figure dans la composition de la formule donnée par Colette Fellous. *Cf.* C. Fellous, *Guerlain*, Paris, Denoël, 1989, p. 40.

24. P. Jeancard, *Les Parfums. Chimie et Industrie*, Paris, Baillière, 1927, p. 380-381.

25. *Ibid.*

26. F. Cola, *Le Livre du parfumeur* (1931), Cavalière, Éditions du Layet, 1981, p. 322.

27. *Ibid.*, p. 324.

28. P. Jeancard, *op. cit.*, p. 379.

29. F. Cola, *op. cit.*, p. 326.

30. J.K. Huysmans, *op. cit.*, p. 222.

31. *Cf.* M. Atlas et A. Monniot, *op. cit.*, p. 15.

32. *Cf.* C. Fellous, *op. cit.*, p. 64 et 65.

33. *Cf. Ibid.*, p. 89.

34. *Cf.* M. Atlas et A. Monniot, *op. cit.*, p. 23.

35. *Cf.* J.-P. Guerlain, *Les Routes de mes parfums*, Paris, Le Cherche Midi, 2002, p. 101.

36. *Ibid.*, p. 30.

37. Interview de Jean-Paul Guerlain du 13 juillet 2004 par Annick Le Guérer.

38. *Ibid.*

39. Brigitte Bourny-Romagné dans *Secrets de plantes à parfum*, *op. cit.*, p. 122, note qu'« à l'exception de l'île de la Réunion, les meilleures qualités de vétiver proviennent d'Haïti et d'Indonésie, deux des centres volcaniques les plus actifs de la planète ». Déraciner le vétiver demande aux paysans beaucoup d'énergie et de sueur car, si la terre est meuble, extraordinairement souple, les racines du vétiver sont longues (50 cm), nombreuses et serrées et le soleil brûlant. Il faut 100 kg de racines séchées pour obtenir 1 kg d'huile essentielle.

40. Interview de Jean-Paul Guerlain du 13 juillet 2004 par Annick Le Guérer. Jacques Guerlain a fait un seul parfum avec une formule longue : *L'Heure Bleue.*

41. J.-P. Guerlain, *op. cit.*, p. 18.

42. B. Bourny-Romagné, *op. cit.*, p. 140.

43. *Ibid.*

44. J.-P. Guerlain, *op. cit.*, p. 72.

45. Interview de Jean-Paul Guerlain du 13 juillet 2003 par Annick Le Guérer.

46. Interview d'Yves Denoyer de Segonzac — qui occupait des fonctions importantes chez Guerlain — du 21 mars 2004, par Annick Le Guérer.

47. Interview de Mathilde Laurent du 23 juin 2003 par Annick Le Guérer.

48. *Ibid.*

49. *Ibid.*

50. *Ibid.*

51. Propos recueillis par M.L. Prost, « Renato Semerani, PDG de Guerlain. Retour vers le futur », *Cosmétique Magazine*, octobre 2002, n° 32, p. 29.

52. *Ibid.*

53. *Cf.* p. 329, 300.

54. Interview de son petit-fils, Henri Coty, par Annick Le Guérer du 22 décembre 2003. *Cf.* aussi H. Coty, *François Coty. Créateur de la parfumerie moderne*, FR3 Corse, décembre 2003.

55. *Cf.* Ghislaine Picchiottino, *François Coty, créateur de la parfumerie moderne : mythe, légendes et réalité*, mémoire de DEA, Paris-I, octobre 2000.

56. *Cf.* E. Barillé, *Coty, parfumeur et visionnaire*, Paris, Assouline, 1995, p. 75 et 82.

57. Conférence de Jeannine Mongin sur François Coty.

58. *Cf.* E. Barillé, *op. cit.*, p. 158.

59. P. Mondrian, « Manifeste », in *De Stiyl.*, 1917, n° 1, cité par E. Barillé, *op. cit.*, p. 71.

60. *Cf.* J.-M. Martin-Hattenberg, *Caron*, Toulouse, Milan, 2000, p. 21.

61. *Ibid.*, p. 46.

62. G. Colard, *Le Charme secret d'une maison parfumée*, Paris, J.-C. Lattès, 1984, p. 86.

63. *Ibid.*, p. 89.

64. *Cf.* « Mademoiselle Chanel. Une personnalité hors du commun », document de la maison Chanel.

65. *Cf.* N. de Barry, « Années folles. Une mutation sans précédent », in *L'Abécédaire du parfum*, Paris, Flammarion, 1998, p. 34.

66. Déclaration d'Edmonde Charles-Roux dans le film *Gabrielle Chanel. La permanence d'un style*, passé sur France 5 le dimanche 1er juillet 2004. *Cf.* aussi son livre *L'Irrégulière ou mon itinéraire Chanel*, Paris, Grasset, 1974.

67. P. Morand, *L'Allure de Chanel*, Paris, Hermann, 1976.

68. *Les Parfums Chanel*, brochure de la maison Chanel, le *N° 5*.

69. *Cf.* E. Beaux, « Souvenir d'un parfumeur », paru dans la revue *Industrie de la parfumerie*, cité par J. Mongin, « Le parfumeur qui venait du froid », *Les Nouvelles de l'Osmothèque*, avril 1995, n° 8.

70. Document transmis par la maison Chanel.

71. *Cf.* G. Robert, *Les Sens du parfum*, Paris, Édiitions OEM et Guy Robert, 2000, p. 201. Ce terme a été « créé par le chimiste allemand, le baron von Liebig en contractant les mots *alcool* et *dehydrogenatum* ».

72. *Cf.* E. Beaux, *op. cit.*, s.p.

73. *Cf.* J. Emsley, *Guide des produits chimiques à l'usage des particuliers*, traduit de l'anglais par J. Gontar, Paris, Odile Jacob, 1995, p. 2.

74. *Cf.* J. Mongin, « Le parfumeur qui venait du froid », *Les Nouvelles de l'Osmothèque*, avril 1995, n° 8.

75. J. Mongin, « Alphonse Rallet, la parfumerie à la conquête de l'Est », *Les Nouvelles de l'Osmothèque*, avril 2003, n° 32.

76. *Ibid.*

77. *Cf.* E. Beaux, « Souvenir d'un parfumeur », cité par J. Mongin, « Le parfumeur qui venait du froid », *Les Nouvelles de l'Osmothèque*, avril 1995, n° 8.

78. *Cf.* « Souvenir d'un parfumeur », *op. cit.*, s.p.

79. *Cf.* Interview de Jacques Polge par Annick Le Guérer du 12 janvier 1999.

80. *Ibid.*

81. *Ibid.*

82. *Cf. Télé 7 Jours*, 12 au 18 mars 1994, p. 18.

83. Interview de Jacques Polge, in *Le Point*, 15 février 1988, n° 804, p. 109.

84. *Cf.* L. Prothery, « Chanel N° 5. Un parfum d'éternité », *L'Express*, 9 octobre 2003, n° 2727, p. 26.

85. *Ibid.*

86. Interview de Jacques Polge par Annick Le Guérer du 12 janvier 1999.

87. Interview de Maurice Roucel par Annick Le Guérer du 17 décembre 1998.

88. *Ibid.*

89. *Cf.* Interview de Jacques Polge in M.-C. Grasse, *Le Jasmin. Fleur de Grasse*, Éditions Parkstone Musées.

90. Jacques Polge précise : « Le N° 5 d'origine s'appelle aujourd'hui L'Extrait de parfum... L'Eau de toilette intègre des jasmins moins rares et pousse le santal un ton plus haut. » *Cf.* J. Brunel, « Un parfum énigme », *Stiletto*, Spécial Chanel 2005, 5 mai 2005, p. 141.

91. *Cf.* Interview de Jacques Polge, in *Le Point*, 15 février 1988, p. 110.

92. *Cf.* Interview de Jacques Polge par Catherine Laroze in *Vogue*, supplément « Spécial Parfums », novembre 1993 ; *Le Point*, *op. cit.*, p. 110.

93. *Cf.* J. Mongin, « Jeanne Lanvin, mode, couture et parfums. Le parcours d'une femme exceptionnelle », *Les Nouvelles de l'Osmothèque*, n° 36, septembre 2004.

94. *Ibid.*

95. *Ibid.*

96. *Cf.* l'article « Arpège » de Nicolas de Barry, in *L'Abécédaire du parfum*, *op. cit.*, p. 37. *Cf.* aussi M.-C. Grasse, E. de Feydeau, F. Ghozland, *L'Un des sens. Le parfum au* XX*e siècle*, Toulouse, Milan, 2001, p. 61.

97. Archives Jean Patou. *Cf.* aussi « Jean Patou de 1914 à 2001 », *Les Nouvelles de l'Osmothèque*, janvier 2005, n° 37.

98. Voir p. 336.

99. Interview de Jean-Michel Duriez du 23 juin 2003 par Annick Le Guérer.

CHAPITRE VIII
L'industrie contre l'esthétique

1. *Cf.* A. Salomon, « Entretien avec Gilles Andrier, directeur général de Givaudan. Les coûts ne cessent d'augmenter », *Le Figaro*, samedi 16 - dimanche 17 octobre 2004, p. V.

2. *Cf.* J.-C. Ellena, « Les trente glorieuses », *Contact*, 4/97, p. 20.

3. S.B. Grayson, « The myth of fine fragrance », *American Cosmetics and Perfumery*, juin 1972, vol. 87, p. 58.

4. *Ibid.*, p. 52.

5. *Ibid.*

6. J.S. Jellinek, « La parfumerie au crépuscule du XXe siècle », *Dragoco*, janvier 1993, p. 18. *Cf.* aussi M. Turonnet, *Parlons parfum*, Veuvey, Mondo, 1992.

7. Interview de Jeannine Mongin du 24 juillet 2004 par Annick Le Guérer.

8. *Cf.* M.-C. Grasse, E. de Feydeau, F. Ghozland, *op. cit.*, p. 195. *Cf.* aussi, M. Turonnett, « CK One », *L'Abécédaire du parfum*, *op. cit.*, p. 41.

9. Interview de Jean-Claude Ellena du 26 novembre 1998 par Annick Le Guérer. *Cf.* aussi Jean-Claude Ellena, « Autres cultures-autres parfums ? », *Contact*, n° 94, p. 20.

10. J.-C. Ellena, « Les trente glorieuses », *Contact*, avril 1997, p. 20.

11. E. Roudnitska, « Veut-on oui ou non sauver le parfum français ? », in *Une vie au service du parfum*, Paris, Thérèse Vian éditions, 1991, p. 165-166.

12. *Cf.* E. Barillé, *op. cit.*, p. 172.

13. J.-C. Ellena, « Portrait d'un compositeur de parfums », in *Colloque Esoc*, Lyon, juin 1999.

14. E. Roudnitska, « Curriculum Vitae », in *Une vie au service du Parfum*, *op. cit.*, p. 261.

15. *Ibid.*, p. 147.

16. *Cf.* A. Le Guérer, « Le nez des philosphes », in *Les Pouvoirs de l'odeur*, Paris, Odile Jacob, 2002, p. 150-206.

17. E. Roudnitska, *L'Esthétique en question*, Paris, PUF, 1977, p. 119.

18. E. Souriau, préface à *L'Esthétique en question* (n. p.).

19. L. Feuerbach, *Principes de la philosophie de l'avenir* (1843), in *Manifestes philosophiques*, trad. L. Althusser, Paris, PUF, 1960, p. 196 et s.
20. E. Roudnitska, *Le Parfum*, Paris, PUF, 1996, p. 47.
21. E. Roudnitska, *L'Esthétique en question*, *op. cit.*, p. 190.
22. E. Roudnitska, *Le Parfum*, *op. cit.*, p. 28.
23. Voir p. 175, 187, 188.
24. E. Roudnitska, « Le parfum dans le système des Beaux Arts », in *Une vie au service du parfum*, *op. cit.*, p. 29.
25. E. Roudnitska, *Le Parfum*, *op. cit.*, p. 75 et 79.
26. E. Roudnitska, *L'Esthétique en question*, *op. cit.*, p. 170.
27. E. Roudnitska, « S.O.S. », in *Une vie au service du parfum*, *op. cit.*, p. 273.
28. E. Roudnitska, *Le Parfum*, *op. cit.*, p. 123.
29. *Ibid.*
30. Ce groupe réunit Jean-François Blayn, Pierre Bourdon, Jean-Claude Delville, Guy Haasser, Jean-François Latty, Maurice Maurin, Alberto Morillas, Dominique Preyssas, Maurice Roucel, Henri Sebag, Christian Vuillemin.
31. *Questions de parfumerie*, Paris, Corpman Éditions, 1988, p. 14.
32. *Ibid.*, p. 51.
33. *Ibid.*, p. 52.
34. *Ibid.*, p. 80.
35. Interview de Jean-Pierre Grivory du 24 février 2005 par Annick Le Guérer.
36. *Questions de parfumerie*, *op. cit.*, p. 72.

CHAPITRE IX
Le poids de l'économie

1. *Parfumerie-cosmétique : les nouveaux enjeux*, Eurostaf, 2001, p. 191-192.
2. Interview de Jean Kerleo, par Annick Le Guérer du 11 avril 2000.
3. *Cf.* V. Barbet, P. Bresse *et al.*, *Le Marketing olfactif*, Paris, Les Presses du Management, 1999, p. 41.
4. Document transmis par Robertet en mai 2004.
5. *Cf.* J. Mongin, « Roure Bertrand de 1820 à 1863 », *Les Nouvelles de l'Osmothèque*, avril 2005.
6. Voir p. 341.
7. Voir p. 313.
8. Interview de Pierre Wargnye du 24 mai 2004 par Annick Le Guérer.
9. Voir, p. 343.
10. Voir p. 313.
11. Voir, p. 253 et s.
12. Interview de Laurent Bruyère par Annick Le Guérer du 19 juillet 2003.
13. *Ibid.*
14. Interview de Françoise Caron du 7 janvier 2004 par Annick Le Guérer.
15. Interview de Christine Nagel du 7 janvier 2004 par Annick Le Guérer.
16. Interview de Christopher Sheldrake du 19 avril 2005 par Annick Le Guérer.
17. Voir p. 334.
18. *Cf. Le Marketing olfactif*, *op. cit.*, p. 74.
19. *Cf.* A. Gautier, « Y a-t-il encore des fleurs aujourd'hui dans le parfum ? », *Metro*, mercredi 17 mars 2004.
20. Interview de Jean Guichard du 8 janvier 1999 par Annick Le Guérer.
21. Interview de Patricia de Nicolaï du 8 avril 2004 par Annick Le Guérer.

22. Interview du 10 juillet 2004 d'un parfumeur qui souhaite garder l'anonymat par Annick Le Guérer.

23. *Cf.* « Belle à croquer », *Paris Match*, 26 août-1er septembre 2004, n° 2884, p. 93.

24. *Cf.* F. Antoniewski, « Ces parfums qui disent tout de nous », *Elle*, 9 décembre 2002, n° 2971.

25. *Cf.* D. Larue, « On en mangerait », *Madame Figaro*, 22 novembre 2003.

26. *Parfums Cosmétiques Actualités*, juin-juillet 1998, n° 141, p. 68.

27. Interview d'Édouard Fléchier du 30 avril 2004 par Annick Le Guérer.

28. Interview de Jeannine Mongin du 2 juillet 2004 par Annick Le Guérer.

29. Interview du 8 octobre 2004 d'une parfumeuse qui préfère garder l'anonymat par Annick Le Guérer.

30. Interview de Jean-Michel Duriez du 23 juin 2003 par Annick Le Guérer.

31. *Cf. Parfumerie-cosmétique : les nouveaux enjeux*, Eurostaf, 2001, p. 190.

32. Interview de Françoise Caron, par Annick Le Guérer du 7 janvier 2004.

33. Interview de Pierre Wargnye du 24 mai 2004 par Annick Le Guérer.

34. Interview d'Édouard Fléchier du 30 avril 2004 par Annick Le Guérer.

35. J. Bouffechoux, « Ce qui est réalisé sur les concentrés, ce qui est réalisé sur les produits finis (parfums, crèmes) », in *Le Parfum et les allergies : les vrais risques et les vrais enjeux*, colloque organisé par CEW France, 22 mai 2003, p. 14.

36. P. Racine, « Quelles sont les étapes préliminaires au lancement d'un parfum permettant d'assurer la sécurité des consommateurs ? », in *ibid.*, p. 12.

37. Interview de Jeannine Mongin du 24 juillet 2004 par Annick Le Guérer.

38. *Cf.* A. Salomon, « Quand la chimie s'en mêle », *Le Figaro*, samedi 16 - dimanche 17 octobre 2004, p. V.

39. Interview réalisée en 2004 d'un parfumeur qui préfère garder l'anonymat par Annick Le Guérer.

40. Interview de Françoise Caron du 7 janvier 2004 par Annick Le Guérer.

41. Interview de Michel Almeirac du 30 juillet 2004 par Annick Le Guérer.

42. *Cf.* A. Salomon, « Quand la chimie s'en mêle », *op. cit.*

43. Interview de Jean-Paul Guerlain du 13 juillet 2004 par Annick Le Guérer.

44. Interview de Pierre Bourdon du 16 juillet 2004 par Annick Le Guérer.

45. Greenpeace prétend en avoir encore retrouvé, en 2003, aux Pays-Bas dans les eaux de pluie *Cf. Onzichtbare chemie, onderzoek naar giftige stoffen in regenwater*, Greenpeace, Nederland, 2003.

46. *Cf.* G. Wiersma, H. A. J. Mulder, *Stofdocumenten ; musk xyleen*, KNN Milieu BV, 2000.

47. Interview de Michel Almeirac du 30 juillet 2004 par Annick Le Guérer

48. Interview de Pierre Bourdon du 16 juillet 2004 par Annick Le Guérer.

49. *Cf.* V. Jacoberger-Lavoué, Entretien avec Patrick Choël, président des parfums et cosmétiques de LVMH. « Comment fabrique-t-on un grand classique ? », *Le Spectacle du monde*, mai 2003, n° 490, p. 59.

50. Interview de Jeannine Mongin du 2 août 2004 par Annick Le Guérer.

51. *Cf.* D. Wulwek, « Drôles de noms. Des noms à coucher dehors pour des produits pas comme les autres », *Madame Figaro*, 27 septembre 2003, p. 40.

52. D. Wulwek, « Zapping Parfums », *Madame Figaro*, 21 juin 2003, p. 32.

53. *Cf.* site : cavaparfums.com

54. Dossier de presse.

55. Interview de Jean-Michel Duriez du 23 juin 2003 par Annick Le Guérer.

56. *Cf.* P. Ruchon, « Tous ensemble pour le luxe », *Cosmétique Magazine*, octobre 2003, n° 142, p. 80.

57. *Cf. Parfums Cosmétiques Actualités*, novembre 1998, n° 143, p. 64.

58. *Cf. Parfums Cosmétiques Actualités*, juin-juillet 1998, n° 141, p. 80.
59. Interview de Jacques Polge par Annick Le Guérer du 12 janvier 1999.
60. *L'Industrie mondiale des parfums et cosmétiques. Perspectives stratégiques et financières*, vol. 1, « Analyse et conclusions », Paris, Eurostaf, 2001, p. 75.
61. *Parfumerie-cosmétique : les nouveaux enjeux*, *op. cit.*, p. 189.
62. Interview de Vera Strübi du 13 mai 1999.
63. Interview d'un parfumeur qui a voulu garder l'anonymat du 8 juillet 2003.
64. Voir p. 214.
65. *La Parfumerie cosmétologie dans le monde. Perspectives stratégiques et financières*, 1997, Eurostaf, p. 229.
66. Interview de Jean-Pierre Petitdidier par Annick Le Guérer du 10 février 1999.
67. Interview d'Annick Goutal par Annick le Guérer du 9 janvier 1999.
68. *Cf. Cosmétique Magazine*, mars 2003, n° 36, p. 25.
69. *Cf. Cosmétique Magazine*, février 2004, n° 45, p. 20.
70. E. Perrin avec la collaboration d'O. Buttner, *L'Âge d'or de la parfumerie à Grasse d'après les archives Chiris (1768-1967)*, Aix-en-Provence, Edisud, 1987, p. 39.
71. G. Vindry, *Grasse et le parfum*, Rennes, Éditions Ouest-France, 1992, p. 40.
72. P. Rasse, *op. cit.*, p. 29.
73. Interview de Jean Kerléo par Annick Le Guérer du 11 avril 2000.
74. B. Bourny-Romagné, *op. cit.*, p. 68.
75. *Cf.* déclaration de Jacques Polge, dossier de presse de Coco Mademoiselle 2004.
76. Interview de Bertrand de Préville du 20 juillet 2004 par Annick Le Guérer.
77. Interview de Jeannine Mongin du 24 juillet 2004 par Annick Le Guérer.
78. Interview de Jean-Paul Guerlain du 13 juillet 2004 par Annick Le Guérer.
79. *Cf. Parfums Cosmétiques Actualités*, avril-mai 2004, n° 176, p. 32.
80. Interview de Jeannine Mongin du 24 juillet 2004 par Annick Le Guérer.
81. Conférence sur la rose de Bertrand de Préville au palais des Congrès à Paris faite en juin 2003.
82. Interview de Monique Rémy du 8 juillet 2004 par Annick Le Guérer.
83. Interview de Bertrand de Préville du 20 juillet 2004 par Annick Le Guérer.
84. *Ibid.*
85. Interview d'un spécialiste des produits naturels qui préfère garder l'anonymat du 9 janvier 2004 par Annick Le Guérer.
86. *Ibid.*
87. Interview d'un commerçant du naturel qui préfère garder l'anonymat du 9 janvier 2004 par Annick Le Guérer.
88. *Cf.* A. Salomon, « La rose et la lavande sous surveillance », *Le Figaro*, samedi 16 - dimanche 17 octobre 2004, p. V.
89. Interview de Monique Rémy du 8 juillet 2004 par Annick Le Guérer.
90. Interview d'un commerçant du naturel du 9 janvier 2004 qui préfère garder l'anonymat par Annick Le Guérer.
91. *Cf.* « Des parfums d'intérieur qui sentent bon le toxique », TF1.fr/news/sciences du 20 février 2005.
92. *Cf.* TF1.fr/news/sciences du 20 février 2005.
93. *Cf. Parfum de scandale. Une enquête sur la composition chimique des parfums*, février 2005, publié par Greenpeace International, p. 4. Voir aussi, F. Amalou, « Polémique entre Greenpeace et les industriels français sur la toxicité des parfums », *Le Monde*, jeudi 17 février 2005, p. 23.
94. *Cf.* M. Frat et C. Saint-Jean, « Certains parfums contiendraient des toxines », *Le Figaro*, samedi 12 - dimanche 13 février 2005, p. 8.

95. Jean-Claude Bayle, « Nouvelles technologies de traitement des matières premières parfumantes », in *Le Parfum et les allergies : les vrais risques et les vrais enjeux*, résumé du colloque du 22 mai 2003 organisé à Paris par Cosmetic Executive Women France, p. 16.

96. Francis Thibaudeau, président de la Société française des parfumeurs, *Planète parfumeur*, 11 septembre 2002.

97. *Cf.* J.-C. Bayle, *op. cit.*, p. 17.

98. *Ibid.*

99. G. Capua, « Nouvelles technologies de traitement des matières premières parfumantes », in *Le Parfum et les allergies : les vrais risques et les vrais enjeux*, *op. cit.*, p. 18.

100. *Cf. Les Mille et Une Nuits*, Paris, Phébus, 1986. *Cf.* aussi « L'ambre flotté. Mythe et réalités », *Parfums cosmétiques actualités*, spécial novembre 1998, n° 143, p. 63.

101. S. Barbe, introduction au *Parfumeur Royal*, *op. cit.*

102. *Cf.* J. B. Denys, *Conference Seconde dans le Journal des Savants de l'an 1672*, in *E. Kaempfer, The History of Japan*, vol. II, Londres, 1727, p. 47.

103. Père Polycarpe Poncelet, *op. cit.*, p. 313.

104. « Formation et identification de l'ambre flotté », document transmis par Alain Petitdidier, spécialiste des produits animaux.

105. *Cf.* J.-J. Étienne, « L'ambre flotté. Mythe et réalités », in *Parfums Cosmétiques Actualités*, spécial novembre 1998, n° 143.

106. J.-P. Guerlain, *op. cit.*, p. 39.

107. J.-J. Étienne, *op. cit.*, n° 143.

108. Interview de Bernard Pathé par Annick Le Guérer du 21 novembre 2004.

109. *Ibid.*

110. *Parfums Cosmétiques Actualités*, février-mars 2004, n° 175, p. 28.

111. *Cf.* E. Zambeaux, « L'or gris des océans », *Science & Vie*, mai 1996, n° 944, p. 112.

112. Conférence de J.-J. Étienne, directeur technique des Parfums Rochas au colloque de Digne en 1998.

113. Interview de Maurice Roucel du 17 décembre 1998 par Annick Le Guérer.

114. Interview de Jean-Paul Guerlain du 13 juillet 2004 par Annick Le Guérer.

115. A. Dejean, *op. cit.*, p. 105.

116. *Convention sur le commerce international des espèces de faune et de flore sauvages menacées d'extinction*, onzième session de la Conférence des Parties, Gigiri (Kenya), 10-20 avril 2000, p. 6.

117. *Ibid.*

118. *Cf.* I. Brisson, « Le musc trop convoité », *Le Figaro*, lundi 23 octobre 2000.

119. J-C. Ellena, « Musc et Sortilèges », intervention aux journées de Digne, 1998.

120. Interview de Bernard Pathé par Annick Le Guérer du 9 janvier 2004.

121. S. Piesse, *Histoire des parfums*, Paris, Librairie J.-B. Baillière et Fils, 1890, p. 247.

122. Interview de Jean-Pierre Petitdidier par Annick Le Guérer du 10 février 1999.

123. *Formulaire de parfumerie et de cosmétique*, *op. cit.*, p. 83.

124. *La Parfumerie cosmétologie dans le monde. Perspectives stratégiques et financières*, Eurostaf, 1997, p. 200.

125. *Cf.* P. Rasse, *op. cit.*, p. 18.

126. *Odeur 53*, dossier de presse, p. 21.

127. Dossier de presse de « Synthetic » lancé par Comme des Garçons, mars 2004.

128. Entretien avec Patrick Choël, propos recueillis par V. Jacoberger-Lavoué, *op. cit.*, p. 59.

129. Interview du 10 juillet 2004 d'un parfumeur qui préfère garder l'anonymat par Annick Le Guérer.

130. *Cf.* V. Viaud, « Sélectif. Premier semestre alarmant », *Cosmétique Magazine*, novembre 2003, n° 43, p. 65.

131. P. Ruchon, « Des commerciaux en quête de sens », *Cosmétique Magazine*, juillet-août 2002, n° 30, p. 70.

132. E. Roudnitska, *Le Parfum*, *op. cit.*, p. 78.

TROISIÈME PARTIE
Le Parfum réinventé

1. *Les Industries de la parfumerie-cosmétique en 2004, Le saviez-vous ?*, rapport de février 2005 de la Fédération des industries de la parfumerie.

2. *Parfums et cosmétiques en 2004. Bilan globalement positif*, communiqué de la Fédération des industries de la parfumerie, 15 février 2005.

3. *Les Industries de la parfumerie-cosmétique en 2004 : le marché français*, Fédération des industries de la parfumerie, février 2005, p. 2.

4. V. Viaud, « Industrie. Pas de crise pour la beauté », *Cosmétique Magazine*, mars 2002, n° 26, p. 43.

5. M. L. Prost, « Le feu au lac », *Cosmétique Magazine*, juin 2002, n° 26, p. 3.

6. M. L. Prost, « Un pavé dans la mare », *Cosmétique Magazine*, juillet-août 2002, n° 30, p. 5.

7. *Cf.* P. Ruchon, « Des commerciaux en quête de sens », *Cosmétique Magazine*, juillet-août, n° 30, p. 72.

8. « Le sélectif peut mieux faire », *Cosmétique Magazine*, septembre 2003, n° 41, p. 26-27.

9. *Cf.* M. Le Theuf, « Parfumeries. État d'urgence déclaré », *Cosmétique Magazine*, mars 2004, n° 46, p. 34.

10. Interview de Jean-Paul Guerlain du 13 juillet 2004 par Annick Le Guérer.

11. *Cf.* Propos de G. Delcour recueillis par M. Le Theuf, « Parfumeries. État d'urgence déclaré », *op. cit.*, p. 36.

12. *Cf.* A. Le Guérer, « Vera Strübi. L'originalité comme principe du succès », in *Parfums et senteurs*, mai 2001, n° 7, p. 50.

13. *Les Perspectives de l'industrie mondiale des parfums et des cosmétiques*, Eurostaf, janvier 2005.

14. *Questions de parfumerie*, *op. cit.*, p. 73.

15. *Ibid.*

CHAPITRE X
Les « niches »

1. Interview de Jean Guichard du 8 janvier 1999 par Annick Le Guérer.

2. *Cf.* V. Barbet, P. Bresse, N. Guichard, C. Leroquirre, J.-M. Lehu, R. Van Heems, *Le Marketing olfactif*, Paris, Les Presses du Management, 1999, p. 79.

3. *Cf.* L. Prothery, « Tendance. Parfums d'auteurs », *L'Express*, 27 novembre 2003, n° 2734, p. 33. Pour répondre à la demande spécifique des parfumeurs de niches, Sylvie Jourdet, professeur à l'ISIPCA et présidente de la Société française des parfumeurs depuis 2005, a créé, dès juin 2000, la société de composition Créassence.

4. Interview d'Olivier Henry Creed du 28 mai 2003 par Annick Le Guérer.

5. *Ibid.*

6. Voir aussi M. Loyer, « Creed, une certaine idée du parfum », *Parfums et senteurs*, février 2001, n° 6, p. 66-68.

7. Interview de Mohamed Lataoui, directeur général de Diptyque, du 4 mars 1999, par Annick Le Guérer.

8. Interview de J. Laporte du 9 décembre 1998 par Annick Le Guérer.

9. *Ibid.*

10. Interview de J.-F. Laporte du 12 juillet 2004 par Annick Le Guérer.

11. *Ibid.*

12. Voir p. 352, 353.

13. Interview de Marie Dumont du 26 janvier 1999 par Annick Le Guérer.

14. Interview de Paméla Roberts du 16 juillet 2004 par Annick Le Guérer.

15. *Ibid.*

16. *Ibid.*

17. Dossier de presse de *Je Me Souviens*.

18. Interview de Marie Dumont du 3 juin 2001 par Annick Le Guérer.

19. Voir p. 335.

20. Interview d'Annick Goutal du 9 janvier 1999 par Annick Le Guérer.

21. *Ibid.*

22. R. Legrand, « Le parfum est une musique silencieuse », *Parfums et senteurs*, décembre 2000, n° 5, p. 19.

23. Interview d'Annick Goutal du 9 janvier 1999 par Annick Le Guérer.

24. *Ibid.*

25. *Cf.* J. Mongin, « Un siècle chez Piver », *Les Nouvelles de l'Osmothèque*, janvier 1999, n° 19.

26. *Cf.* M.-C. Grasse, E. de Feydeau, F. Ghozland, *L'Un des sens. Le Parfum au XXe siècle*, Toulouse, Milan, 2001, p. 9.

27. Interview d'Éric Amouyal du 10 mai 2004 par Annick Le Guérer.

28. Selon *Cosmétique Magazine*, octobre 2003, n° 42, p. 26. Marionnaud possédait, en 2003, 1 250 parfumeries en Europe. Il a été racheté, en 2005, par le Chinois Li-Ka Shing (AS Watson).

29. Interview de Vera Strübi du 15 mai 1999 par Annick Le Guérer.

30. Interview de Vera Strübi du 13 décembre 2000 par Annick Le Guérer.

31. *Ibid.*

32. *Ibid.*

33. Tribunal de commerce de Paris, 24 septembre 1999, *RJDA*, mars 2000, n° 335, p. 290 ; *LPA*, 3 mars 2000, note Calvo.

34. *Cf.* Tribunal de grande instance de Paris, 26 mai 2004, SA L'Oréal *et al.* contre Sté Bellure NV *et al.*, *Semaine juridique*, 29 septembre 2004, n° 40, II, 10 144, note J.-M. Bruguière ; *Revue Dalloz*, 2004, n° 36, 2641, note J.-C. Galloux.

35. Interview de Serge Lutens du 26 mars 1999 par Annick Le Guérer.

36. *Cf.* A. Le Guérer, *Les Pouvoirs de l'odeur*, *op. cit.*, p. 81.

37. *Cf.* A. Le Guérer, « Des senteurs qui hantent l'imaginaire », *Parfums et senteurs*, mai 2000, n° 2.

38. Interview de Serge Lutens du 10 mai 1999 par Annick Le Guérer.

39. Interview de Serge Lutens du 11 février 2000 par Annick Le Guérer.

40. *Cf.* F. Antoniewski, « Serge Lutens : parfumeur en quête de matières premières », *Elle*, 8 décembre 2003, n° 3023.

41. *Cf.* A. Le Guérer, « Des senteurs qui hantent l'imaginaire », *op. cit.*

42. Interview de Serge Lutens du 12 septembre 2001 par Annick Le Guérer.

43. *Ibid.*

44. *Ibid.*

45. Interview de Frédéric Malle du 22 février 2000 par Annick Le Guérer.
46. *Ibid.*
47. Interview de Frédéric Malle du 17 juillet 2003 par Annick Le Guérer.
48. Interview de Frédéric Malle du 3 décembre 1999 par Annick Le Guérer.
49. *Ibid.*
50. F. Cola, *op. cit.*, p. 325.
51. Interview de Frédéric Malle du 3 décembre 1999 par Annick Le Guérer.
52. René Bourdon est l'auteur avec Odile Moréno et Edmond Roudnitska de *L'Intimité du parfum*, Paris, L'Olivier-Perrin, 1974.
53. Interview de Pierre Bourdon du 10 août 2000 par Annick Le Guérer.
54. Interview de Pierre Bourdon du 16 avril 2004 par Annick Le Guérer.
55. *Ibid.*
56. *Ibid.*
57. *Cf.* article sur Pierre Bourdon par Annick Le Guérer, publié in *Parfums et senteurs*, décembre 2000, n° 5.
58. Interview de Pierre Bourdon du 10 août 2000 par Annick Le Guérer.
59. *Ibid.*
60. *Cf.* article sur Pierre Bourdon par Annick Le Guérer, publié in *Parfums et senteurs*, décembre 2000, n° 5.
61. Voir p. 338.
62. *Cf.* le dossier de presse de *Bois Farine* (2003).
63. Interview de Jean-Claude Ellena du 26 avril 2001 par Annick Le Guérer.
64. Interview de Jean-Claude Ellena du 9 février 2004 par Annick Le Guérer.
65. *Ibid.*
66. *Ibid.*
67. *Cf.* article sur Jean-Claude Ellena par Annick Le Guérer, publié in *Parfums et senteurs*, juillet 2001, n° 8.
68. *Ibid.*
69. La fleur d'osmanthus mesure moins d'un centimètre de diamètre. Son parfum « sent la pulpe d'abricot et le cuir, et de ses origines chinoises une touche de thé fumé... On trouve quatre couleurs de fleurs : jaune pâle, abricot, abricot soutenu, orange vif. Seule la teinte abricot est utilisée en parfumerie. Les autres sont destinées à l'aromatisation du thé et d'un vin à l'osmanthus ». *Cf.* B. Bourny-Romagné, *op. cit.*, p. 188.
70. Interview de Jean-Claude Ellena du 9 février 2004 par Annick Le Guérer.
71. Voir p. 352.
72. Interview de Dominique Ropion du 3 mars 1999 par Annick Le Guérer.
73. Interview de Dominique Ropion du 20 octobre 2001 par Annick Le Guérer.
74. *Ibid.*
75. *Ibid.*
76. *Cf.* J. Gontier et J.-C. Ellena, *Mémoires du parfum*, Barbentane, Éditions Équinoxe, 2003, p. 162. *Cf.* aussi G. Robert, *Les Sens du parfum*, Paris, Éditions OEM et Guy Robert, 2000, p. 203 : « Technique d'analyse raffinée (par séparation des constituants chimiques d'une matière première) fondée sur les différentes vitesses d'absorption des molécules par des milieux neutres appropriés. »
77. La spectométrie « est une mesure d'analyse physique sophistiquée permettant le repérage de molécules isolées par d'autres méthodes d'analyse ». *Cf.* G. Robert, *op. cit.*, p. 211.
78. Interview de Dominique Ropion du 20 octobre 2001 par Annick Le Guérer.
79. *Ibid.*
80. Interview de Maurice Roucel du 17 décembre 1998 par Annick Le Guérer.
81. Voir p. 216 et s.

82. Interview d'Édouard Fléchier du 30 avril 2004 par Annick Le Guérer.
83. *Ibid.*
84. Document transmis le 22 avril 2004 par Olivia Giacobetti.
85. Interview d'Olivia Giacobetti du 10 novembre 1998 par Annick Le Guérer.
86. Interview d'Olivia Giacobetti du 14 novembre 2000 par Annick Le Guérer.
87. *Ibid.*
88. *Ibid.*
89. *Ibid.*
90. *Ibid.*
91. *Ibid.*
92. *Ibid.*
93. *Cf.* M. Detienne, *Les Jardins d'Adonis*, Paris, Gallimard, 1972, p. 164-165. Voir aussi A. Le Guérer, *Les Pouvoirs de l'odeur* (nouvelle édition), Paris, Odile Jacob, 2002, p. 30-33.
94. Document transmis par Olivia Giacobetti le 22 avril 2004.
95. Interview d'Olivia Giacobetti du 23 juillet 2003 par Annick Le Guérer.
96. Interview de Joël Rosenthal du 10 juillet 2003 par Annick Le Guérer.
97. Interview de Victoire Gobin-Daudé du 8 juillet 2003 par Annick Le Guérer.
98. Pour répondre à cette demande, depuis la fin des années 1990, sont apparus des produits certifiés biologiques. La société Sirius, par exemple, spécialisée dans l'approvisionnement de matières premières 100 % pures et naturelles pour les industries de la parfumerie, de la cosmétique, des arômes et de l'aromathérapie, dispose d'une large gamme d'huiles essentielles biologiques.
99. Interview d'Amin Kader du 15 septembre 2004 par Annick Le Guérer.
100. *Cf.* S. Giovannini et G. Mancini, *The Pharmacy of Santa Maria Novella*, Florence, Biblioteca de « Lo Studiolo », 1987, p. 8 et s.
101. *Cf.* B. Alphandery, *Iris, the Perfume of the flowers*, Milan, Idea Books, 1998, p. 66.
102. Interview d'Amin Kader du 15 septembre 2004 par Annick Le Guérer.
103. Interview de Guy Robert du 30 septembre 2004 par Annick Le Guérer.
104. *Cf.* M. Tyckaert, « Le parfum du sultan », *Magazine Mercedes*, décembre 2003, p. 55.
105. Dossier de presse.
106. Dossier de presse.
107. *Cf.* Dossier de presse Guerlain, mars 2005.

CHAPITRE XI
Sur-mesure et parfumeurs maison

1. Fille du peintre pisan Orezio Lemi, dit Gentileschi (1565-1647), Artemisia (1597-1651) éclipsa la gloire de son père en peignant de nombreux portraits et scènes bibliques.
2. Document transmis par Lorenzo Villoresi.
3. *Cf.* E. Helman Minchilli, « Uncommon Scents for Lofty Sensibilities », *Herald Tribune*, février 2001.
4. Interview de Blaise Mautin du 11 octobre 2004 par Annick Le Guérer.
5. *Cf.* M. Loyer, « Lyn Harris. Un parfum sur mesure », *Parfums et senteurs*, mai 2001, n° 7, p. 8.
6. Interview de Francis Kurkjian du 19 juillet 2003 par Annick Le Guérer.
7. Interview de Jean-Michel Duriez du 6 septembre 2004 par Annick Le Guérer.
8. *Cf.* A. Le Guérer, « La consultation », *Parfums et senteurs*, juillet 2000, n° 3, p. 34.

9. Interview de Sylvaine Delacourte du 17 septembre 2004 par Annick Le Guérer.
10. Interview de Véronique Gautier du 11 juin 2004 par Annick Le Guérer.
11. Interview de Jean-Claude Ellena du 27 mars 2004 par Annick Le Guérer.
12. Dossier de presse.

CHAPITRE XII
Les nouveaux fantômes du naturel

1. J.-P. Beau-Douëzy et M. Cambornac, *Neblina*, Paris, La Martinière, 1999, p. 113.
2. *Ibid.*
3. R. Kaiser, *Searching for New Scents in Nature. Nature, the Source of Inspiration*, document interne de la société Givaudan, p. 3.
4. *Cf.* J.C. Bose, *Response in the Living and Non-Living*, Londres, Longmans Green, 1902, 119. *Cf.* aussi J.C. Bose, *Plant Response as a Means of Physiological Investigation*, Londres, Longmans Green, 1906, 781.
5. J.-P. Beau-Douëzy et M. Cambornac, *op. cit.*, p. 113.
6. B.D. Mookerjee *et al.*, *Flavors and Fragrances : A world Perspective*, Proceedings of the 10th International Congress of Essential Oils, Fragrances and Flavors, Washington, B.M. Lawrence, B.D. Mookerjee et B.J. Willis (eds), 16-20 novembre 1986, p. 423.
7. Interview de Pierre Wargnye du 24 mai 2004 par Annick Le Guérer.
8. *Cf.* Givaudan, rapport annuel, 2001, p. 18.
9. R. Kaiser, « Scent Trek to Nieuwoudtville and Mpumalanga. South Africa », septembre 2002.
10. *Ibid.*
11. J.-P. Beau-Douëzy et M. Cambornac, *op. cit.*, p. 109.
12. *Cf.* B.D. Mookerjee, S.M. Patel *et al.*, « A Novel Technology to Study the Emission of Fragrance from the Skin », *Perfumer & Flavorist*, janvier-février 1998, vol. 23, n° 1, p. 1-11.
13. *Cf.* A. Le Guérer, « Braja Mookerjee. Sur terre comme au ciel », *Parfums et senteurs*, mai 2001, n° 7, p. 14.
14. *Ibid.*

CHAPITRE XIII
Inventer au passé et au futur

1. Cette initiative a pu se concrétiser grâce au partenariat de la Société française des parfumeurs, du comité du Parfum et de la chambre de commerce et d'industrie de Versailles-Val-d'Oise-Yvelines.
2. *Cf.* J. Mongin, « Les premiers pas de la parfumerie moderne », *Osmothèque, la mémoire vivante des parfums*, Versailles, p. 33.
3. P. Faure, *op. cit.*, p. 245.
4. *Cf.* Pline, Livre XIII, 17-16. Voir aussi J. Kerléo, communication privée et M. Teyssèyre, *Saveurs et senteurs de la Rome antique*, Toulouse, Fontan & Barnouin, 1998.
5. *Cf.* P. Faure, *op. cit.*, p. 47.
6. Plutarque, *op. cit.*, p. 79-80.
7. *Cf.* A. Le Guérer, *Sur les routes de l'encens*, Paris, Le Garde Temps, 2001, livre interactif, parfumé par Dominique Ropion.
8. *Cf.* A. Le Guérer, « George Sand ou la rose soufre », *Parfums et senteurs*, décembre 2000, n° 5, p. 58-62.

9. G. Buchbauer, « Essential oils and/or single fragrance compounds in aromachology », *La Phytothérapie européenne*, mai-juin 2004, p. 8.

10. *Cf.* L. Prothery, « Le parfum des souvenirs », *L'Express*, 2 septembre 2004, n° 27778, p. 58.

11. France Télécom R & D, *La Diffusion des fragrances dans l'environnement multimédia*, mars 2002, p. 23.

12. *Cf.*, par exemple, L. Roubin, *Le Monde des odeurs*, Paris, Méridiens Klincksieck, 1989, p. 14 : « De par l'intensité odoriférante de son univers quotidien, le Méditerranéen est resté, à l'endroit des hommes du passé et à l'encontre de nos contemporains citadins, *un homme de plein vent* qui sent, qui hume, autant qu'il voit et qu'il écoute. » *Cf.* aussi A. Holley, *Éloge de l'odorat*, Paris, Odile Jacob, 1999, p. 251 : « Les odeurs, avec leur contenu cognitif approximatif mais leur tonalité émotionnelle puissante, restent pour les humains le support d'un lien essentiel avec le monde. »

13. *Cf.* M. Gaulier et M. T. Esneault, *Odeurs prisonnières*, La Penne sur Huveaune, Éditions Quintessence, 2002.

14. *Cf.* V. Viaud, « Aromacologie, Annette Green : une tendance d'avance », *Cosmétique Magazine*, juillet-août 2002, n° 30, p. 13.

15. Plutarque, *De Isis et Osiris*, p. 79.

16. M. de Montaigne, *Essais* (1580-1595), Paris, PUF, 1965, liv. II, chap. XII, p. 587-588.

17. Père Polycarpe Poncelet, *op. cit.*, p. 236.

18. *Cf.* A. Le Guérer, « L'odorat, un sens en devenir », in *Sentir. Pour une anthropologie des odeurs*, Paris, L'Harmattan, 2004, p. 77-90.

19. *Cf. Dialogues*, France Télécom, janvier-février 2002.

20. La marque Citroën équipe son modèle C4 d'un diffuseur de parfums placé sur l'aérateur central. Neuf fragrances élaborées par la maison Robertet sont disponibles : agrume passion, ambre santal, cannelle gingembre, fleur de lotus, fleur de vanille, jasmin mimosa, lavande douce, menthe musc et ylang bambou.

21. *Cf.* France Télécom R & D, La Diffusion des fragrances dans l'environnement multimédia, mars 2002, p. 5.

CONCLUSION
Réenchanter le Parfum

1. Pline l'Ancien, *op. cit.*, Livre XIII, 17.

2. *Cf.* M.-C. Decamps, « Bouquet d'été », *Le Monde*, vendredi 25 février 2005, p. XIII.

3. S. de Sèze, « Parfums. L'analyse d'une crise », *Cosmétique Magazine*, décembre 2004-janvier 2005, n° 54, p. 10.

4. *Ibid.*

5. *Questions de parfumerie, op. cit.*, p. 92.

6. *Ibid.*, p. 25.

7. *Cf.* S. de Sèze, « Parfums. L'analyse d'une crise », *op. cit.*, p. 10.

8. Interview de Thierry Trotobas par Véronique Viaud, *Cosmétique Magazine*, mars 2005, n° 56.

9. C. Baudelaire, « Le flacon », in *Les Fleurs du mal*.

10. Interview de Jeannine Mongin du 2 août 2004.

REMERCIEMENTS

Toute ma reconnaissance au Docteur Stéphane Clémenceau

Et mes sincères remerciements à tous ceux qui ont répondu à mes questions :

Michel Almeirac, Éric Amouyal, Fabienne Antoniewski, Olivier Aaron, Danièle Arnaud, Jean-Claude Bayle, Calice Becker, François Berthoud, Patrice Blaizot, Pierre Bourdon, René Bourdon, Jean-Jacques Boutaud, Laurent Bruyère, Patty Canac, Françoise Caron, Danièle Chevaillier, Marc-Antoine Corticciato, Henri Coty, Olivier Creed, Sylvaine Delacourte, Yves Denoyer de Segonzac, Isabelle Doyen, Valérie Dufournier, Marie Dumont, Jean-Michel Duriez, Jean-Claude Ellena, Jean-Jacques Étienne, Soraya Feder, Nathalie Feisthauer, Élizabeth de Feydeau, Édouard Fléchier, Odile Frigneau, Denis Fraysse, Marie-Christine Grasse, Véronique Gautier, Olivia Giacobetti, Victoire Gobin-Daudé, Pierre Goldschild-Jourdel, Annick Goutal, Martin Gras, Annette Green, Jean-Pierre Grivory, Judith Gross, Jean-Paul Guerlain, Jean Guichard, André Holley, Sylvie Jourdet, Amin Kader, Roman Kaiser, Jean Kerléo, Francis Kurkjian, Jean-François Laporte, Dominique Larue, Mohamed Lataoui, Jean-François Latty, Mathilde Laurent, Barbara Le Portz, Michèle Loyer, Serge Lutens, Patrick Mac Léod, Frédéric Malle, Jean-Marie Martin-Hattenberg, Cécile Matton, Blaise Mautin, Annick Ménardo, Michèle Meyer, Géraldine Mézières, Braja Mookerjee, Christine Nagel, Patricia de Nicolaï, Subha Patel, Bernard Pathé, Jean-Pierre Petitdidier, Louis Peyron, Ghislaine Picchiottino, Jacques Polge, Bertrand de Préville, Jacques Prim, Karine Rawler, Monique Rémy, François Robert, Guy Robert, Paméla Roberts, Brigitte Romagné, Dominique Ropion, Joël Rosenthal, Lucienne Roubin, Maurice Roucel, Edmond Roudnitska, Michel Roudnitska, Philippe Roy, Patrick Saint-Yves, Benoist Schaal, Monique Schlienger, Yves Schumacher, Ralph Schwieger, Christopher Sheldrake, Élizabeth Sirot, Vera Strübi, Francis Thibaudeau, Thierry Trotobas, Maïté Turonnet, Martine Uzan, Sandrine Videault, Georges Vindry, Jacques Vignaud, Lorenzo Villoresi, Pierre Wargnye, Jurg Witmer.

Table

CHAPITRE III

L'âge d'or de la parfumerie antique

CHAPITRE IV

Odeurs médiévales

CHAPITRE V

L'« eau d'Ange » de l'abbaye de Thélème

CHAPITRE VI

Les grandes eaux de Versailles

Deuxième partie

LE PARFUM DÉSINCARNÉ

CHAPITRE VII

Vers la parfumerie industrielle

CHAPITRE VIII

L'industrie contre l'esthétique

CHAPITRE IX

Le poids de l'économie

CHAPITRE XI

Sur-mesure et parfumeurs maison

CHAPITRE XII

Les nouveaux fantômes du naturel

CHAPITRE XIII

Inventer au passé et au futur

DU MÊME AUTEUR

Les Pouvoirs de l'odeur, Odile Jacob, nouvelle édition, 2002

Sur les routes de l'encens (parfums de Dominique Ropion), Éditions du Garde-Temps, 2001.

Histoire en parfums (en collaboration avec Alain Corbin, Paul Faure, Dominique Larue, Jean Verdon, Parfums de Jean-Claude Ellena), Éditions du Garde-Temps, 1999.

CET OUVRAGE A ÉTÉ COMPOSÉ
ET MIS EN PAGE PAR FACOMPO (LISIEUX)
ET ACHEVÉ D'IMPRIMER SUR ROTO-PAGE
PAR L'IMPRIMERIE FLOCH À MAYENNE
EN OCTOBRE 2005

N° d'impression : 63999.
N° d'édition : 7381-1670-X.
Dépôt légal : octobre 2005.

Imprimé en France